TRAITÉ

D'HYGIÈNE

PUBLIQUE ET PRIVÉE.

———

I.

PARIS. — IMPRIMERIE DE L. MARTINET.
Rue Mignon, 2.

TRAITÉ D'HYGIÈNE

PUBLIQUE ET PRIVÉE,

PAR

MICHEL LÉVY,

MÉDECIN PRINCIPAL D'ARMÉE (DE PREMIÈRE CLASSE),
PREMIER PROFESSEUR ET MÉDECIN EN CHEF DE L'HÔPITAL MILITAIRE DE PERFECTIONNEMENT
DU VAL-DE-GRACE, OFFICIER DE LA LÉGION D'HONNEUR, ETC.

Deuxième édition, revue, corrigée et augmentée.

Οὗτος, εἴ τις δύναιτο ζητέων ἔξωθεν ἐπι-
τυγχάνειν, δύναιτ' ἂν πάντων ἐκλέγεσθαι αἰεὶ
τὸ βέλτιστον · βέλτιστον δέ ἐστι τὸ προσω-
τάτω τοῦ ἀνεπιτηδείου ἀπέχον.

Ἱπποκράτους Περί ἀρχαίης ἰατρικῆς.

TOME PREMIER.

A PARIS,

CHEZ J.-B. BAILLIÈRE,

LIBRAIRE DE L'ACADÉMIE NATIONALE DE MÉDECINE,
RUE HAUTEFEUILLE, 19.

A LONDRES, CHEZ H. BAILLIÈRE, 219, REGENT-STREET.
A MADRID, CHEZ C. BAILLY-BAILLIÈRE, CALLE DEL PRINCIPE, 11.

1850.

A LA MÉMOIRE

DE

F. J. V. BROUSSAIS.

IL A PRÉSIDÉ LE JURY

DONT LES SUFFRAGES M'ONT APPELÉ AU VAL-DE-GRACE.

INCONNU DE LUI, J'AI ÉPROUVÉ SA JUSTICE ET SON IMPARTIALITÉ.

L'ADMIRATION N'A POINT MANQUÉ A SON GÉNIE :

JE LUI DÉDIE CE LIVRE,

COMME UN HOMMAGE A SON CARACTÈRE.

PRÉFACE.

La première édition de ce livre a paru sans préface ; en publiant aujourd'hui une seconde édition, je croirais manquer à un devoir si je n'adressais un remerciement à mes lecteurs et aux écrivains qui ont eu la bonté de s'occuper de mon livre ; je n'ai rien négligé pour lui conserver le caractère d'une consciencieuse élaboration.

Je me suis appliqué à remplir le programme tracé par Gaubius : *Hygieine, lato sensu, totum officium circa hominem sanum complexa, tradit..... Signa quorum ope vita et sanitas in genere, earumque varii status et gradus in homine singulari cognoscuntur : hæc Semeiotica physiologica. Auxilia et regulas, quibus vita et sanitas quam diutissime incolumes servari possint : quæ Diætetica* (1). La séméotique physiologique, dont parle Gaubius, correspond à l'étude des différences individuelles, base et mesure des prescriptions hygiéniques ; et tout le détail de sa définition se résume dans la nôtre : L'hygiène est la clinique de l'homme sain.

La consistance de l'hygiène est sur le terrain de la médecine pratique, et c'est là que je me suis efforcé de l'attirer et de la fixer, en m'appuyant sur les résultats d'une observation qui s'exerce annuellement sur des masses considérables de malades.

La science qui détermine le mécanisme des santés in-

(1) *Institut. pathologiæ medicinalis*, edit. tertia, Leidæ Batavor., 1781, page 5.

dividuelles et de la santé publique a plus d'un rapport avec l'économie politique et sociale; je n'ai ni recherché ni évité ces contacts; mais je me suis appliqué à éviter les digressions inutiles, et à n'introduire, dans le domaine de l'hygiène, que les résultats de l'observation la plus sûre et des statistiques de bon aloi. Sans négliger, dans l'examen des questions et des indications hygiéniques, les mobiles éléments de la réaction morale, j'ai cru devoir m'abstenir des discussions psychologiques, au risque de n'être point classé parmi les réformateurs de l'éducation publique et privée. Plus la science, qui fait l'objet de cet ouvrage, est indécise dans ses limites, et pour ainsi dire dans l'ampleur de son sujet, plus il importe de la ramener à la considération exacte des phénomènes de l'organisation en conflit avec les influences du monde extérieur, et de l'établir en sa juste place, qui me semble marquée entre la physiologie et la thérapeutique. Moins de phrases et plus de faits; moins d'éclat dans l'exhibition, et plus d'enchaînement dans les prémisses et les corollaires. Substituer le fait à l'hypothèse, l'induction rationnelle à la routine, les études d'ensemble au morcellement, la concision scientifique au vague littéraire; tel a été l'effort continu de ma pensée et de ma plume dans la rédaction comme dans la révision de ce traité : puisse-t-il cette fois encore répondre à l'attente du public!

Michel Lévy.

Mars 1850.

TRAITÉ

D'HYGIÈNE.

PROLÉGOMÈNES.

HISTORIQUE.

L'histoire de l'Hygiène est à la fois l'un des sujets les plus vastes et les plus difficiles à traiter : difficile, parce qu'elle est devenue, sous la plume des écrivains, un lieu commun d'érudition ; vaste, parce qu'elle embrasse, dans son cadre obligé, non seulement la série des productions inspirées par cette branche de la science, mais encore les institutions, les lois, les mœurs, les usages et jusqu'aux monuments des nations. L'instinct de la conservation est en effet le mobile des sociétés, comme il dirige les actes de la vie individuelle. Être ou n'être point, telle est l'éternelle affaire de l'humanité, et tout ce qu'elle tente dans l'ordre matériel, tout ce qu'elle manifeste dans l'ordre moral, n'est que l'expression de sa lutte contre la destruction, lutte où les générations se remplacent, et dont le prix sans cesse disputé, sans cesse reconquis, est la vie sous toutes ses faces, la vie s'épurant par degrés et s'agrandissant avec les siècles.

Toute agglomération d'hommes qui se forme sur un point du globe, rudiment d'une nation, s'organise pour durer, pour résister : elle élève au gouvernement celui qui comprend le mieux les grandes nécessités de l'existence collective. Législateur politique ou divin, simple code ou révélation, Forum ou Sinaï, le pouvoir qui s'établit a sa sanction dans le but qu'il affecte, car il tend à communiquer à des réunions d'hommes la plasticité sociale, afin qu'elles s'organisent et conspirent avec harmonie à la perpétuité de l'espèce, comme par l'effet d'une autre plasticité s'arrangent et s'entretiennent les instruments du micro-cosme humain.

L'Hygiène, sous forme d'ordonnance religieuse et de pres-cription civile, a donc devancé l'Hygiène, qui procède scientifi-quement par voie de déduction ; dans l'ordre des temps, l'Hy-giène a pour représentants le prophète, le législateur, le savant : le premier impose avec autorité ce qu'il a puisé dans des lumières supérieures ou dans la tradition des sanctuaires ; le second ré-sume en lui l'État avec ses intérêts et ses besoins ; le troisième, individualité isolée, s'adresse aux raisons individuelles et n'exerce sur les masses d'autre action que celle des vérités dont il se fait l'interprète. Faut-il traduire par des noms his-toriques cette triple phase de travail conservateur qui se fait au profit des sociétés, nous dirons Moïse, Lycurgue, Hippo-crate. L'un invoquant Jéhovah, l'autre la Patrie, le dernier la Nature, pour propager parmi les hommes des préceptes de santé. Il est vrai que chacun d'eux accommode ces préceptes au but spécial qu'il poursuit : il s'agit pour Moïse de créer une nation, pour Lycurgue d'assurer la défense de l'État par l'hé-rédité de la force et de la vertu ; Hippocrate, quoiqu'il ait l'orgueil du citoyen libre et qu'il célèbre la Grèce républicaine aux dépens de l'Asie énervée par le despotisme et par son climat, n'écrit que pour fournir à chaque individu, dans une société avancée, les moyens d'user sainement de toutes les choses qui modifient le corps humain. Il n'ordonne pas comme le législateur de Lacédémone ; il ne fait point parler un Dieu comme le révélateur du Sinaï ; il ne place point une prohibition hygiénique sous la terreur du châtiment ou des imprécations ; il s'adresse tout simplement à la raison, il n'attribue rien en particulier à la divinité (1) : « Chaque maladie a une cause naturelle, dit-il, et sans cause naturelle aucune ne se produit. » De cette investigation des causes naturelles naît la science ; et celui que l'on a justement surnommé le père de la médecine ouvre aussi, dans le passé, l'ère scientifique de l'Hygiène : « Lorsqu'on recherche, dit M. Littré, l'histoire de la médecine et les commencements de la science, le premier corps de doc-

(1) *OEuvres complètes d'Hippocrate*, nouvelle traduction avec le texte grec en regard, par E. Littré. Paris, 1840, t. II, p. 77 et 79.

trine que l'on rencontre est la collection d'écrits connus sous le nom d'Œuvres d'Hippocrate. La science remonte directement à cette origine et s'y arrête. Ce n'est pas qu'elle n'ait été cultivée antérieurement et qu'elle n'ait donné lieu à des productions même nombreuses ; mais tout ce qui avait été fait avant la médecine de Cos a péri. »

En nous appuyant sur le témoignage d'une aussi solide autorité que M. Littré, nous énonçons la restriction suivante : Malgré les travaux antérieurs à l'école de Cos et qui, perdus, échappent à notre appréciation, la science proprement dite ne saurait dater que d'Hippocrate. Quelles sont en effet les sources où peut avoir puisé la médecine qui a précédé immédiatement Hippocrate ? M. Littré répond qu'elles sont au nombre de trois : la première est dans le collége des prêtres médecins qui, sous le nom d'Asclépiades, desservaient les temples d'Esculape ; la seconde, dans les philosophes qui, dans leurs conceptions systématiques, embrassèrent la nature entière, et par conséquent le corps avec ses maladies ; la troisième est dans les gymnases où l'on étudiait empiriquement les combinaisons de l'alimentation et des exercices, en vue de résultats qui rappellent ceux des modernes écoles d'entraînement. Mais si l'on se rappelle qu'Hippocrate, tout en louant les remarques faites par les médecins des gymnases, revendique formellement la gloire d'avoir fixé le régime et fondé la prophylaxie sur la proportion respective des exercices et des aliments, on admettra difficilement que le champ d'observation hygiénique fourni par les gymnases ait été fécondé scientifiquement par les prédécesseurs de ce grand homme. Les spéculations cosmogoniques des philosophes ont sans doute réagi directement sur la manière d'envisager les phénomènes fonctionnels du corps humain ; mais les erreurs et les hypothèses qu'elles ont prêtées à la physiologie antique ne sauraient marquer pour la science une époque antérieure à l'école de Cos. Enfin, la médecine sacerdotale, que les Grecs ont reçue des Égyptiens, appartient à la période qui chez les Juifs est représentée par les prophètes, période théurgique de la médecine où les maladies sont considérées comme divines, comme sacrées. On peut lire dans le chapitre xxviii du *Deutéronome* la nomenclature des maux dont Dieu menace les Hébreux par la bouche de Moïse. La thérapeutique répond à l'étiologie ; Moïse ordonne l'érection d'un serpent d'airain dont la vue doit guérir les morsures des serpents venimeux. La médecine théurgique des Grecs paraît avoir usé de recettes analogues ; sur diverses médailles Esculape est accompagné d'un chien, d'un coq, d'une chouette ou d'un vautour. Les commentateurs se sont exercés pour trouver un sens à toutes ces choses : « Misérables énigmes, s'écrie M. Malgaigne (1), dont le mot véritable serait bien plutôt, à mon avis, ignorance et superstition. » Les tables votives, que l'on conservait dans les temples d'Esculape, ont été souvent indiquées comme des histoires de maladies ; mais celles que l'on a retrouvées en donnent une opinion bien différente et confirment le point de vue développé avec une verve si caustique par M. Malgaigne ; elles ne présentent en effet que la mention laconique de miracles opérés par le dieu, et elles ont plus de rapport avec les ex-voto suspendus dans les églises par la dévote reconnaissance des croyants d'aujourd'hui qu'avec des documents vraiment cliniques. Ces faits, et beaucoup d'autres que nous omettons, ne laissent aucun doute sur le caractère véritable de la médecine exercée dans les temples ; et nous voilà dispensés, par cette courte analyse des trois sources que M. Littré assigne à la médecine grecque avant Hippocrate, de chercher au delà de l'école de Cos les vestiges d'une hygiène scientifique. C'est donc aux enseignements de cette école célèbre que s'attachera d'abord notre enquête, après un coup d'œil jeté sur les institutions anciennes qui nous offrent les premières traces d'une police sanitaire. Les signaler en détail nous conduirait trop loin, et sans explorer avec l'assurance de quelques uns de nos devanciers l'histoire hygiénique des Égyptiens, des Phéniciens, des Indiens, etc., essayons seulement d'apprécier la portée de ce qui a été fait chez les Hébreux, les Grecs et les Romains dans l'intérêt de la salubrité.

Depuis que l'école pseudo-historique de Voltaire est prisée à sa valeur, et que les esprits, plus amoureux de vérité que de persiflage, se sont replacés dans la juste perspective du passé,

____

(1) *Lettres sur l'histoire de la chirurgie* (*Gazette des Hôpit.* du 23 juin 1842).

l'institution mosaïque a grandi par toutes ses faces ; on en saisit mieux l'ensemble et l'harmonie, grâce aux commentateurs à haute vue qu'elle a trouvés, et parmi lesquels M. Salvador occupe le premier rang ; mais il reste à en faire ressortir la signification hygiénique. On s'est plus occupé, en effet, à disserter sur les maladies mentionnées par Moïse qu'à pénétrer, dans leur généralité, les mesures de police sanitaire que ce grand homme a consacrées dans sa législation ; elles n'ont guère été envisagées qu'isolément et jugées sous l'optique des idées régnantes : c'est ainsi que l'examen qu'en fait Hallé trahit souvent le collaborateur de l'Encyclopédie. Cependant les préceptes sanitaires de la Bible procèdent d'un système de préservation collective, non de quelques conjectures incohérentes ; il est aisé de suivre, dans ses applications, le système de Moïse, et de mettre en évidence le rapport logique qui lie entre elles toutes ses prescriptions : seulement il faut tenir compte de la nature des seuls moyens d'exécution qui fussent à sa disposition, et qui se résument dans l'intimidation religieuse. C'est pourquoi la prophylaxie biblique se présente enveloppée de rites et de cérémonies qui paraissent étrangers au but hygiénique ; mais en la dégageant de cet appareil, on ne tarde point à reconnaître ce qu'elle a de rationnel et d'utile ; et ce luxe de formes religieuses, cet accompagnement d'obligations en apparence singulières, ne nous hâtons pas de les traiter avec mépris : l'orgueil d'une civilisation supérieure fausse le point de vue du passé. Dans le système sanitaire de Moïse, le cohen (prêtre) remplit le premier office : c'est le cohen qui est appelé à constater les premiers signes d'une affection réputée contagieuse ; le cohen seul a compétence pour la distinguer de toute autre maladie, et la fatale ordonnance de séquestration ne doit sortir que de sa bouche. Le lépreux paraît-il guéri, c'est le cohen qui vérifie son état et prononce, s'il y a lieu, sa réintégration dans la tribu, c'est-à-dire son retour à la vie civile. Voilà donc un véritable ministère de salubrité publique commis aux hommes du sanctuaire, et c'est dans la religion seule que ces hommes pouvaient puiser l'autorité nécessaire à l'exercice de leurs fonctions. De là l'idée d'impureté attachée à certaines maladies dont le contact pouvait être redouté, ou qui, par leur

masque hideux, devaient provoquer, avec l'idée de la contagion, une répugnance et un dégoût universels. L'idée de purification est corrélative à celle d'impureté; et comme la maladie,
envoyée de Dieu, emporte la signification d'un châtiment,
guérir ne suffit point: il faut que le convalescent soit rédimé
devant l'Éternel par le cohen. Le sacrifice du péché complète
et consacre le traitement ou les mesures hygiéniques. La nécessité de s'adresser au cohen pour la rédemption des impuretés
corporelles assurait à celui-ci l'ascendant et la vénération dont
il avait besoin pour l'accomplissement de son ministère; en
même temps elle servait de garantie à la réalité des guérisons.
La publicité et la solennité des rites n'avaient pas moins d'a-
vantage pour ceux qui en étaient l'objet; en les replaçant dans
les conditions de leur vie antérieure, le cohen écartait par là
de leur personne le reste d'appréhension et de répugnance
qu'inspire encore le souvenir d'une maladie contagieuse. Le
principe de la prophylaxie mosaïque, c'est l'isolement, la séquestration; et en reléguant le malade hors du camp ou aux
portes de la ville, le législateur du désert nous enseigne l'emplacement le plus convenable des ambulances et des hôpitaux.
Éloigner les malades, ce n'est point les guérir; mais, dans
l'intérêt d'une population agglomérée, c'était la seule mesure
rationnelle à prendre dans un temps où il n'y avait ni diagnostic ni thérapeutique. Il est dans l'esprit de toute législation
sociale de sacrifier l'individu à la masse, imitant en cela la
nature qui veille au maintien de l'espèce; encore les prescriptions particulières dans l'intérêt des individus malades ne
manquent-elles point dans la Bible. Le précepte de l'isolement est largement appliqué par Moïse aux hommes et aux
choses dans les cas de lèpre déclarée, d'écoulements (1) go-
norrhéiques, de flux menstruel : « Le lépreux en qui est la

(1) Nous pensons avec les Septante, Michaëlis et M. Cahen, que ce mot
désigne le flux urétral. On a voulu voir en ce passage les *hémorrhoïdes*;
mais au vers. 19, chap. xv, *Lévitique*, le mot בשר ne laisse aucun doute
sur le sens réel de cet endroit : la place même où Moïse en parle est une
preuve à l'appui de notre opinion; car de ces écoulements chez l'homme, il
passe à ceux de la femme. Le complément de cette exégèse se trouve dans la
lecture même des dispositions sanitaires que Moïse établit au sujet des écou-

plaie aura ses vêtements déchirés, sa chevelure sera en désordre, il sera couvert jusqu'aux lèvres et criera : Impur, impur! » (*Lévit.* XIII, 45 et sqq.) Après cet acte de notification au public, il est placé hors du camp. Le septième jour de cette relégation, nouvel examen de la plaie par le cohen, et si la lèpre se confirme, on brûle le vêtement du malade (1); puis, après sept autres jours d'expectation, la plaie est l'objet d'un nouvel examen, et d'autres mesures sont ordonnées suivant l'état où elle se présente. Dans le cas de guérison, « le cohen sortira hors du camp ; le cohen regarde et voici que la plaie de lèpre est guérie au lépreux. » (*Lévit.* XIV, 3). La période de purification commence ; réintégré dans le camp, l'ancien lépreux demeure encore sept jours hors de sa tente. (*Ibid.*, vers. 8.) Dans cet intervalle il a baigné deux fois son corps dans l'eau, il a rasé son poil, sa tête et sa barbe, et nettoyé deux fois ses vêtements. Ces pratiques personnelles se termi-

lements ; elles ressortent évidemment de l'idée de contagion, et l'écoulement du sang chez l'homme n'aurait pas fait venir cette idée à l'esprit du législateur qui a dit que la vie est dans le sang. Ce passage de la Bible tranche le litige historique de la syphilis, que, pour notre part, nous n'avons jamais pu considérer comme une nouveauté du XVe siècle.

L'opinion d'Astruc, partagée par Girtaner (*Abhandlung über die venerischen Kranhheiten*, Gœttingue, 1802, 2 vol. in-8°) , provient d'une erreur de dates. Colomb revint d'Amérique en 1493 ; l'entrée de Charles VIII à Naples eut lieu en février 1494 ; après s'être fait couronner comme roi de Naples au mois de mai suivant, il ramena presque immédiatement en France la majeure partie de ses troupes. L'armée espagnole, sous la conduite de Gonzalve de Cordoue, n'arriva en Calabre qu'au mois de mai 1495, c'est-à-dire presque une année après le départ de Charles VIII et de ses troupes. Quant à celles qu'il laissa à Naples, elles ne rentrèrent en France qu'en 1497, et, à cette époque, la maladie vénérienne y sévissait déjà avec fureur. Où donc est la preuve historique de la communication d'une maladie contagieuse des Espagnols aux Français? Il nous paraît qu'aux modernes appartient la considération des différentes lésions de la syphilis colligées en une seule affection ; la syphilis est perdue confusément dans la pathologie ancienne par la diversité de ses symptômes et de ses altérations ; leur interprétation collective et leur réduction en une seule unité morbide a fait croire à l'introduction d'une maladie nouvelle. (Voyez A.-J.-L. Jourdan, *Traité complet de la maladie vénérienne*, Paris, 1826, t. I.)

(1) En Italie et dans d'autres pays méridionaux, on brûle encore aujourd'hui les effets d'habillement et de couchage qui ont appartenu à des phthisiques décédés.

nent par le sacrifice de délit. Mais l'habitation du lépreux a été déclarée immonde comme sa personne ; elle est l'objet d'une série aggravante de prescriptions : la simple fermeture, l'enlèvement des pierres qui ont été souillées par le malade, le grattage des murs, enfin la démolition. (Chap. xiv, vers. 35 à 45). Dans les cas les plus légers, le cohen se contente de désinfecter la maison avec le sang d'un oiseau égorgé, avec de l'eau vive, avec l'oiseau vivant, le bois de cèdre, l'hysope et le fil rouge. Passons l'hysope et le fil rouge à la superstition d'une peuplade des déserts de l'Asie, et reconnaissons que les autres mesures ordonnées par Moïse ne sont pas moins avantageuses, moins logiques que la plupart des pratiques usitées encore aujourd'hui dans les lazarets et les quarantaines de l'Europe civilisée. Quoi de plus sage que la séparation prescrite entre homme et femme pendant la période menstruelle et quand l'écoulement menstruel venait à se prolonger? Et ces ablutions répétées qui sont encore en usage aujourd'hui parmi les populations arabes, qui n'en reconnaît l'utilité à une époque où l'emploi du linge était ignoré, dans les sables du désert et sous les rayons d'un ciel ardent? La prohibition des alliances entre les consanguins et les proches ne dénonce-t-elle pas une observation profonde des causes qui déterminent la décadence des races et l'abâtardissement des familles? En choisissant lui-même sa femme hors de la maison d'Israël, n'a-t-il pas donné à la fois un exemple de tolérance et le précepte salutaire du croisement des races? Dans quels détails minutieux n'entre-t-il pas pour assurer la salubrité des demeures privées et publiques, des maisons et des villes? Il ne dédaigne de mentionner aucune particularité, si infime qu'elle soit, lorsqu'elle peut influer sur la santé de tous. Chef d'un peuple nomade dont l'organisation définitive est ajournée jusqu'après la conquête de la terre promise, il sait régler un camp dans son assiette hygiénique ; rien n'est omis : « Tu auras hors du camp un lieu pour les besoins de la nature, et tu porteras avec toi une pique suspendue à ta ceinture, et, quand tu te seras accroupi, tu creuseras avec cette pique la terre d'alentour et tu recouvriras les matières dont tu te seras soulagé. » Ce précepte, que le soleil de l'Arabie rendait si urgent, est oublié aujourd'hui dans ces mêmes lieux où il a été dicté. On peut lire à la suite du *Voyage en Orient* de M. de Lamartine, dans le récit de Fatalla Sayaghir, qu'une réunion de tribus équivalant à quinze mille guerriers, ayant campé sept à huit jours dans les mêmes localités avec de nombreux troupeaux, le sol resta couvert d'un tel amas d'immondices, qu'il fut impossible d'y séjourner. Mais ce n'est pas seulement dans les plaines de l'Arabie que la prescription de Moïse est tombée dans l'oubli : les récits des médecins militaires qui pratiquent en Afrique nous apprennent qu'avant les travaux exécutés pour leur assainissement, nos principales villes de l'Algérie présentaient le spectacle des déjections accumulées et des foyers putrides au milieu des ruines. Nous-même avons été témoin d'un semblable état de choses en Morée, dans la citadelle de Navarin; et plus récemment, une sous-préfecture de France, Calvi (Corse), s'est offerte à nos yeux dans ces mêmes conditions de formidable insalubrité. Le régime alimentaire ne pouvait échapper à la police du législateur hébreu ; il ne pouvait ignorer les effets de l'alimentation sur la constitution des individus comme sur l'avenir physique d'une nation. Dans l'histoire qu'il a tracée des évolutions du genre humain jusqu'à son époque, il fait connaître les extensions successives que la substance alimentaire a reçues ; il nous montre l'homme passant de la nourriture la plus simple à la multiplicité des aliments, mais pris encore en grande partie parmi les végétaux, auxquels il ajoute le lait ; dans une période plus avancée, les exigences de l'organisme se sont augmentées: la chair des animaux, les liqueurs fermentées, les assaisonnements de différentes espèces ont pris place sur sa table. Quelle est donc la portée hygiénique des séries nombreuses de prohibitions alimentaires qui sont consignées dans la Bible ? Hallé déclare ne point la comprendre assez (1) ; il conçoit seulement l'utilité de la prohibition du porc, sujet, dit-il, à une altération du tissu graisseux très analogue à la dégénérescence lépreuse (2). Il faut chercher plus haut, ce nous semble, la pensée du législateur hébreu : placé dans l'alternative d'énerger son peuple par une diététique exclusivement végétale ou de tolérer, sous un climat

____

(1) Hallé, *Hygiène, ou l'art de conserver la santé*. Paris, 1806.
(2) *Dict. des sciences méd.*, t. XXII, p. 513.

qui punit tout excès, l'usage désordonné de toutes les matières
alimentaires, il a pensé qu'une règle même arbitraire répon-
drait mieux à l'intérêt de la santé générale ; les restrictions dont
il a frappé la nourriture animale ont eu pour effet de tempérer,
par un juste mélange des substances organiques des deux règnes, le régime des familles, de pourvoir dans une mesure
constante à la vigueur des générations, et de faciliter en même
temps l'œuvre d'une civilisation progressive dans le silence des
appétits grossiers et des passions farouches que fomente l'usage
prédominant des viandes. Il laissait aux Hébreux assez de
latitude pour satisfaire à cette autre loi de l'alimentation, à
savoir, la variété. La diététique mosaïque établit, non l'uniformité, mais la régularité du régime ; et loin de nous associer
au reproche que lui fait Hallé, nous attribuons à ce régime,
fidèlement observé de génération en génération, l'immunité
singulière dont les Juifs ont souvent joui au milieu des épidémies meurtrières, immunité signalée récemment encore à l'occasion du choléra, et qui au moyen âge attirait sur eux les
accusations les plus absurdes, les persécutions les plus atroces.
Il est une pratique instituée par Moïse, et dont la valeur hygiénique a été contestée avec plus de raison : c'est la circoncision, stigmate héréditaire des enfants d'Abraham, marque
étrange, si nous l'envisageons avec nos habitudes et nos idées
du xixe siècle, de l'alliance que Jéhovah a conclue avec eux.
On sait ce que Voltaire a dépensé de maligne érudition pour
enlever aux Juifs la priorité de la circoncision. A la vérité,
Hérodote rapporte qu'elle était pratiquée par les Égyptiens. La
première circoncision que la Bible mentionne, et qui fut faite par
Abraham, remonte à 1900 ans avant l'ère commune ; Hérodote
écrivait 1400 ans après Abraham : de cet intervalle de quatorze siècles M. Malgaigne (*loc. cit.*, n. 51) conclut à la priorité
de la circoncision en faveur des Hébreux. Quoi qu'il en soit,
Philon dit que la circoncision préserve la partie d'une certaine
maladie inflammatoire qu'il appelle le charbon ; ce *charbon* désigne la gangrène du pénis, l'une des terminaisons du phimosis
et du paraphimosis. Si nous rapprochons cette opinion des passages cités de la Bible (*Lévit.* xv), où il est question des écoulements impurs, cause ordinaire des accidents qui nécessitent

parfois encore une opération très analogue à la circoncision, on ne répugnera pas à admettre un motif de prophylaxie dans cette ordonnance, tout en la considérant en même temps comme une institution politique, un signe de nationalité (1). Enfin, un autre intérêt de salubrité publique se trouvait garanti par l'usage des embaumements, que les Hébreux paraissent avoir emprunté des Égyptiens. On lit, chapitre L, versets 2 et 3 de la *Genèse :* « Joseph ordonna à ses esclaves les médecins d'embaumer son père ; les médecins embaumèrent Israël. Quarante jours se passèrent ainsi, car autant de jours étaient employés par les embaumeurs... » Hérodote (liv. II, chap. 36) fournit un bon commentaire de ce passage de la *Genèse*. Quoiqu'il ait écrit environ douze siècles après la mort de Jacob, l'immobile Égypte présentait encore de son temps les mêmes mœurs, les mêmes pratiques qu'à l'époque des patriarches. Cet historien nous apprend qu'il y avait en Égypte certaines personnes chargées par

(1) D'après les articles publiés dans l'*Encyclopédie méthodique* et dans le *Dictionnaire des sciences médicales*. Hallé refuse à la circoncision tout motif de salubrité, se fondant sur ce que les habitants de l'Arabie et de la Syrie ne sont sujets à aucune incommodité qui ait son siége dans les parties retranchées. Il arguë encore de la pratique de cette opération dans l'île de Madagascar, parmi des nations qui ne paraissent avoir aucune notion du judaïsme ni du mahométisme. Mais reste une question que Hallé ne résout pas : pourquoi ces nations pratiquent-elles donc la circoncision? Infirmer par des assertions plus ou moins exactes les solutions données, ce n'est point en fournir une nouvelle.

Les médecins militaires qui ont exercé dans les corps de troupes, et qui y ont passé ce que l'on appelle des revues de propreté, comprennent peut-être l'utilité de la circoncision ; on ne saurait s'imaginer, en effet, dans quel degré de saleté la plupart des soldats laissent leurs parties génitales, et particulièrement le gland, lorsqu'il est entièrement recouvert par le prépuce ; entre le prépuce et le gland s'amasse la matière sébacée, jusqu'à former des couches épaisses et blanchâtres qui tapissent entièrement l'extrémité du pénis : rien de plus rebutant que cette sorte de malpropreté ; rien de plus favorable au développement des accidents syphilitiques. Or l'incurie des soldats, vainement gourmandée par les médecins, se retrouve dans les classes inférieures. A cette condition, joignez l'influence d'un climat brûlant, tenez compte du défaut absolu de linge, de l'absence de toute espèce de traitement médical pour les cas de maladie, et voyez si tous ces motifs réunis n'expliquent point l'établissement de la circoncision dans un but de prophylaxie.

ganisation profonde? Ecoutez le médecin de Cos : « Je ne vois pas non plus que les médecins sachent comment il faut distinguer dans les maladies les différentes espèces de faiblesse entre elles, suivant qu'elles résultent ou de la vacuité des vaisseaux, ou de quelque irritation débilitante, ou de quelque souffrance, ou de l'acuité du mal, ou des affections et des formes diverses qu'engendrent chez chacun de nous notre tempérament et notre constitution ; et cependant l'ignorance ou la connaissance de ces choses produit la mort ou le salut du malade. » (T. II, p. 317.) Ainsi, l'observation profonde des effets divers de l'alimentation sur les malades suppléait chez Hippocrate aux révélations du scalpel, et ce que les enseignements de l'anatomie pathologique ont seuls montré aux modernes, à savoir, l'existence de lésions inflammatoires là où pendant la vie la faiblesse et l'abattement avaient été les phénomènes en saillie, Hippocrate le déduisait de la réaction des organes sous l'impression des agents hygiéniques. Ainsi l'Hygiène, dans laquelle il puisait en grande partie sa thérapeutique et en totalité les éléments de son investigation étiologique, lui fournissait encore des aperçus d'une admirable justesse sur la nature des états morbides et sur la valeur de certains phénomènes prépondérants. L'influence que l'école de Cos attribuait au régime ressort aussi du nombre et de l'étendue des écrits dont il est l'objet dans la collection hippocratique. Outre ceux que nous avons cités, il faut mentionner le traité du *Régime des gens en santé* (περὶ διαίτης ὑγιεινῆς), que M. Littré attribue à Polybe, ouvrage destiné particulièrement à servir de guide aux hommes qui vivent dans une condition privée et libre (ἰδιῶται), et contenant des conseils pour réduire ou procurer l'embonpoint; le livre de l'*Usage des liquides* (περὶ ὑγρῶν χρήσιος), qui figure dans la cinquième classe de M. Littré, c'est-à-dire parmi les livres qui ne se composent que d'extraits et de notes, sans rédaction définitive. Le livre *Des songes* (περὶ ἐνυπνίων) est rangé par le savant traducteur d'Hippocrate parmi les écrits qui, dépourvus d'une autorité suffisante pour être attribués à ce dernier, portent néanmoins le cachet de son école; il expose les rapports qui peuvent exister entre les songes et les variations du régime : on a pu le considérer avec raison comme une suite du troisième livre περὶ διαίτης, qui traite des effets de la réplétion et des écarts alimentaires, cause fréquente des agitations nocturnes. Le traité *De l'aliment* (περὶ τροφῆς) est rangé par M. Littré dans la huitième classe des écrits hippocratiques, composés vers les temps d'Aristote et de Praxagore; il traite de la nature même de la substance alimentaire, de ses proportions avec les âges et les tempéraments, de ses variétés et de son mode d'administration. Mais l'œuvre hippocratique qui intéresse au plus haut degré l'Hygiène, c'est sans contredit le traité *Des airs, des eaux et des lieux*, monument immortel du génie, et qui non seulement offre aux méditations du praticien une substance inépuisable, mais développe avec grandeur tout un système d'anthropologie. L'excellence de ce petit livre, si fréquemment cité et si diversement jugé, nous engage à en donner brièvement une idée à nos lecteurs; il est aisé d'y suivre l'auteur dans l'examen de quatre points essentiels: 1° Quel est le degré de salubrité et quelle est l'influence pathogénique des villes, en raison de leur exposition particulière au soleil et aux vents? 2° Quelles sont les qualités des eaux de provenance diverse? 3° Quelles sont les maladies qui prédominent suivant les saisons? 4° Il termine par la comparaison de l'Europe et de l'Asie, rapportant aux conditions du sol et du climat les différences physiques et morales qui dénotent les populations de ces deux contrées. Ainsi que le fait remarquer M. Littré, Hippocrate se contente d'énoncer les résultats de ses observations, sans nous apprendre comment il les a obtenues ni par quels moyens il serait possible de les contrôler; mais si le laconisme des indications que fournit Hippocrate contraste avec la multiplicité des données que l'on exige aujourd'hui pour fondement d'une bonne topographie, on entrevoit bientôt, en les méditant, la grande portée des préceptes qu'il émet; on sent que chacun de ses axiomes concentre la substance d'une observation aussi minutieuse que multipliée, et qu'il use du style aphoristique, non pour affirmer sans preuves, mais pour réduire par la généralisation l'immense détail de son expérience. La physionomie pathologique qu'il assigne aux villes ouvertes aux vents chauds et aux villes accessibles aux vents froids est pleine de vérité; et telle est, suivant Hippocrate, l'énergie de cette influence topographique, que les villes exposées à l'orient l'emportent en salubrité sur celles qui sont exposées au nord ou au midi , ne fussent-elles séparées les unes des autres que par un intervalle d'un stade (94 toises et demie). (T. II, p. 23.) Ne voyons-nous pas, en effet, se déployer en quelque sorte la vérité de cet axiome sur les deux versants de ces montagnes du Piémont ou de la Suisse, dont l'un nous présente une population saine et belle, tandis que l'autre est habité par des goîtreux , bénéfice et détriment de deux expositions contraires ? Il est facile d'appliquer à la plupart des énonciations d'Hippocrate le contrôle de l'observation actuelle ; mais, pour en reconnaître la justesse , il faut souvent écarter des interprétations accessoires qui émanent des vues erronées ou incomplètes sur la structure et le mécanisme fonctionnel des organes. Certains passages de ce livre et des autres productions hippocratiques ont une vérité locale, et sollicitent, pour être appréciés, l'expérience même du climat où ils furent écrits. Nous qui avons séjourné en Grèce et dans l'île de Corse, nous admirons sans réserve la courte description qu'il donne des maladies engendrées par les marais. Après avoir peint l'état cachectique des individus qui vivent dans les contrées paludéennes, il ajoute : « En outre, les hydropisies y sont très fréquentes et très dangereuses ; car, pendant l'été, les habitants sont affligés par des dyssenteries, par des diarrhées, par des fièvres quartes de longue durée, maladies qui, prolongées, se terminent dans de pareilles constitutions par des hydropisies et causent la mort. » (T. II, p. 29.) Voilà bien les phases pathologiques que déroule, dans des pays chauds à marais , la saison (1) pyrétique. C'est encore ainsi, sous l'horizon de la

(1) En se plaçant au point de vue local, et pour ainsi dire dans l'horizon physique de la médecine grecque, M. Littré a jeté une lumière nouvelle sur les épidémies d'Hippocrate, épidémies que répètent encore aujourd'hui les mêmes climats avec une saisissante identité de nature et de phénomènes. Nous regrettons seulement que M. Littré , au lieu d'éclairer ses rapprochements par la pratique récente des médecins d'Afrique , n'ait pas interrogé celle des médecins militaires qui , pendant plusieurs années (de 1827 à 1833), ont observé sur cette même terre où Hippocrate a observé et écrit. Dans le nombre de ces derniers , la justice veut que nous mentionnions M. le docteur Raymond Faure , qui , dès 1829, adressait au Conseil de santé les lignes remarquables qu'il a reproduites depuis dans son *Traité des fièvres intermittentes et continues* (Paris , 1833) , lignes où le caractère des pyrexies locales est bien apprécié , et l'emploi du sulfate de quinine largement indiqué.

Grèce, que l'on peut apprécier la justesse de la corrélation qu'il établit entre les maladies et les saisons. Mais, sous toutes les latitudes, il est donné de reconnaître tout ce qu'il y a de philosophique dans la marche suivie par Hippocrate dans l'étude des constitutions médicales et des climats. Il commence par noter l'influence que chaque saison exerce sur la constitution physique et sur le caractère moral de l'homme dans le pays même où il pratique; et, convaincu que les climats se caractérisent comme les saisons par la prédominance d'une température donnée, il en conclut que les peuples placés sous un climat quelconque doivent présenter le développement des facultés morales et physiques qui sont excitées spécialement par la saison dont la température correspond à ce climat: climats et saisons ne diffèrent donc, dans la conception hippocratique, que par la permanence ou la fugacité des effets. Qui nierait les modifications profondes que chaque saison imprime à l'homme et à toutes les productions de la nature? Or les climats froids ou chauds représentent en quelque sorte des saisons continues ; par la stabilité de leurs conditions ils doivent agir avec une invariable énergie, non seulement sur les productions du sol, mais sur les populations qui l'habitent. L'anthropologie de Cos n'isole point l'homme de ce qui l'entoure, elle ne le considère pas comme un être d'une nature distincte; il est fils du sol qui l'a vu naître, il porte comme tous les autres produits de la nature, le cachet de son origine locale : « Ce que la terre engendre est conforme à la terre elle-même, et l'homme ne déroge point à cette loi commune. » Toutefois l'omnipotence du climat ne va point jusqu'à neutraliser l'action d'autres causes moins générales; en esquissant à grands traits le caractère physique et moral des habitants des montagnes et des plaines, Hippocrate déclare qu'il faut tenir compte de la configuration du sol et de son exposition, comme d'une influence majeure; il reconnaît avec une égale libéralité le pouvoir des institutions, modératrices des effets du climat ; sa pensée sur ce point respire tout entière en ces lignes : « La cause en est (de la pusillanimité et du défaut de courage des Asiatiques) surtout dans les saisons qui n'éprouvent pas de grandes vicissitudes, ni de chaud ni de froid, mais dont les inégalités ne sont que peu sensibles. Là, en effet, ni l'intelligence n'éprouve de secousses, ni le corps ne subit de changements intenses, impressions qui rendent le caractère plus farouche et qui y mêlent une plus grande part d'indocilité et de fougue qu'une température toujours égale. Ce sont les changements du tout au tout qui, éveillant l'intelligence humaine, la tirent de l'immobilité. Telles sont les causes d'où dépend, ce me semble, la pusillanimité des Asiatiques. Il faut encore y ajouter les institutions : la plus grande partie de l'Asie est, en effet, soumise à des rois ; or là où les hommes ne sont pas maîtres de leurs personnes, ils s'inquiètent, non comment ils s'exerceront aux armes, mais comment ils paraîtront impropres au service militaire, et . » (T. II, p. 62 et 64.) La doctrine de l'influence souveraine des climats, des localités et des institutions, a manifestement inspiré un autre ouvrage non moins admirable que le traité *Des airs, des eaux et des lieux*, nous voulons parler de *l'Esprit des lois* par Montesquieu. Vainement l'auteur se tait sur la source où il a puisé le principe de ses magnifiques développements ; vainement d'Alembert inscrit au frontispice de ce monument littéraire et philosophique du xviii° siècle cette épigraphe empruntée d'Ovide : *prolem sine matre creatam*, la filiation est évidente. Et pourquoi le génie, se retournant contre les siècles accumulés, renierait-il sa glorieuse généalogie? L'idée fondamentale de *l'Esprit des lois* est dans la nécessité d'accorder la législation des peuples avec la forme de leurs gouvernements et dans le rapport de cette forme avec la nature particulière du climat. Sans doute le publiciste français, dans l'évolution de son idée, s'attache principalement à faire ressortir et à apprécier les causes essentiellement morales qui travaillent les hommes réunis en société ; mais il a préalablement marqué dans le climat la cause déterminante des dispositions morales des peuples, et la doctrine de Cos a si largement transpiré dans son ouvrage, que des critiques lui ont reproché d'attribuer tout au froid et à la chaleur. Dans le 17° livre, intitulé hippocratiquement : *Comment les lois de la servitude politique ont du rapport avec la nature du climat*, il va jusqu'à étayer, comme Hippocrate, la démonstration de ses prémisses sur le parallèle des peuples de l'Asie et de l'Europe. Admirable virtualité d'un écrit de quelques pages, rédigé il y a plus de deux mille ans, et qui dépose, en traversant les siècles, ici l'idée des constitutions médicales, boussole éternelle de toute pratique, là le germe d'une des productions les plus considérables de l'esprit humain ; opuscule que toute main vraiment médicale a feuilleté avec respect, ébauche d'une climatologie tentée sans le secours des notions exactes que fournissent en foule aujourd'hui les sciences physiques et naturelles, et devant laquelle, lecture faite, on s'écrie involontairement : « Que savons-nous de plus ? »

L'histoire de l'Hygiène tire des ouvrages d'Hippocrate deux faits importants : 1° Il existait de son temps, et même avant lui, des médecins attachés aux gymnases, avec l'office spécial d'étudier les effets de l'alimentation sur les exercices, d'établir sans doute le régime le meilleur pour exceller dans les différentes branches de la gymnastique, et d'en diriger les applications au rétablissement de la santé. 2° Sous le rapport pratique, l'Hygiène se confondait avec la Médecine, et, soit dans le traitement des maladies, soit dans la recherche de leurs causes productrices, soit même dans l'interprétation des phénomènes morbides quant à leur valeur et à leur gravité, les médecins de Cos ont accordé à l'Hygiène une importance première, médiocrement imités en cela par les modernes, qui se montrent plus enclins à la thérapeutique et à l'étiologie systématiques.

Les bornes qui nous sont imposées nous obligent à glisser rapidement sur les travaux dont l'Hygiène a été l'objet depuis l'école de Cos. Les premiers auteurs qui se présentent après elle sont Dioclès de Caryste, connu par son épître prophylactique adressée à Antigone, l'un des successeurs d'Alexandre, et Celse, qui a condensé dans un cadre analytique les notions médicales de son époque (*A. Cornelii Celsi de re medicá libri octo*). Celse, qui florissait l'an 30 de notre ère, ne s'est point contenté, comme on l'a répété, de traduire Hippocrate ; plus d'une page de son livre porte l'empreinte d'une observation personnelle, et, dans son ensemble, il est mieux ordonné que la plupart des écrits hippocratiques. Après avoir esquissé dans une préface les origines et les progrès de la médecine, il consacre le premier chapitre du 1er livre (1) à l'indication des règles hygiéniques qui conviennent aux différentes constitutions. Osons le dire, il est peu d'ouvrages modernes qui nous offrent en un si petit nombre de pages plus de réflexions judicieuses, plus de préceptes utiles. Que chacun étudie son tempérament, dit-il, car là est le principe des différences individuelles ; il n'est guère de corps qui n'ait sa partie faible, un organe plus susceptible que les autres (2). Ailleurs il exprime clairement la loi des sympathies morbides : *Quoties offensum corpus est, vitiosa pars maxime sentit.* N'est-ce pas dans l'organe malade que retentit toute impression trop forte que perçoit l'économie? Il devient en quelque sorte le centre auquel aboutissent toutes les sensations, tous les ébranlements communiqués à la machine ; mais cet important corollaire de physiologie pathologique n'a pas été énoncé par les modernes avec plus de netteté que par Celse. La susceptibilité plus grande de l'estomac chez les citadins et les gens de lettres ne lui échappe point (3). Il ne ressemble pas à ces médecins qui mettent la santé au prix d'une observation minutieuse de soi-même, et qui instituent sous le nom d'hygiène la plus misérable des servitudes. Pour l'homme sain et bien constitué, point de règle inflexible ; la variété du régime et des exercices, les alternatives inégales de travail et de repos, tel est à bon droit l'ordre de vie qu'il lui conseille : « *Sanus homo qui et bene valet, et suæ spontis est, nullis obligare se legibus debet ; ac neque medico neque iotralipta egere. Hunc oportet varium habere vitæ genus ; modo ruri esse, modo in urbe, sæpius in agro ; navigare, venari, quiescere interdum, sed frequentius se exercere ; siquidem ignavia corpus hebetat, labor firmat ; illa maturam senectutem, hic longam adolescentiam reddit.* » Ce langage sera toujours vrai,

(1) C'est par erreur que, dans le *Dictionnaire des sciences médicales*, on mentionne le premier livre de Celse comme étant consacré à l'hygiène ; le deuxième chapitre de ce livre appartient à la pathologie.

(2) « Ante omnia autem nôrit quisque naturam sui corporis, quoniam » alii graciles, alii obesi sunt ; alii calidi, alii frigidiores ; alii humidi, alii » sicciores ; alios adstricta, alios resoluta alvus exercet. Raro quisquam non » aliquam partem corporis imbecillem habet. » (Lib. I , cap. 1, sect. xi.)

(3) « At imbecillis stomacho quo in numero magna pars urbanorum om- » nesque pene cupidi litterarum sunt..... » (*Ibid.*, sect. ii.)

fût-il d'une latinité moins élégante, car il est celui du bon sens. Les partisans de la tempérance absolue s'offusqueront de cet axiome de Celse, qui résume cependant les conseils qu'il adresse aux hommes sains et robustes : *Modò plùs justo, modò non ampliùs assumere* (tantôt satisfaire simplement le besoin, tantôt en dépasser la stricte mesure), et ils répéteront avec Sanctorius : « *Celsi sententia non omnibus tuta est* ». Mais sans généraliser ce précepte de facile hygiène à tous les tempéraments, soutiendra-t-on que les mouvements de la vie doivent ressembler aux oscillations isochrones du pendule, et quelle volonté, toujours en éveil, répondra à l'organisme d'une mesure toujours égale d'activité, d'une dose invariable de stimulation? Il ne pouvait d'ailleurs prêcher les excès débilitants, le praticien profond qui a recommandé de ménager dans la santé les ressources de la maladie (1), censurant ainsi, dix-huit siècles à l'avance, les aberrations thérapeutiques de cette médecine qui, s'absorbant dans les localisations morbides, perd de vue le tout vivant, et, par l'aveugle énergie du traitement, enlève d'emblée au malade les ressources de réaction qu'il a thésaurisées dans la santé.

Quoique séparée justement de la médecine par Hippocrate, la philosophie n'a point divorcé avec elle, et, à certaines époques, elle intervient utilement pour la vulgarisation de ses préceptes. Plutarque leur a prêté les charmes de son style dans un traité d'hygiène (ὑγιεινά παραγγέλματα); il y recommande, entre tous les autres exercices, celui de la lecture à haute voix; il s'élève contre l'abus des bains froids, contre le sirmaïsme; quant à ses éloquentes déclamations contre la sarcophagie (nourriture animale), reproduites par Rousseau, il suffit, pour les juger, de rappeler que le philosophe ancien et le philosophe du xviiie siècle n'ont pas exclu la viande de leur régime. Un autre philosophe, Aulu-Gelle, établit dans ses *Nuits attiques* (liv. xii, ci) un dialogue entre Favorinus et une dame romaine sur les inconvénients des nourrices mercenaires, et fait valoir l'allaitement maternel par des arguments que ne désavouerait pas entièrement la physiologie moderne; imitateur de

____

(1) «Cavendum ne in secundâ valetudine adversæ præsidia consumantur.»

Plutarque dans la proscription des viandes, Jean-Jacques s'est inspiré de ce passage d'Aulu-Gelle pour ramener les jeunes mères au devoir le plus doux que la nature leur ait confié (1).

La collection de Cos n'est pas plus riche en traités relatifs à l'Hygiène que la collection galénique ; il n'y a pas lieu d'en donner ici l'énumération ; la fécondité de Galien, on pourrait dire sa prolixité, défie la patience de l'analyse ; ses productions originales sur l'Hygiène, jointes à ses nombreux commentaires sur Hippocrate, forment une encyclopédie de cette science, dans les proportions de l'époque, encyclopédie où l'Hygiène morale, que l'on a cru inventer de nos jours, a son rang, car il a fait, ou du moins on lui attribue un livre sur *la manière de connaître et de guérir les passions de l'âme*. Il partage la société en trois classes auxquelles il adapte ses prescriptions conservatrices. La première se compose des hommes naturellement vigoureux et sains, ayant d'ailleurs le loisir de la culture personnelle ; la deuxième comprend les organisations délicates ; dans la troisième, il range la plèbe des travailleurs dont la journée appartient aux occupations publiques ou privées. Les points qu'il a mieux approfondis, sous le rapport hygiénique, que ses prédécesseurs, sont l'enfance, la vieillesse, les tempéraments, les habitudes, les affections morales. Il prohibe les bains froids jusqu'après la période révolue de l'accroissement. : « L'eau glaciale saisit trop ceux qui n'y sont pas faits et les refroidit profondément », plus sage en cette exagération que Rousseau dans l'exagération inverse. C'est Galien qui a mis en circulation l'expression de *choses non naturelles*, appliquée à la matière de l'Hygiène ; il en distinguait six : l'air, l'aliment et la boisson, l'inanition et la réplétion, le mouvement et le repos, le sommeil et la veille, les affections morales ; par opposition *aux choses naturelles*, qui sont les éléments, les complexions, les humeurs, etc., et *aux choses extra-naturelles*, qui sont la maladie, la cause et les concomitances. La doctrine du chaud et du froid, du sec et de l'humide, déjà combattue par

____

(1) En 1746, Déparcieux (*Essai sur les probabilités de la durée de la vie humaine*) signale aussi comme cause de mortalité chez les nouveaux-nés la funeste coutume de les mettre en nourrice.

Hippocrate dans le traité de *l'ancienne médecine*, se retrouve dans Galien avec la division de chacun de ces éléments en quatre degrés, et c'est sur l'échelle fantastique de ces divisions qu'il prétend classer les propriétés des substances alimentaires et médicamenteuses. Il aperçoit les difficultés de cette classification, mais il l'entreprend dans la pensée de fournir un guide sûr aux pas du médecin : « Ce sera l'œil à l'aide duquel il fixera et discernera la vérité ! » (L. III, *De medicam. simpl.*) Singulière similitude ! Il semble que l'erreur tourne comme la vérité dans un cercle éternel ; l'Homéopathie affirme que la puissance dynamique des médicaments se développe par les dilutions et croît en raison inverse de la quantité matérielle ; elle affirme, non *à priori*, mais avec preuves et expériences. Ainsi fait Galien ; il exécute sa rénovation de la matière médicale et hygiénique « non d'après des probabilités et des conjectures, mais d'après des expériences précises et exactes. » La doctrine des quatre degrés s'appuie donc aussi sur l'expérience, comme celle des doses infinitésimales ; mais le succès qu'elle obtint n'a pas encore été égalé par cette dernière. Continuée par Oribase, Aétius, Paul d'Egine, Alexandre de Tralles, elle passa des médecins appelés Grecs anciens aux trois écoles à peu près contemporaines des Arabes d'Orient, des Arabes d'Occident et de Salerne ; elle défraya la science des médecins européens du XIIIe et du XIVe siècle qui ne connaissaient que les Arabes, et, par ces derniers seulement, Galien. Elle domina ainsi sans partage le monde médical ; mais ce que Descartes fut pour le despotisme philosophique d'Aristote, les savants du Bas-Empire le devinrent pour la médecine galénique ; en apportant à l'Europe les manuscrits de l'antiquité, ils en firent naître le goût, et les livres d'Hippocrate apparurent dans les écoles d'Italie, de France et d'Angleterre. Dans la longue période qui aboutit à la Renaissance, un seul monument historique s'offre à l'hygiéniste : c'est le recueil versifié de Salerne. Dès le milieu du VIIe siècle, cette école s'était rendue célèbre par la culture des lettres ; mais ce n'est que vers la fin du XIe siècle que Constantin de Carthage, dit l'Africain, y importa le premier la médecine grecque et arabe. Remarquez le siége de cette école, entre l'Europe et l'Afrique ; c'est là, dans une ville

placée sur la limite de deux civilisations issues, l'une du Coran
et l'autre de l'Évangile , que le génie arabe dépose, en se retirant, une vase féconde d'où naît, sous la faveur de Fré-
déric II , la première institution que la médecine ait possédée
dans l'Europe chrétienne. L'importance de l'école de Salerne
réside moins dans l'unique ouvrage qui nous en reste que dans
les résultats historiques de sa fondation ; elle n'a guère d'autre
mérite que celui de sa date, mais ce mérite est immense ; elle
succède dans l'ordre des temps aux écoles des Grecs et des
Arabes, dont elle est l'expression combinée ; elle servira de
type aux institutions analogues qui s'élèveront plus tard dans
les grandes villes de l'Europe ; elle ressuscite l'enseignement
médical et provoque, par le seul fait de son existence, une
législation qui contient les fondements de la police médicale ;
le roi Roger décerne à ses adeptes le privilége exclusif de
l'exercice de l'art, et établit la pénalité de la confiscation des
biens contre ceux qui osent pratiquer sans l'autorisation de
l'école : il appert de là que notre société, si infatuée de ses
progrès, peut envier quelque chose à la Sicile du xiᵉ siècle.
Quant au recueil connu sous le titre de *Maximes de l'école de
Salerne*, il se compose d'une suite de stances en vers léonins,
plus remarquables par la précision que par l'élégance de
l'expression et la correction de la facture prosodique. La forme
aphoristique, adoptée par l'auteur (Jean de Milan ?), n'exi-
geait entre les préceptes qui se succèdent aucune liaison méthodique ; on y découvre cependant un certain ordre ; au début,
quelques axiomes généraux sur l'entretien de la santé qui sont,
avec les vers suivants , la plus saine portion de l'ouvrage :

> Si tibi deficiant medici , medici tibi fiant
> Hæc tria : mens hilaris , requies moderata , diæta.

Les conditions d'une atmosphère salubre, les avantages de
la propreté sont indiqués plutôt qu'exposés. Les règles relatives aux boissons, aux aliments, aux assaisonnements, les
propriétés alimentaires, curatives ou prophylactiques d'une
foule de plantes, fournissent ensuite un grand nombre de stances
et absorbent presque la moitié du texte. C'est dans cette partie
que sont agglomérées en vers sibyllins les erreurs les plus

grossières, logique émanation des doctrines de l'époque; c'est
là que des faits pathologiques mal observés font naître d'absurdes interprétations et provoquent les conseils de la plus
étrange thérapeutique. Cicéron a dit des philosophes qu'il n'est
si énorme absurdité qu'ils n'aient soutenue. Les philosophes le
cèdent aux médecins et, par une aggravation inhérente à leur
ministère, ceux-ci appliquent sur le corps humain les témérités
que ceux-là se contentent d'agiter en leur cervelle. Après ce
petit traité de diététique, le lecteur passe à l'hygiène particulière de quelques organes ; quelques maux qui affectent la tête,
les yeux, les oreilles, la poitrine, sont examinés étiologique-
ment et donnent lieu à des préceptes curatifs. Vient ensuite
une dissertation sur les tempéraments, sur les quatre humeurs
qui les constituent, sur le mélange ou l'excès de ces éléments, etc. Enfin, quelques vers sur les effets de la saignée,
et les précautions qu'elle nécessite après coup, terminent le
recueil.

Si l'on se place dans la perspective des progrès accomplis
depuis cinq ou six siècles pour juger ce livre qui résume l'esprit
d'une école célèbre, on n'y verra qu'un fatras indigeste de médecine et de diététique, un lambeau de galénisme cousu aux recettes
de la poly-pharmacie arabe, les dictons de la sagesse antique
et les échos accrédités des superstitions populaires ; mais ne
jugeons pas les travaux des siècles antérieurs avec les connaissances d'aujourd'hui ; le testament médical de Salerne est un
document historique, non une source à consulter pour le travail
actuel de la science. Toutefois, l'école hellénique semble se
réfléchir sur quelques pages et plus d'un axiome de salubre
hygiène vous y frappe comme une réminiscence hippocratique.
Cette observation, fécondée par un simple rapprochement de
dates, permet de fixer le moment du premier réveil des lettres
grecques en Europe ; ce moment est bien antérieur au voyage
de Chrysoloras (1393) auquel Hallé (1) attribue l'initiative de
la révolution qui répandit les lettres grecques en Europe. Nous
reconnaissons avec M. Malgaigne (2) combien ce savant Grec
a contribué à cette restauration ; venu en Italie pour réclamer

(1) *Dict. des sc. méd.*, t. xxii, p. 584.
(2) *OEuvres d'Amb. Paré*, édition Malgaigne. Paris, 1841, t. I, p. cviii.

le secours des princes chrétiens, l'envoyé de l'empereur Emmanuel Paléologue condescendit à enseigner le grec aux disciples qui l'entourèrent avec une suppliante curiosité et, par cet humble labeur de grammairien, il rétablit entre l'Orient et l'Occident la communion intellectuelle, scellée soixante ans plus tard par la prise de Constantinople (1453). Mais comment l'opuscule de Salerne, que l'opinion la plus générale rapporte vers l'an 1100, s'est-il déjà coloré en maint endroit d'une teinte hellénique, dénotant ainsi dans l'école qui l'a rédigé l'influence mixte des Arabes et des Grecs? C'est que ce livre, dédié à un ancien croisé, cette école, fondée sur une terre récemment arrachée par les chevaliers normands à la domination des Sarrasins, correspondent à l'époque des croisades; or, les migrations armées, qui ont précipité vers l'Orient serfs et feudataires, ne furent point les vains épisodes d'une chevalerie dévote, une odyssée d'aventures glorieusement inutiles ; dans la plèbe guerroyante se confondaient clercs, artisans, moines, médecins, et cet essaim bigarré est devenu, entre les ignorances de la vieille Europe et la tradition scientifique du Bas-Empire, un véhicule de communication. D'une part, l'influence arabe fixée sur plusieurs points de l'Europe et de là rayonnant sur elle avec énergie; d'autre part, le souffle de l'Orient, glissant sur les esprits et les inclinant vers l'antiquité, voilà la double raison du mouvement civilisateur qui, noté sous le nom de renaissance, a commencé dès le xiie siècle, mais qui n'acquit toute sa force que pendant la durée du xve siècle, marqué tout à la fois par l'exhumation successive des manuscrits grecs et latins, par la découverte de l'imprimerie et par celle de l'Amérique.

Depuis cette époque jusqu'à Sanctorius (1571), les publications assez nombreuses dont l'hygiène est l'objet se font remarquer tout naturellement par une connaissance plus exacte des anciens, quoique la double superstition de l'astrologie et des panacées, introduite par les Arabes, se prolonge jusqu'au commencement du xvie siècle; quelques uns ont un caractère propre, tels sont : le traité des aliments de **La Bruyère de Champier**, cité par Boërhaave, les quatre discours de **Louis Cornaro** sur les avantages de la sobriété, dont il présenta lui-même un exemple mémorable, puisqu'en se contentant de douze onces d'aliments solides et de quatorze onces de liquide par jour, il vécut au delà de cent ans ; enfin, l'*Historia morbi et vitæ* du chancelier Bacon ; ce grand homme, en ramenant les esprits du culte exclusif des anciens à l'exploration directe de la nature, substitua l'autorité de l'expérience à celle de la tradition, et prépara les progrès ultérieurs des sciences physiques. Sanctorius entra largement dans cette voie nouvelle ; son nom seul est une époque dans l'histoire de trois sciences congénères, la physique, l'hygiène et la physiologie ; il eut la première idée d'un instrument à point fixe pour l'évaluation de la température ; six ans plus tard, le thermomètre fut inventé en Hollande, et il sert aujourd'hui, entre les mains de la médecine exacte, au but que poursuivait Sanctorius, à la mesure de la chaleur fébrile. Ses expériences sur la transpiration insensible, contrôlées depuis par tant de nouveaux essais, pèchent sans doute par quelques uns de leurs résultats ; mais conçues avec génie, continuées avec persévérance, elles jettent une vive lumière sur les connexions fonctionnelles des organes et livrent à l'hygiène une ample veine de déductions pratiques. Scrupuleux à constater l'influence qu'exercent sur la transpiration cutanée tous les états par où passe l'économie, il grandit son sujet jusqu'aux limites d'un traité d'hygiène. Comment se comporte cette fonction éliminatoire aux différentes heures du jour, aux saisons diverses, à l'air, dans le bain, par l'alimentation ou la diète, pendant le sommeil ou la veille, etc? Les réponses faites à ces questions par Sanctorius demeurent encore vraies dans leur généralité : les expériences faites depuis ont montré seulement que la température extérieure influe plus que la vigueur de la constitution sur la quantité du fluide exhalé par la peau.

En glorifiant la marche imprimée au travail scientifique par François Bacon, et si utilement suivie par Sanctorius, soyons justes envers un cordelier du xiii⁰ siècle qui faillit expier au prix de sa liberté, et peut-être de sa vie, la tentative qu'il fit pour secouer le joug de l'autorité scholastique ; ce cordelier s'appelle Roger Bacon, professeur à Oxford, et qu'on surnomma le docteur admirable ; il avait reconnu la nécessité de fonder la science sur l'observation, d'interroger directement la nature. Il trouva même des élèves qui se cotisèrent pour faire les frais des expériences projetées ; il n'en fallut pas davantage pour le désigner aux persécutions de ses supérieurs religieux ; condamné à la prison perpétuelle, au pain et à l'eau. Il n'en sortit qu'à la condition de renoncer à la physique. Sept ans avant Sanctorius, était né à Pise cet autre martyr de la vérité, Galilée (1564), qui osa démontrer, par des expériences péremptoires, la vérité du système de Copernic, déclaré hérétique en 1515 par l'inquisition ; l'année même où Sanctorius vint au monde vit naître Keppler, ce révélateur des trois grandes lois qui régissent les mouvements des corps célestes. Le XVIᵉ siècle, après avoir donné ces grands hommes, produit à son déclin le génie français qui, à l'âge de vingt ans, imagine l'application de l'algèbre à la géométrie, jette les bases de la dioptrique, et prépare, si l'on peut ainsi dire, Huyghens (1629) et Newton (1642) : le lecteur a nommé Descartes. Galilée, par la découverte de la pesanteur, avait conduit Toricelli à celle de la pression atmosphérique ; Descartes suscita l'idée à Pascal de mesurer les hauteurs par le baromètre ; ce dernier résolut en même temps les principaux problèmes de l'équilibre des liquides. A ces découvertes Newton en ajoute d'autres plus grandioses encore : la loi de la gravitation universelle, la décomposition de la lumière ; prémices d'un génie de vingt-quatre ans. C'est encore Newton qui posa les premiers fondements de la chimie mécanique en montrant que les combinaisons dépendent de l'action moléculaire ; la physique générale reçut de ses travaux une grande impulsion ; en appliquant le calcul aux phénomènes naturels, Newton apprit à vérifier par ce contrôle analytique les résultats de l'expérience. Il institua l'étude des forces auxquelles on doit rapporter tous les phénomènes (1) ; il n'observait, il ne classait ceux-ci que pour arriver à celles-là ; enfin, en considérant l'attraction, non seulement entre les masses à de grandes distances, mais encore entre les particules des corps, il créa la philosophie naturelle.

(1) « La méthode la plus sûre qui puisse nous guider vers la recherche de la vérité consiste à s'élever par induction des phénomènes aux lois, et des lois aux forces. » (Laplace, *Essai philosophique sur les probabilités*, page 258.)

La liaison étroite qui existe entre les sciences physiques et l'hygiène nous obligeait à indiquer rapidement les progrès accomplis par celles-là dans les xvi⁰ et xvii⁰ siècles, progrès qui se sont continués jusqu'à nos jours et qui ont élargi le domaine de la physique, au point de constituer en autant de sciences particulières ses principales branches, telles que l'électricité, la lumière, la chaleur, le magnétisme, l'acoustique, etc. Plus tardive, la chimie se dégage cependant des erreurs de l'alchimie, grâce aux efforts de Becker, de Stahl, de Boërhaave; Geoffroi expose la théorie des affinités et procure à Schèele et à Bergmann de puissants moyens d'analyse. Venel et ensuite Black constatent le principe qui caractérise les eaux minérales acidules; Beccari sépare de la farine de froment l'amidon et le gluten; Cartheuser applique aux médicaments l'analyse par l'eau et par l'alcool. La découverte des gaz, entrevue par Van-Helmont au commencement du xvii⁰ siècle, immortalise les noms de Priestley et de Lavoisier et ouvre à la chimie une carrière nouvelle qu'elle parcourt avec autant d'ardeur que de succès. L'atmosphère dans laquelle l'homme est plongé lui livre le secret de sa composition, et les rapports qui lient les êtres vivants avec l'air se manifestent sous un nouveau jour; l'identité des phénomènes de la respiration et de la combustion est démontrée; le calorique est mesuré par l'instrument de Laplace et calculé par Lavoisier; l'art de propager, de retenir ou de distribuer la chaleur dans les habitations, est développé par Thomson; Bertholet, Fourcroy, Vauquelin, font concourir l'analyse chimique à l'étude des maladies; Coulomb soumet l'électricité au calcul, établit les lois de sa répartition à la surface des corps; entre ses mains la balance accuse les moindres degrés de cet impondérable; Volta le condense; enfin, Galvani dote le chimiste d'une puissance nouvelle, la science d'un ordre de faits inattendus.

Cependant les connaissances médicales, qui sont avec la physique et la chimie l'indispensable appui de l'hygiène, tendent aussi à une exactitude de plus en plus grande, là du moins où l'exactitude est possible. Les belles expériences de Halley sur la circulation du sang (1619), la découverte des vaisseaux lactés par Asellius, les recherches de Rudbeck et de Bartholin sur les diverses portions du système lymphatique, recherches couronnées longtemps après par celles de Hewson, de Hunter, de Mascagni ; les notions anatomiques perfectionnées par Malpighi, Ferrein, Winslow, Cowper, Valsalva, Scarpa, etc. ; l'anatomie pathologique instituée par Morgagni, les résultats de la pratique féconde des grands observateurs tels que Sydenham, Boërhaave, Van-Swieten, Mead, Hoffmann, Torti, Baglivi, De Haen, Stoll, etc. ; la physiologie éclairée par les vivisections et par l'anatomie comparée, telles sont, avec tant d'autres travaux dont l'énumération serait longue, les acquisitions de la médecine jusque vers le déclin du xviiie siècle; elles se réfléchissent sur l'Hygiène ainsi que les progrès des sciences physiques et chimiques; dès le commencement du xviiie siècle, on s'efforce de trouver les causes de l'altération de l'air et les moyens d'y remédier (Boyle, Hales, Sutton); Locke écrit sur l'éducation physique, Winslow démontre le danger des corps baleinés dans l'habillement des femmes, Tissot vulgarise les préceptes de l'Hygiène (1); nous ne pouvons que mentionner les expériences de Duhamel et de Tillet, celles de Forydice et de Blagden sur les variations de la température humaine, les écrits de Vicq-d'Azyr sur le méphitisme et de Thouret sur les inhumations ; les commentaires de Lorry sur la statique de Sanctorius, son traité célèbre des aliments, celui de Zuckert (2), le traité des maladies des artisans par Ramazzini (3), ouvrage dont la seule idée honore le xviie siècle; le xviiie inscrit encore avec orgueil les noms de Pringle, de Lind, d'Hillary, de Poissonnier, de Coock, de Parmentier, de Jean-Pierre Frank (4), de Michaelis (5). Hallé établit par ses travaux un lien de continuité entre le xviiie et le xixe siècle; en soumettant à une révision sévère un certain nombre de questions fondamentales, que les tempéraments, les climats, etc., il a fait pour l'hy-

(1) *Avis au peuple. — De la santé des gens de lettres*, etc.

(2) *Allgemeine Abhandlung von den Nahrungsmitteln.* Berlin, 1775.

(3) *Traité des maladies des artisans*, d'après Ramazzini, par Ph. Patissier. Paris, 1824, in-8.

(4) *System einer vollstændigen medizinischen Polizei.* Manheim, 1779-1817, 6 volumes in-8. — *De tuendâ reipublicæ per medicorum consilia*; 1745.

(5) *De principium ratione in conservandâ subditorum sanitate*, 1768.

giène générale ce que Parent-Duchâtelet a tenté de nos jours pour l'hygiène publique, à laquelle ce dernier a fait, de plus, avec succès une large application de la statistique.

Accumuler des noms d'auteurs et d'ouvrages, ce n'est point tracer l'histoire d'une science, et pourtant, vu les limites de cette esquisse, comme à cause des matériaux immenses que ces dernières cinquante années ont apportés à l'hygiène, notre rôle se bornerait forcément à les énumérer. Arrêtons-nous donc ici, et dans l'impossibilité de caractériser les travaux de ces derniers temps, essayons d'analyser l'esprit qui les a dirigés. Envisagée comme un ensemble de lois et de règles, l'hygiène est solidaire des théories qui se succèdent dans la médecine; et celle-ci, à son tour, à quelque époque qu'on la considère, marche à l'ombre d'une doctrine philosophique. Chaque école qui s'élève, obéit, sans le vouloir, à une tendance qu'elle n'a point créée et glisse sur la pente du siècle qu'elle prétend régenter. C'est qu'il en est des sciences comme des êtres vivants; elles subissent la loi du milieu dans lequel elles se développent; tout en se repliant sur un ordre spécial de faits, elles reproduisent dans l'élaboration de ces faits l'esprit général de l'époque. Ce qu'il y a de plus général dans chaque période de l'humanité, c'est la conception philosophique qui lui sert pour ainsi dire d'encadrement. Des noms propres aideront à faire ressortir la dépendance où la philosophie retient la médecine, et par conséquent l'hygiène, car les noms propres résument les phases de la science comme en politique ils résument les partis, et pour que la démonstration soit plus évidente, nous l'appuierons sur les modernes. Les travaux de l'Académie de chirurgie et de la Société royale de médecine ressortent de l'esprit de critique et de révision universelle dont Voltaire, d'Alembert, Diderot, sont les promoteurs, et qui, par Rousseau, par Hallé, se propage dans l'hygiène. Si le spiritualisme prolonge son influence à Montpellier et nous fait souvenir de Mallebranche dans Barthez, s'il jette une dernière lueur à Paris dans la nomenclature nosologique de Pinel, voici venir Bichat avec ses procédés d'analyse exacte; Locke et Condillac répandront sur la science, satellite de la philosophie, les clartés de leur système. Les travaux de Broussais continuent cette ère; le rôle départi à la sensation dans la métaphysique de Condillac, l'irritation le remplira dans la médecine physiologique ; ici la sensation réfléchie explique tous les phénomènes intellectuels ; là l'irritation, modifiée suivant les tissus, devient la clef de la pathologie. Cependant des doctrines nées au delà du détroit commencent à s'irradier en France. L'Empire avait vécu d'une vie factice entre le christianisme officiel et la tradition voltairienne, distrait d'ailleurs de la spéculation par le fracas des événements. Le calme rétabli, Royer-Collard rend à la philosophie son empire, Cousin interroge l'Allemagne, Jouffroy commente l'école écossaise. De ces efforts et de beaucoup d'autres naît l'éclectisme ; sa valeur, ses services, nous n'avons pas à les discuter ; nous déclarons sa naissance. Laissez s'écouler quelques années, laissez mûrir les germes qu'il dépose dans les esprits, et bientôt quelque chose se remuera dans la médecine : influence mixte, négative, conciliante, comme on voudra la qualifier, mais réelle. La pratique devance l'enseignement et use de ressources empruntées à tous les systèmes, avant que la théorie songe à en extraire les parcelles de vérités qu'ils recèlent. C'est l'éclectisme qui fait entrer dans la médecine contemporaine les faits disparates, les résultats contraires, les interprétations multivoques. Toutes les doctrines s'y installent : au vitalisme, ce qui reste encore d'affections indéterminées dans le cadre nosologique ; à l'organicisme, les fièvres ramenées à l'altération folliculeuse du tube digestif ; l'humorisme est réhabilité par une chimie de bon aloi ; on ne conteste plus les services rendus par l'école de Broussais ; enfin le microscope, manié avec une savante industrie, commence une série nouvelle de découvertes dont les unes éclairent l'étiologie et dont les autres deviennent une base d'indications curatives. Ainsi l'éclectisme convoque autour de la médecine toutes les méthodes d'investigation, tous les systèmes, toutes les conceptions ; ainsi la philosophie aboutit à la médecine et l'entraîne dans ses vicissitudes. L'hygiène s'en est ressentie, et dans les traités spéciaux dont elle a été l'objet depuis le commencement de ce siècle, on démêle l'influence qu'elle a reçue de l'idée systématique des auteurs. Les ouvrages qui ont eu le plus de succès en France sont sans contredit ceux de Tourtelle et de MM. Rostan et Londe. Le premier, où des chapitres sont consacrés aux forces vitales et au principe vital, est à l'hygiène ce que la *Nosographie philosophique* de Pinel est à la médecine. Le livre de M. Rostan n'est autre chose que l'organicisme appliqué à l'hygiène ; composé pendant la période guerroyante de l'école physiologique, il respire l'esprit de lutte et d'agression, et par une de ces contradictions qui punissent l'orgueil de la raison, le même écrivain qui repousse la doctrine de l'irritation comme entachée d'hypothèse, accrédite le magnétisme animal dans un traité élémentaire d'hygiène. M. Londe, le dernier venu en cette carrière, y apporte un jugement sobre et droit, il débrouille avec sévérité les erreurs et les vérités accumulées sur le terrain de l'hygiène ; mais son livre n'accuse pas moins la tendance dogmatique de ses études; Gall et Spurzheim dominent dans le premier volume, sous l'enseigne d'hygiène de l'encéphale ; et la dichotomie de Broussais est le point de vue qui préside à l'appréciation des modificateurs externes.

Il n'est qu'un moyen de soustraire l'hygiène à toute influence systématique : c'est de la circonscrire dans la limite rigoureuse des faits et de laisser aux faits leurs liaisons naturelles. Établir les conditions qui font varier la puissance réactionnelle de l'organisme, déterminer la nature et les effets des modificateurs ; déduire ensuite, de cette double notion, les règles conservatrices de l'individu et des hommes réunis en société, tel est le plan que nous essaierons de remplir sous les fermes auspices de l'expérience et de l'observation.

DÉFINITION DE L'HYGIÈNE.

Le mot hygiène dérive de ὑγιεινή, ὑγίεια, santé, dont la racine est ὑγίης, sain. Dans son acception étymologique, ce mot désigne cette partie de la médecine qui fait connaître les conditions de la santé et les moyens de la conserver ; aussi l'hygiène est-elle généralement définie : l'Art de conserver la santé. Pour que cette définition fût juste, il faudrait la modifier en disant : l'Art de conserver à chacun sa santé; car la santé n'est point une généralité ; elle exprime une manière d'être qui varie suivant les sujets, et dans le même sujet, suivant une foule de circonstances qui agissent sur lui, sans que les oscillations fonctionnelles qui en résultent déterminent un état de maladie. Pour l'hygiéniste, comme pour le clinicien, il n'y a que des individualités ; dans l'art de maintenir la santé, comme dans l'art qui a pour objet de la rétablir, le problème est individuel. Les types généraux auxquels s'élève la science sont le produit d'une opération de la raison, non le fait de la nature ; l'hygiène permet sans doute, comme la pathologie dans une autre sphère d'observation, de noter les similitudes et de composer, par le rapprochement des phénomènes communs à plusieurs individus, des catégories de santé ; mais, quoique la nature procède avec une grande simplicité d'éléments, tel est le mystère de ses arrangements et de ses combinaisons, qu'elle donne naissance aux produits les plus variés. La chimie nous montre qu'avec soixante-douze parties de carbone provenant de la réduction de l'acide carbonique, les plantes peuvent former, en s'assimilant diverses portions d'eau, de la cellulose, de l'amidon, de la dextrine, du sucre de cannes, du sucre de lait, du sucre de raisin (1). La diversité infinie des tempéraments et des constitutions correspond chez l'homme à cette variété de produits organiques que les plantes élaborent avec un radical, le *carbone* et de l'eau. Un petit nombre de systèmes généraux, mêlés en proportion différente dans la trame de nos tissus, engendrent les nuances de l'organisation humaine, nuances si multiples, parfois si tranchées, souvent si réfractaires à l'analyse du physiologiste ; non seulement les différences individuelles éclatent dans l'ensemble, mais elles se prononcent encore dans les principaux appareils de l'économie, influencés dans leur jeu par des conditions de structure qu'il est rationnel de supposer, quand le scalpel ne réussit point à les démontrer ; le pouls ne présente-t-il pas dans la série des individus des caractères particuliers et en harmonie avec la santé de chacun ? Les digestions diffèrent autant que les physionomies ; quelque organe que l'on considère comparativement chez un grand nombre de personnes, on constate une foule de dissonances

(1) *Essai de statique chimique*, etc., par Dumas. Paris, 1842, page 56.

fonctionnelles. Les causes extérieures ne contribuent pas moins à diversifier le rhythme physiologique des hommes que les conditions originaires de leur structure. Aussi, dans l'impossibilité de produire une formule absolue de la santé, nous aimons mieux dire de l'hygiène qu'elle détermine, pour l'homme physique et moral, la mesure et le genre d'activité compatibles avec un état de santé relative : comme science, l'hygiène a pour terme de ses recherches, d'une part l'organisme, de l'autre les modificateurs tant externes qu'internes, tant moraux que physiques, et pour résultat la vérification du rapport de ces deux termes entre eux, c'est-à-dire les lois de la réaction organique. Comme art, elle tend à régulariser cette réaction. D'où il suit que l'hygiène, stable en ses principes, varie dans les applications ; telle est aussi la médecine pratique qui, en présence d'états morbides de filiation identique, doit approprier la médication à chaque cas en particulier. Nous sentons tellement la nécessité d'adapter à chaque individualité les prescriptions de l'hygiène, que nous l'appellerions volontiers la clinique de l'homme sain. La clinique et l'hygiène sont tout entières dans l'observation ; l'une et l'autre échappent, par la multiplicité de leurs éléments, au cadre d'une exposition didactique. Celui qui a traité un grand nombre de malades et tenu compte, dans ses appréciations synthétiques, de tous les faits qu'ils ont déroulés à ses yeux, de toutes les nuances différentielles qu'ils ont manifestées, soit dans la succession des phénomènes, soit dans les effets des médications, celui-là peut aborder le lit de la souffrance avec l'espoir de la soulager ou de la guérir. Celui qui a exploré avec sagacité les conditions dans lesquelles un grand nombre de personnes maintiennent leur santé, noté la limite des ébranlements qu'elles peuvent subir sans dommage, étudié les antécédents qui pèsent sur l'avenir physique des familles, et la manière dont chacun de leurs membres se comporte sous l'atteinte des mêmes modificateurs, celui-là mérite de recevoir la mission de veiller à leur conservation. Il ne faut donc pas qu'un livre du genre de celui-ci promette aux lecteurs ce qu'ils ne doivent point chercher dans un livre, à savoir, le tact des individualités, aussi précieux pour l'hygiéniste que pour le praticien ; l'exercice de l'art, l'examen des types infinis de l'organisation humaine, l'étude prolongée des mêmes individus, peuvent seuls le procurer. On le voit, l'hygiène privée offre plus d'une analogie, plus d'un rapport avec la médecine pratique, et si elle suppose la notion des qualités physiques et chimiques des modificateurs, elle exige bien plus encore une connaissance approfondie de l'organisme sain et malade; la maladie est l'épreuve des constitutions; elle fait ressortir des différences individuelles qui sont restées latentes jusqu'alors; elle exagère les idiosyncrasies; elle classe en quelque sorte les organes et les viscères dans un ordre hiérarchique de dépendance par l'énergie relative des irradiations sympathiques qu'elle provoque en eux. C'est dans la maladie que l'homme fournit la mesure de sa virtualité organique. Hippocrate avait compris combien les circonstances de la maladie peuvent éclairer en quelque sorte le mécanisme des santés individuelles, et réciproquement, combien les lumières fournies par l'observation de l'homme sain facilitent la solution du problème pathologique; les gradations d'un état à l'autre sont d'ailleurs si fugitives, qu'il est souvent impossible de déterminer où commence la médecine, où l'hygiène finit; celle-ci exige donc, dans l'enseignemeut dont elle est l'objet, un parallèle constant entre deux termes opposés, dont l'un est la santé avec ses conditions et ses garanties, l'autre la maladie avec ses causes, ses effets et ses remèdes. L'hygiéniste doit être praticien, placé sur un théâtre clinique; car l'histoire de la maladie éclaire celle de la santé; l'une et l'autre sont les deux revers de l'humaine médaille et l'expliquent. On conclura encore de ce qui précède qu'un livre d'hygiène privée ne peut fournir, comme un traité clinique, qu'une somme d'indications; énumérer les agents qui ont prise sur l'organisme, spécifier leur nature et leur composition, les étudier au contact de nos organes, caractériser la réaction que ceux-ci leur opposent, établir une mesure d'emploi pour chaque modificateur, voilà la série obligée de nos recherches. Avant de les entreprendre, nous devrons insister sur un certain nombre de conditions individuelles subjectives, qui modifient l'influence des agents extérieurs; mais, en dehors de ces conditions, combien de variétés individuelles se produiront à l'œil de nos lecteurs, dans le cours de leur pratique, dont ils ne trouveront pas le signalement en ces pages ! Telle est l'insuffisance prévue de notre ouvrage ; telle est aussi l'insuffisance souvent éprouvée des ouvrages de médecine pratique, d'où ne s'échappe que la clarté précaire d'une expérience personnelle. Nous avons ici, non à pressentir tous les cas hygiéniques qui peuvent s'offrir à l'observation des lecteurs, mais à leur mettre en main les moyens de les analyser et de les diriger.

L'hygiène publique, qui fait l'objet de la deuxième partie de ce livre, n'est que l'extension de l'hygiène individuelle ; elle n'en diffère que par l'échelle de ses applications : l'une parle à l'individu, l'autre s'adresse à la société. Mais cette dernière a pour fondement la statistique médicale. Science née d'hier, comme la statistique médicale elle-même, elle a besoin de faits généraux, de chiffres authentiques, de données positives qui, rapprochés, groupés, fécondés par l'intelligence, conduisent à la découverte des lois régulatrices de la société. L'hygiène privée s'enferme dans l'organisme, interroge chacune de ses parties placées sous l'atteinte des modificateurs ; l'hygiène sociale embrasse une classe d'hommes, une population, une nation, l'humanité entière. Elle ne s'accommode point des approximations dont l'autre est souvent réduite à se contenter ; en étudiant toutes les influences matérielles, intellectuelles ou morales qui travaillent le corps social, elle se propose de les diriger, non seulement dans l'intérêt de la conservation commune, mais encore dans le but d'améliorer notre espèce dans toutes ses conditions d'existence. Elle est loin, sans doute, de posséder les matériaux nécessaires pour résoudre toutes les questions qui entrent dans son domaine ; mais la statistique a fonctionné entre des mains actives et ingénieuses ; des documents nombreux gisent épars dans les collections ou dans des ouvrages peu lus par la majorité des médecins ; des solutions de la plus haute importance ont été données, lesquelles ne seront plus démenties par les recherches ultérieures : le moment est donc opportun pour assembler et coordonner ces résultats, pour esquisser avec concision un plan d'hygiène sociale.

LIAISONS, UTILITÉ ET BUT.

L'hygiène s'embranche avec toutes les sciences médicales et naturelles ; elle est tributaire de l'anatomie, de la physiologie, de la météorologie, de la physique, etc. ; mais elle étudie sous un point de vue particulier les données qu'elle leur emprunte : ainsi, tandis que la physiologie considère les actions organiques en elles-mêmes et dans leur enchaînement, l'hygiène examine comment ces mêmes actions sont modifiées par les agents externes et par l'influence réciproque des organes. Le rôle de la chimie se borne à décomposer les substances et à fixer les lois de leurs combinaisons ; l'hygiène profite des inductions que fournit l'analyse sur les effets de ces mêmes substances pour arriver à des règles touchant leur emploi. Elle s'assimile les matériaux d'emprunt, les spécifie par la méthode et par la destination ; mais elle ne transporte pas dans son domaine les sciences qu'elle met à contribution, elle en accepte les résultats pour les faire converger à son but.

Si l'hygiène emprunte, elle donne aussi : l'étiologie, la prophylaxie reposent presque exclusivement sur elle ; la thérapeutique puise en elle plus de ressources que dans l'arsenal pharmaceutique. Il est impossible d'étudier les effets variés qui déterminent chez l'homme les choses dont il use et jouit, sans être conduit aux causes qui troublent sa santé. Rechercher ce qui peut lui être nuisible, c'est passer en revue tous les foyers de l'étiologie morbide ; l'écarter de sa personne, c'est rendre inutile l'intervention de la médecine. Quand la maladie n'a pu être conjurée, le traitement consiste encore plus dans une juste appropriation des modificateurs hygiéniques que dans l'administration des moyens spéciaux. Régler la température qui convient au malade, son régime, son vêtement, ses sensations morales, n'est-ce point là, avec les autres éléments de son assiette hygiénique, la première obligation du praticien, la garantie essentielle du succès de toute médication ? Ici encore l'exemple nous a été donné par les anciens. Ce qu'ils appelaient la diète (δίαιτη) les préoccupait avant tout ; l'expectation hippocratique, motivée en théorie par la doctrine des crises, se fondait en réalité sur l'efficacité des modificateurs hygiéniques :

c'était laisser à la maladie toute latitude d'évolution naturelle ;
c'était assurer au malade le bénéfice de sa force de réaction
propre ; et comme Hippocrate, imité en cela par les praticiens
sages de tous les temps, se faisait une loi première de ne point
nuire (1), c'est sur l'hygiène que s'appuyait sa médecine.

L'hygiène publique s'appuie sur la statistique médicale et
sur l'économie politique ; elle constitue, à vrai dire, la seule
médecine possible parmi les masses. Si l'on y réfléchit, on
s'aperçoit que la thérapeutique échoue généralement contre les
épidémies, contre les endémies ; les explosions épidémiques
foudroient les populations, étourdissent les praticiens, et l'art
de ces derniers n'intervient avec quelque avantage que sur le
déclin de l'affection, alors qu'elle se rapproche par son allure
des maladies sporadiques. Les endémies, attaquées en détail,
ne cèdent que pour renaître avec une énergie nouvelle, et les
constitutions qui en ont subi l'attaque réitérée finissent par se
détériorer en dépit de tous les efforts thérapeutiques. Mais où
l'art est impuissant à guérir, il lui est donné souvent de préserver ; où il ne peut espérer d'étouffer le mal, il réussit au
moins à le restreindre, à l'atténuer : double fortune que l'hygiène lui octroie. Sans l'observance rigoureuse de ses principes,
les vastes établissements que la philanthropie chrétienne consacre au soulagement de l'humanité deviendraient des lieux de
désolation et de mort ; c'est par elle que les grandes réunions
de travailleurs échappent au double danger de la condensation
humaine et des travaux industriels ; elle est le génie tutélaire
des armées en mouvement ; durant la paix elle en fait les vigoureuses pépinières de la nation ; dans une autre sphère, elle
inspire le législateur ; elle préside aux destinées des gouvernements qui se soutiennent moins par l'autorité des formes et des
conventions que par la force et le bien-être des peuples. Disons
donc que si la médecine guérit les individus, l'hygiène sauve
les masses ; que l'hygiène privée nous révèle les conditions de
notre conservation personnelle, et l'hygiène publique celles du
progrès social.

(1) *OEuvres complètes de l'ancienne médecine*, traduct. Littré, tome I,
page 637.

PLAN.

Deux ordres de sciences concourent à former l'encyclopédie médicale. Les unes reposent sur une somme de faits homogènes, se déduisant en multiples ramifications d'une seule et même souche, présentant dans leur économie naturelle le cadre de leur étude : telles sont l'anatomie, la physiologie, la chimie ; les autres, assemblage de matériaux divers, sciences de pièces et d'emprunts, de combinaisons et d'applications, et laissant à l'écrivain, au professeur qui les expose, toute licence de classification : telles sont la médecine légale, l'hygiène. Parmi les nombreux auteurs qui ont écrit sur cette dernière branche, il en est qui se sont affranchis de tout ordre régulier ; d'autres se sont assujettis à des divisions trop complexes. Le plan de l'illustre Hallé effraie par ses proportions et déroute la mémoire par le grand nombre des compartiments. Le premier qui l'ait développée dans l'ordre anatomo-physiologique, est M. Londe. Il en a emprunté l'idée à Moreau, de la Sarthe. Comme l'hygiène, telle que M. Londe la définit, consiste à diriger les organes dans l'exercice de leurs fonctions, il ne s'agit que d'interroger les exigences physiologiques de chaque organe, de chaque appareil, d'apprécier les influences qui en favorisent le jeu normal, les causes qui l'exagèrent, l'entravent ou le pervertissent. Les applications hygiéniques découlent de cet examen successif. S'agit-il de l'appareil respiratoire, l'auteur nous déroule toutes les considérations relatives à l'air, aux effluves, aux émanations, etc. L'étude hygiénique des fonctions des organes sécréteurs conduit à l'examen des effets de la lumière, du calorique, du froid, des bains, des pratiques cosmétologiques, etc. La clarté et la simplicité sont les avantages de ce plan ; le retour des mêmes subdivisions dans l'examen hygiénique de chaque fonction facilite le travail de la mémoire ; de plus, le lecteur est sans cesse ramené à la considération des phénomènes qui se passent dans les organes et des conditions matérielles dont ces phénomènes dépendent.

Nous avons énoncé les mérites de la distribution adoptée par M. Londe ; en voici les inconvénients : 1° il confond l'hygiène publique et privée, et la première est sacrifiée dans ce mélange ; 2° il morcelle l'étude des modificateurs qui agissent sur plusieurs organes, de telle sorte que l'on est réduit à chercher dans autant de chapitres distincts l'action de l'air sur les poumons, celle qu'il exerce sur la peau, etc.; 3° dans cette considération isolée de chaque organe au point de vue hygiénique, on oublie l'organisme ; les idées générales, les études d'ensemble font défaut, et cependant l'hygiéniste doit fixer incessamment son regard sur la totalité de l'organisme ; il doit se guider non d'après les exigences particulières des organes, mais suivant l'état général de l'économie. Quel est d'ailleurs le modificateur qui n'influe sur l'ensemble tout en agissant particulièrement sur un point déterminé ? M. Londe a fractionné, non seulement l'examen du sujet de l'hygiène, mais encore celui des modificateurs. Prenons pour exemple le climat. Il le décompose en ses éléments constitutifs : air, lumière, électricité, etc., et il renvoie pour l'étude de ces agents à chaque organe qui reconnaît comme sien tel de ces stimulants fonctionnels. C'est là peut-être un abus de l'analyse. L'électricité, la lumière, l'air, etc., considérés isolément, ne sont pas plus le climat, que le rayon violet seul du spectre solaire n'est la lumière ; le climat n'agit point particulièrement par l'un de ses éléments, c'est de leur combinaison qu'il tire ses caractères, et il produit même des effets que n'explique pas la constitution atmosphérique. Les professions se perdent dans l'examen isolé des organes, et cependant une revue concise des professions doit avoir sa place dans un livre d'hygiène, car la collection des ouvriers de chaque métier forme une grande individualité qui veut être étudiée à part ; à chaque classe de travailleurs leur atmosphère, leur régime, leurs mœurs, leurs maladies, leur moyenne de vie, espèce de fatalité que stipule avec eux la société qui utilise leurs forces : c'est ainsi que l'on découvre un sens hygiénique dans le fait social des corporations des arts et métiers, fait que la tendance unitaire du mouvement civilisateur a aboli chez nous, mais qui subsiste encore dans plusieurs États européens, et qui a si longtemps dominé l'organisation hiérarchique de la société, qu'il y faut bien supposer une valeur à la fois morale et physique.

Au demeurant, l'ordre fonctionnel, excellent pour l'étude de la physiologie, convient moins à celle de l'hygiène ; la méthode de décomposition, applicable avec rigueur aux sciences exactes, doit s'employer avec restriction dans les sciences fondées sur l'observation. En médecine, l'analyse poussée trop loin devient une mutilation.

Les grandes coupes que M. Rostan a établies sous les dénominations de climatologie, bromatologie, etc., ne sont qu'une reproduction des vieilles divisions de la matière hygiénique en *circumfusa*, *ingesta*, etc. L'artifice du néologue consiste dans la substitution d'une expression générale à un terme concret. Un auteur plus récent, M. Motard, tout en déclarant rejeter, comme base de son plan, la donnée des agents hygiéniques aussi bien que l'ordre fonctionnel, nous donne en périphrases modernes une édition de plus de la division latine : la méthode qu'il propose a pour objet de « réunir en un seul groupe toutes les affinités naturelles et embrassant sous un même point de vue l'ensemble des causes et des phénomènes d'un même genre qui agissent sur l'homme en général, d'après l'ordre et la nature des besoins qu'il éprouve. » Il traite successivement des influences qui se rapportent : 1° à la nécessité d'exister quelque part et d'avoir des habitations (*circumfusa*) ; 2° à la nécessité de s'alimenter (*ingesta*) ; 3° à celle de s'occuper des soins corporels (*secreta et excreta*) ; 4° à la nécessité de travail (*acta*) ; 5° il termine par les précautions à opposer aux maladies spécifiques. Les dénominations latines que nous avons ajoutées entre parenthèses à chacun des groupes admis par M. Motard nous dispensent d'insister sur l'identité de son plan avec celui de l'ancienne école ; nous l'adoptons, nous aussi, purement et simplement, sans nous l'approprier par un travestissement néologique ou par une traduction libre.

L'hygiène, comme la médecine pratique, nous présente constamment l'organisme en conflit avec les agents extérieurs. De ces derniers, les uns agissent spécialement sur tel ou tel organe ou appareil d'organes, laissant aux sympathies fonctionnelles le soin de généraliser leur effet ; les autres exercent d'emblée leur influence sur l'économie tout entière ; enfin, les organes se modifient mutuellement ou par les résultats de leurs fonctions, ou par l'intermède de l'action nerveuse. De là, pour l'hygiéniste, trois groupes de données : 1° les données intrinsèques, fournies par l'organisme et qui individualisent, si nous pouvons ainsi dire, l'action des modificateurs hygiéniques : tels sont les tempéraments, les idiosyncrasies, les conditions d'hérédité, etc. ; 2° les données intrinsèques, lesquelles ne sont autres que les modificateurs eux-mêmes ; 3° enfin, l'exercice des organes de la locomotion et de l'innervation réagit diversement, non seulement sur ces organes eux-mêmes, mais encore sur l'économie entière ; toutefois le mode et l'énergie de ces deux grandes fonctions sont constamment en rapport d'une part avec les conditions d'organisation primitive de chaque individu, d'autre part avec l'influence qu'il reçoit de l'air, des lieux, des eaux, des aliments, etc. Pour suivre une marche rationnelle, l'hygiéniste doit se placer d'abord dans l'organisme pour en explorer les différences individuelles, primitives ou acquises : ce sera déterminer le terrain de ses recherches ; ensuite il passera en revue la série des agents qui ont prise sur l'organisme, et il terminera par l'examen hygiénique des deux fonctions qui résument, par leur degré d'activité, tous les éléments intrinsèques et extrinsèques précédemment étudiés. C'est cette marche que Hallé a suivie en adoptant les trois grandes divisions exprimées par le *sujet*, la *matière* et les *règles* de l'hygiène ; nous croyons utile seulement de fondre ensemble la matière et les règles de l'hygiène, c'est-à-dire, l'analyse des effets produits par les modificateurs et les applications qui s'en déduisent : nous éviterons ainsi des répétitions, et le précepte servira de conclusion pratique à l'observation des faits qui y conduisent (1). La classification latine permet de parcourir avec suite et précision la totalité des influences qui maintiennent ou compromettent la santé ; et après avoir exposé succinctement les différences individuelles

(1) En fondant ensemble la matière et les règles de l'Hygiène, nous arrivons à la méthode mixte que recommande judicieusement M. Isid. Bourdon (*Notions d'hygiène pratique*, Paris, 1844, page VII) ; méthode appuyée tout à la fois et sur l'ordre physiologique, et sur la matière de l'hygiène. Avec M. Bourdon, nous dirons : « Notre ordre est mixte, sans quoi il aurait cessé » d'être naturel : il est certes plus raisonnable de traiter des vêtements pro- » prement dits dans un chapitre spécial, que d'en renvoyer l'histoire sous la » rubrique des fonctions de la peau ou de la chaleur vitale, sans compter » que les vêtements n'intéressent pas uniquement la température du corps. »

qui font varier le résultat des modificateurs hygiéniques, nous examinerons ceux ci dans leurs conditions propres, dans leurs effets sur l'organisme, dans leur administration hygiénique. Même ordre dans l'exposition de l'hygiène publique, qui, n'étant que l'extension d'une même science, d'un même art, s'accommode des mêmes divisions.

PREMIÈRE PARTIE.
HYGIÈNE PRIVÉE.

SECTION I.
DES DIFFÉRENCES INDIVIDUELLES.

Les différences que les hommes présentent entre eux sont de deux sortes : les unes dépendent de l'action prolongée des influences extérieures : telles sont celles que déterminent le climat, le mode d'alimentation , etc. ; elles s'offriront successivement à notre étude, quand nous passerons en revue les groupes des modificateurs hygiéniques ; les autres paraissent inhérentes à leur constitution et sont les traits spécifiques des individualités humaines : ce sont les différences que nous devons examiner ici , parce qu'elles gouvernent pour ainsi dire la matière de l'hygiène.

Plus on s'élève sur l'échelle des êtres organisés , plus la vie s'individualise ; la complication des instruments par lesquels elle se manifeste multiplie, sous le même type d'organisation générale, la variété des types individuels. L'homme confirme au plus haut degré cette loi de corrélation : le nombre, la délicatesse des rouages dont se compose sa machine, les rapports sympathiques qui les unissent, comportent une série illimitée de nuances, soit dans la structure intime des organes, soit dans la manière dont ils fonctionnent et correspondent entre eux. Diversité dans l'unité : la nature se plaît à résoudre incessamment ce problème, et c'est l'espèce humaine qui témoigne surtout de l'inépuisable originalité de sa puissance productrice ; races, nations, castes, familles , individus , sont les branches et les rameaux d'un même tronc , mais des branches séparées et qui , tombées dans un autre sol, plongées dans une autre atmosphère, végètent chacune à sa manière et communiquent à leurs rejetons une vitalité particulière. Les dissemblances infinies que l'on observe entre les hommes, ne sont pas un fait sans portée ; elles concourent à la perpétuité de l'espèce humaine : celle-ci ne se régénère sainement que par le croisement des races et des familles, c'est-à-dire par la combinaison des éléments organiques qui engendrent les différences individuelles. La nécessité de ces mélanges est si grande, que les différences d'organisation qui se rencontrent dans une même famille ne suffisent point à renouveler les sources de la reproduction ; les générations viciées par la consanguinité se dégradent rapidement, et finissent par s'éteindre dans le cercle où elles ont circonscrit leurs alliances.

Les caractères spécifiques de l'économie sur lesquels nous devons fixer notre attention sont ceux que lui impriment le tempérament, les idiosyncrasies, l'âge, le sexe, l'habitude, l'hérédité ; ce que l'on appelle généralement la constitution est l'effet complexe de ces causes, la résultante des impulsions diverses que subit l'homme avant et après sa naissance. La constitution résume les éléments que le tempérament, l'hérédité, le sexe, etc., ont déposés dans l'organisme ; aussi n'en parlerons-nous qu'après avoir analysé ces éléments.

Est-il besoin de démontrer combien il importe de tenir compte des différences individuelles dans l'appréciation des effets produits sur l'organisme par les agents extérieurs ; combien il est nécessaire de les approfondir pour dispenser avec sagesse les moyens hygiéniques par lesquels le médecin cherche tous les jours à modifier l'homme sain aussi bien que l'homme malade ? L'air, le vêtement, la nourriture, l'excitation morale ne doivent-ils pas être prescrits diversement suivant les tempéraments ? Les personnes sur qui pèsent les perpétuelles menaces de l'hérédité morbide ne sollicitent-elles point des ménagements et des soins dont s'affranchit impunément la vigoureuse progéniture d'une famille intacte ? La flexibilité de l'organisation humaine ne permet-elle pas d'y introduire des aptitudes nouvelles, d'émousser ou d'aiguiser celles qui lui sont normalement départies ? Toutes ces conditions veulent être connues et nous devons les indiquer : elles sont les prémisses des applications de l'hygiène ; elles sont à cette science ce que les indications sont à la clinique ; elles rendent la pratique de l'une aussi flottante que celle de l'autre. Rien donc de plus juste que le rapprochement que nous avons fait entre ces deux branches de l'art médical. De même que les symptômes d'une maladie se nuancent à l'infini suivant les sujets qu'elle frappe, ainsi les éléments intrinsèques de l'hygiène, ou, si l'on peut s'exprimer ainsi, les symptômes de la santé déroulent dans la série des sujets une variété sans bornes. S'il est vrai de dire que jamais deux cas d'une même affection ne se ressemblent exactement, il n'est pas moins certain que sur un millier de personnes réputées bien portantes, deux ne s'offrent point dans une parfaite identité de conditions. Ce qui fait le mérite et le succès du médecin, c'est de savoir manier avec souplesse les moyens thérapeutiques, de les adapter avec opportunité aux cas multiples qu'il observe; une médication uniforme, distribuée sur une série de malades avec une énergie presque égale, dénonce la fausseté de la théorie qui la suggère. Et de même, en hygiène, varier l'emploi des modificateurs, non seulement quant à leur nature, mais encore dans leurs proportions, doser avec prudence la stimulation fonctionnelle, contenir et maintenir avec tact et mesure, telle est la difficulté, tel est l'honneur du ministère modérateur qui nous est attribué sur l'organisme : or cet art des dispensations hygiéniques est au prix d'une appréciation suffisante des différences individuelles : « La nature ne présente et l'art ne traite que l'individu (1). »

CHAPITRE I.

DES TEMPÉRAMENTS OU PRÉDOMINANCES DE SYSTÈMES GÉNÉRAUX.

§ I. Données générales.

L'idée des tempéraments est aussi ancienne que la médecine; diversement formulée, elle se retrouve dans toutes les doctrines; elle domine la pratique de toutes les époques : il n'y a que la vérité qui survive à l'épreuve du temps, et nous ne voulons d'autre témoignage en faveur de la doctrine des tempéraments

(1) Réveillé-Parise, *Principe général et inductions pratiques relativement à* *la convalescence* (*Études de l'homme dans l'état de santé et de maladie.* Paris, 1845, tome I, page 193).

que cet accord universel des esprits. La verve d'innovation qui s'est emparée de la médecine contemporaine n'a point respecté toutefois cette doctrine antique et salutaire ; nous dirons quel ordre d'idées elle s'est efforcée d'y substituer. Mais avant de nous replier sur notre siècle, remarquons bien l'unanimité de nos prédécesseurs sur ce point essentiel de l'histoire physique de notre espèce. Les observateurs de l'antiquité se sont aperçus de bonne heure « que l'action des corps extérieurs ne modifie que jusqu'à un certain point les dispositions organiques, et que, soit dans la structure intime des parties, soit dans leur manière de recevoir les impressions, il y a des dispositions fixes qui semblent essentielles à l'existence même des individus, et que nulle habitude ne peut changer (1). » Seulement, et d'après la conception dogmatique en vigueur, ce grand fait a été combiné avec des hypothèses, traduit par des axiomes plus au moins erronés. Il en est ainsi de toutes les vérités d'observation ; la lumière qu'elles projettent se réfracte dans l'atmosphère de chaque génération, se réfléchit sous un angle variable dans les intelligences. Encore, s'il faut opter entre les erreurs qui se sont groupées autour de l'idée vraie des tempéraments, préférons-nous peut-être les plus anciennes aux modernes. Il y a certainement moins de vraisemblance, moins de signification pratique dans la théorie de Stahl, qui fait dépendre les tempéraments de la proportion entre la consistance des fluides et le diamètre des vaisseaux, ou dans celle de Haller, qui les explique par deux abstractions, force et irritabilité, que dans la doctrine de Galien, doctrine si sévèrement jugée par ceux qui assignent les anciens à la barre de la science actuelle, au lieu de franchir l'intervalle pour les considérer en quelque sorte dans leur propre horizon. Le tempérament bilieux, ou chaud et sec, le tempérament pituiteux ou froid et humide, le tempérament sanguin ou chaud et humide, etc., ne sont-ils qu'une invention? Remplacez les mots chaud et froid par la dichotomie de l'irritabilité et de l'abirritation à laquelle ils correspondent historiquement ; aux qualifications de sec et humide, rattachez, par une interprétation sincère de la pensée de Galien, les phéno-

(1) Cabanis, *Rapports du physique et du moral*, 5ᵉ édition, avec des notes par L. Peisse. Paris, 1843, in-8, page 261.

mènes de sécrétion plus ou moins active des surfaces tégumentaires ; cela fait, au lieu d'hypothèses, vous reconnaissez dans les tempéraments admis par le médecin de Pergame des types d'organisation qui se sont fréquemment présentés à votre observation. Il n'y a pas moins de sens dans les liaisons qu'il établit entre eux et les âges, les saisons, les climats : n'est-ce point dans les climats chauds que se rencontrent en grand nombre les individus à prédominance du système hépatique? L'organe sécréteur de la bile n'est-il point influencé spécialement par la saison des chaleurs ? Son maximum d'activité et de susceptibilité ne coïncide-t-il point avec l'âge adulte ? Voilà certes des rapprochements plus féconds, plus sûrs pour la pratique que les suppositions de Stahl et de Haller. L'histoire théorique des tempéraments est celle de la médecine ; l'humorisme, le mécanicisme, le solidisme s'en emparent chacun à son tour. Les progrès de l'anatomie générale suggèrent à Hallé une définition qui exprime avec plus de rigueur et de netteté l'idée émise par Bordeu. Celui-ci avait dit que chaque sujet a ses organes prédominants, et qu'en les réduisant à certaines classes, on trouverait peut-être ce que l'on cherche tant sur les tempéraments. Hallé les envisage comme des différences individuelles de l'homme, consistant dans la disproportion de volume et d'activité que présentent certaines parties du corps, parties capables de modifier sensiblement toute l'économie ; il est le premier qui distingue les tempéraments généraux des tempéraments partiels, fondant les premiers sur la prédominance relative des systèmes sanguin et lymphatique, sur les diverses modifications du système nerveux, sur le développement du système musculaire ; caractérisant les autres par l'état des systèmes généraux dans les diverses régions du corps ou par le mode d'action de certains organes. Cabanis, sans rien ajouter à la doctrine générale des tempéraments, fait ressortir par une analyse profonde leurs relations avec les idées, les penchants et les habitudes. Rappellerons-nous la classification des tempéraments admise par Cullen, et que lui-même reconnaît peu propre à guider le praticien ; celle de Broussais, laquelle, mélange d'éléments physiologiques et morbides, nous paraît peu digne du génie si lucide de ce grand homme ? A mesure que la médecine s'affermit dans la direction positive que lui impriment les études anatomiques et anatomo-pathologiques, elle cherche aussi à préciser la notion des tempéraments, à en déterminer avec plus de sévérité les conditions matérielles. M. Bégin a, sans contredit, le plus contribué, après Hallé, à l'élaboration des saines idées qui règnent aujourd'hui dans cette partie de la science (1), et beaucoup d'écrivains les ont mises à profit sans en nommer l'auteur. Ainsi la question des tempéraments présente, comme toutes les grandes questions de la médecine, un fond inaltérable de vérité sous la discordance des interprétations, et celles-ci, dérivées des conceptions systématiques qui se succèdent, subsistent mêlées d'hypothèses et d'erreurs, jusqu'à ce que la science soit ramenée à l'organisme et s'y fixe comme dans son domaine nécessaire. Toutefois, dans ce retour à la considération absolue de l'organisme, la doctrine des tempéraments subit l'attaque de la phrénologie ; non que cette école repousse le fait des diversités individuelles d'organisation ; non qu'elle nie le rapport presque constant entre les penchants, les facultés, les mouvements et certaines conditions de structure individuelle, mais c'est dans l'encéphale que résident ces conditions ; les autres organes n'ont aucune part dans la manière dont se produisent les phénomènes intellectuels et moraux. Quoi de commun, s'écrie-t-on, entre la couleur des cheveux et les passions ou les idées d'un homme ? « Le cerveau, dit Georget (2), est le seul organe qui puisse, par sa puissante influence, par ses rapports avec toutes les parties du corps, modifier par son action les dispositions de l'organisme, donner naissance à de nouvelles combinaisons organiques, à des ensembles de phénomènes enchaînés les uns aux autres ; et ce qu'il y a de positivement vrai dans la doctrine des tempéraments s'explique parfaitement bien dans ce sens. » Mais le cerveau ne participe-t-il point, comme tous les autres organes, à des conditions générales de structure et de nutrition ? Et ne faut-il point rechercher dans celles-ci la cause de son mode physiologique comme celle de l'activité des autres

(1) *Traité de physiologie pathologique*. Paris, 1828, 2 volumes in-8. — *Principes généraux de physiologie pathologique*, 1821.

(2) *Physiologie du système nerveux*. Paris, 1821, tome I, page 204.

organes ou appareils? Est-il indifférent à la manifestation des actes intellectuels et moraux que le cerveau reçoive l'incitation d'un sang riche et lancé avec force, ou d'un sang appauvri et porté jusqu'à lui par une circulation languissante? Il y a donc pour l'explication des différences individuelles un élément général, antérieur pour ainsi dire à l'action du cerveau : c'est la nature du fluide nourricier ; cet élément est accusé par l'état de tous les organes, aussi bien que par celui de l'encéphale. Il n'est donc pas absurde de les étudier dans leur aspect extérieur, dans leur proportion relative, dans leur modalité fonctionnelle, pour arriver à l'appréciation synthétique des tempéraments. Les partisans les plus exclusifs des opinions de Gall ne peuvent nier d'ailleurs la solidarité des viscères, et par suite la prédominance qu'ils acquièrent l'un sur l'autre, prédominance dont le cerveau lui-même subit la loi ; seulement ils la considèrent comme consécutive à l'affaiblissement du cerveau : à leurs yeux, la prédominance d'un autre organe est le signe de la déchéance cérébrale : « Dans beaucoup de cas (Georget, *loc. cit.*) de prédominance d'action d'un système ou d'un autre, de l'estomac ou des muscles, et par suite d'un affaiblissement dans l'exercice intellectuel, il faut se donner de garde de prendre cette prédominance pour une véritable cause de la faiblesse cérébrale, car c'est ordinairement celle-ci qui a provoqué celle-là ; c'est parce que le cerveau n'était point stimulé par de grandes passions, disposé à des affections vives et continues, à des travaux de l'esprit, à des méditations profondes, qu'il a laissé prendre de l'activité à ses propres dépens à l'estomac et aux muscles. » Voilà donc Georget lui-même admettant les prédominances organiques, c'est-à-dire le principe des tempéraments et des idiosyncrasies, sauf à les envisager comme une usurpation morbide sur l'encéphale, ce qui n'est point justifié par l'observation : car l'énergie fonctionnelle de l'estomac n'exclut point la puissance intellectuelle ; de plus, l'observation nous montre que ces dispositions viscérales sont le produit de l'organisation primitive des sujets, quoiqu'elles puissent s'acquérir par l'habitude ou succéder à des accidents morbides.

Loin de nous de diminuer le rôle du cerveau dans la production des penchants, des passions, des facultés intellectuelles et morales ; mais les dispositions organiques qui constituent les tempéraments subsistent comme foyers de réaction ; elles influencent la manifestation des actes encéphaliques ; elles peuvent être cause de leur dépression, de leur exaltation ou de leur aberration ; la mesure d'activité cérébrale est subordonnée aux conditions spéciales du tempérament, qui s'exprime par l'encéphale comme par les autres organes.

Dans un mémoire lu à l'Académie de médecine, M. H. Royer-Collard (1) s'est appliqué à son tour à faire ressortir ce qu'il y a de vague et d'indéterminé dans les notions généralement répandues sur les tempéraments. Des critiques qu'il a formulées, les unes ne s'adressent plus à l'époque actuelle, les autres retombent sur la constitution même de la science médicale. Quand il se donne le plaisir de combattre le tempérament bilieux, le génital, le musculaire, il oublie que M. Bégin a déjà fait justice de ces créations, et que les caractères qui leur sont attribués composent une idiosyncrasie, non un tempérament. Lorsqu'il demande ce qu'on entend par vitesse de la circulation, abondance du sang, vigueur et volume du cœur et des gros vaisseaux, etc., il n'énonce rien contre la réalité du tempérament sanguin ; il accuse l'insuffisance des données anatomophysiologiques, et nous reconnaissons avec lui que l'hygiène gagnerait en précision si les nombreux problèmes de l'organisation recevaient une solution exacte. Non, nous ne possédons pas des renseignements mathématiques sur les conditions matérielles du tempérament sanguin, du tempérament lymphatique ; et cependant ces formes, ces variétés de la santé, suivant l'heureuse expression de M. Royer-Collard, existent ; lui-même les reconnaît, mais il se propose de leur assigner des caractères plus positifs en s'appuyant sur les plus récents travaux de la chimie. Impatient de réfléchir sur la doctrine des tempéraments, l'esprit de cette époque, il invoque les révélations du microscope ; il se complaît dans les inductions fournies par les découvertes électro-chimiques et dynamiques sur le rôle du fluide nerveux ; mais ce fluide est-il autre chose qu'une hypothèse ? A-t-on bien démontré l'existence de cette

(1) *Mémoires de l'Académie de médecine.* Paris, 1843, tome X, page 135.

matière grasse que MM. Schultz, Stockes de Dublin et
Thackrah *ont cru* trouver dans le sang de la veine porte, graisse
du sang veineux abdominal qui, dit M. Royer-Collard, peut prédominer chez certains individus et modifier la constitution générale du sang? Les explications chimico-physiologiques qu'il
propose tendent à fournir la raison intime des tempéraments,
mais n'aident point à les faire reconnaître ; les signes extérieurs
se rapportent à l'aspect et à la proportion des systèmes, des
organes, et c'est dans ceux-ci, en définitive, que se passent
les phénomènes intimes auxquels M. Royer-Collard rattache
les variétés de la santé. Acceptons comme démontrés tous les
faits dont il s'étaie, quoique la plupart de ces faits aient à
compter avec les découvertes ultérieures de la chimie ; ils ne
peuvent offrir des indications d'emblée, telles qu'il les faut
au praticien. Avec la manière d'investigation qu'affectionne
M. Royer-Collard, on se met en voie de science rigoureuse,
peut-être sans jamais y atteindre, mais on tourne le dos à la
pratique ; nalyser le sang et voire même le fluide nerveux,
pour arriver à la notion du tempérament, c'est une œuvre impossible au lit des malades. La médecine pratique a besoin de
se régler sur la simple observation, et c'est parce que les conditions profondes des différences individuelles ne se dénotent
point au simple coup d'œil du praticien qu'il est obligé de s'en
tenir aux caractères extérieurs, apparents, sauf à les grouper,
à les comparer ; il trouve dans cette méthode un guide qui, sans
avoir la sûreté du microscope, sustente ses recherches, facilite
ses prescriptions. L'observation répétée, contrôlée mille fois
et de siècle en siècle, même quand elle ne porte que sur un
ensemble de faits extérieurs et pour ainsi dire sur la surface de
l'homme, peut avoir autant d'importance pratique que les conjectures de la chimie moderne sur la présence de tous les produits excrétés dans le sang et sur le rôle effectif des appareils
d'élimination (1).

(1) Müller, se bornant à des vues psychologiques, définit les tempéraments
« des modes permanents de conflit entre l'âme et l'organisme, » et il les fait
dépendre de la relation qui existe entre les penchants et la structure excitable
du corps..... (*Manuel de physiologie*, traduction de Jourdan. Paris, 1845,
tome II, page 545.)

La définition la plus satisfaisante des tempéraments est encore celle de Hallé, qui les considère « comme des différences entre les hommes, constantes, compatibles avec la conservation de la santé et de la vie, dues à une diversité de proportion et d'activité entre les diverses parties du corps, et assez importantes pour modifier l'économie. » Cette définition énonce un fait et l'explique. Le fait, c'est l'existence de types généraux d'organisation auxquels l'analyse et l'observation permettent de rallier les variétés individuelles de notre espèce ; l'explication consiste à faire dépendre ces types du rapport qui existe entre les différentes parties du corps. Le fait est admis, l'explication est contestée. M. Royer-Collard (*op. cit.*) ne hasarde point une nouveauté quand il exprime avec force, de la définition de Hallé, ce corollaire, à savoir, que le tempérament est un état universel de l'économie. Avant lui, M. Bégin avait appelé *tempérament* la variété organique la plus générale, et *idiosyncrasie* celle qui est plus restreinte et pour ainsi dire individuelle (*Physiol. path.*, t. I, p. 44). Mais tandis que pour cet écrivain le tempérament est un état constitutionnel dont l'existence se fait sentir sur tous les points de la machine animale, parce qu'il dépend de la prédominance de développement et d'action de l'un des systèmes qui pénètrent dans tous les tissus, M. Royer-Collard, s'appuyant sur le même rapport logique, mais l'envisageant sous un point de vue physiologique différent, croit devoir étudier les caractères des tempéraments dans les diverses manifestations que nous offrent le sang et l'action nerveuse : « La santé, quelque forme qu'elle ait revêtue, ne peut être conçue que dans son unité, ne peut être saisie que dans les principes mêmes qui animent à la fois toutes les parties ensemble de la machine organisée. Cependant quels sont ces principes ? Il y en a deux : l'un est le sang, fluide nutritif ; l'autre est l'action nerveuse, qu'on peut appeler fluide nerveux ou incitateur, par comparaison avec cette autre influence qui se déploie dans tous les corps de la nature, et qu'on désigne sous le nom de fluide électrique. » Burdach a appelé le sang le centre de la vie végétative. Haller avait déjà dit du tempérament : *Mixtura quædam nervorum et sanguinis ;* et la doctrine physiologique et pathogénique que nous avons entendu

développer si souvent par un maître regretté, feu Lobstein,
reposait exclusivement sur le rôle réciproque des fluides
nerveux et sanguins. Est-ce à dire que dans l'exploration des
tempéraments on doive négliger les indices fournis par l'habitude extérieure, par la comparaison des organes entre eux, par
les nuances de leur jeu fonctionnel, par l'examen de leur
tissu, etc.? Nullement : la vérité sur les tempéraments ne se
trouvera que dans la réunion des notions obtenues par l'une et
par l'autre méthode d'investigation.

Soit que nous prenions pour base de classification des tempéraments les systèmes généraux qui pénètrent dans tous les
organes, les vivifient et les mettent en jeu ; soit que nous ayons
égard seulement aux résultats qu'a produits jusqu'à présent
l'étude du sang et de l'innervation, nous sommes conduits à
adopter les trois tempéraments établis par M. Bégin, à savoir :
le sanguin, le lymphatique et le nerveux. Ceux qui penchent
au solidisme y reconnaîtront la prédominance de l'un des trois
systèmes que désignent ces mots, et qui laissent voir dans tous
les organes, dans tous les tissus, les traces de leur développement relatif. Dans un autre ordre d'idées qui gravitent vers
un humorisme scientifique, les tempéraments nerveux et sanguins conservent leur vérité ; le lymphatique, en perdant de
l'exactitude anatomique de sa dénomination, correspondra à cet
état général de l'économie, qui est l'extrême opposé de la
pléthore.

Ces trois états méritent seuls d'être appelés tempéraments,
parce que seuls ils exercent sur l'organisme une influence immédiate et pour ainsi dire souveraine ; leur signe commun est
de modifier toutes les parties du corps ; la direction qu'ils impriment aux actes organiques ressort dans la maladie comme
dans la santé. Ce n'est point que d'autres organes ou des appareils d'organes ne puissent réagir sur l'ensemble de l'économie, soit par les résultats de leurs fonctions, soit par
l'ébranlement des sympathies, et généraliser ainsi leur influence, comme les tempéraments que nous avons admis ;
mais ce sont des prédominances consécutives, engendrées le
plus souvent par une série de modifications morbides. Que le
foie cesse d'extraire du sang les matériaux de la bile en quan-

tité proportionnelle aux besoins de l'organisme, il en résultera dans le sang une exubérance d'éléments hydrogénés et carbonés, de matières grasses, colorantes, etc., que la sécrétion biliaire a pour objet d'éliminer ; de là des phénomènes généraux qui feront croire à l'existence du tempérament bilieux. Il y a plus : ces phénomènes peuvent avoir pour cause une lésion étrangère au foie et au fluide qu'il sécrète; car les matières éliminées par ce viscère le sont aussi par le rein, par la peau, par les poumons sous forme d'acide carbonique et d'eau. Que ce travail d'élimination soit entravé, on verra surabonder dans le sang l'hydrogène et le carbone ; et, comme le dit fort bien M. Royer-Collard, par la prédominance du sang veineux sur l'artériel, par le ralentissement de la circulation veineuse abdominale, par l'état congestionnel de tout l'appareil où s'accomplit cette circulation, on verra se développer les conditions assignées au prétendu tempérament bilieux. De même encore, quand l'appareil génital vient à influencer d'une manière permanente l'ensemble de l'économie, c'est abuser des mots que d'imposer à cet état vraiment morbide la qualification de tempérament génital ; dans une médiocre mesure, cet état constitue tout au plus une idiosyncrasie ; à un degré plus énergique, il y a surexcitation morbide d'une fonction, surexcitation qui éradie de l'encéphale ou des organes mêmes chargés de cette fonction.

Deux remarques essentielles trouvent ici leur place : 1° Le tempérament se combine dans le même sujet avec une ou plusieurs idiosyncrasies, c'est-à-dire qu'en même temps que l'état général de l'économie se caractérise par l'énergie de l'innervation ou par la surabondance des fluides blancs, un ou plusieurs viscères ont acquis une susceptibilité qui, sans atteindre aux limites de la maladie, augmente leur sphère de réaction sympathique. 2° Les tempéraments eux-mêmes se croisent, se mélangent en proportions variables, et donnent naissance à ce que l'on a appelé les tempéraments mixtes. C'est ainsi qu'une grande sensibilité nerveuse s'observe parfois chez un individu dont le sang est riche en fibrine et en globules. La complication des tempéraments et des idiosyncrasies, jointe aux éléments variables que l'âge, les habitudes et l'hérédité importent dans l'économie, telle est la clef des individualités, telle est la pierre d'achoppement de la pratique. C'est parce que ces éléments se fondent en quelque sorte dans la trame organique et s'associent de mille manières, que les variétés de l'organisation humaine échappent à l'énumération : nous avons moins à les décrire qu'à fournir au lecteur une méthode pour les analyser.

Les tempéraments sont, ou la donnée primordiale de l'organisation, ou le résultat des influences qui ont longtemps et profondément agi sur elle ; de là leur distinction en tempéraments congéniaux et en tempéraments acquis. L'âge suffit pour amener des mutations générales dans l'économie : c'est ce que la doctrine galénique exprime poétiquement par la correspondance qu'elle établit entre les tempéraments, les âges, les saisons et les climats. Mais indépendamment de ces métamorphoses que subit l'homme par l'action lente des années, les modificateurs hygiéniques, comme le mode d'alimentation, le genre d'exercice, la profession, les mœurs, etc., impriment aux actes de l'organisme des oscillations telles, qu'il en résulte un déplacement de forces et de sympathies ; des viscères primitivement faibles acquièrent une prépondérance presque absolue : chez l'homme adonné aux travaux intellectuels, l'encéphale ; chez le gastronome, l'estomac ; chez la femme qui brise les liens d'une pudeur imposée, l'utérus. Le sang, longtemps pauvre en globules et en fibrine, s'enrichit de ce double élément par le bienfait d'un régime substantiel : l'action oxydante de la lumière rendra couleur et ton à la peau pâlie par un séjour prolongé dans l'obscurité, réduira la graisse qui s'est accumulée sous la peau dans les mêmes conditions, etc. Il est donc donné à l'art, par une sage dispensation des agents hygiéniques, de créer des idiosyncrasies et des tempéraments, d'atténuer ou de renforcer ceux qui existent : là gît l'importance, là gît le pouvoir de l'hygiène. Mais la nature y a posé des bornes ; les marques originaires qu'elle imprime à ses œuvres ne s'effacent pas entièrement sous le doigt des hommes. Les tempéraments ne se prêtent point à des métamorphoses aussi complètes que semblent le croire certains auteurs. Nous ne dirons pas avec M. Royer-Collard, que le tempérament est une chose essen-

tiellement variable : il ne l'est que dans une limite déterminée (1),
et, quels que soient les changements auxquels l'art sait forcer
l'organisme, le tempérament primitif y perce encore et tend
incessamment à reprendre son empire. A-t-on jamais converti
parfaitement un tempérament lymphatique en sanguin ? La
femme nerveuse désapprend-elle entièrement les émois et les
turbulences de son électrique sensibilité ? Par un autre effet de
la stabilité des conditions originaires, de belles et vigoureuses
constitutions ont pu traverser toutes les épreuves de l'existence et faire admirer encore, après tant d'atteintes, les nobles linéaments d'une organisation d'élite.

§ II. Du tempérament sanguin.

M. Bégin résume ainsi les traits saillants de cette variété
organique : « 1° Activité très grande de l'hématose ; 2°. développement et énergie considérables du poumon et du cœur ;
3° abondance et richesse des réseaux capillaires rouges dans
toutes les parties du corps ; 4" disposition remarquable aux
inflammations ainsi qu'aux hémorrhagies, et facilité à réparer
les pertes sanguines ; 5° mobilité et impressionnabilité du système sanguin. » (*Op. cit.*, t. I, p. 66.) On peut épiloguer sur
quelques termes de cette description, demander, par exemple,
ce que l'on entend par abondance de sang, etc. Mais j'affirme
qu'il n'est pas un praticien qui n'ait rencontré chez maints sujets l'ensemble de ces particularités. Ces individus se font remarquer ordinairement par l'animation de leur teint, par le
développement du système musculaire, par la fermeté du tissu
cellulaire, qui n'est jamais assez abondant pour effacer entiè-

(1) Ces lignes étaient écrites depuis longtemps quand nous avons lu, dans
un ouvrage qui a paru depuis, cette confirmation de notre idée : « La véritable
pléthore (et c'est à cet état que l'auteur ramène le tempérament sanguin)
est plus souvent constitutionnelle qu'elle n'est acquise ; on ne la crée pas
toujours à volonté par une nourriture très substantielle...... La pléthore
semble dépendre d'une constitution primordiale du sang qu'il ne nous est
pas donné de produire aussi facilement que nous produisons l'anémie ; ce qui
veut dire, en d'autres termes, qu'il est beaucoup plus en notre pouvoir
d'appauvrir le sang que d'en accroître la richesse. » (Andral, *Essai d'hématologie pathologique*, 1843, page 41.) Cette conclusion pose les bornes de
l'hygiène organo-plastique de M. Royer-Collard.

rement les formes résultant des saillies musculaires. Ces premiers caractères s'expliquent assez bien par la composition du sang des personnes ainsi constituées, ainsi que nous le verrons plus bas. Mais il ne faut point croire cependant que ceux-là seuls participent au tempérament sanguin, qui présentent une coloration vive de la peau; il est des personnes qui, malgré la pâleur de leur surface cutanée, possèdent, si l'on peut ainsi s'exprimer, les attributs internes du tempérament sanguin, c'est-à-dire une notable énergie de l'hématose, la plénitude sanguine, un grand développement des systèmes capillaires profonds, des muscles vigoureux et prononcés, etc.

Beaucoup de sujets à tempérament sanguin acquièrent un développement très considérable de tout le système musculaire : c'est cette particularité, portée à son maximum, que l'on a désignée d'une manière inexacte par le *tempérament athlétique*, qui n'est pas plus une variété spéciale de la santé que ne le serait le volume des différentes pièces du système osseux. La nutrition exagérée des muscles n'est à nos yeux qu'un épiphénomène du tempérament sanguin : non que la fibrine, cet élément du tissu musculaire, soit en excès dans le sang des individus ainsi constitués, c'est une erreur répétée par plusieurs écrivains, et dont la chimie a fait justice; mais un exercice plus fréquent, plus énergique du système musculaire a dirigé sur lui le mouvement nutritif. La nature ne se borne pas à couvrir la dépense ; presque toujours la réparation excède le but, et quant au type des athlètes, que les statuaires anciens nous représentent avec la tête très petite et le front écrasé, tandis que le tronc et les membres sont recouverts de muscles énormes, il justifie la loi des compensations fonctionnelles : l'atrophie encéphalique, la stupidité proverbiale de ces tristes héros était la conséquence de l'activité exubérante et continue des organes de locomotion. Toutefois les physiologistes ont grossi le portrait : un certain développement du système musculaire ne réduit point nécessairement l'activité du système nerveux (1). La prédominance d'une seule fonction n'entraîne point l'affaiblisse-

(1) Buffon, le maréchal de Saxe, Mirabeau, et dans l'antiquité, Platon, aux larges épaules, sont des exemples de la puissance intellectuelle unie à la force du système musculaire.

ment des autres ; les facultés intellectuelles et morales peuvent jeter un vif éclat dans une organisation puissante en même temps par l'énergie musculaire. Tel est, en effet, le privilége de l'économie, que deux systèmes d'organes peuvent se perfectionner simultanément : l'exercice exclusif et permanent d'un système unique, d'un appareil unique, détermine seul des contrastes absolus entre les fonctions.

Le caractère général du tempérament sanguin, c'est l'aisance avec laquelle s'exécutent tous les actes organiques ; la respiration est large et profonde, la sanguification active, l'assimilation prompte et facile, l'innervation bien ordonnée, les mouvements libres et réguliers : il n'est point de variété organique où l'on observe plus d'harmonie dans les fonctions, une proportion plus juste dans le développement des parties, dans l'ensemble de l'économie un cachet plus heureux de *force* et de santé. Le moral se ressent nécessairement de ces conditions physiques : la gaieté de l'esprit, la vivacité de la pensée, la mobilité de l'imagination, le courage et l'inconstance, plus de pétulance que de profondeur, tel est l'apanage de ces organisations brillantes.

L'énergie de l'hématose et de la circulation chez les sujets munis de ce tempérament conduit naturellement à supposer chez eux un volume plus grand des poumons et du cœur ; aussi M. Rostan a-t-il décrit le tempérament sanguin sous le titre de *constitution organique où dominent les appareils circulatoire et respiratoire*, faisant d'ailleurs, suivant nous, une confusion de mots et d'idées dans l'emploi indistinct des termes *constitution* et *tempérament*. L'ampleur de la poitrine confirme cette supposition ; mais remarquons bien que cela n'est qu'une supposition : pour qu'elle acquît la valeur d'un fait démontré, il faudrait connaître : 1° le rapport des dimensions du cœur et des poumons avec la taille des sujets ; 2° le rapport des diamètres thoraciques avec la taille ; 3° enfin, le volume que peut atteindre le cœur sans qu'il en résulte un état pathologique. Ces données nous manquent, malgré les dernières recherches qui ont été faites sur ce sujet (*Mémoires de la Société médic. d'observ.*) ; mais en nous rappelant que l'énergie et la perfection du jeu d'un organe dépendent moins encore de son volume que de son rapport régulier avec les centres nerveux, et de certaines conditions intimes jusqu'à présent inexplorables à nos moyens d'analyse, il nous sera facile d'admettre que l'existence du tempérament sanguin n'est pas liée nécessairement au développement des appareils de l'hématose et de la circulation : les faits confirment cette induction. Le tempérament sanguin est un de ceux qui s'observent le plus fréquemment chez les jeunes militaires soumis à nos soins ; un grand nombre d'entre eux, explorés minutieusement par voie de percussion et d'auscultation, ne nous a offert aucun indice qui permît de supposer chez eux un plus grand volume du cœur. Il en est de même des poumons, dont le volume est fidèlement accusé, en général, par les proportions de la cage thoracique ; souvent ils apparaissent volumineux chez des individus qui portent les stigmates du lymphatisme : tels sont ces soldats à haute stature et à large poitrine, recrutés dans la basse Alsace ou parmi la population étiolée qui habite les caves des principales villes du département du Nord, tandis que des sujets manifestement sanguins se distinguent par l'harmonie des formes plus que par l'exagération de certaines parties. Cependant on est frappé souvent, au premier aspect des malades à tempérament sanguin que l'on découvre dans leur lit, de l'ampleur et de la longueur du thorax, de la convexité de sa région antérieure, de la prédominance évidente de cette cavité splanchnique sur l'abdomen, qui est court et effacé, etc. ; la force musculaire des extrémités s'accorde avec ce développement de la poitrine. Volumineux ou non, le cœur prédomine par sa susceptibilité ; ses relations sympathiques sont plus prononcées, plus étendues ; il est solidaire de toutes les impressions qui aboutissent aux surfaces sensibles de l'économie ; il oscille rapidement sous l'impulsion de toutes les causes physiques et morales : de là l'accélération instantanée du pouls sous le doigt qui l'explore ; de là ces rougeurs du visage, aussi promptes que l'émotion qui les provoque ; de là cette versatilité des phénomènes réactionnels qu'une circulation désordonnée promène de viscère en viscère, etc. Il est impossible de méconnaître ici l'influence de l'innervation, qui entre ainsi comme élément dans le tempérament sanguin, car la vie n'est autre chose, en son essence, que la réaction incessante de la matière nerveuse sur le sang et du sang sur la matière nerveuse : « De même que le sang est le centre de la vie végétative, de même le système nerveux est le centre de la vie animale. Le fluide excitateur dont il est la source, et qu'il distribue de toutes parts dans les organes, s'attache en quelque sorte à chaque fibrille, se combine avec chaque molécule vivante, comme la chaleur latente avec les corps liquides ou gazeux, comme l'électricité avec les animaux. » (H. Royer-Collard, *op. cit.*)

Quelles sont les conditions du sang dans le tempérament dont il s'agit? Comme il est impossible de les formuler avec rigueur et dans une limite déterminée, nous allons rappeler brièvement les données que fournit sur ce point la plus récente chimie. La moyenne de la composition normale du sang équivaut à 0,003 de fibrine, 0,127 de globules, 0,072 de matériaux organiques, et 0,790 d'eau. Ces rapports sont susceptibles de variations qui tantôt amènent un état morbide, tantôt n'excèdent point la limite de la santé ; mais cette limite est mobile ici comme dans le type fonctionnel des organes. Où commence la proportion pathologique des globules, de la fibrine? La science, quoique riche déjà en matériaux de cet ordre, ne peut encore résoudre ce problème avec certitude ; mais les recherches de MM. Andral et Gavarret permettent d'établir d'une manière générale que la quantité de vigueur de l'individu s'exprime par la proportion des globules et de la matière colorante. Dans la pléthore, état caractérisé par l'énergie de l'assimilation, et qui n'outre-passe point la santé, un seul élément augmente dans le sang : ce sont les globules, et, avec eux, la matière colorante qui leur paraît inhérente ; leur chiffre peut monter de 0,127 à 0,140, sans qu'il y ait maladie ; les autres principes du sang conservent à peu près leur proportion ordinaire. Il existe moins de globules chez la femme que chez l'homme, chez l'enfant que chez l'adulte. Avec l'anémie coïncide l'abaissement du nombre des globules, phénomène que l'on produit artificiellement par une diète prolongée ou par des saignées répétées ; cet abaissement est quelquefois considérable : le nombre des globules peut se réduire de 0,127 à 0,100, à 0,090, à 0,080, et même à moins. Notons que l'élément globuleux, une fois diminué, se régénère très lentement chez les individus de faible complexion. Le principe du sang qui varie le moins, c'est la fibrine ; elle se maintient presque constamment dans sa proportion normale, et c'est à peine si elle subit une augmentation d'un demi-millième dans les cas de pléti ore la mieux dessinée, pourvu que celle-ci ne dégénère point en maladie. En général, chez les sujets pléthoriques, mais bien portants, la fibrine n'augmente pas ; elle ne baisse pas non plus dans l'anémie ; son accroissement est considéré par M. Andral comme la preuve d'une disposition inflammatoire dans l'organisme. On est peu fixé sur les changements quantitatifs que peuvent subir les éléments constituants du sérum du sang dont l'eau est comptée, terme moyen, pour 0,790 sur 0,870, les matériaux organiques solides pour 0,072, et les matériaux inorganiques pour 0,008 : la proportion d'eau est en raison inverse des parties solides, et réciproquement ; les matériaux organiques solides sont en rapport de quantité avec les globules, du moins pendant la santé ; ils diminuent seuls, sans changement dans la fibrine ni dans les globules, sous l'influence de certaines maladies, notamment de l'albuminurie ; des hémorrhagies copieuses réduisent tous ces éléments à la fois, au profit de l'eau qui surabonde. Restent les matériaux inorganiques du sang : inhérent ou non à la matière colorante, le fer existe dans le fluide nutritif. Pour l'homme sain, M. Lecanu en évalue la quantité à 1/500e ; puisque ce métal est toujours uni aux globules, il doit nécessairement augmenter ou diminuer avec le chiffre de ces derniers : cette induction se vérifie par les heureux effets des préparations ferrugineuses dans la chlorose. S'il est démontré que les sels de soude et de potasse concourent à conserver au sang sa liquidité, l'hygiéniste devra rechercher dans quelles proportions ils peuvent varier sous l'influence des aliments et des boissons, problème complexe et qui attend encore sa solution. Enfin est-il besoin de rappeler que les sels calcaires (phosphate et carbonate) sont sujets à varier dans le sang, suivant l'âge, le régime, l'imminence morbide, ou dans le cours de certaines affections (goutte, gravelle, affections calculeuses, etc.)? Mais ces différences de proportion relative ne sont pas encore déterminées, et l'indication qui en découle, pour l'hygiène comme pour la thérapeutique, manque d'une certitude rigoureuse (1). Un dernier sujet de recherches, réservé pour l'avenir, se trouve dans d'autres conditions du sang qui, pour être moins matérielles, ne doivent pas moins influer sur le rôle immense, universel, qu'il remplit dans l'économie ; nous voulons parler de sa température, de son électricité, etc. Mais ce sont des desiderata, et nous sommes en quête de notions exactes.

Appliquons maintenant ces résultats de l'analyse au tempérament sanguin. Il est incontestable que les sujets qui en sont doués présentent un accroissement des globules, accroissement qui varie de 0,127 à 0,140 en raison de l'intensité du tempérament ; de là la coloration de la peau et le ton animé des autres tissus, puisque la matière colorante accompagne les globules ; le fer inhérent à l'hématosine doit aussi augmenter de proportion. Que la fibrine augmente chez les individus sanguins, cela est douteux ; dans tous les cas, elle n'augmenterait pas de plus d'un demi-millième. Le sang contient moins d'eau, les éléments solides s'étant accrus ; enfin, comme il offre une moindre fluidité, les sels de soude et de potasse y sont diminués. On s'explique l'imminence inflammatoire qui pèse sur les individus de cette variété organique, comme aussi la facilité avec laquelle ils compensent les déperditions sanguines. — Voilà, en écartant l'emphase dont s'enveloppe l'innovation humorale, tout ce que la chimie et le microscope fournissent pour l'étude du tempérament sanguin ; menues ressources, lumière vacillante, si nous songeons aux différences qui ressortent des individualités et qui, par leur multiplicité, ne laissent guère aux résultats de l'analyse chimique qu'un intérêt scientifique.

(1) MM. Becquerel et Rodier (*Gazette médicale*, novembre 1844) sont arrivés à d'autres résultats que MM. Andral et Gavarret. Sur 1,000 grammes de sang, ils ont trouvé chez l'homme en santé :

	Moyenne.	Maximum.	Minimun.
Eau. . .	779	800	760
Globules .	141,1	152	131
Albumine .	69,4	73	62
Fibrine. .	2,2	3,5	1,5

§ III. Du tempérament nerveux.

L'action nerveuse, dont l'essence nous sera longtemps un mystère, ne s'exerce pas chez tous les sujets dans une égale mesure et sous un mode uniforme. Les modifications innombrables qu'elle subit se rattachent manifestement aux diversités de tempéraments, quoiqu'elles se lient encore à d'autres circonstances, telles que l'âge, le sexe, l'état de santé ou de maladie. Placez plusieurs personnes du même âge dans une atmosphère d'une température très basse, observez-les sous l'influence d'un temps orageux, dirigez simultanément sur elles des excitations morales du même genre, elles éprouveront des impressions différentes, elles réagiront avec une force inégale ; et ces nuances de phénomènes réactionnels traduisent celles de leur structure nerveuse. Pour peu que l'on ait exercé son regard médical dans le monde ou sur le théâtre des hôpitaux, on a remarqué bientôt, entre les types variés d'organisation qui s'y pressent, des individus à taille médiocre, à visage expressif et mobile, à la fibre grêle et vibratile, aux proportions exiguës, au ton blafard ou terreux de la peau qui va parfois jusqu'à revêtir une teinte jaunâtre ; presque toujours leur œil est vif, leur front haut et tout leur crâne disproportionné par son volume avec l'étendue de la face. Si on les observe en action, leurs mouvements sont brusques, saccadés, d'une énergie qui contraste avec leur maigreur ou la mollesse du tissu musculaire ; cette pétulance alterne avec une sorte d'indolence et d'affaissement. Si on les touche, leur peau ne procure pas au contact la sensation douce et halitueuse qui caractérise la chaleur cutanée du tempérament sanguin ; elle est d'une chaleur âcre et comme mordicante. A cet ensemble de traits extérieurs comment méconnaître les exemplaires flagrants du tempérament nerveux ? La supériorité que la substance nerveuse possède chez eux originairement, ou par acquisition progressive, s'imprime dans toute leur habitude ; comme elle est scellée pour ainsi dire dans tous les actes intimes de leur économie, elle entraîne presque inévitablement l'affaiblissement de la puissance musculaire, si celle-ci n'est frappée dès l'origine d'une débilité sans remède. Cette loi d'antagonisme entre l'activité musculaire et l'activité nerveuse engendre des effets multiples qui se rapportent les uns à la vie de relation, les autres à la vie organique ; car tous les muscles, qu'ils dépendent ou non de la volonté , participent à la détérioration acquise ou primitive : par l'amincissement des plans musculeux du tube digestif, labeur pénible des digestions et moindre élaboration des matériaux alibiles ; par cette même cause, jointe au défaut d'énergie du diaphragme et des muscles qui concourent à l'expulsion des fèces , constipation opiniâtre et flatuosités, double fléau des personnes nerveuses, particulièrement quand les études littéraires et scientifiques les condamnent à la vie sédentaire. La contractilité du cœur et des vaisseaux subit même dépression ; lancé avec moins de force , le sang tend à congestionner les viscères , les organes profonds , tandis qu'il parvient difficilement à la périphérie et aux extrémités : d'où la pâleur des personnes nerveuses et l'incommode sensation de froid dont elles se plaignent incessamment aux mains et aux pieds ; la faiblesse de leurs muscles inspirateurs, les resserrements spasmodiques de la poitrine qu'elles ressentent fréquemment, doivent amener un ralentissement dans l'acte de l'hématose. On ne s'expliquerait pas autrement la pléthore veineuse qui survient chez beaucoup d'entre elles, pléthore veineuse qui détermine des hémoptysies, des dilatations anévrismatiques, des engorgements des viscères abdominaux, et parfois une obésité (Napoléon), florissant mensonge de la vigueur. Dans ce cas , le sang est surchargé de matières hydro-carburées. Cependant il n'est pas très rare de voir le tempérament nerveux coïncider avec la prédominance des globules dans le sang, et, par conséquent, avec l'activité de la nutrition, qui ne s'exprime nullement par le genre d'embonpoint dont nous avons parlé.

Deux circonstances sont considérées comme appartenant spécialement au tempérament nerveux : 1° le développement considérable de l'encéphale ; 2° un surcroît d'activité des organes génitaux. Examinons ces deux points.

1° L'axe cérébro-spinal est certainement au tempérament nerveux ce que les organes de la respiration et de la circulation sont au sanguin ; nous dirons de l'un ce que nous avons dit des autres , à savoir, qu'il ne faut point chercher dans le volume des organes la mesure exacte de leur activité. Le tempérament nerveux dépend, non des proportions exubérantes de telle ou telle partie du système dont il emprunte le nom, mais de la sensibilité générale des sujets; ils sont excitables dans toutes les parties de leur corps; leur cerveau est dominé par les irradiations de leurs viscères presque autant que ceux-ci le sont par l'action cérébrale : beaucoup de femmes dont le crâne est étroit présentent cette pétulance de mouvements, cette versatilité de sensations, cette disposition aux spasmes, aux convulsions, qui dénoncent un tempérament nerveux. Parceque cette forme de la santé accompagne ordinairement les intelligences supérieures et semble dévolue en partage aux artistes, aux littérateurs, aux savants, aux poëtes, on en a conclu qu'elle se reconnaît à l'ampleur du front, au grandiose de l'encéphale; disons-le, ce tempérament ne suppose point nécessairement un si beau privilége : il sert parfois d'enveloppe à l'ignorance ou à l'incapacité. Remarquons toutefois qu'en général un certain développement de facultés intellectuelles, un certain degré de puissance morale se rencontre dans les sujets nerveux; partant leur cerveau doit avoir un volume et un poids plus considérables. Énonçons la règle, sans nier les nombreuses exceptions qui la frappent: il y a pour l'homme un certain volume de la tête qui entre dans les conditions d'une bonne organisation; et quoiqu'il n'existe pas de rapport fatal entre ce volume et la portée de l'intelligence, il est d'observation que la plupart des hommes célèbres dans les sciences, les arts et les lettres, avaient un cerveau considérable par le poids et par la circonférence. Le crâne de l'homme, dit un hygiéniste docte et spirituel, doit avoir dix-neuf à vingt-deux pouces de circonférence, celui d'un idiot n'est que de seize à dix-huit pouces (1). Selon Tiedemann, le poids du cerveau d'un homme fait varie entre trois livres deux onces et quatre livres six onces (livre de douze onces). Cet anatomiste a toujours trouvé le cerveau des femmes plus léger que celui des hommes. Voici les moyennes de mesures obtenues sur des individus des deux sexes à intelligence normale, et dont l'âge pour les hommes se trouve entre trente et cinquante ans, pour les femmes entre vingt-cinq et cinquante :

(1) *Physiologie et hygiène des hommes livrés aux travaux de l'esprit*, etc., par Reveillé-Parise, 4ᵉ édition. Paris, 1843, tome I, page 289.

		Sur 22 hommes, taille 1m,704.	Sur 18 femm.
	Diamètre antéro-postérieur.	186,8	174,5
	Diamètre latéral	142,2	136,2
Plan vertical. . . {	Courbe antéro-postérieure .	347,5	340,5
	Courbe latérale.	356,7	340,5
Plan horizontal. . {	Courbe antérieure . . .	301,8	288,2
	Courbe postérieure . . .	277,8	249,5

Quant au poids de l'encéphale, comparé chez quatre-vingt-quatorze sujets des deux sexes, il a donné une moyenne sensiblement plus considérable chez les hommes ; le poids de l'encéphale est d'ailleurs en raison de la taille. M. Parchappe (1) a constaté que le volume de la tête est moins prononcé chez les idiots et les imbéciles de naissance que chez les individus à intelligence normalement développée ; mais , parmi les imbéciles et les idiots, le degré d'intelligence n'est point proportionnel au volume de la tête. Au demeurant, l'intelligence n'est pas absolument proportionnelle à la masse de l'encéphale entier : elle paraît être proportionnelle à la masse des hémisphères, surtout si l'on tient compte de l'étendue des surfaces dont le volume n'est qu'un élément et qu'influencent surtout le nombre et la profondeur des circonvolutions ; outre la quantité anatomique de la substance cérébrale, il y a à considérer ses conditions de texture, ou sa qualité physiologique (2).

2° Ce n'est pas tant le surcroît d'activité des organes génitaux, comme on l'a écrit, que l'exaltation du désir vénérien, qui s'observe fréquemment chez les sujets nerveux : la distinction est essentielle ; et comme le *tempérament génital* des auteurs n'existe point, le satyriasis ou la nymphomanie n'étant point de l'ordre physiologique, pas n'est besoin d'invoquer avec M. H. Royer-Collard un mode particulier d'innervation pour en

(1) *Recherches sur l'encéphale, sa structure, ses fonctions et ses maladies.* Premier mémoire. Paris, 1836 ; in-8.

(2) De même, dit M. Bourgery, que dans l'homme, l'étendue et la variété de l'intelligence sont généralement en proportion de la quantité anatomique de la substance cérébrale, sauf les conditions physiologiques de la texture ; de même aussi, chez les animaux, la précision et la lucidité des instincts paraissent en rapport avec la quantité de la matière cérébrale dans chacun d'eux, sauf également la question de qualité entre les individus d'une même espèce. (*Comptes rendus de l'Académie des sciences*, 23 septembre 1844.)

rendre compte. Quand M. Bégin (1) mentionne certains hommes dont l'organisation grêle et chétive s'alliait avec un système générateur très développé et qui supportaient fort bien les excès, il constate une variété du tempérament nerveux que tout praticien a eu l'occasion d'observer, mais non le fait général de ce tempérament. L'intensité de l'appétit vénérien qui l'accompagne souvent rentre dans les conséquences physiologiques de la prédominance cérébrale ; le désir vénérien est une perception du cerveau, et c'est dans ce viscère souverain qu'il faut chercher le principe des facultés intellectuelles et affectives , comme aussi la cause de leur exagération ou de leur perversion. Nous reviendrons sur cette liaison de phénomènes en traitant de l'idiosyncrasie génitale. Bornons-nous à énoncer ici cette vérité, que, parmi les individus qui joignent au tempérament nerveux l'excitabilité génitale, quelques-uns présentent dans le développement de leurs organes reproducteurs la raison palpable de ce phénomène; la plupart ne l'éprouvent que par une direction vicieuse de l'activité cérébrale exaltée.

Le tempérament nerveux se caractérise par les faits suivants: 1° La mobilité des sensations et la susceptibilité de tout le système nerveux. 2° L'activité et pour ainsi dire la turbulence des sympathies. Si l'appareil nerveux viscéral est excité, le cerveau répond aussitôt à la stimulation ; si le trait part de l'encéphale, toutes les forces sensitives s'émeuvent avec une électrique rapidité ; il y a chez les personnes ainsi faites disproportion presque constante entre les sensations et la cause qui les produit : les impressions les plus fugitives déterminent en elles un long ébranlement; tout leur est souffrance ou plaisir. 3° La force d'ensemble , la résistance organique contraste avec les apparences mesquines de l'extériorité. Les individus nerveux supportent souvent mieux fatigues et travaux, souffrances et privations que les représentants les plus fortement musclés du tempérament sanguin; dans les épidémies, dans les situations misérables que fait naître la guerre, dans les épreuves qui s'adressent à l'homme physique et moral , ils se comportent avec une énergie inespérée, et révèlent parfois les ressources de l'héroïsme.

(1) *Op. cit.*, page 69.

Les praticiens savent le prix de cette organisation qui, si elle ne se brise dans l'excès des sentiments tristes et nostalgiques, rebondit sous les coups de la maladie et conspire par l'effort soutenu de la volonté aux fins du traitement. 4° Le tempérament nerveux est un de ceux qui se rencontrent le plus fréquemment à l'état de pureté chez les hommes. 5° Lorsqu'il se trouve associé à un autre tempérament, il tend à prévaloir sur lui et finit par l'absorber. 6° Tandis que les autres tempéraments se modifient par le progrès de l'âge ou par un concours prolongé d'influences hygiéniques, le nerveux paraît céder moins à l'action de ces causes; il s'exagère au contraire à mesure que la vie se prolonge, parce qu'il est dans la nature des phénomènes nerveux d'être périodiques, de tendre au rapprochement des périodes et d'accroître leur intensité par la répétition.

Il nous resterait à esquisser les particularités intellectuelles et morales qui complètent la physionomie de ce tempérament; mais ce serait entrer en lutte avec les plumes qui ont traité ce sujet avec un éclat vraiment littéraire; l'induction du lecteur suppléera d'ailleurs à notre laconisme : nous le prévenons seulement que les tableaux éloquemment tracés par les auteurs ne ressortent pas d'un rapport rigoureux entre le moral et les conditions du tempérament nerveux; et quand ils passent en revue les célébrités les plus piquantes de cette variété organique, ils oublient trop les diversités d'organisation cérébrale, les effets de la culture humaine, la part des événements, le rayonnement de la société contemporaine à tous ces génies.

§ IV. Du tempérament lymphatique.

Cette forme d'organisation aurait sans doute soulevé moins de controverses, si la dénomination qui lui a été imposée eût exprimé plus exactement les éléments dont elle se compose; elle n'a point pour principe unique la prédominance de l'appareil lymphatique; encore moins doit-on l'attribuer, avec la plupart des auteurs, à l'inertie de cet appareil. Le tempérament dit lymphatique consiste dans la prédominance de développement, de vitalité et d'action de tous les tissus pénétrés par des liquides non sanguins et de tous les organes qui forment ces liquides; les élaborations blanches (mucus, sérum, lymphe, etc.) l'emportent ici sur l'hématose. Il semble, en effet, que dans les animaux supérieurs il existe un antagonisme fonctionnel entre l'appareil sanguin et l'appareil lymphatique : celui qui l'emporte imprime son cachet à tous les organes, en modifiant profondément les matériaux qu'ils s'assimilent. Cherchez les traces du système lymphatique dans les tissus d'un sujet dont le tempérament est très sanguin ; étouffé par les vaisseaux rouges, comme dit M. Bégin, c'est à peine s'il offre à l'observateur un très petit nombre de canaux perceptibles. Au contraire, les sujets lymphatiques ne présentent pas un développement du cœur et de l'arbre vasculaire rouge en proportion avec leur stature et leur embonpoint ; chez eux les parois des vaisseaux artériels sont moins denses, moins contractiles ; les tissus qui doivent être le plus abondamment pourvus de capillaires rouges, tels que les muscles, sont remarquables par leur pâleur et leur flaccidité. L'hématose, source première peut-être de cette série de modifications, ne s'accomplit pas avec la même énergie que chez les individus sanguins, ne réalise pas les mêmes produits. Dans le sang des sujets qui présentent les attributs extérieurs du tempérament lymphatique, le nombre des globules a notablement diminué : cette observation, faite par M. Lecanu, a été vérifiée depuis par beaucoup d'expérimentateurs. La matière colorante disparaît en partie avec les globules ; avec elle le fer ; l'eau augmente ; la température et l'électricité du sang subissent certainement des changements analogues. Et comme le tempérament dont il s'agit est l'ordinaire apanage de l'enfance et du sexe féminin, on constate moins de globules, de fer, de matière colorante, et plus d'eau chez la femme que chez l'homme, chez l'enfant que chez l'adulte. Si maintenant on se rappelle que les injections les plus délicates ont démontré que les vaisseaux capillaires sanguins se continuent d'une part avec les artères et les veines, d'autre part avec les vaisseaux exhalants, sécréteurs et excréteurs, il est aisé de se rendre compte des caractères imprimés à l'économie entière par le sang, cet aliment direct des tissus, ainsi que de la supériorité des élaborations blanches. Les différentes sécrétions ont pour but de compléter l'office éliminateur de la respiration par laquelle le sang noir se débarrasse de carbone et probablement d'hydrogène ;

les reins, le foie, la peau sont chargés, comme le poumon, d'extraire du sang certains principes et concourent à l'acte successif, mais général, d'épuration du fluide nourricier. Nous nous contentons d'indiquer ce rapport : c'est une lumière jetée sur les conditions d'ensemble du tempérament lymphatique ; il est évident que le sang, incomplétement épuré par la respiration, n'éprouve pas non plus, dans son passage par les appareils de sécrétion, les changements nécessaires à la bonne constitution du fluide nutritif.

La prédominance lymphatique accuse, avons-nous dit, non l'affaiblissement, mais le surcroît de vitalité de toutes les parties chargées de l'absorption et du transport des liquides non sanguins. On ne nie point que, dans ce tempérament, le système lymphatique est plus développé ; que les maladies de ce système sont plus fréquentes : ces deux circonstances se concilient-elles avec l'idée d'une atonie, et n'est-ce point un axiome en physiologie pathologique, que les organes suractivés dans leurs fonctions sont aussi ceux qui acquièrent le plus de volume et le plus de susceptibilité morbide ? On a voulu comparer aux veines variqueuses les vaisseaux lymphatiques gorgés de sucs blancs ; mais ces vaisseaux ne présentent point, chez les sujets dits lymphatiques, des dilatations partielles ; ils sont uniformément développés, et nul fait n'est venu confirmer l'hypothèse d'un ralentissement dans la circulation de la lymphe. La manière dont le tempérament lymphatique a été envisagé par les hygiénistes les plus récents nous le donne plutôt comme un état morbide que comme une variété d'organisation régulière ; ils ont décrit l'atonie de tout le système (Rostan), l'anémie, la cachexie scrofuleuse, non un état physiologique qui, malgré le relief d'un système général et la spécialité du sang, comporte l'intégrité durable des fonctions.

Le fluide nerveux et le sang exercent l'un sur l'autre une influence réciproque dont dépend la manifestation et la stabilité des phénomènes de la vie. Or le sang des lymphatiques diffère du sang des tempéraments étudiés plus haut ; de plus, il est lancé avec moins de force ; les fonctions cérébrales, ainsi que le prouvent les expériences des physiologistes et les phénomènes de l'asphyxie, ne s'exercent dans toute leur perfection que sous l'impulsion d'un sang bien élaboré par l'hématose. De là cette langueur qui frappe toutes les actions organiques des sujets exclusivement lymphatiques et qui n'épargne point leurs facultés intellectuelles ; les expansions périphériques des cordons nerveux sont d'ailleurs comme noyées dans les tissus blancs qui abondent sous la peau : aussi sont-ils difficiles à ébranler, réfractaires aux excitations. Ces circonstances propres au système nerveux font comprendre l'espèce d'inertie musculaire ou du moins l'affaiblissement de la contractilité chez les lymphatiques. Nous ne pouvons admettre avec M. Bégin que leurs muscles se détériorent par l'effet de la privation ou des qualités vicieuses de la fibrine, base de leur tissu ; l'analyse chimique n'a point démontré ces qualités vicieuses de la fibrine extraite du sang des lymphatiques, et nous avons déjà dit que, de tous les éléments du sang, la fibrine est le moins sujet à varier dans ses proportions.

Quant à l'habitus extérieur des lymphatiques, est-il besoin d'en signaler les caractères, et qui ne les reconnaît d'emblée dans la foule des variétés individuelles ? Des cheveux rouges, blonds ou d'un châtain clair ; la peau blanche, lisse et mince, sillonnée par des veines qui paraissent dilatées ; des chairs molles, froides, abreuvées de sérosité ; les orifices muqueux peu colorés, les dents ordinairement endommagées, ou, si elles paraissent saines, d'un blanc bleuâtre ; l'abondance des sécrétions cutanées et muqueuses ; les joues souvent plaquées d'un rouge vineux ou ponctuées d'un rose pâle ; une allure lente, des réponses hésitantes, une voix peu sonore, les pieds et les mains volumineux, tel est ce type malheureusement si commun dans un grand nombre de localités, type enté sans doute sur l'organisation humaine par le vice persévérant des influences extérieures ou par la solidarité ascendante de la corruption ; type inférieur qui dénonce une décadence, et la cause de cette décadence est dans les eaux, les airs et les lieux, plus souvent encore dans l'homme ou dans la société.

§ V. Des tempéraments composés.

Les trois tempéraments que nous venons d'examiner se rencontrent à l'état de pureté plus souvent qu'on ne pense ; le lymphatique et le nerveux surtout s'observent sans aucun mélange chez beaucoup de sujets du sexe féminin. Le premier semble constituer le type d'organisation le plus général de ce sexe; le second, fortement exprimé dès l'origine, cède difficilement aux influences par lesquelles on s'efforce de le transformer ou de l'atténuer. L'évolution successive des fonctions départies aux femmes contribue à faire prévaloir en elles l'élément nerveux; la société, à son tour, par le rôle qu'elle leur assigne et la direction qu'elle imprime à leurs facultés, devient la complice de leurs tendances organiques. Le tempérament nerveux, s'il n'est point la forme primitive de l'organisme, acquiert donc par degré la prédominance qui nous vaut, dans les deux sexes, une élite brillante et passionnée dont la destinée est de souffrir et de s'illustrer.

Toutefois le cas le plus ordinaire est celui de l'association des tempéraments, soit qu'elle constitue le fait primordial de l'organisation, soit qu'au tempérament originaire s'en soit ajouté un autre par les effets d'une alimentation spéciale, des conditions climatériques, de l'habitation ou des causes morales. Mais acquis ou naturel, le tempérament mixte n'est point le produit d'un juste balancement d'activité entre deux systèmes généraux de l'économie, entre l'action nerveuse et le sang: le *temperamentum temperatum* des anciens, modèle exquis de l'harmonie organique, est une création idéale, non la formule d'une information réelle. Il n'en est point des combinaisons de tempéraments comme de celles qui s'opèrent sous la loi des affinités chimiques: ils ne se neutralisent point; l'un d'entre eux conserve la supériorité sur l'autre. Là même où les systèmes généraux paraissent se compenser dans leur développement et dans leur énergie fonctionnelle, l'inégalité existe; et si elle ne se dénote pas d'abord, un examen approfondi du sujet, l'épreuve de la maladie, ou toute autre circonstance qui met en émoi les sympathies organiques, la mettra en lumière. C'est ainsi que le tempérament nerveux n'exclut point une certaine activité des fonctions nutritives et l'accroissement des globules dans le sang. Mais ou ces derniers caractères dominent, ou l'incitation nerveuse prévaut: proportions inverses d'association organique qu'on énonce par les dénominations de tempérament nerveux-sanguin et sanguin-nerveux, terminant le mot complexe que l'on emploie par la désignation de l'élément organique le moins saillant (Bégin). Les formes complexes de la santé qui s'observent le plus fréquemment résultent de l'union du tempérament sanguin avec le lymphatique, de celle du tempérament lymphatique avec le nerveux et le sanguin. La première de ces associations constitue pour ainsi dire le fond organique de certaines populations : l'Alsace, la Normandie en offrent de nombreux exemples ; elle domine surtout dans le département du Haut-Rhin, moins marécageux, d'une exposition plus élevée, plus riche en vignobles que celui du Bas-Rhin. Le tempérament lymphatique-sanguin appartient aux classes aisées des département du Nord, de la Belgique, etc. L'élément lymphatique est le fondement de ces organisations ; mais une alimentation substantielle, abondante, secondée par d'autres conditions d'une hygiène favorable, a donné l'essor au système vasculaire rouge, et corrigé par l'élaboration d'un sang riche en globules le vice primitif de la trame organique. Certaines populations des montagnes (Dauphinois, Basques, etc.) dont on loue avec raison la souplesse, l'agilité, la taille heureusement proportionnée, se distinguent par l'énergie de l'innervation et l'excellente constitution de leur sang : variété la plus désirable du tempérament mixte. Chez eux la nutrition est contenue en de justes limites ; les élaborations blanches sont peu abondantes, les mouvements vifs et rapides ; l'action nerveuse, forte et soutenue, ne va point jusqu'à tyranniser la machine. Il est une association de tempéraments qui semble une contradiction physiologique, elle est cependant assez ordinaire : nous voulons parler de la prédominance simultanée des systèmes lymphatique et nerveux. Ce sont les femmes principalement qui nous en présentent de fréquents échantillons. Qui n'a vu dans le monde de ces femmes remarquées par leur fraîcheur, par leur embonpoint, et qui, sous la livrée de la mollesse et de l'apathie, cachent une extrême susceptibilité du système nerveux, une nature capricieuse, sentimentale jusqu'au spasme, irrritable jusqu'à la convulsion ? Mais ce développement, qui leur advient de très bonne heure ou vers la trentième année, ne dure point ; il disparaît quelquefois d'une manière rapide et comme par une fonte, soit à la suite d'une couche ou par l'action d'une cause

morale ; d'autres fois elles maigrissent graduellement, se sè-
chent vers l'époque de la suppression des menstrues, et rentrent
dans les conditions du tempérament nerveux absolu.

Nous n'insisterons pas davantage sur le fait important de
l'association des tempéraments ; nous négligeons à dessein les
peintures morales qu'y rattachent les auteurs. Cette association, tantôt ébauchée par la nature, tantôt amenée par l'éducation et le régime, est l'une des sources principales des différences individuelles de notre espèce ; elle donne, avec le fait
des idiosyncrasies, la clef de plus d'une solution importante
pour la médecine pratique.

CHAPITRE II.

DES IDIOSYNCRASIES.

Ce mot *idiosyncrasie* (ἴδιος, propre ; σὺν, avec ; κρᾶσις, mélange) a été très arbitrairement employé par les auteurs ; il a
désigné tantôt les goûts, les répulsions qui dépendent du mode
individuel de l'action cérébrale, tantôt les effets de l'habitude
ou d'une déviation morbide des fonctions. M. Rostan l'applique
aux anomalies des fonctions organiques (t. I, p. 171), ce qui
demande explication. M. Bégin nous semble avoir défini sainement les idiosyncrasies, en les faisant consister dans la prédominance d'un organe, d'un viscère important ou même d'un
appareil tout entier. Ainsi, tandis que le tempérament relève
de ce qu'il y a de plus général dans l'économie, à savoir, de
l'un des trois systèmes organiques dont les traces se retrouvent dans tous les tissus, ou bien encore, du sang et de l'innervation, l'idiosyncrasie exprime les effets particuliers du
fluide nutritif et du fluide incitateur sur tel ou tel organe, la
supériorité relative de développement et d'activité qui en résultent pour lui. La raison matérielle des idiosyncrasies ne
réside pas toujours dans le volume des parties auxquelles elles
se rapportent ; on sait d'ailleurs combien il est difficile d'évaluer les dimensions relatives des organes : la science est réduite
à des approximations, base chanceuse de corollaires physiolo-

giques. Mais quand il n'existe pas une liaison manifeste entre
la prépondérance fonctionnelle d'un organe et la mesure de sa
nutrition, il est rationnel de l'expliquer par des conditions
spéciales de texture ou par les modifications de l'action nerveuse. — Comme les tempéraments, les idiosyncrasies sont
congéniales ou acquises ; dans ce dernier cas, elles sont le produit de l'habitude : il en sera question plus loin ; ou elles se sont
développées à la suite d'un état morbide : tous les viscères,
tous les organes peuvent en devenir le siége ; stimulés avec
excès, altérés passagèrement dans leur structure, ils témoignent souvent, après la maladie terminée, une sensibilité qui
ne leur est point ordinaire, et agrandissent la sphère de leurs
irradiations sympathiques. D'autres fois ces idiosyncrasies,
qu'on peut appeler accidentelles, se lient temporairement à
une phase de l'économie ; la dentition, l'établissement laborieux des menstrues, la grossesse, donnent l'éveil à des sympathies nouvelles, renforcent l'action d'autres organes, et
déterminent ainsi dans l'économie des centres passagers de
réaction. Mais dans l'appréciation de cet ordre de faits, il importe d'analyser avec soin les phénomènes qui émanent directement de l'idiosyncrasie et ceux qui partent de l'encéphale.
Cette distinction n'a pas été faite assez nettement par ceux qui
ont écrit sur ce sujet : de là des erreurs qu'une saine physiologie doit épargner à l'hygiène. C'est pour avoir interverti le
rôle du cerveau et du tube digestif que des auteurs ont admis
un tempérament mélancolique, et rattaché l'hypocondrie à
l'idiosyncrasie gastro-intestinale. Sous l'inspiration de la doctrine physiologique, on a fait dépendre l'hypocondrie de l'association du tempérament nerveux avec une irritation sourde
des voies digestives ou de ses annexes : la première opinion
repose sur une hérésie physiologique ; la seconde généralise le
particulier et transforme un rapport de coïncidence en une loi
de causalité. L'hypocondrie n'est, en effet, qu'une affection
cérébrale, et quand il existe dans le foie, dans l'estomac ou les
intestins, un foyer d'irritation, il y a simplement une complication capable sans doute d'aggraver la maladie de l'encéphale, mais ne créant point par elle seule l'hypocondrie, qui
constitue, non une idiosyncrasie, mais une habitude morbide.

Le principe des idiosyncrasies n'est autre que celui des connexions des organes entre eux ; car nul organe ne peut devenir prépondérant que par l'énergie de ses irradiations sur le reste de l'économie ; celle-ci nous représente une société dont la hiérarchie est mobile et se déplace incessamment de viscère en viscère, sous l'influence des diverses circonstances (âges , habitudes , maladies , etc.), qui viennent solliciter plus particulièrement l'un d'entre eux.

Les idiosyncrasies se manifestent dans les variétés individuelles , en vertu de cette loi qui appelle sur les organes prépondérants dans l'économie l'action des causes morbifiques. Que plusieurs personnes soient exposées simultanément à un courant d'air froid : l'une d'elles se plaindra de coliques , l'autre contractera une bronchite , la troisième sentira les préludes d'un rhumatisme articulaire, etc. Les pathologistes attribuent ces différences d'effets produits à la diversité des prédispositions morbides ; mais ces prédispositions, que sont-elles, si ce n'est des idiosyncrasies ? Celles-ci expriment la condition organique ; celles-là révèlent le rapport de cette condition avec telle ou telle classe d'agents extérieurs.

Autant d'organes et d'appareils organiques, autant d'idiosyncrasies possibles , soit originairement , soit par acquisition ultérieure. Rousseau ne peut entendre le son d'une cornemuse sans éprouver une incontinence d'urine. Ce phénomène est complexe ; l'initiative en est au cerveau , mais la vessie réagit par une disposition qui lui est propre (mouvement réflexe), et c'est là ce que nous appelons idiosyncrasie. Les poumons, le cœur, les reins peuvent offrir ou acquérir cette prédominance qui leur attribue même, etc., d'une manière durable ou passagère une sorte de polarisation des phénomènes vitaux. La constitution goutteuse des anciens n'est autre chose qu'une idiosyncrasie fibro-articulaire mise en évidence par la maladie ; les idiosyncrasies génitale , hépatique et gastro-intestinale sont les plus fréquemment observées : ce que nous en dirons montrera la manière d'étudier les prédominances organiques.

Dans celle du tube digestif comme en toute autre , une induction sévère doit séparer les phénomènes d'origine cérébrale et ceux qui se rapportent directement à l'estomac et aux intestins. On connaît l'influence énorme du cerveau sur ces organes, soit dans l'état de santé, soit dans l'état pathologique ; on a trop souvent rapporté aux uns ce qui revient à l'autre : ainsi les affections morales tristes, qui manifestent d'une manière si fâcheuse l'action du cerveau sur l'estomac par le dérangement et l'imperfection des digestions, ont été considérées comme l'effet d'une lésion chronique du tube digestif, etc. Cette distinction faite, il faut étudier les sympathies directes de l'estomac, ses sympathies indirectes ou par sensation, enfin ses sympathies de fonction. Dans les premières, nous constatons la solidarité des différentes portions du canal alimentaire entre elles, ses connexions avec les viscères annexes. Ses relations sympathiques avec le cerveau, le système musculaire et les articulations ne peuvent être niées : il suffit de mentionner les phénomènes caractéristiques de la soif, de la faim, le brisement des forces dans la gastro-entérite, les angoisses d'une colique intense, pour faire ressortir l'empire sympathique que le tube gastro-intestinal exerce par voie de sensation. Enfin, les résultats de la fonction complètent la série des actions qu'il exerce sur l'économie : en effet, l'influence de cet appareil se généralise par degrés, se communique à tous les tissus par le degré d'altération qu'il a fait subir aux substances ingérées dans sa cavité. C'est dans cette succession d'actes, dans le cercle croissant de ses irradiations qu'il faut considérer attentivement le canal digestif pour en vérifier l'idiosyncrasie.

Si nous appliquons cette analyse au foie, dont la prédominance a servi de base au prétendu tempérament bilieux, les notions les plus ordinaires de physiologie nous apprennent que si l'action du cerveau sur le foie est mise hors de doute par les faits pathologiques, la relation inverse de ces deux viscères est loin de ressortir avec la même évidence. Dans l'ordre fonctionnel, le foie ne détermine par lui-même aucune sensation ; ses maladies ne témoignent pas davantage de son empire sur l'encéphale : car, aiguës, à moins de s'étendre au péritoine, elles ne donnent lieu qu'à une douleur obtuse ; chroniques, elles ne se trahissent souvent qu'à l'autopsie. Mais qui nierait l'action que le foie peut exercer sur d'autres organes et sur l'économie entière par le produit de sa sécrétion, par le résultat de sa fonction? Est-il indifférent que la bile soit versée en quantité médiocre ou considérable dans le canal alimentaire? La digestion n'en est-elle point influencée, et par suite, comme nous l'avons vu, le cerveau, l'organisme entier? La résorption d'une partie de la bile surabondamment sécrétée colore les tissus, la surface cutanée; portée dans le cerveau, elle l'impressionne dans un mode spécial, et si l'on ne peut contester le rapport intime du sang et de l'innervation, attribuer à la bile un certain rôle dans la manifestation des phénomènes intellectuels et moraux, n'est donc pas chose aussi absurde que l'affirme Georget (t. II, p. 128). L'idiosyncrasie hépatique, on le voit, se lie à l'activité sécrétoire du foie, non à ses sympathies nerveuses directes ou indirectes. Il importe seulement de ne pas confondre avec la prédominance hépatique un autre état qui appartient à l'histoire pathologique du foie, celui-ci ayant cessé de puiser dans le sang les matériaux de la bile, et l'ictère qui survient alors indiquant l'inertie, non l'exagération fonctionnelle de l'organe.

Le tempérament génital, admis par les auteurs, nous présente la confusion constante des actes cérébraux et des circonstances propres aux organes sexuels; ces dernières justifient seules l'admission d'une idiosyncrasie. L'exaltation des appétits vénériens, que les auteurs ont décrite sous les enseignes d'un tempérament, c'est-à-dire d'une forme régulière de la santé, est une affection morbide dont le siége est dans le cerveau; les organes génitaux, dans le plus grand nombre de ces cas, ne sont excités que secondairement, et, comme Georget l'a dit ingénieusement, ils sont les complices du cerveau. N'est-il pas remarquable que les maladies de l'utérus, du vagin, du pénis, des testicules ou des ovaires, dans le type aigu comme à l'état chronique, non seulement ne sollicitent presque jamais le désir vénérien, mais encore se passent obscurément dans les localités affectées, souvent sans aucun ébranlement sympathique? Il est certain que le rôle de l'encéphale dans la production des phénomènes physiologiques et morbides de l'appareil reproducteur a été longtemps méconnu ou restreint sans raison. Mais, d'un autre côté, il est des faits nombreux qui font éclater l'influence puissante de cet appareil sur l'encéphale : la provocation du désir vénérien pendant la veille et des songes voluptueux durant le sommeil par le simple fait de l'érection déterminée mécaniquement, les effets si connus de la castration sur le moral et sur l'intellect, ceux de la grossesse, etc., prouvent toute l'importance que mérite l'appareil générateur, considéré comme source de modifications cérébrales. Le principe de cette idiosyncrasie se trouve donc dans les sympathies nerveuses ; cependant elle peut dépendre aussi du résultat de la fonction, c'est-à-dire, de l'abondance de la sécrétion spermatique. On sait les suites de la pléthore spermatique, produite par une continence trop prolongée chez les sujets vigoureux ; leur œil vif, leurs gestes prompts, leurs allures agressives, l'animation de leur extérieur, l'odeur pénétrante et presque spermatique de leur haleine et de leurs sécrétions, l'agitation morale qu'ils éprouvent, et parfois l'état d'impatiente rêverie où ils tombent, tout ce cortége étrange de signes qui dénoncent une virilité mal combattue sont-ils dus exclusivement à la résorption du fluide séminal ou plutôt ne dérivent-ils pas en partie de l'organe cérébral ? Ici encore l'innervation et l'état du sang sont étroitement liés ; ici encore nous trouvons un foyer de réaction sur le cerveau, et, sans placer dans l'utérus ou dans les testicules un principe de manifestations morales, nous disons que ces organes sont, comme le cœur, les poumons, le foie, etc., des modificateurs internes pour l'instrument de la pensée.

L'origine comme la multiplicité des idiosyncrasies se trouve indiquée dans cette proposition de Bichat : « Une somme déterminée de force a été départie en général à cette vie : or cette somme doit rester toujours la même, soit que sa distribution ait lieu également, soit qu'elle se fasse avec inégalité ; par conséquent, l'activité d'un organe suppose nécessairement l'inaction des autres (1). » L'existence congéniale ou le développement d'une ou de plusieurs idiosyncrasies, en même temps qu'ils témoignent du perfectionnement de certains organes, entraînent la détérioration d'autres organes qui perdent de leur vitalité ; l'exercice continuel et violent du système musculaire, condition absolue d'un si grand nombre de professions mécaniques, finit par opprimer la pensée ; le cerveau s'affaisse, s'ap-

____

(1) *Recherches sur la vie et sur la mort.*

pesantit par l'effet des digestions trop considérables et trop souvent répétées ; les contentions énergiques et prolongées de l'esprit tournent au détriment de la contractilité musculaire. Toutefois la sphère d'influence des idiosyncrasies n'est pas également étendue ; elle a pour limites celles même de la puissance sympathique des organes. Aussi ceux qui à l'état normal agissent peu sur l'axe cérébro-spinal, ne l'influencent guère davantage par leurs idiosyncrasies : tels sont le foie, le rein, les poumons. Que ces viscères fonctionnent avec une grande énergie, le cerveau n'en est affecté que médiocrement.

Les idiosyncrasies se combinent avec les tempéraments. Le même sujet peut offrir un tempérament mixte avec une ou plusieurs prédominances viscérales ; c'est pourquoi il est souvent si difficile de démêler les éléments d'une individualité organique. Il existe une sorte d'affinité entre les tempéraments et les idiosyncrasies : la prédominance hépatique s'associe fréquemment au tempérament sanguin et au tempérament nerveux ; la prédominance cardiaque est aussi l'ordinaire attribut de la première de ces formes générales de la santé. Nous verrons, dans le chapitre suivant, que les idiosyncrasies se lient à l'évolution successive des organes, et que l'âge, en dirigeant sur tel ou tel d'entre eux l'activité plastique et vitale, leur confère presque à tour de rôle une éphémère suprématie.

Le fait constant des idiosyncrasies démontre l'impossibilité de bien diriger à la fois toutes les opérations organiques ; perfectionner les unes, c'est affaiblir les autres : l'inégalité est donc la loi des organes dans le même individu, comme elle est celle des organisations dans la même espèce.

La connaissance des idiosyncrasies est indispensable au praticien pour qu'il ne soit point exposé à les prendre pour des états morbides : la lenteur de la circulation est un phénomène de certaines maladies (congestion cérébrale, ictère) ; elle est naturelle chez beaucoup de personnes. Il est important d'écarter des organes qui sont doués d'une activité exubérante toute cause d'irritation. Il m'est arrivé de produire une superpurgation avec une dose minime de crème de tartre chez une personne dont j'ignorais l'idiosyncrasie gastro-intestinale, tandis que je vois souvent des purgatifs pris à forte dose ne déterminer

aucun résultat sur de jeunes soldats dont la disposition gastro-
intestinale est contraire à la précédente : on pourrait appeler
cette dernière disposition une idiosyncrasie passive. Les effets
secondaires de la lésion d'un organe retentissent davantage
dans les parties qui sont le siége d'une idiosyncrasie : de là
pour le praticien le problème journalier des concomitances et
des complications morbides. Combien de fois la réaction sympathique, exagérée par l'existence d'une ou de plusieurs idiosyncrasies, a-t-elle donné le change sur le siége réel de la maladie? Combien de fois, avant les travaux immortels de Broussais, a-t-on diagnostiqué une méningite, une encéphalite,
quand les phénomènes cérébraux n'étaient, malgré leur intensité, que le reflet d'une phlegmasie du tube digestif! — Dans
la période d'incubation des fièvres exanthémateuses, c'est vers
les organes prédominants que convergent les mouvements morbides ; ce sont les idiosyncrasies qui décident de la localisation
des prodromes. Ainsi on verra l'éruption variolique précédée
chez l'un par des accidents cérébraux, chez l'autre par les
symptômes d'une gastro-entérite, suivant que le canal digestif
ou le cerveau jouissent d'une énergie prépondérante. J'ai vu la
rougeole se déclarer chez un militaire qui n'avait eu pour tout
symptôme précurseur qu'une congestion cérébrale sans an-
gine ; mais il était sujet aux maux de tête. Enfin, l'application
des révulsifs est réglée par la notion des idiosyncrasies : les
malades à prédominance encéphalique doivent redouter l'emploi
des sinapismes et des vésicatoires ; les perceptions douloureuses
que ces applications leur occasionnent neutralisent l'avantage
que peut procurer l'hypérémie artificielle et fugitive d'une certaine étendue de la peau. Des inflammations viscérales ont cédé
parfois à d'énergiques révulsions opérées autour des articulations
d'individus doués de l'idiosyncrasie fibro-séreuse rhumatismale.
En traitant de l'imminence morbide, nous déduirons des idiosyncrasies d'autres conséquences importantes pour la pratique.

CHAPITRE III.

DES AGES.

§ I. Données générales.

La vie se manifeste par le mouvement : mouvement moléculaire de décomposition et de recomposition de la trame organisée, mouvement propre des organes dans la sphère individuelle de leurs fonctions, mouvements de solidarité qui constituent les sympathies, mouvements d'ensemble de la machine. Chaque existence, lancée dans l'espace et dans le temps, s'élève, plane à une certaine hauteur et retombe. Pour l'organisme, ni halte ni repos. Depuis l'instant mystérieux où l'ovule et le zoosperme se sont combinés pour lui donner naissance, jusqu'au jour où il émigre de l'utérus au monde extérieur, depuis la première inspiration jusqu'à la mort, il ne cesse de se modifier, de se transformer, et dans les attributs de son extériorité, et dans les conditions de sa structure, et dans le mode de son activité : facultés physiques et morales, forme et fond, tout est incessamment remué dans l'homme. Les principes dont sa trame se compose existent hors de lui ; il les renouvelle par des échanges non interrompus avec la nature extérieure, dont il résume en lui les forces ; produit d'une association temporaire de certains éléments de la matière, il ne se maintient, comme tous les autres êtres, que par la circulation perpétuelle de ces éléments, et il est lié par tous les points de son organisation, par tous les atomes de sa substance, au système d'une merveilleuse et universelle métempsycose.

Les changements que subit le corps humain dans le cours de la vie se succèdent dans un ordre régulier, s'enchaînent dans un rapport nécessaire ; la complication progressive des fonctions, leur perfection, leur affaiblissement plus ou moins rapide, sont en raison directe des transformations anatomiques qui s'accomplissent au sein de l'économie ; et le meilleur argument dont puisse s'étayer la médecine organique, c'est la liaison constante, rigoureuse entre les conditions matérielles des instruments organiques et les nuances de leur activité aux différentes époques de la vie. Considérée à de longs intervalles, l'organisation diffère singulièrement d'elle-même : de là l'idée des âges, coupes plus ou moins arbitraires de la carrière humaine ; car, nous l'avons dit, les mutations de la matière organisée présentent une série continue. Les âges sont donc des périodes de la vie auxquelles correspondent un certain nombre de changements survenus dans l'état matériel et fonctionnel de l'organisme. La plupart des divisions des âges sont purement arithmétiques, c'est-à-dire qu'elles ont pour base la numération des années. Hallé s'est efforcé de tenir compte à la fois et de la succession des jours depuis la naissance, et des changements accomplis dans l'économie animale. Voici la division qu'il a suivie : 1° la première enfance, *infantia*, de 1 à 7 ans ; 2° la deuxième enfance, *pueritia*, de 7 à 13-15 ans ; 3° la puberté ou adolescence, caractérisée par l'aptitude à la reproduction : elle s'étend pour les femmes de 13 à 21 ans ; pour les hommes, de 15 à 25 ans ; 4° la virilité, qui dure chez les femmes de la 21ᵉ à la 50ᵉ année ; pour les hommes, de la 25ᵉ à la 60ᵉ année : Hallé la subdivise en trois périodes, virilité croissante, virilité confirmée, virilité décroissante ; 5° la vieillesse, qu'il partage encore en première vieillesse, de 60 à 70 ans ; en vieillesse avancée, saison des infirmités ; enfin, en décrépitude, transition extrême de la vie à la mort. La division la plus simple des âges nous paraît être celle de Daubenton (1) ; elle comprenait : 1° l'enfance, étendue depuis la naissance jusqu'à l'âge de puberté ; 2° l'adolescence, qui se prolonge jusqu'à l'âge de 20 à 25 ans ; 3° la jeunesse, de 25 jusqu'à 30, 35 ans ; 4° l'âge viril, qui dure jusqu'à 40 à 45 ans ; 5° l'âge de retour, de 45 à 60, 65 ans ; 6° enfin, l'âge de la vieillesse ou la caducité.

Mais les âges ne se limitent pas en réalité d'une façon aussi tranchée que ces divisions pourraient le faire supposer ; leurs gradations se confondent : il n'y a que la puberté qui se caractérise avec une sorte d'éclat par la maturité des organes reproducteurs et qui détermine une époque fixe dans la vie. Relativement à l'activité de ces organes, la vie se partage en trois

____

(1) *Leçons professées aux écoles normales*, tome VIII, page 313.

périodes distinctes marquées, la première par leur imperfection et leur inertie, la seconde par leur exercice, la troisième par leur atrophie et leur repos ; mais cette division encore est démentie par les individualités. Il arrive que les fonctions de la génération s'exécutent encore à un âge avancé, surtout chez l'homme, tandis que la cessation du flux menstruel peut entraîner prématurément chez la femme l'inaptitude à la reproduction.

L'échelle de l'existence humaine ne présente en définitive que deux degrés qui résument dans leur généralité les phénomènes de l'organisation. Celle-ci ne passe en effet que par ces deux phases : accroissement et déclin ; dès qu'elle cesse de gagner, elle commence à perdre ; le travail de formation terminé, la destruction débute et marche. Ce qu'on a nommé la période d'état comprend les années pendant lesquelles les actes organiques s'accomplissent avec le plus de régularité, où l'économie semble avoir atteint la plus juste proportion de toutes les fonctions, et déploie dans sa vie de relation la plus grande somme de puissance et de spontanéité ; mais si cet âge est remarquable en général par la plénitude de l'activité physiologique, rien n'est stationnaire dans le corps ; les phénomènes de la vie ne comportent point la fixité qu'on leur attribue à cette époque.

L'évolution de l'organisme ne se fait point dans tous les individus suivant des vitesses égales ; l'enchaînement des actes par lesquels elle s'opère est invariable, mais la rapidité de leur succession est subordonnée à une foule de circonstances, les unes inhérentes à l'être lui-même, les autres existant au dehors de lui et telles que le climat, l'alimentation, le genre de vie, les passions, etc. Il y a des vieillards de trente ans ; il y a des septuagénaires florissants par la vigueur de la constitution et la légitimité de leurs appétits. A part même les effets du genre de vie et le poids des antécédents, la nature apporte elle-même dans la balance des éléments d'inégalité ; les matériaux primitifs de la constitution influent fatalement sur les développements ultérieurs : c'est ici que l'hérédité intervient avec une efficacité tantôt heureuse, tantôt funeste ; le tempérament légué par les parents à leur progéniture la fait précoce ou tardive. La détermination des âges n'a donc rien d'absolu.

A chaque période de la vie correspond une forme de santé,

une manière d'être générale ; il est essentiel d'en tenir compte
dans l'indication des règles hygiéniques. La digestion de l'enfant diffère autant de celle de l'adulte que diffère chez ce dernier et chez le vieillard l'exercice de la vue ou l'excrétion des
urines : les mêmes prescriptions d'hygiène sont-elles applica-
bles à la même fonction , quand, par le laps des années , elle
s'est altérée dans son mécanisme et dans ses résultats ? La connaissance des changements amenés par l'âge n'est pas moins
nécessaire au praticien. L'auscultation ne fait-elle point reconnaître de notables différences entre les phénomènes sonores de
la respiration puérile et ceux de la respiration sénile ? Le pouls
de l'enfant donne plus de cent battements par minute ; celui du
vieillard souvent n'en fournit que la moitié. Quoi de commun
entre les phlegmasies pseudo-membraneuses , dont les voies
aériennes de l'enfant sont si fréquemment le siége, et les bronchorrhées des vieillards , si promptement suivies de congestions
étendues du poumon ? Nous aurons occasion de revenir (*imminence morbide*) sur les prédispositions spéciales que chaque
âge suscite à l'organisme ; l'hygiéniste doit les connaître pour
diriger sur les points menacés sa sollicitude préservatrice.
Chaque période de la vie change le rapport de l'organisme avec
le monde extérieur, parce qu'il change le rapport physiologique des appareils et des viscères entre eux. La prépondérance des organes, celle même des systèmes généraux , n'est
point stable contre l'atteinte des années ; les idiosyncrasies
changent, les tempéraments se transforment, les mouvements
vitaux se concentrent vers telle ou telle cavité splanchnique :
c'est ainsi que dans le premier tiers de la vie ils se portent vers
la tête, dans le deuxième tiers vers la poitrine ; enfin l'activité organique s'établit graduellement vers l'abdomen dans le
stade de décroissance et de sénilité.

§ II. Des changements qui caractérisent les âges.

Nous n'avons pas à tracer ici en détail l'histoire du développement successif de chaque organe, de chaque appareil d'organes : ce serait transporter dans l'hygiène l'anatomie et la physiologie ; notre but est d'esquisser à grands traits les caractères
généraux que présente l'organisme à travers les périodes de

son évolution. Quoique la période d'accroissement ne se termine qu'au premier moment du déclin, l'inégale manifestation des forces plastiques permet de partager sa durée en deux stades distincts. En effet, depuis la naissance jusqu'à l'adolescence, la nutrition s'exerce avec une exubérance et une énergie qui diminuent déjà dans la jeunesse et baissent encore davantage pendant la virilité : aussi a-t-on fait de ces deux derniers âges la période d'état, erreur que nous avons combattue ; ils ne se distinguent de l'enfance et de l'adolescence que par le ralentissement de l'activité nutritive et par une autre direction des mouvements vitaux qu'elle détermine.

Dans la période la plus énergique de l'accroissement, le caractère général de l'organisme, c'est la prépondérance de l'appareil vasculaire à sang rouge, prépondérance que démontrent la fréquence des battements du cœur, l'élan de la circulation artérielle ; les ventricules du cœur sont volumineux, les artères larges, le système veineux moins apparent ; toute la surface tégumentaire, externe et interne, est injectée chez l'enfant nouveau-né. A l'activité de la circulation se lie celle de l'hématose, et secondairement, de toutes les fonctions qui s'exercent immédiatement sur les matériaux du sang : sécrétions urinaire, salivaire, sécrétions des follicules mucipares et sébacés, exhalations cutanée, pulmonaire, séreuse et adipeuse. Le poumon, dont la première inspiration a doublé le poids et le volume, devient rosé, mou, crépitant, vésiculeux, de brun et compacte qu'il était ; pendant toute l'enfance, il conservera une vascularité plus abondante. Cette énergie de l'hématose était nécessaire, car à cette époque de la vie la plasticité est à son maximum ; toutes les parties du corps croissent et se développent, tous les tissus tendent à se perfectionner ; aussi sont-ils abreuvés de sucs, infiltrés de matériaux plastiques. Le tissu cellulaire, encore à demi muqueux, acquiert tous les jours plus de densité ; sa disposition en cellules et lamelles se prononce ; le système lymphatique n'est pas moins développé, et il s'accroît rapidement jusqu'après la deuxième dentition ; sa portion abdominale, qui forme l'appareil chylifère, est surtout le siége de cette fluxion nutritive et ses ganglions présentent un grand volume. Cette surabondance de fluides plastiques imprime à la constitution de

l'enfant un aspect lymphatique, sans que l'on en puisse conclure, suivant nous, à l'existence du tempérament de ce nom .
la mollesse des tissus, leur imprégnation par les sucs nourriciers,
l'ampleur flottante des formes qui en résulte, ce sont là, non
les signes d'un tempérament, mais les conditions nécessaires
d'une phase de l'évolution organique ; chaque jour les corrige,
chaque progrès dans la vie en fait disparaître une partie. Beaucoup d'enfants s'animent d'ailleurs d'une nuance sanguine qui
n'est point davantage pour eux l'augure infaillible du tempérament sanguin. La chimie vivante ne pouvant s'effectuer,
comme celle des corps inorganiques, qu'à la faveur d'une extrême division de la matière, ramenée pour ainsi dire à sa forme
atomistique, c'est là ce qui explique chez l'enfant la prédominance des fluides sur les solides, la disposition de toutes les surfaces à sécréter avec abondance, la turgescence vasculaire de
toute la trame organique.

Les phénomènes les plus saillants de l'accroissement correspondent aux deux dentitions et à la puberté ; ces grandes mutations une fois accomplies, la puissance formatrice perd de son
activité, et l'appareil vasculaire à sang rouge en suit pas à pas
les dégradations. Exaltée à son plus haut degré dans les commencements de la vie extra-utérine, elle doit s'affaiblir et s'affaiblit, en effet, à mesure que l'organisme approche du terme de
sa croissance. Elle finit, dans la période de virilité, par ne plus
s'exercer que dans la mesure nécessaire pour compenser les déperditions, pour assurer aux tissus la permanence de leurs éléments, aux organes leurs conditions de texture et de volume, à
l'économie entière la plénitude et la stabilité de ses fonctions.

Le système lymphatique, qui est parvenu à un grand développement dans le milieu du premier âge, a déjà perdu de sa
puissance physiologique à l'époque de la deuxième dentition et
s'affaiblit encore vers celle de la puberté ; il en résulte que l'appareil vasculaire à sang rouge, dont l'activité s'est maintenue,
l'emporte chez l'adolescent sur l'appareil lymphatique.

Quant aux instruments de la vie de relation, ils se développent, se fortifient par degrés pendant la première période de la
vie ; en même temps leurs fonctions tendent à se régler. Le système nerveux, centre de la vie relative, témoigne d'abord de sa

sensibilité par des mouvements automatiques qui s'exécutent rapidement sous l'influence des stimulations extérieures ; plus tard l'action du système nerveux sur le système musculaire se régularise, se consolide. Les appareils des sens, plus développés, deviennent autant de sources d'impressions nouvelles ; la sphère des réactions cérébrales va s'agrandissant ; avec la puissance de l'incitation nerveuse augmente celle des instruments (os, muscles, etc.) par lesquels elle se manifeste, et il importe à l'hygiéniste d'observer attentivement ce parallélisme de développement entre le système nerveux et les différentes pièces de l'appareil locomoteur ; il y a là plus d'une question d'éducation physique, ou plutôt celle-ci se résume presque entière dans la modération des rapports entre l'axe cérébro-spinal et les organes qu'il met en jeu. Le caractère de la vie relative dans le premier âge, c'est la vivacité et la mobilité des impressions qui font naître des actes de locomotion désordonnés, automatiques. Dans la deuxième enfance, les impressions ne donnent pas encore lieu à des perceptions exactes et justes ; le cerveau les apprécie mal encore, et les déterminations qu'elles sollicitent ne sont pas encore pondérées par la raison. La vie de relation suit les progressions de la vie organique; les actes par lesquels elle se manifeste n'ont acquis toute leur régularité, toute leur perfection qu'au terme de l'accroissement ; alors seulement le cerveau commande, coordonne, dirige tous les mouvements suivant les impressions qui lui sont transmises ou suivant les volitions dont il est à la fois le foyer et l'instrument. La gradation de son activité implique celle de son développement. C'est donc à tort que l'on a dit et répété que dès la naissance l'encéphale possède à peu près tout le volume qu'il conservera plus tard (Rostan) ; l'accroissement ne paraît même pas cesser pour la tête à l'époque assignée comme terme de la croissance générale ; il semble au contraire continuer jusqu'à soixante ans (Parchappe). L'augmentation de volume porte à peu près exclusivement sur le développement circulaire horizontal de la tête et principalement sur le développement de la partie antérieure ; elle est due en grande partie à l'agrandissement des sinus frontaux. Au delà de soixante ans, le volume de la tête diminue; le crâne perd aussi de sa pesanteur sous l'influence de la vieillesse.

Les changements organiques, ainsi que nous l'avons dit, ne s'interrompent pas durant la période appelée période d'état; mais ils s'accomplissent avec une certaine lenteur, et, pour les apprécier, il est nécessaire de comparer l'organisme à lui-même, à des intervalles éloignés, par exemple, dans le milieu de la virilité et aux approches de l'âge de retour. Toutefois c'est à cette époque que les fonctions ont le plus de consistance : les deux principes universels de l'économie, le sang et la matière nerveuse, semblent unis dans leur plus juste proportion; les organes approchent le plus par leur volume, par leur structure et par leur activité, du type physiologique idéal, et c'est à cet âge que les différences individuelles ont le moins de saillie.

Les mutations qu'amène le déclin de la vie sont inverses de celles qui signalent les années d'accroissement ; les fonctions s'exécutent avec une lenteur qui augmente de jour en jour; le système artériel perd de son activité, ses extrémités capillaires se laissent à peine soupçonner dans les tissus, la circulation devient languissante dans des canaux qui n'ont plus leur élasticité, les sécrétions diminuent; les veines, plus prononcées que dans l'âge moyen, cèdent à l'effort latéral du sang et se laissent distendre jusqu'à l'état variqueux ; les muscles se décolorent, leur fibre durcit et se contracte laborieusement. Tous les tissus participent à une sorte de dessiccation qui a pour effet de les racornir ; turgescents dans l'enfance, d'une texture plus compacte dans l'âge moyen, ils se réduisent et se dessèchent chez le vieillard ; les nerfs qui les parcourent sont grêles et d'une densité telle, qu'ils ont paru desséchés comme les autres tissus ; des sels calcaires se déposent sur différents points de l'arbre vasculaire artériel, dans les parties articulaires ; les cartilages intervertébraux s'affaissent, s'incrustent de phosphate calcaire à leur centre, de telle sorte que plusieurs vertèbres, soudées ensemble par cette ossification, ne forment plus qu'une seule masse. Les os présentent plus de volume, un tissu plus compacte, des cavités intérieures plus étendues ; la substance médullaire des os longs est plus liquide et presque huileuse. Même décadence de la vie de relation. Le cerveau, qui en est le centre, acquiert une consistance, une dureté qui, de quelque manière que l'on conçoive le mécanisme de son action, doit l'en-

traver de plus en plus ; vibration fibrillaire ou circulation d'un
fluide peut-être identique avec l'électricité, l'innervation doit s'o-
pérer difficilement par l'intermède d'un viscère affaissé et lentement parcouru par un sang moins stimulant. Les appareils des
sens se détériorent l'un après l'autre : la vue faiblit, puis l'ouïe,
et les impressions sensitives ébranlent à peine le système nerveux. Le vieillard lutte contre l'imminence de l'anarchie fonctionnelle; les mouvements ne s'accomplissent plus que par l'effort
soutenu de la volonté ; encore est-elle mal obéie, à cause de
l'affaiblissement des instruments dont elle dispose.

Telle est la série des phénomènes que déroule l'organisation
depuis le berceau jusqu'à la vieillesse confirmée. Mais pour avoir
une notion complète des résultats déterminés par les âges, il ne
suffit point d'envisager les caractères généraux des périodes de
la vie : la loi de continuité qui régit la nature ne l'empêche point
de manifester par intervalle une plus grande énergie dans ses
développements, et quoique les différents âges se confondent à
leurs limites, il est dans la vie des transitions peu ménagées ; il
est des changements organiques d'une allure si brusque, ou
d'une influence si décisive, qu'on a pu les appeler avec raison
les révolutions des âges : subordonnées aux lois conservatrices
de l'individu ou de l'espèce, amenées par une progression de
modifications, elles impriment néanmoins, en éclatant, de fortes
oscillations à la santé, et viennent grossir la somme des prédispositions morbides. Il est indispensable d'arrêter notre attention
sur ces moments critiques de la vie ; ils se terminent toujours,
ou par l'inauguration dans l'économie de certaines fonctions auxquelles elle ne devient apte qu'à une époque plus ou moins éloignée de la naissance, ou par la suppression d'actes physiologiques dont la durée est limitée, ou par l'établissement de conditions
organiques qui changent d'emblée le rhythme général de la vie.
Le passage du sein maternel à l'existence aérienne, la première
et la deuxième dentition, la puberté, l'époque du retour, enfin la
cachexie sénile, voilà les points culminants de l'histoire de l'é-
volution humaine; voilà des échelons posés à long intervalle dans
la vie et sur lesquels l'organisation apparaît successivement sous
une forme toute particulière.

La première révolution qui s'opère dans l'organisme à l'instant même de la naissance consiste dans l'établissement de la respiration: celle-ci entraîne une modification immédiate du sang et du mécanisme de la circulation. Le sang de la veine-cave inférieure, au lieu de passer par le trou de Botal dans l'oreillette gauche, se porte, avec celui de la veine cave supérieure, dans le ventricule droit et dans l'artère pulmonaire ; le sang projeté par ce vaisseau n'est plus dérivé par le canal artériel dans l'aorte descendante ; celle-ci, enfin, cesse de le verser dans les artères ombilicales. Aussi les organes de transition qui se rattachent à la vie fœtale ne tardent point à se flétrir : tels sont les vaisseaux omphalo-mésentériques, le canal artériel, le canal veineux, les capsules surrénales; le thymus s'atrophie plus tardivement; dans le cours de la deuxième enfance et jusqu'à la fin de la lactation, il augmente avec les autres organes. Nous avons déjà mentionné les changements qui s'effectuent dans les poumons. Chez le fœtus ils pesaient de 12 à 15 gros, ce qui donne pour rapport au poids total du corps 1,35 ; la respiration élève ce rapport à 1,70 (Ploucquet) et leur poids absolu à 12, 20 gros (Bernt) (1). L'enfant, dès qu'il respire, a cessé de recevoir pour sa nutrition le tribut maternel de matériaux tout sanguifiés ; il faut donc que son système digestif entre en jeu avec une activité proportionnelle aux be-

(1) Des recherches importantes ont été faites dans ces derniers temps sur les différences de la respiration aux différentes époques de la vie ; nous mentionnerons plus loin les résultats obtenus par MM. Andral et Gavarret. M. Bourgery, dans un mémoire lu à l'Académie des sciences (23 janvier 1843), énonce, entre autres conclusions, les suivantes : La plénitude de la respiration dans les deux sexes appartient à l'âge de trente ans; chez les sujets bien constitués, le chiffre de la respiration forcée, à cet âge, est dans l'homme de 2 litres 50 à 4,30, et dans la femme de 1 litre 10 à 2,20 ; le jeune garçon de quinze ans respire 2 litres, et le vieillard de quatre-vingts ans 1,35. Le volume d'air dont un individu a besoin *pour une respiration ordinaire* augmente graduellement avec l'âge. Les rapports entre les âges de sept, quinze, vingt et quatre-vingts ans, sont géométriques et représentés par les nombres 1, 2, 4, 8. L'augmentation progressive ou le besoin d'un plus grand volume d'air n'exprime que la diminution d'énergie de l'hématose pulmonaire, c'est-à-dire que cette faculté décroît de l'enfant au vieillard dans un rapport représenté par les nombres fractionnels inverses des premiers, 1, 1/2, 1/4, 1/8. Voilà des résultats capables de satisfaire les esprits amoureux d'exactitude ; le mémoire de M. Bourgery en contient plusieurs autres formulés avec la même rigueur ; reste à les vérifier.

soins de l'assimilation. Tous les actes de sa vie organique sont
modifiés en raison du mouvement nutritif ; et de même que la
première inspiration a donné le signal de ce changement à vue
dans l'ensemble des phénomènes de la vie végétative, de même
le premier effleurement du sein où la nature lui a préparé le lait
éveille ses fonctions de relation : il palpe instinctivement le réceptacle vivant de sa nourriture, il perçoit la température du
milieu ambiant. C'est par la peau, c'est par la surface sensitive
la plus développée qu'il se met d'abord en communication avec
le monde extérieur, comme si la nature avait voulu lui en atténuer les premières impressions en les disséminant sur une grande
étendue ; comme si le toucher général et confus du tégument externe devait le préparer à des spécialités plus délicates de la
même fonction, à la vision, à l'ouïe, à l'odorat, etc., qui ne
sont dans leur mécanisme intime qu'un toucher plus subtil et
diversifié suivant la nature des excitants fonctionnels.

La première dentition, pas plus que la seconde, ne doit être
considérée comme une maladie ; elle constitue par elle-même et
par une série coïncidente de phénomènes d'accroissement, une
de ces mutations aiguës qui concourent à fonder l'indépendance
individuelle de l'être nouveau. Les incisives moyennes de la
mâchoire inférieure se montrent en premier lieu ; elles sont suivies de celles de la mâchoire supérieure ; viennent ensuite les incisives latérales inférieures et les incisives latérales supérieures ;
en troisième ordre apparaissent les premières molaires inférieures et supérieures (1) ; les canines inférieures et supérieures sortent vers deux ans et demi ; enfin les deuxièmes molaires complètent vers la quatrième année cet appareil transitoire de
mastication. Les sensations continuelles de chatouillement, de
démangeaison ou de douleur, dont s'accompagne l'éruption des
premières dents, déterminent parfois une surexcitation cérébrale
qui se traduit par un état fébrile, la chaleur à la tête, l'insomnie, des cris d'impatience, des convulsions ; en même temps que
s'achève la première dentition, les muscles masticateurs se ren-

____

(1) M. Trousseau a cherché à établir, par le résultat de ses observations,
que les dents sortent par groupes chez les enfants à la mamelle. La première
dentition, dit-il, s'accomplit en cinq temps : premier groupe, deux incisives
inférieures ; deuxième groupe, quatre incisives supérieures ; troisième groupe,

forcent, la mâchoire inférieure se courbe, ses branches se redressent; les glandes salivaires et le pancréas s'accroissent; les valvules conniventes augmentent de nombre et se prononcent; les cryptes mucipares se développent, le tube digestif présente plus de longueur. Même progrès des fonctions de relation : les sens externes sont en activité, le tact se perfectionne ; les impressions plus variées, plus multipliées, sollicitent les facultés cérébrales. Naguère le volume de la tête contrastait avec la petitesse des membres ; le rachis, plus gros supérieurement qu'en bas, n'offrait qu'une seule courbure, et par l'absence des apophyses épineuses fournissait un moindre espace à l'insertion des muscles des gouttières vertébrales ; le bassin, par son obliquité sur le rachis, faisait proéminer le ventre et dirigeait en avant le poids du corps ; les fémurs ne trouvaient pas dans les cavités cotyloïdes encore cartilagineuses un point d'appui assez solide, etc. En un mot, les conditions nécessaires pour la station et la progression manquaient en totalité ; mais pendant la durée de la période qui nous occupe, la marche rapide de l'accroissement y a pourvu en grande partie ; d'essai en essai l'enfant est parvenu à reproduire les attitudes de ses parents, comme il a fini par répéter leurs sons, leurs syllabes, leurs paroles, leur langage.

Les germes de la deuxième dentition sont, comme ceux de la première, visibles déjà dans le fœtus, représentés par une série de trente-deux follicules membraneux situés dans un rang d'alvéoles qui existent en arrière des alvéoles à dents infantiles. Leur éruption s'opère quand leur couronne est parfaite

quatre premières molaires et deux incisives latérales inférieures ; quatrième groupe, quatre canines ; cinquième groupe, quatre dernières molaires ; ce qui donne pour le nombre 2, 4, 6, 4, 4 dents ; total, 20. L'époque d'éruption de ces groupes est assez peu certaine ; pourtant, en général, M. Trousseau croit pouvoir l'établir à peu près de la manière suivante (*Journal de médecine,* par MM. Fouquier, Trousseau et Beau, février 1843, page 40) :

1er *groupe :* Deux incisives médianes inférieures vers l'âge de sept à huit mois.

2e *groupe :* Quatre incisives supérieures de onze à douze mois.

3e *groupe :* Quatre premières molaires, deux incisives latérales inférieures, vers l'âge de dix-sept à dix-huit mois.

4e *groupe :* Quatre canines vers l'âge de deux ans.

5e *groupe :* Quatre dernières molaires vers l'âge de trente mois.

et que leurs racines sont à peu près formées ; elle est précédée
par la chute des dents de lait dont la racine est résorbée en
partie ou en totalité. De sept à dix ans paraissent les incisives,
puis les bicuspidées, ensuite la canine ; vers onze à douze ans,
la seconde grosse molaire ; la première grosse molaire sort dans
le cours de la première dentition, c'est vers vingt ans seulement que se produit la cinquième molaire. Ces dents ne sont
qu'ébauchées dans leurs racines au moment de leur apparition
et ne les perfectionnent que dans un espace de deux à trois ans.
Les arcades dentaires continuent de s'agrandir jusqu'à vingt
ans, et la face en reçoit plus de hauteur et de largeur. La
révolution physiologique de la deuxième dentition se termine à
la puberté, quoique le nouvel appareil dentaire ne se complète
que plus tard : elle a une marche moins rapide, moins turbulente ; l'accroissement général se modère dans la même proportion, le système nerveux ne manifeste point l'orageuse impressionnabilité de l'âge précédent. Déjà ses actes se sont
régularisés, perfectionnés ; les facultés intellectuelles et morales
se déploient avec une intensité progressive ; les organes du
mouvement ont acquis toute leur souplesse et leur agilité ; la
surcharge graisseuse du premier âge n'existant plus, les
muscles dessinent leurs reliefs, les articulations se sont débour-
rées, etc. Le système osseux appelle fortement sur lui le mouvement nutritif.

Mais voici l'époque d'une transformation des plus complètes
et des plus rapides : les organes génitaux viennent d'acquérir
le développement nécessaire à l'exercice de leurs fonctions ; tout
s'est préparé dans l'économie pour cette révolution ; quelques
mois ont suffi à la nature, si soigneuse des intérêts de l'espèce,
pour imprimer au corps la puissance et la vitalité que réclame
l'office de la reproduction. Vers la puberté, la croissance du
corps se fait en grande partie sur la colonne vertébrale, et en
même temps que cette tige osseuse, point d'appui des efforts
musculaires, s'est renforcée, ses cartilages intervertébraux,
plus extensibles, facilitent ses mouvements ; les différentes
pièces du squelette achèvent de se consolider, la plupart de leurs
épiphyses se soudent à leur partie moyenne ; les muscles se
contractent avec énergie, la poitrine s'agrandit et s'ombrage

de poils, le tempérament sanguin domine, les sécrétions muqueuses sont moins abondantes ; le duvet de l'adolescence fait place à la barbe, les cheveux se rembrunissent ; le larynx se développe, la glotte s'élargit et s'allonge : de là le timbre plus grave de la voix et par moments des intonations incertaines ; en peu de temps, les testicules doublent de volume, le pénis grossit et manifeste une propriété nouvelle, si des pratiques funestes ne l'ont déjà provoquée prématurément, celle d'entrer en érection ; le scrotum se ride et brunit, et par une excitation sympathique que nous verrons éclater plus vivement chez la femme, les seins du jeune homme se gonflent et parfois laissent suinter quelques rares gouttelettes d'un fluide lactescent. Mais le phénomène le plus remarquable qui se produit à cette époque chez l'homme, c'est l'apparition des zoospermes dans la liqueur séminale. Ce phénomène est constant (1) et suffirait à lui seul pour caractériser la puberté. On l'observe aussi chez les animaux : à l'époque de leur rut, la présence des zoospermes se lie à chaque retour de leur excitation génitale : « Quand le rut, dit M. Lallemand (*loc. cit.*, p. 447), est dans toute son énergie, les zoospermes sont tellement entassés dans les canaux sécréteurs du testicule, qu'ils y occupent plus de place que le liquide ambiant.... Ainsi l'accroissement d'activité du testicule a pour résultat essentiel la production des zoospermes. » Le tempérament de la femme se modifie moins profondément aux approches de la puberté, et il conserve en général sa nuance lymphatique ; aussi ses formes s'arrondissent, au lieu de prononcer leurs saillies musculaires. Le système pileux, qui chez le jeune homme reçoit une impulsion de croissance universelle, ne se développe chez la femme qu'aux aisselles, aux parties génitales et sur le crâne ; mais ses glandes mammaires augmentent rapidement de volume et se dessinent à travers le vêtement qui les protége ; le bassin prend l'ampleur qu'exigera plus tard l'opération naturelle de l'accouchement, les lèvres du pudendum s'allongent, les ovaires doublent aussi de volume comme les testicules ; les follicules de de Graaf deviennent plus nombreux, plus gros, plus superficiels, et le liquide qui les emplit contient une plus

______

(1) Lallemand, *Des pertes séminales involontaires,* tome II, deuxième partie, page 442.

forte proportion d'albumine (1) ; l'utérus , qui participe à cet accroissement, devient un centre de fluxion mensuelle et réalise par là un acte organique qui caractérise éminemment la période de l'activité sexuelle. Si la sécrétion du sperme n'a point son analogue chez la femme , il faut dire néanmoins que les cryptes muqueux qui existent dans ses voies génitales subissent aussi une sorte d'orgasme et versent avec abondance les fluides de leur sécrétion , soit dans l'exercice du coït , soit par le seul effet de la stimulation morale. Un dernier trait de ce tableau de la puberté, c'est cette stimulation morale elle-même, source de tant de souffrance et de poésie , de bonheur et de regrets ; c'est ce désir d'autant plus effervescent qu'il est nouveau , et qui , suivant les dispositions cérébrales , revêt des nuances , des expressions si différentes, depuis la vague rêverie jusqu'aux aspirations brûlantes de l'amour enthousiaste, depuis la pâleur d'une concentration difficile jusqu'aux explosions d'une fougue désordonnée. Nous avons reconnu le rôle de l'encéphale dans la production de ces phénomènes moraux qui dramatisent la vie intime de la jeunesse ; mais ils prouvent aussi l'influence des organes génitaux sur le cerveau et le rapport qui lie à leur développement celui de l'économie entière. Les effets déterminés par la castration en fournissent encore l'irrésistible preuve : les eunuques ou castrats sont destitués des attributs de la virilité , l'ensemble de leur constitution porte un cachet féminin ; leur système pileux ne se prononce ni au thorax ni au visage, leur voix sonne d'un timbre enfantin, comme celle des femmes ; comme les animaux châtrés , ils engraissent en peu de temps ; la virilité morale leur fait défaut non moins que celle du corps ; ils ont les vices des natures faibles et désarmées , ils sont faux , hypocrites ; leur vengeance est sinueuse, leur esprit fertile en tromperies. Ne disons pas que l'absence ou l'atrophie des testicules produit cet ensemble d'effets, que leur présence et leur intègre évolution produisent un ensemble de résultats contraires ; mais déclarons qu'il existe entre ces faits une corrélation , une connexion étroite et constante. La puberté influe énergiquement sur la marche des maladies. Grâce à

(1) A. **Raciborski**, *De la puberté et de l'âge critique chez la femme*. **Paris 1844, page 9**

l'acuité des phénomènes d'évolution qu'elle engendre, la plupart des maladies de l'enfance qui, malgré leur curabilité, ont été vainement combattues jusqu'alors, disparaissent comme par enchantement ; stationnaires longtemps, elles redeviennent actives et tendent à se résoudre. En revanche, les affections chroniques du premier âge, et qui sont devenues incurables, empruntent de la puberté une force nouvelle et s'enfoncent pour ainsi dire plus profondément dans l'organisme : « *Si qua genera morborum in infantem inciderunt ac neque pubertate, neque primis coitibus, neque in femina primis menstruis finitarent, fere longa sunt : sæpius tamen his morbi pueriles qui diutius manserunt terminantur* (1). » Une fois la crise de la puberté terminée, les maladies ne sont plus gouvernées dans leur développement et dans leur durée que par le genre de lésion et l'état constitutionnel des sujets ; que si elles se sont maintenues à travers les mutations organiques de la puberté, elles font partie de la constitution et souvent ajoutent une fonction de plus à celles de l'économie. Ainsi telle sécrétion morbide qui n'a point disparu dans le tourbillon d'une crise d'âge, subsiste pour le reste de la vie et ne saurait plus même être supprimée sans danger. Les individus scrofuleux, les rachitiques sont des variétés de l'espèce humaine en possession d'une santé relative, résultat de l'équilibration des fonctions avec les conditions spéciales de leur constitution.

L'âge de déclin ou la virilité décroissante est, comme la deuxième dentition, une révolution d'âge moins aiguë que les autres ; il prépare la révolution plus rapide de la décadence sénile, comme la deuxième dentition conduit par degrés à l'explosion de la puberté. Les systèmes digestif, respiratoire et circulatoire perdent de leur activité, parce que les besoins de la nutrition sont moindres ; la pléthore veineuse s'établit de plus en plus ; les phénomènes congestionnels qu'elle suscite prédominent vers l'abdomen. Les indices de la déchéance organique s'étendent à l'encéphale et à ses dépendances : la peau se plisse et se dessèche, les appareils des sens ont moins de délicatesse dans leur structure, leur portion de matière nerveuse se durcit,

____

(1) *A. Cornelii Celsi de re medica libri octo.* Parisiis, 1772 (édit. Valart), lib. II, cap. 1, p. 45.

l'atrophie commençante du cerveau se révèle par un abaissement de la puissance intellectuelle, la pensée est moins rapide,
la mémoire moins fidèle, la parole moins abondante, les veilles
plus difficiles ; au courage, à l'esprit d'entreprise et d'indépendance succèdent le calcul et la pusillanimité. Les attitudes sont
analogues à l'état de l'axe cérébro-spinal : les muscles cèdent,
fléchissent ; l'allure altière et droite de l'âge mûr n'existe plus ;
déjà le corps tend vers le sol. Toutefois ces changements surviennent dans une gradation si modérée, que l'illusion de la stabilité est longtemps possible ; mais la réduction de la puissance
génitale vient enfin la détruire : entre cinquante et soixante
ans, durée de l'âge de retour, l'homme voit diminuer sa faculté
génératrice, la femme perd la sienne ; avec la fécondité s'en
vont les attributs extérieurs du sexe ; les seins se dessèchent,
ou si l'embonpoint se conserve, il est flasque et mou ; les ovaires
s'atrophient, l'utérus se rapetisse ; il semble que le foyer de la
vie morale s'épuise en même temps que la puissance sexuelle,
et peu de femmes gardent encore au delà de cette abdication
physique l'animation passionnée qui déverse un charme si doux
sur leur commerce.

Autant l'élan de la plasticité est remarquable dans l'âge
inaugural de la vie, autant la décadence s'opère avec promptitude dans la période de sénilité : triste et dernière révolution
qui ne laissera après elle que des ruines. Il faudrait énumérer
tous les organes pour montrer sur chacun d'eux l'empreinte de
la destruction : les dents et les poils tombent, l'état squameux
de la peau et la roideur des articulations s'opposent à l'exercice
du toucher ; les nerfs des sens s'atrophient, l'œil s'aplatit, le
cristallin prend de l'opacité, l'iris et la choroïde pâlissent ; le
crâne, dont les sutures sont effacées, semble formé d'un seul
os, comme le bassin ; le système osseux est imprégné de sels
calcaires, et ses cavités se sont agrandies, double circonstance
qui favorise les fractures ; les cartilages de prolongement des
côtes, les fibro-cartilages intervertébraux, les symphyses du
bassin s'ossifient, ainsi que les articulations des os du carpe,
du tarse, le larynx, les cartilages de la trachée-artère et des
bronches, les plèvres, les artères, etc. L'atrophie sénile frappe
tous les organes glanduleux, glandes salivaires, ganglions més-

entériques, follicules intestinaux ; les plis de la membrane muqueuse du tube digestif deviennent plus courts et moins nombreux ; le foie se condense et durcit ; l'atrophie des poumons se manifeste par l'agrandissement et conséquemment par la diminution du nombre de leurs cellules ; l'affaissement et le rétrécissement du thorax se lient à cette altération de la texture des poumons ; les organes de la génération s'atrophient dans les deux sexes parfois jusqu'au point de n'être plus reconnaissables. La rigidité et la décoloration des muscles, l'ossification fréquente de leurs tendons, la siccité des coulisses où ces derniers ne glissent plus, rendent les mouvements lents, chancelants, impossibles même. On comprend, en raison de l'état matériel des organes, ce que peuvent être les autres fonctions de relation et celles de la vie organique, la digestion, les absorptions, les sécrétions et excrétions, la calorification ; le cercle de la vie va se resserrant de jour en jour ; les sources immédiates où le corps puise le sang, et le sang ses propriétés, se tarissent graduellement. Telle est la cachexie sénile.

La mort est le terme de cette série de détériorations qui, préparées dans la période d'état, commencées pendant l'âge de retour, aggravées par la vieillesse, se précipitent vers la décrépitude et impriment aux dernières années le caractère d'une révolution d'âge, signalée surtout par la prédominance de sels terreux dans le sang et par l'atrophie générale des organes. Tandis que les liens consensuels des organes se relâchent, et que la solitude se fait pour ainsi dire autour de quelques viscères, derniers réceptacles d'une vitalité défaillante, la solitude s'opère au dehors autour du vieillard, et la presque interruption de ses rapports avec le monde ambiant le réduit à l'existence végétative. Celle-ci s'épuise à son tour ; nulle excitation ne vient plus l'entretenir. Plus de besoins, plus d'instinct ; les excrétions s'accomplissent à l'insu et contre la volonté du vieillard, et si la raison jette encore par intervalles quelques lueurs, elle ne fait que lui donner la conscience de sa destruction. Cependant il y a des organisations privilégiées même contre la mort ; des centenaires ont conservé l'usage de leurs facultés sensoriales et intellectuelles jusqu'au dernier jour ; un court sommeil, une syncope, un léger accès de fièvre erratique a couvert la transition de vie à trépas. Moins heureux, la plupart des hommes qui épuisent la longévité de leur constitution meurent par degrés, envahis de la circonférence au centre ; et quand la dernière expiration, simple effet du retour élastique des parois thoraciques sur elles-mêmes, les laisse dans l'éternelle immobilité, depuis longtemps ils ont cessé tout échange avec le monde extérieur : l'action cérébrale alimentait encore un reste d'hématose, mais elle ne suffisait plus aux actes de relation.

La mort sénile ou naturelle, c'est l'épuisement de la virtualité organique ; chaque constitution puise dans son essence primordiale une force de durée ; la longévité varie comme la santé, suivant les organisations individuelles : organisation, santé, longévité, sont les trois termes d'une proposition de la nature, et se traduisent logiquement par le sujet, le moyen et le but. C'est l'homme, c'est la société qui déplace les termes, qui contrarie la divine proposition : la mort accidentelle, soit qu'elle résulte violemment de l'action des causes extérieures, soit qu'elle termine le cours fatal des maladies, est une violation des lois de la nature. La mission de l'hygiène, d'accord avec la morale et la religion, est d'assurer à tout homme le bénéfice de son organisation, sa mesure primordiale de longévité ; elle lutte contre les influences matérielles qui tendent à la réduire ; la religion et la morale combattent des influences d'un autre genre, mais aussi funestes à la conservation de l'individu et de l'espèce.

Combien différentes nous apparaissent maintenant les conditions anatomiques et physiologiques de chaque âge, et combien les prescriptions de l'hygiène doivent varier en proportion ! Pour l'hygiène et pour la médecine pratique, quelles ressources à la fois et quels écueils dans ces mutations, tantôt aiguës, tantôt graduelles qui constituent les révolutions d'âge ! Chacune d'elles peut fournir la matière d'un code spécial de préservation, chaque âge a défrayé des volumes : circonscrit dans une limite étroite, nous n'avons pu qu'ébaucher les caractères saillants de chaque période de la vie, de chaque phase importante de l'organisme, et ce sera au lecteur à en déduire ultérieurement des règles particulières de direction hygiénique.

CHAPITRE IV.

DES SEXES.

L'espèce humaine présente au plus haut degé les caractères de la sexualité individuelle, c'est-à-dire 1º la séparation parfaite des sexes ; 2º la perfection des appareils de génération ; 3º le rapport général de l'organisme avec le sexe. Examinons les différences que la sexualité détermine chez l'homme et chez la femme dans les fonctions, dans les organes, dans l'ensemble ou la forme générale de l'individu, et commençons par les organes, par les fonctions mêmes qui impriment à l'un et à l'autre le cachet d'une destination distincte dans l'office synthétique de la propagation de l'espèce.

§ I. Fonctions de la génération.

On ne saurait méconnaître une différence profonde entre l'homme et la femme, par rapport à l'espèce. Le rôle du premier se borne à la fécondation ; cet acte consommé, il recommence à vivre pour lui-même, poursuit le but qu'il se propose et jouit d'une plus grande indépendance dans la sphère de sa vie individuelle. La femme, au contraire, vit pour l'espèce plus que pour elle-même ; la série des fonctions qui lui sont imposées pour les fins de la propagation humaine témoigne de cette direction primordiale de son organisation : l'œuvre dont elle est chargée ne se termine point à la copulation, à la fécondation ; il faut ensuite qu'elle fasse les frais d'une incubation prolongée, de la parturition et de l'allaitement, et pour qu'elle s'applique en temps opportun à sa mission, la nature l'avertit par l'établissement d'une fonction spéciale, la menstruation, de son aptitude à la remplir. Ses premières manifestations morales sont conformes au but de la nature, elles l'entraînent vers le sexe dont elle doit recevoir la fécondation ; les plaisirs, les chagrins, les devoirs qui se rattachent à ce même but, sont l'occupation de sa vie. Enfin, et comme pour la solliciter plus vivement à la reproduction de l'espèce, la nature a placé du côté de la maternité les chances les plus fortes de santé et de longévité : le célibat est plus funeste aux femmes qu'aux hommes ; les couvents de femmes recèlent plus de maladies et d'existences languissantes que les couvents d'hommes ; la fécondation et la grossesse fortifient beaucoup de femmes ; et qui n'a remarqué la santé florissante de femmes, mères de nombreux enfants, tandis que la stérilité dessèche et flétrit !

Une destination si énergiquement exprimée par les instincts et par les fonctions doit avoir réglé la structure et les relations des parties : les moyens doivent s'accorder avec le but, et c'est ce qui ressortira d'une exploration rapide de l'organisation féminine.

Le bassin entier de la femme, appelé par Burdach le laboratoire de la génération, est plus développé, plus ouvert en avant et en haut que chez l'homme ; le détroit supérieur du petit bassin forme, d'avant en arrière, un plan oblique plus rapproché de la perpendiculaire chez la femme que chez l'homme ; la ligne circulaire que représente ce détroit est plus prononcée à cause de l'écartement plus grand des os costaux : le diamètre antéro-postérieur est de 4 pouces, l'oblique de 4 pouces et demi, le transverse de 5 pouces. L'excavation du petit bassin doit à l'éloignement des ischions l'augmentation de son diamètre transversal : il est de 4 pouces, ce qui élève son rapport à celui de l'homme : :123 : 100. Grâce à la courbure du sacrum , l'antéro-postérieur est de 4 pouces et demi, rapport à celui de l'homme : : 108:100; l'oblique a 4 pouces et demi; les trous sous-pubiens et les échancrures sciatiques sont plus grandes, et l'axe du bassin décrit une plus forte courbure. Le détroit inférieur est plus large et plus ouvert en devant. En même temps les muscles des lombes et du siége sont plus développés; les nerfs du plexus pelvien, les branches qui vont des plexus mésentérique supérieur et inférieur aux organes génitaux, sont beaucoup plus volumineux que chez l'homme, et Haller a remarqué qu'il en est de même de l'aorte descendante et des artères iliaques. Il est inutile d'insister sur le concours de ces dispositions organiques vers un même objet; d'autres encore, que nous omettons, contribuent à faciliter les actes qui se résument dans la reproduction de l'espèce. Nous ne décrirons pas ici l'appareil génital de la femme ; nous rappellerons seulement avec quelle promptitude ses parties externes et internes complètent leur évolution vers l'époque de la puberté. Le mont de Vénus se prononce, les lèvres et les nymphes s'épanouissent, le vagin s'étend, le clitoris acquiert plus de volume et d'excitabilité, l'utérus plus d'épaisseur et d'étendue ; par une connexion de développement, la mamelle s'élève et s'arrondit, le mamelon se forme et rougit. La turgescence des parties génitales externes et internes s'exalte par degrés et finit par se résoudre en un flux sanguin, précédé par les phénomènes suivants : l'utérus se gonfle, rougit à sa face interne, se distend par le bas ou descend de manière à se laisser sentir à une moindre hauteur dans le bassin ; son orifice s'arrondit et se ramollit à son pourtour, en même temps que la lèvre postérieure de cette ouverture s'allonge. A ces phénomènes s'ajoutent des tiraillements, des lassitudes, effet de la congestion des vaisseaux pelviens, de la chaleur aux parties génitales, parfois une cuisson douloureuse pendant l'écoulement des urines, et la tension de l'abdomen. L'habitus extérieur trahit l'orage des organes génitaux : les yeux sont cerclés et moins vifs, la face se colore par bouffées, les traits sont légèrement altérés ; de la céphalalgie, un peu d'accélération circulatoire par moments, une sensibilité plus agacée, la diminution de l'appétit, souvent une transpiration d'une odeur caractéristique, parfois la perversion des goûts ou du caractère, annoncent que l'économie entière s'est ébranlée. Peu à peu cet orgasme tombe, mais la susceptibilité nerveuse persiste et augmente même par l'effet de la déperdition sanguine ; la faiblesse succède à l'excitation. Elle disparaît à son tour après la cessation graduelle de l'écoulement, et tout rentre dans l'ordre jusqu'à la réapparition des mêmes effets produits par la même cause ; car désormais ce flux sanguin se renouvelle avec une périodicité presque fixe tous les vingt-huit jours, et, fonction distinctive de la femme, signe précieux de sa fécondité, il exercera sur elle, dans l'état de santé ou de maladie, une influence aussi délicate que profonde.

Toutefois l'hygiéniste n'oubliera point que ce flux n'est luimême que l'un des phénomènes constitutifs de la phase menstruelle, fondée sur la loi de l'ovulation spontanée. A chaque menstruation, une vésicule de de Graaf se déchire normalement ;

il émet son ovule, soit immédiatement après le flux cataménial, soit pendant les quatre premiers jours qui lui succèdent. L'œuf met ordinairement de deux à six jours pour franchir la trompe, et séjourne encore deux à six jours dans l'utérus, retenu par la membrane caduque ou decidua, sorte de pseudo-membrane sécrétée entre la surface de la muqueuse et l'épithélium qu'elle entraîne avec elle au dehors (1). C'est pendant la durée de son passage et de son séjour dans l'utérus, que la fécondation peut s'effectuer à la suite d'un rapprochement ; au delà des douze à quatorze premiers jours qui suivent les règles, la fécondation n'est plus possible, l'œuf ayant été entraîné au dehors par la decidua qui tombe sous forme de flocon albumineux. La menstruation n'est donc que la manifestation d'une activité vitale dans les organes de la procréation, et elle contribue à son tour, à renforcer, par des excitations périodiques, l'énergie propre de ces organes : la turgescence sanguine qu'elle détermine, s'étendant jusqu'aux vaisseaux des ovaires, il est permis de l'envisager avec Schweighœuser (2) comme une maturation périodique de la substance propre à produire le fruit.

Depuis que les travaux de Pouchet, Bischoff, Négrier, Raciborski, etc., ont démontré des rapports intimes entre la menstruation et les actes qui s'accomplissent dans les ovaires et qui se résolvent par l'émission des œufs, l'hygiène de cette phase importante de la vie des femmes a reçu elle-même un caractère de précision et une plus utile application de détails ; elle doit suivre, dans la direction de cette fonction, les indications de la physiologie et y distinguer avec elle trois périodes : 1° Invasion signalée par l'odeur *sui generis* que prend le mucus utéro-vaginal et sa coloration brunâtre ; déjà le microscope y décèle la présence de globules sanguins, quoique moins nombreux que les globules muqueux. Cette période dure un ou deux jours. 2° Etat : l'hémorrhagie utérine atteint son maximum d'intensité, et le sang qu'elle fournit ne diffère du sang artériel que par son mélange avec le mucus vaginal (Brierre de Boismont, Raciborski). D'après l'observation des mammifères, c'est du-

____

(1) *Théorie positive de l'ovulation spontanée et de la fécondation des mammifères et de l'espèce humaine*, par Pouchet. Paris, 1847. In-8 et atlas colorié.

(2) *Sur quelques points de physiologie relatifs au fœtus*, page 2.

rant cette période que les vésicules de de Graaf se développent et subissent l'hémorrhagie interne qui doit expulser l'œuf formé dans leur cavité, mais elles ne s'ouvrent pas encore. 3° Cessation : le flux cataménial diminue et disparaît, les globules sanguins redeviennent rares au milieu des globules muqueux et des fragments d'épithélium entiers ou déchirés ; c'est à la fin de cette période que s'ouvrent les follicules de de Graaf pour l'émission des ovules. La période intermenstruelle se divise aussi en trois phases, offrant des phénomènes spéciaux : 1° Desquamation d'une quantité considérable de plaques épithéliales qui proviennent en partie des parois du vagin. Cette période, qui dure environ dix jours, donne lieu pendant les quatre à cinq premiers jours à une irritation assez vive des organes génitaux ; le mucus qui s'échappe par l'orifice de la vulve, d'abord liquide, s'épaissit du sixième au septième jour, et présente, avec une plus grande quantité de globules muqueux, des amas de plaques épithéliales enchevêtrées, au lieu de ces mêmes produits isolés et nageant dans le fluide comme dans les quatre premiers jours. Vers cette époque, et quelquefois seulement le huitième jour après la cessation des règles, un sentiment de pesanteur et même des douleurs vives se manifestent dans les points du bassin qui correspondent aux trompes, dues non à l'expulsion des ovules, mais aux contractions des trompes de Fallope, à l'effet d'acheminer l'œuf vers l'utérus. Du dixième au douzième jour, le mucus utéro-vaginal, plus dense encore, ressemble à du lait caillé, par suite de la macération et du gonflement des débris d'épithélium. 2° Du dixième au quinzième jour, le mucus reparaissant fluide et très abondant, au point d'humecter la vulve et de couler sur les parties voisines, on voit tomber au dehors un flocon albumineux plus ou moins étendu, élastique, membraniforme : c'est ce produit qui, lorsqu'il est employé par suite de la fécondation à protéger l'embryon, prend le nom de membrane caduque ou de *decidua*, destinée à retenir la vésicule fécondée sur un point donné de la cavité utérine (1), et tombant à l'extérieur, quand la conception n'a point lieu. D'après Pouchet (*l. c.*, p. 255), la femme n'est apte à concevoir qu'entre la men-

_____
(1) Velpeau, *Ovologie humaine*. Paris, 1833, page 8.

struation et la chute spontanée de la decidua, et jamais après ce dernier phénomène accompli. 3° A partir du dix-huitième jour, c'est-à-dire après l'élimination de la decidua, jusqu'aux règles suivantes, le mucus utéro-vaginal reprend plus de consistance et se montre au microscope, comme à l'œil nu, très analogue au mucus du dixième au douzième jour, ou de la période qui précède immédiatement la chute de la decidua.

La menstruation n'est point l'apanage exclusif de la femme; elle se répète, quoique en se dégradant, de la femme aux femelles des mammifères qui s'écartent de plus en plus de l'espèce humaine : flux sanguin chez la femme, écoulement sanguinolent chez les singes, écoulement muqueux chez d'autres mammifères, simple turgescence chez d'autres, la fonction est identique dans son essence et son but; elle ne diffère que suivant les dispositions anatomiques et le milieu physique et moral.

La menstruation, considérée dans ses phénomènes locaux, a donc plus d'une analogie avec la grossesse et la parturition : dans ces trois états, l'activité vitale de la matrice se trouve également augmentée. Cette exaltation vitale de l'utérus aux époques menstruelles complète, avec les modifications anatomiques qui surviennent dans l'ovaire, l'opportunité de la reproduction ; aussi la faculté génératrice et la menstruation sont étroitement liées : il semble que l'une s'entretienne par l'autre et que la vitalité de l'utérus soit au prix des excitations périodiques dont il devient le siége. Les femmes fécondes, quoique non menstruées, forment une exception ; une menstruation active, sans dépasser la limite physiologique, est le gage d'une fécondité plus grande ; quand elle disparaît sans retour, c'en est fait de la puissance génératrice de la femme. Elle est suppléée par la gestation et par la lactation ; dans ces deux derniers états, le sang, ou, comme dit l'école allemande, la force et la substance plastiques se dirigent vers le fœtus et vers l'enfant. Telle est la surabondance de plasticité départie à la femme pour la reproduction de l'espèce, que lorsque cette plasticité n'est point dépensée à cette fin, elle doit s'épandre au dehors sous forme d'évacuation périodique : de là l'idée que la menstruation est la compensation de la grossesse qui n'a point lieu (Burdach), une dérivation de la force plastique qui tend à se manifester ; elle témoigne que chez la femme la génération est la direction prédominante de la vie , en même temps qu'elle lui assure sa liberté en empêchant le désir vénérien de dégénérer chez elle en appétence brutale. L'action cérébrale, influencée par cette fonction , influe sur elle à son tour ; il suffit d'une émotion forte pour la supprimer : les affections tristes et lentes finissent par produire le même résultat : la menstruation oscille en quelque sorte au gré du cerveau. Le fait le plus démonstratif de cette dépendance est le suivant : M. Esquirol a connu une dame âgée de cinquante ans dont les règles avaient cessé de paraître depuis un an ; une passion amoureuse vint troubler son repos , et l'écoulement menstruel reparut et dura plusieurs années encore par l'incitation de cette cause morale.

La menstruation détermine des effets généraux qui nous font voir ses connexions intimes avec tout l'organisme ; il n'est point de fonction qu'elle n'influence de près ou de loin , et sa suppression peut donner lieu aux états morbides les plus variés. Ce n'est point que le sang éliminé possède , suivant le préjugé vulgaire , une âcreté particulière , des qualités putrides ; mais, d'après les idées d'un physiologie avancée , la spoliation menstruelle est l'équivalent d'une dépuration ; elle concourt avec la respiration , plus faible chez la femme que chez l'homme, à diminuer l'excès de carbone dans le sang ; elle constitue une respiration supplémentaire. Les phénomènes de la chlorose viennent à l'appui de cette interprétation des effets de la menstruation relativement à la vie organique , de telle sorte que cette fonction fondamentale pour la propagation de l'espèce le serait aussi pour l'entretien de l'individu (1).

(1) En appelant la menstruation une respiration supplémentaire, nous avons en vue le concours qu'elle prête à l'hématose pour l'élimination du carbone, et c'est à ce titre seulement que l'excrétion menstruelle, comme toutes les autres excrétions, se rattache à la respiration ; celle-ci repose sur une condition essentielle que ne remplissent pas les autres actes de dépuration du sang, à savoir, un échange de principes avec le milieu ambiant ; elle rend à l'air du carbone, mais elle lui enlève de l'oxygène et probablement de l'azote ; la menstruation ne représente donc qu'une moitié de respiration ; mais son rapport avec la fonction des poumons n'est pas moins réel , et M Andral, dans un mémoire lu le 16 janvier 1843 à l'Académie des sciences, a pu le formuler en chiffres. (Voir *Constitution.*)

La menstruation est le caractère exclusif de l'organisation féminine ; mais l'homme est sujet à des déperditions qui ne sont pas sans quelque analogie avec cette fonction quant à ses relations avec la vie individuelle. Et d'abord, les recherches statiques de Sanctorius ont constaté ceci : l'homme en santé, soumis à un régime simple et régulier, augmente chaque mois d'une à deux livres ; alors son humeur s'altère, il devient morose ; il éprouve une tendance à la paresse et de la lenteur dans les mouvements ; cet état dure jusqu'à ce qu'une crise, qui s'opère par la transpiration cutanée ou par les urines, et qui porte sur la nature ou sur la quantité de ces excrétions, le réduise à son premier poids et lui restitue les forces dont il jouissait auparavant. Pendant la puberté et dans l'âge viril, la continence produit chez l'homme des pollutions qui sont une sorte de menstruation masculine ; elles cessent par l'exercice de la faculté génératrice, comme les règles par la grossesse. Enfin les hémorrhoïdes, quoique provoquées surtout par le genre de vie sédentaire, se voient plus fréquemment chez l'homme que chez la femme ; elles sont la crise pléthorique de l'âge mûr ; chez quelques femmes elles remplacent les règles : on les a observées particulièrement chez les sujets efféminés, et, suivant Mojon, chez les eunuques. Toutefois, comme nous le verrons plus tard (*Habitudes morbides*), les hémorrhoïdes, tant par leur siége que par la nature de la lésion dont elles sont l'expression symptomatique, constituent toujours une incommodité, souvent une maladie fâcheuse, quoique d'autres organes bénéficient de la perte sanguine qu'elles déterminent avec une périodicité parfois aussi régulière que la menstruation.

Gall insiste aussi sur un dérangement mensuel et critique de la santé de l'homme ; les sujets jeunes et robustes ont besoin de s'observer avec une attention particulière pour le constater en eux ; mais les hommes faiblement constitués ou fatigués par les souffrances, ou doués d'une irritabilité plus grande, ou qui sont arrivés à l'époque de leur déclin, s'aperçoivent de l'altération que subit tous les mois leur santé : leur teint devient terne, leur haleine plus forte, leur digestion plus laborieuse ; quelquefois les urines se troublent ; le malaise est général, inexprimable, et le moral y participe, car les idées se forment et s'enchaîaent plus difficilement ; une tendance à la mélancolie, parfois une irascibilité insolite se joint à l'inertie des facultés intellectuelles. Ces modifications persistent quelques jours et disparaissent sans qu'on ait rien tenté pour les combattre.

L'incubation qui succède à la conception est une autre fonction qui appartient à la femme et lui fait, pendant une période de neuf mois, des conditions spéciales de santé. Il n'y a pas lieu d'exposer ici les changements que subit l'utérus dans le cours de la gestation ; mais l'économie entière se ressent de cet état, soit par les sympathies prépondérantes de l'utérus ainsi surexcité, soit par les effets mécaniques de la pression de ce viscère devenu très volumineux sur les organes circonvoisins. L'appareil digestif manifeste des troubles variés, tantôt le défaut absolu de faim, tantôt des appétits bizarres, des nausées, des vomissements, de la salivation ; mais ces phénomènes insolites et d'autres se réalisent par l'intermède du cerveau ; on les observe surtout chez les femmes disposées aux maladies nerveuses, délicates, irritables, vivant dans l'oisiveté passionnée des salons : ils sont beaucoup plus rares chez les femmes de forte complexion, accoutumées au travail, établies à la campagne. D'autres accidents d'origine cérébrale traversent la période de gestation, tels que des céphalalgies, des vertiges, des tintements d'oreille, des malaises, des syncopes, parfois de légers accès de convulsion ; on connaît les désirs singuliers, les aberrations du goût qu'éprouvent certaines femmes ; il en est dont la grossesse est marquée par une série non interrompue d'accidents, sans compter les crampes, l'œdème des pieds, les fréquentes sollicitations expultrices de la vessie ou du rectum, et d'autres incommodités produites par la pression de l'utérus sur les nerfs qui se rendent aux organes pelviens ; enfin l'obstacle qu'oppose le développement de la matrice au libre abaissement du diaphragme, à l'ampliation de l'estomac, etc., entraîne quelques troubles mécaniques dans les actes de la respiration et de la digestion. La grossesse donne lieu chez beaucoup de femmes à une exubérance de fluides plastiques qui leur vaut une rapide augmentation d'embonpoint ; d'autres, au contraire, semblent s'appauvrir de la direction que prend le sang vers le fœtus et s'amaigrissent surtout vers le terme de la gestation (1).

Nous ne faisons que mentionner la parturition, fonction du genre des excrétions, et qui n'est pas plus une maladie que la dentition : elle appartient à la santé de la femme, quoiqu'elle la compromette passagèrement. A part les accidents consécutifs aux circonstances de l'accouchement (hémorrhagies, phlegmasies, etc.), notons le rôle immense du cerveau dans cette opération naturelle ; il commande les efforts, les contractions musculaires si énergiques, si répétées, pour l'expulsion du fœtus; les douleurs déterminées par le travail, dont la durée est souvent si longue, sont une autre cause d'épuisement ou d'irritation cérébrale : de là les syncopes, les convulsions qui surviennent quelquefois pendant l'accouchement ; de là la prostration musculaire et l'accablement moral qui succèdent à la délivrance ; alors l'encéphale, qui a subi en peu de temps l'alternative d'une excitation violente et du collapsus, est sous le coup d'une grave imminence morbide, et pour ainsi dire prêt à faire explosion ; ici, comme pour la gestation, signaler l'origine des déviations physiologiques et la filiation des accidents, c'est indiquer au lecteur l'hygiène qu'exigent ces deux états.

L'allaitement complète l'office complexe de la reproduction. Dès les premiers temps de la conception, le gonflement des mamelles prépare cette fonction ; le sein de la mère devient au nouveau-né ce que sa matrice était au fœtus ; elle l'alimentait directement par son sang, maintenant elle lui verse son sang élaboré sous forme de lait. La lactation place l'organisme dans des conditions spéciales de santé, comme elle est susceptible de se modifier elle-même sous l'influence de causes externes ou organiques. Dérivation de la substance plastique vers les seins, elle a pour effet de diminuer les autres sécrétions; et si le besoin d'alimentation n'est pas augmenté et satisfait, l'amaigrisse-

---

(1) MM. Andral et Gavarret ont recherché l'influence qu'exerce la grossesse sur l'exhalation de l'acide carbonique à travers les voies respiratoires. Hors de cet état et bien menstruées, les femmes consomment en une heure 6 grammes, 4 de carbone ; quatre femmes parvenues à différentes époques de la gestation ont fourni, par respiration d'une heure, une moyenne de 8 grammes 0 de carbone, c'est-à-dire qu'elles ont respiré comme les femmes arrivées à l'époque de leur retour.

ment, suite de la déperdition laiteuse, peut aller jusqu'à ce *tabes* connu sous le nom de phthisie des nourrices.

Tels sont les actes dévolus à la femme et qui constituent les conditions différentielles de sa sexualité quant aux organes mêmes de la reproduction.

§ II. Fonctions plastiques.

1º *Digestion*. Les mâchoires, plus arquées chez l'homme, sont un peu comprimées et paraboliques dans la femme; la branche montante du maxillaire inférieur est chez elle plus étroite, plus oblique, moins élevée, et présente moins de surface d'insertion aux muscles masticateurs; la femme conserve ses dents de lait plus fréquemment que l'homme; sa seconde dentition est plus tardive; ses dents sont plus petites, et souvent les dernières molaires lui font défaut; sa bouche est plus petite, la cavité en est moins étendue en hauteur et en largeur; l'estomac a chez elle moins de capacité, moins d'épaisseur, l'intestin moins de force musculaire, le foie moins de volume, la sécrétion bilieuse moins d'activité; mais son canal intestinal est pourvu d'un plus grand nombre de vaisseaux lymphatiques, le mésentère qui les soutient est plus large. Enfin, une différence digne d'attention, c'est que, chez la femme, l'estomac est plus allongé et l'intestin plus long que chez l'homme, qui se rapproche davantage des animaux carnivores par cette différence, ainsi que par la force relative de ses dents canines; aussi se porte-t-il de préférence vers la nourriture animale, tandis que la femme, docile à ses instincts, puise volontiers ses aliments dans le règne végétal, et ce qui la sollicite le plus parmi les substances d'origine animale, c'est le lait, sorte de nourriture intermédiaire entre celles que fournissent les deux règnes. Les femmes endurent mieux la faim, parce que leur capacité digestive est moindre et leur absorption plus active; on est étonné de la petite quantité d'aliments qui suffit à leurs besoins; il est d'observation que dans les hôpitaux et les prisons leur consommation alimentaire est inférieure d'un cinquième à celle des hommes. On les voit, soit par la force de la volonté, soit par l'effet d'une perturbation du système nerveux, supporter une abstinence de plusieurs semaines, ou si elles la simulent, la quantité de nourriture qu'elles ingèrent est si minime, qu'elle ne suffirait point à sustenter la vie d'un homme pendant le même laps de temps. J'ai vu une jeune fille traitée longtemps par le baron Larrey, et qui, affectée depuis plusieurs années de lypémanie liée à un dérangement menstruel, s'imposait fréquemment une abstinence absolue de huit à dix jours ; nulle prière, nul effort ne pouvait la décider à rompre son jeûne : immobile sur son lit, elle repoussait les aliments présentés par sa mère, et opposait aux tentatives d'ingestion forcée le rempart de ses dents convulsivement serrées. Appelé près d'elle au huitième jour d'une de ces abstinences opiniâtres, j'ai été surpris de la force, du calme et de la régularité que son pouls conservait, et que n'aurait certainement pas offerts le pouls d'un homme placé dans les mêmes conditions. Les nombreux exemples de polyphagie qui sont connus appartiennent tous au sexe masculin. La faiblesse musculaire du canal alimentaire rend la femme plus sujette aux constipations et aux maladies qui se rattachent à cette cause : l'énergie plus grande de son absorption donne plus de sécheresse aux produits excrémentitiels de sa digestion. L'homme, dont l'appareil digestif a plus de force musculaire, appète les excitants, les épices, les liqueurs spiritueuses, afin de restituer à sa fibre la vigueur épuisée par les fatigues et les travaux. La femme ressent moins le besoin de ces stimulations ; elle ne saurait les prodiguer à ses organes sans dégénérer de son sexe, sans encourir la dégradation physique et morale ; une nourriture plus légère lui convient, et, comme elle la digère vite, son cerveau ne subit point le despotisme brutal du système digestif ; il n'est point opprimé par l'énorme labeur des digestions du gourmand ; le régime tel qu'il est sollicité par ses instincts, tel qu'il est indiqué par les conditions de sa structure, contribue puissamment à lui conserver la délicatesse de ses sens et l'aisance naturelle de son esprit.

2° *Respiration et circulation.* La cavité thoracique de la femme ne présente pas les mêmes dimensions que chez l'homme ; comme le sternum est plus court et que le diaphragme chez elle s'attache antérieurement au cartilage de la sixième côte (de la septième chez l'homme), il s'ensuit qu'elle a moins de hauteur verticale ; le diamètre transversal est aussi diminué, parce que les côtes sont plus courtes et plus tordues sur elles-mêmes. La saillie plus grande de la colonne vertébrale dans la cavité thoracique diminue le diamètre antéro-postérieur ; plus voussurée en arrière sur les côtes du rachis, plus aplatie en avant, le plan de la poitrine égale celui du bassin, tandis que chez l'homme il déborde le plan pelvien. On conclut déjà de cette conformation thoracique que les poumons de la femme sont plus petits ; il en est de même de la trachée-artère, du larynx, des fosses nasales. Les côtes inférieures étant plus courtes chez la femme, ses hypochondres formés presque exclusivement par les parties tendineuses des muscles, sont plus mous, plus élastiques ; l'épigastre est plus élevé à cause de la brièveté du sternum. Suivant Autenrieth, les côtes supérieures qui se portent horizontalement au sternum concourent spécialement à l'inspiration, et les côtes, dont l'extrémité antérieure remonte vers le sternum, aux mouvements d'expiration. Chez l'homme, c'est la septième côte, chez la femme, la sixième, qui commence à rejoindre le sternum en décrivant une courbe ; il s'ensuit que chez elle le champ de l'inspiration est plus limité que chez l'homme. Cette circonstance et celles qui précèdent font comprendre pourquoi la femme possède une respiration plus faible, consomme une moindre quantité d'oxygène atmosphérique. Le diaphragme, plus grand chez l'homme, participe davantage à l'inspiration, et sa poitrine s'amplifie plus de haut en bas ; la femme inspire principalement par l'action des muscles intercostaux, pectoraux, etc. ; aussi sa poitrine se dilate-t-elle plus dans le sens horizontal : de là l'alternative plus marquée d'élévation et d'abaissement des seins. On trouve dans ces faits la raison de la tolérance plus grande de la femme pour la vie sédentaire, pour l'air enfermé des salons, des salles de spectacle. Mais ils n'empêchent point que l'hématose ne soit chez elle très productive : circonstance qui, jointe à la vitesse augmentée de sa respiration, nous explique sa disposition aux hémorrhagies et la facilité avec laquelle elle répare ces pertes.

M. Lecanu a constaté que le sang de la femme est plus riche d'albumine et d'eau, moins riche en principes solides. Calculée en millièmes, la proportion est à peu près la suivante :

	Sang de l'homme.	Sang de la femme.
Fibrine	28	25
Cruor	140	129
Albumine . . .	91	96
Fer	9	8
Eau	732	742

« Il est donc vrai de dire, fait observer M. Forget (1), comme on le répétait empiriquement, que la constitution de la femme est, en général, plus molle, plus humide que celle de l'homme (2). »

Le système vasculaire de la femme est plus faible et plus mobile, le pouls plus fréquent, moins résistant, variable et prompt à s'accélérer ; on a remarqué que le pouls des eunuques est aussi moins fort et plus petit que le pouls viril. Ces particularités fonctionnelles proviennent des causes suivantes : le cœur de la femme est moins volumineux que celui de l'homme, ses artères ont des parois moins denses, moins fermes, les lymphatiques et les veines prédominent sur l'élément artériel.

3º *Sécrétions et excrétions.* Les décompositions et les sécrétions excrémentitielles sont plus actives chez l'homme ; il a des selles plus fréquentes et plus copieuses, il rejette plus de mucosités par la bouche et par le nez ; il verse plus d'urine que la femme, moins sujette aux affections des voies urinaires. En revanche, elle produit plus de graisse, provision nutritive qu'elle emmagasine dans son tissu cellulaire comme pour suppléer à l'insuffisance de son alimentation. L'activité de la sécrétion graisseuse se lie-t-elle à la prédominance du carbone dans le sang ? On est tenté de l'admettre à cause de la respiration plus faible des femmes.

La peau, cette enveloppe qui délimite la sphère de l'indivi-

______

(1) Article Sang, *Dictionnaire de médecine et de chirurgie pratiques*, tome XIV, page 477.

(2) MM. Becquerel et Rodier ont trouvé pour 1,000 grammes de sang chez la femme saine :

	Moyenne.	Maximum.	Minimum.
Eau	791	813	773
Globules. . .	127,2	137,5	113
Albumine . .	70,5	75,5	65
Fibrine . . .	2,2	2,5	1,8

dualité, protége moins la femme et semble l'ouvrir au monde
extérieur; elle est blanche, lisse, fine et transparente, moins
pénétrée de sang artériel, mais ondulée de veines; la transpiration cutanée n'a point l'odeur fragrante de celle de l'homme
adulte; la production pileuse n'apparaît chez elle que sur la
tête, au pubis et sous les aisselles : chez l'homme au contraire
elle s'étend des tempes au menton, des aisselles à la poitrine,
du pubis à l'ombilic et au périnée. La barbe est le précurseur et
comme une garantie de la puissance génératrice; elle manque
chez les hommes efféminés, les gynandres, les eunuques; aussi
l'homme a-t-il toujours tiré vanité de cet insigne caractéristique
de son sexe :

> Du côté de la barbe est la toute puissance (MOLIÈRE).

Moïse a prescrit aux Hébreux la conservation de la barbe ;
les Turcs se rasent la tête et ne touchent point à leur barbe ;
avoir la barbe coupée était chez les anciens Germains un mortel
affront; les jeunes Romains faisaient de leur première barbe
une offrande à Jupiter Capitolin. Quand le Corse a juré la mort
d'un ennemi, il laisse croître sa barbe, sombre enseigne de la
vendetta dont il porte au cœur l'inexorable souci. — La femme
s'éloigne-t-elle du type de sa sexualité par le progrès de l'âge
ou par le fait d'une aberration plastique, elle voit se développer
son système pileux; mais les poils qui viennent à garnir sa
lèvre supérieure et d'autres régions, sont plus rares, plus lisses
et plus souples que ceux de l'homme.

En somme, la prépondérance de la plasticité est manifeste
dans la femme; la nutrition et la conservation de son individu
n'exigent ni autant de substance ni autant de stimulation que
celles de l'homme; les phases de l'organisme sont plus rapides,
l'accroissement et la décroissance ont une vitesse plus grande;
sa puberté devance celle du garçon, sa fécondité s'éteint avant
celle de l'homme; la génération qui « est à l'espèce ce que la
nutrition est à l'individu (1) » et dont l'exercice est à lui seul la
preuve d'une plasticité exubérante, la génération qui, suivant
la belle expression de M. Lallemand, est une extension de la

______
(1) Lallemand, *Des pertes séminales*, etc. Paris, 1841, tome II, page 550.

nutrition (*loc. cit.*), prédomine chez la femme. Ce qui nous montre encore la plasticité comme caractère fondamental de l'organisation féminine, ce sont l'abondance du tissu cellulaire, forme générale de l'organogénèse et la proportion du tronc, plus long que chez l'homme.

§ III. Fonctions de relation.

1° *Mouvements*. Le système osso-musculaire est moins développé que chez l'homme. Le tissu musculaire est plus pâle et plus mou ; les fibres en sont grêles et faibles ; on dirait que la fibrine qui les constitue n'a pas reçu le degré d'élaboration nécessaire par l'insuffisance de la respiration. Les muscles, moins denses et recouverts du tissu cellulaire et graisseux, ne prononcent point leurs saillies comme chez l'homme. Les tissus tendineux, moins serrés, contiennent plus de tissu cellulaire, les cartilages sont plus minces et plus flexibles ; les os moins compactes, plus lisses, ont leurs éminences ou leurs enfoncements moins marqués ; la femme a moins de masse osseuse et, à poids égal de la totalité du corps, son squelette pèse moins que celui de l'homme ; la tige du rachis est plus longue, à cause de l'épaisseur plus grande des vertèbres et des cartilages interposés. Nous avons déjà fait remarquer l'ampleur de son bassin et le volume des muscles qui s'y insèrent ; vu l'écartement des cavités cotyloïdes et la direction moins oblique des cols des fémurs, les têtes de ces os laissent entre elles un plus grand espace, les deux grands trochanters sont plus distants l'un de l'autre, les genoux plus tournés en dedans. La femme a les membres inférieurs plus courts que l'homme et le point qui partage la hauteur de son corps en deux moitiés égales correspond entre le bassin et l'ombilic, tandis qu'il se trouve chez l'homme au-dessous de la symphyse pubienne. Burdach fait observer ingénieusement que, par la situation respective de leurs cavités cotyloïdes, la femme et l'homme sont entraînés dans leurs chutes, l'une en arrière et sur le dos, l'autre en avant et sur la face. Quant aux membres thoraciques, des clavicules plus courtes et plus arquées, des omoplates plus petites et serrées contre le tronc, des bras plus courts et plus arrondis, des mains petites et potelées, des doigts effilés annoncent que la femme est appelée à exécuter des mouvements plus aisés, plus gracieux, plus délicats; la facilité des mouvements compense, pour les membres inférieurs, le manque d'assurance dans la démarche, cette sorte de ballottement qui provient de l'obliquité des cuisses et de l'amplitude du bassin. Comment ne reconnaîtrait-on pas, à cet ensemble de traits, que les travaux mécaniques et pénibles exigeant beaucoup de force musculaire répugnent à l'organisation de la femme et sont une atteinte à sa santé !

2º *Innervation.* Les appareils des sens ont des proportions restreintes chez la femme; son œil, plus petit, est moins enfoncé dans l'orbite et n'est point surmonté de sourcils aussi épais; l'oreille externe est plus oblongue, plus mince; son conduit auditif étant plus cylindrique qu'en forme d'entonnoir, le son frappe plus directement la membrane du tympan et ne se disperse point sur les parois osseuses; ce qui permet à la femme de discerner plus habilement que l'homme le ton ou le timbre d'un son même léger, produit à peu de distance. Le nez de la femme est en général plus court, plus resserré; sa langue moins volumineuse est plus mobile; ses doigts sont déliés, et leur agilité, jointe à la mollesse de sa main potelée, lui procure une dextérité singulière pour le tact. Les sens de la femme semblent donc façonnés pour un régime d'impressions douces et délicates; leur structure, leur rapport avec les objets extérieurs, contre-indiquent toute violence, tout excès dans le plaisir comme dans la douleur; aussi la femme se plaît-elle aux clartés amorties d'un demi-jour, aux suaves harmonies; elle préfère les tons adoucis, les contacts veloutés, les menus aliments de saveur plutôt agréable que forte; en un mot, les organes des sens se comportent en elle comme des réactifs d'un ordre plus subtil; ils analysent jusqu'aux nuances des impressions; la délicatesse de son tact, la sagacité de son oreille, la justesse de son œil ne lui assurent pas seulement l'excellence dans les arts d'imitation, mais encore préparent, dirigent et rectifient son jugement : la finesse et le piquant des observations qu'elle émet sur le détail des hommes et des choses, tiennent en grande partie au jeu exquis et tempéré de ses organes de perception.

On ne peut refuser à la femme une masse nerveuse spinale

plus considérable, car son canal vertébral a plus d'ampleur et les trous intervertébraux pour le passage des nerfs sont plus grands ; en est-il de même du cerveau ? Les recherches récentes de M. Parchappe établissent que le volume de la tête est notablement plus petit chez la femme que chez l'homme, non-seulement en somme, mais aussi suivant toutes les dimensions ; il a comparé le poids de l'encéphale chez quatre-vingt-quatorze individus des deux sexes, et il l'a trouvé en moyenne sensiblement plus considérable chez l'homme ; la différence de stature ne peut être opposée à ce résultat, car dans les deux sexes l'encéphale est plus pesant en raison de la taille ; si donc il existe un rapport entre la puissance intellectuelle et la masse du cerveau, ce rapport ne s'étend pas à la sensibilité, puisque celle-ci domine chez la femme avec un moindre développement de l'encéphale, suivant M. Parchappe. Sœmmering est arrivé à d'autres conclusions ; il a fait voir que le rapport de la cavité crânienne à la face augmentant d'échelon en échelon dans la série animale (Cuvier), la femme se trouve dans un rapport supérieur à l'homme, comme celui-ci l'emporte sur les animaux ; la face de la femme est, en effet, plus courte et plus petite, elle offre moins de saillies osseuses ; ses sinus frontaux et maxillaires sont moins étendus. En s'appuyant sur les recherches de Sœmmering, on reconnaît que la tête et le cerveau, plus petits chez la femme que chez l'homme, ont cependant plus de volume et de poids en proportion du reste du corps ; la *Vénus de Médicis* fournit, pour la hauteur relative du corps et de la tête, le rapport suivant : : 1 : 750 ; l'Apollon du Belvédère : : 1 : 8. Sœmmering et Autenrieth se sont assurés que les os du crâne sont plus pesants chez l'homme que chez la femme, et Ackermann, cité par Burdach, a constaté que le cerveau de la femme est plus pesant proportionnellement au reste du corps. Nous croyons que de nouvelles investigations sont nécessaires pour fixer ce point intéressant de saine phrénologie. Un fait mieux établi, c'est la vascularité plus grande du cerveau de l'homme ; celui de la femme reçoit des vaisseaux de moindre calibre, ainsi que le prouve l'étroitesse relative des trous crâniens qui leur livrent passage : faut-il en conclure que les femmes ont moins à redouter pour leur encéphale l'effet direct ou sympathique des irritations, et que ce viscère est plus indépendant chez elles des modifications pathologiques du système sanguin? Les faits répondent diversement : d'une part, MM. Parent-Duchatelet et Martinet ont trouvé l'encéphalite plus rare chez les femmes que chez les hommes (1 : 4) ; d'autre part, tous les relevés statistiques démontrent chez elles la fréquence relative des aliénations mentales. — Ce serait pousser un peu loin l'induction par analogie que d'envisager la forme plus arrondie du crâne de la femme comme « le symbole de l'harmonie qui règne davantage dans sa vie intérieure, laquelle s'écoule avec plus de calme et d'uniformité (1). »

3º *Expressions*. La femme a la voix plus faible que l'homme, parce que, ses voies aériennes présentant moins d'étendue, elle n'en peut expulser une aussi grande quantité d'air à la fois ; elle a en même temps la voix plus aiguë, parce que la trachée-artère étant plus courte, le larynx et la glotte plus étroits, elle en fait vibrer les parois avec plus de rapidité. La flexibilité que possède la voix des femmes et qui leur permet de se jouer de toutes les difficultés du chant, tient à ce que les muscles sont plus longs et les ligaments moins roides. Au reste, l'âme doit sonner dans la voix ; pour être belle, il faut qu'elle s'échappe suave et caressante de la poitrine des femmes, forte et mâle de celle des hommes. La voix est une des expressions qui se nuancent le plus de l'état moral des individus ; elle est, suivant la bouche qui l'émet, une vibration mécanique ou l'émanation du sentiment.

La prédominance du système nerveux sur le système musculaire permet à la femme de régler avec plus d'art toutes ses attitudes et de les rendre constamment expressives ; des muscles très développés, très énergiques, tendent sans cesse à se contracter, même automatiquement, ou dépassent dans leurs mouvements la mesure de l'incitation cérébrale ; c'est ce qui arrive à l'homme, toujours porté aux mouvements violents, désordonnés, brusque dans ses gestes, puissant par les muscles, mais inégal dans l'exercice de cette puissance. Avec moins de volume musculaire et plus de sensibilité, la femme se meut pour

(1) C.-F. Burdach, *Traité de physiologie*. Paris, 1837, tome I, page 335.

ainsi dire dans une sphère mieux calculée, proportionne plus habilement ses efforts, varie plus gracieusement ses poses ; la danse lui est naturelle. Plus flexible, plus vibratile, sa langue participe à la mobilité de ses muscles en général ; de là sa tendance à la loquacité ; on s'explique de même le jeu de sa versatile physionomie, qui lui fait sa supériorité dans l'art de la mimique. Maîtresse de ses contractions musculaires par la puissance de son système nerveux, elle sait revêtir tous les masques de la passion, comme aussi dissimuler profondément les émotions qui l'agitent ; avec peu d'instruction et d'étude, elle s'empare des rôles du théâtre et les traduit avec autant d'animation que de vérité : succès si laborieux pour l'homme et qu'elle doit à l'ardeur de son imagination et de ses sympathies. Qui sait mieux qu'elle refouler au fond de l'âme un sentiment, paraître calme dans la souffrance, accomplir de bonne grâce un sacrifice ?

§ IV. Forme générale, différences d'ensemble.

Dans leur forme générale, les deux sexes tendent à la conformité, à l'unité ; quand, chez l'un d'eux, tel organe sexuel est situé à l'extérieur, on rencontre au même endroit, dans l'autre sexe, « une partie analogue, mais qui n'a pas la même fonction, qui n'a pas même, à ce qu'il paraît, de fonction essentielle, qui végète comme image inutile de l'organe appartenant au sexe contraire. » (Burdach, *loc. cit.*) On peut envisager sous ce point de vue les mamelles et le raphé chez l'homme, le clitoris et les grandes lèvres chez la femme ; c'est par ces organes, quand ils viennent à se développer outre mesure, que les sens s'obscurcissent en quelque sorte en se confondant et donnent naissance à l'hermaphrodisme. Il est évident que toutes les différences qui séparent l'homme de la femme se résolvent dans le fait de la propagation de l'espèce ; mais si tranchées qu'elles paraissent, elles se correspondent harmonieusement ; d'une part, la précision dans les formes, la force dans les mouvements, l'intelligence pour manifestation dominante de la vie intérieure ; d'autre part, la mollesse dans les contours, la grâce et l'agrément dans les attitudes, le sentiment pour expression de la vie morale.

A la naissance, l'inspection directe des parties génitales fait seule reconnaître le sexe de l'enfant : nul autre caractère ne distingue encore le jeune garçon de la jeune fille ; même indé- cision des traits du visage, même conformation des membres et du tronc, même mollesse des tissus, même son de voix, mêmes attitudes. Cette ambiguïté se maintient quelque temps ; mais à mesure que les sens s'érigent et transmettent au cerveau des impressions plus variées, à mesure que les perceptions qui en résultent acquièrent plus de précision et de netteté, des nuances se décèlent aux yeux de l'observateur. Stimulé par les mêmes objets, le système nerveux de la jeune fille ne tarde point à réagir autrement que celui du garçon ; c'est vers trois, quatre ou cinq ans, quand l'organisation n'est point retardataire, que le mode de sensibilité propre à chaque sexe se révèle : dans le garçon, impulsif et brusque ; dans la jeune fille, plus délicat et moins agissant. Observez-les dans leurs rapports mutuels : dès lors ils manifestent la diversité de leur organisation cérébrale par la diversité de leurs sensations, de leurs goûts, de leurs jeux, de leurs naïves inclinations, de leurs allures ; d'un côté, plus de pétulance et d'agitation, une audace agressive, la ten- dance à la domination, un penchant marqué à la violence et au combat ; d'un autre côté, la douceur et la timidité, une volonté plus suppliante qu'impérieuse, la soumission et la finesse ; ce que l'un exige, l'autre le sollicite ; où l'un s'irrite et s'emporte, l'autre pleure et caresse ; déjà on reconnaît qu'au garçon sont échues l'initiative et la force, à la jeune fille la mansuétude et la passivité ; la pensée n'est certainement pas le monopole de l'homme ; mais le sentiment est surtout l'apanage de la femme ; sa vie est de sentir et de réfléchir ses sensations dans le silence de la rêverie ; celle de l'homme est d'agir, et telle est l'énergie de sa destination que l'exécution devance souvent la pensée. L'époque de la nubilité prononce davantage les différences de l'action nerveuse, et par conséquent du caractère moral dans les deux sexes ; elles vont se renforçant et se consolidant dans le cours de l'adolescence ; elles s'expliquent en grande partie par la loi d'antagonisme entre le système nerveux et le système musculaire, entre deux modes d'activité de la fibre vivante : la sensibilité et la contractilité ; la première prédominante chez la femme, la seconde chez l'homme : loi de pondération organique et vitale, qui explique non seulement les aberrations du tempérament sous l'influence des travaux de l'esprit et des passions de l'âme, mais encore la mesure dans laquelle se développent les organes dans les deux sexes. L'accroissement du système musculaire n'est point enrayé chez l'homme par un excès de susceptibilité nerveuse. Les matériaux que les viscères fournissent à son assimilation semblent plus animalisés ; leur sanguification est plus complète ; le système artériel tend à prédominer en lui, les extrémités capillaires de ce système sont plus apparentes dans ses tissus, son système osseux se consolide plus tôt. L'homme doit à ces conditions élémentaires de sa constitution la résistance et la densité de ses tissus, la coloration plus foncée de la peau, la vigueur et le volume de ses connexions articulaires, la décision de ses mouvements, etc. Le muscle l'emporte en lui sur le nerf, l'action sur le sentiment, la puissance sur la délicatesse. — La femme conserve et stabilise en elle deux caractères organiques de l'enfance, la surabondance des fluides plastiques et l'excessive impressionnabilité du système nerveux ; à la première de ces conditions elle doit la rondeur de ses formes et l'agrément de ses traits ; à la seconde sa précocité morale et sexuelle : sa puberté exige moins de frais, si l'on peut ainsi dire, puisque l'organisme n'a pas besoin, pour l'exercice des fonctions génératrices, du même degré de perfection universelle que chez l'homme.

Au demeurant, les différences que présentent les deux sexes peuvent être ramenées à deux groupes : 1º celles qui émanent de l'organisation de l'encéphale et de ses dépendances. 2º celles qui proviennent de la structure des organes génitaux et des actes importants dont ils sont chargés ou qui se rattachent à leur fonction. Il est une troisième sorte de différences, presque aussi multiples que les individualités, à savoir : celles qui sont dues à l'empire des habitudes, à l'éducation physique et morale ; elles ne nous occuperont point ici. Les deux lignes parallèles sur lesquelles les deux sexes se développent, se rapprochent d'autant plus que les causes précitées ont moins d'activité ; c'est ce qui arrive aux deux périodes extrêmes de la vie, alors que le système nerveux offre dans les deux sexes une égale mollesse ou une égale dureté, l'appareil génital un même degré d'imperfection ou d'atrophie, et que les facultés psychiques dorment encore du même sommeil ou s'affaissent sous le poids d'une décrépitude inévitable pour l'un et pour l'autre sexe.

CHAPITRE V.

DE L'HÉRÉDITÉ.

Commençons par poser des faits :

1° Certaines espèces végétales présentent des variétés qui sont remarquables par la forme, la couleur, les qualités sapides et nutritives ; ces variétés se transmettent par les graines et, en l'absence même de toute culture, elles sont lentes à faire retour au type premier de la nature.

2° Backwell, fermier anglais, a réussi à créer des races d'animaux domestiques d'une conformation parfaitement en rapport avec l'usage auquel il les destinait : « Dans les bœufs réservés pour la boucherie, il voulut que les parties charnues qui constituent les morceaux de choix se développassent avec un volume énorme, au préjudice des parties basses ou dites de rebut. Après quinze années d'essais, il put montrer une race nombreuse de bœufs dont la tête et les os étaient réduits aux plus petites dimensions, les jambes courtes, la panse étroite, la peau fine et souple, tandis que la poitrine était vaste, l'intervalle qui sépare les hanches largement développé et les masses musculaires si considérables qu'elles formaient à elles seules plus des deux tiers du poids total de l'animal. Backwell jugea que les cornes des bœufs étaient inutiles et souvent dangereuses; il créa des espèces complétement dépourvues de cornes. C'est encore à lui que l'Angleterre doit cette belle race de gros chevaux qui font le service du roulage de Londres. La réforme des bêtes à laine fut sans contredit la plus difficile de ses entreprises et le plus beau de ses triomphes. Lui seul est parvenu à obtenir chez ses moutons de Dishley la réunion de deux qualités que certains agronomes regardent encore comme presque incompatibles, la finesse de la laine et le développement des parties charnues (1). » D'autres éleveurs célèbres de l'Angleterre, Fowler, Paget, Princeps, ont réussi, comme Backwell, à transporter d'une race à une autre, d'un individu à ses divers produits, telle ou telle proportion de membre ou de partie (2), en associant des mâles et des femelles qui offraient au plus haut degré de développement le caractère physique qu'il s'agissait de reproduire par transmission.

3° Les effets de l'éducation peuvent aussi se transmettre ; les chasseurs savent que les petits, issus d'un chien bien dressé, sont eux-mêmes d'autant plus faciles à dresser qu'ils ont plus de ressemblance physique avec leur parent. Non seulement l'aptitude, mais la spécialité de l'aptitude se communique par la génération ; plus un chien couchant s'est habitué à aller à l'eau, plus ses petits montrent de disposition naturelle à s'y jeter. Les chevaux dont les parents ont été montés par des écuyers adroits se forment plus aisément au manége. Fréd. Cuvier (3) rapporte que dans les contrées où les renards sont fréquemment traqués par des embûches, les jeunes renards révèlent, dès leur première sortie du terrier, une circonspection qui manque aux doyens de leur espèce dans les contrées moins visitées par les chasseurs, moins infestées de piéges.

4° L'hérédité éclate chez l'homme et dans sa forme générale et dans la proportion relative de ses parties; elle se manifeste par les propriétés intimes de la fibre organique, si l'on peut ainsi dire; les mouvements, les allures, les traits du visage, le son de la voix, les singularités fonctionnelles, tout témoigne du rapport vivant qui se continue entre le produit et ses facteurs, même après la séparation de l'être nouveau qui, émancipé de l'incubation utérine, se pose au dehors dans la sphère de son individualité. Nous ne disons pas que les êtres procréateurs se répètent exactement dans leur progéniture, mais ils lui impriment

(1) *Organoplastie hygiénique*, etc., par H. Royer-Collard, *Mémoires de l'Académie royale de médecine*. Paris, 1843, tome X.

(2) Voyez *Traité philosophique et physiologique de l'hérédité naturelle dans les états de santé et de maladie*, etc., par le docteur Prosper Lucas, t. I, Paris, 1847, depuis 193 à 340. On trouve en cet ouvrage, à côté de quelques théories abstraites, une grande opulence de faits et de preuves, et une véritable ingéniosité d'induction.

(3) *Annales du Muséum d'hist. naturelle*. Paris, 1808, tome XI, page 463.

avec la vie une partie de la direction spéciale que la vie avait prise en eux. Ce qui se transmet d'abord des parents à l'enfant, c'est le type physique, la conformation extérieure, la physionomie, la taille, la couleur; il y avait des familles romaines appelées *Nasones*, *Labeones*, *Buccones*, du trait saillant, qui accusait sur leur visage l'influence héréditaire. Le tempérament, les idiosyncrasies, les caractères généraux de l'organisme qui se résolvent dans l'idée de constitution, ne se transmettent pas moins que les ressemblances extérieures ; Hofaker a démontré chez les animaux domestiques l'hérédité des conditions spéciales de la charpente osseuse, du système musculaire; l'aptitude au trait ou à la course est congéniale chez les chevaux. Il en est certainement ainsi chez l'espèce humaine ; toute famille a son patrimoine organique ; les éléments dont il se compose lui font ses aptitudes, sa santé, ses chances de vie. La voix populaire, plus souvent écho de vérité que d'erreur, confirme l'induction physiologique : elle parle du *beau sang* d'une famille, du *mauvais sang* d'une autre. Les meilleures probabilités d'un long avenir se déduisent de la longévité des ascendants ; qui n'a connu des familles auxquelles semble échu le privilége de la vieillesse patriarcale et d'autres sur qui la mort prélève presque annuellement un tribut prématuré?

5° Le croisement des races fournit de nouvelles preuves à l'appui de l'hérédité ; les mulets sont, parmi les animaux, un des nombreux exemplaires de l'influence combinée de deux sexes hétérogènes. D'un nègre et d'une femme blanche naît le mulâtre dont la peau est d'une couleur jaune enfumée et les cheveux noirs, non laineux. Le mulâtre, marié avec une femme blanche, engendre le quarteron au teint fortement basané, aux cheveux noirs et longs ; déjà les traits du visage s'éloignent de ceux de la race africaine. Le quarteron et la blanche donnent le jour à l'octavon, moins basané que le précédent et plus voisin du type européen ; enfin l'enfant de l'octavon, uni à la blanche, se confond avec les individus de race caucasienne ; quatre générations en sens inverse font redescendre le type blanc au type noir. Ici l'hérédité se déclare par les signes les moins équivoques et permet à l'observateur de mesurer la part de ses agents.

6° Les vices et les monstruosités primordiaux se transmettent souvent : tels sont la surdi-mutité, l'imbécillité, l'idiotisme, le bec de lièvre, les hernies ombilicales (1) etc. ; tous les auteurs citent des exemples d'individus sex-digitaires de père en fils.

7° On cite (2) des cas de mutilation accidentelle, devenue chez les parents un élément d'hérédité pour leur progéniture ; on en a observé particulièrement chez les animaux ; ces faits justifient en partie l'opinion assez étrange de l'école hippocratique répétée par Aristote : *Gignuntur autem læsi ex læsis, claudi ex claudis*, etc. (3).

8° L'hérédité intellectuelle et psychique, qu'on la considère comme un effet de la forme plastique sur la forme dynamique de l'organisme, ou comme une émanation parallèle de la source génératrice, ne saurait pas plus être contestée que celle des conditions ci-dessus énumérées ; les dispositions morales, les particularités du caractère, les facultés de l'esprit qui ont distingué le père, se retrouvent souvent dans le fils, quoique modifiées par l'éducation, voilées par les situations ou combattues par l'effort de la volonté. Non que le génie circule de génération en génération ; nous parlons ici de la masse commune des intelligences ; il est d'observation que des parents doués d'esprit et cultivés par l'éducation procréent en général des enfants plus capables que les couples imbéciles. Quant à cette puissance exceptionnelle qu'on appelle génie et qui apparaît, à long intervalle, incarnée dans des individualités dévolues à l'histoire, elle échappe dans son origine comme dans ses développements, à l'analyse de la raison ; appelée à créer, elle semble créée elle-même de toutes pièces, et si Minerve sort armée du cerveau de Jupiter, la plupart des hommes de génie ne relèvent de leurs procréateurs physiques que par leur acte de naissance (4).

9° La prédisposition aux maladies est une triste et dernière

(1) Marc, *Dictionnaire des sciences médicales*.

(2) Burdach, *Physiologie*, tome II, page 250. — Piorry, *De l'hérédité dans les maladies*, page 40.

(3) *Histoire des animaux*, liv. VII, chap. 6.

(4) Voyez, dans Prosper Lucas (*Traité de l'hérédité*, t. I, p. 371 et suiv.), les preuves d'expérience en faveur de l'hérédité dans les quatre formes du dynamisme pur, sensations, sentiments, intelligence et mouvements.

preuve de la solidarité ascendante qui lie entre elles les générations successives d'une même famille ; ce n'est pas le moindre service que l'hygiène est appelée à rendre aux individus, aux familles, à la société, en réprimant, par un régime bien ordonné, l'efflorescence des principes morbides héréditaires, en corrigeant la constitution physique des races, en purgeant la population des vices qui tendent à la détériorer. Il convient donc de nous arrêter un moment sur cette grave question de l'hérédité morbide, source de tant d'appréhensions et de dangers, sujet également sérieux pour le médecin et pour le moraliste.

Distinguons d'abord les maladies héréditaires de celles qui se contractent pendant la vie intra-utérine (*morbi connutriti, parentales*); ne confondons pas davantage avec elles les maladies que l'enfant peut contracter pendant son passage depuis le col utérin jusqu'au dehors des parties génitales ; la syphilis contractée pendant la grossesse et transmise au fœtus, soit avant, soit durant l'accouchement, ne constitue point une maladie héréditaire ; M. Gérardin a fait voir récemment à l'Académie de médecine (1) un nouveau-né variolisé avant la naissance par la variole de sa mère; il n'y a là, comme pour la syphilis communiquée au fœtus pendant la gestation, qu'un effet de contagion opérée par voie de circulation, au lieu de l'être par le toucher immédiat ; il y a là, suivant l'expression si vraie de Louis, une sorte de greffe animale, nullement production d'une lésion héréditaire.

Les mêmes causes, agissant sur les membres d'une même famille, peuvent déterminer, chez plusieurs d'entre eux, les symptômes de la même affection, sans que la simultanéité et l'identité des lésions dépendent de l'influence héréditaire. Les scrofules se développent aisément dans les habitations humides, mal aérées et qui ne reçoivent point de rayons solaires directs : une famille placée dans ces conditions peut offrir, sans hérédité, plusieurs cas de scrofules, et c'est ce qui arrive dans nos villes du Nord (Lille, Valenciennes, Douai, Béthune, etc.), où nous avons vu avec douleur les classes misérables s'entasser dans les caves creusées à plusieurs mètres de profondeur au-dessous

(1) *Bulletin de l'Académie de médecine*, t. VIII, p. 297.

du niveau des rues. Les recherches de Foderé, Coindet, Humboldt, Bailly, etc., ont fait voir que le goître dépend de causes locales : les deux versants d'une montagne présentent parfois le contraste d'une population saine et d'une population goîtreuse. L'espèce de cachexie qui atteint à la longue les populations fébricitantes des pays à marais n'épargne pas les enfants ; M. Villermé (1) a prouvé, d'après les états du mouvement de la population dans nos départements, que les funestes effets de l'impaludation pèsent particulièrement sur le jeune âge. Cette circonstance ferait croire, à tort, à l'influence de l'hérédité dans la production de ces faits ; mais si les résultats directs ou éloignés des endémies ne doivent pas être confondus avec ceux de la transmission primordiale, elles entrent à leur tour dans l'hérédité par l'altération graduelle des sources de la population ; des parents devenus scrofuleux par l'action prolongée de causes accidentelles, procréent des enfants plus disposés à cette maladie qu'ils ne l'étaient eux-mêmes, et si les enfants deviennent scrofuleux par la continuation des conditions d'insalubrité où leurs parents ont vécu, la deuxième génération naîtra avec les caractères non équivoques de la prédisposition à l'affection strumeuse. Les habitants des contrées marécageuses, affaiblis par les fréquentes récidives de la fièvre, engendrent une race malingre et cacochyme qui transmet à sa descendance des germes d'hérédité morbide.

Par hérédité, il faut entendre, non la maladie elle-même que les parents ont présentée, mais la disposition à la contracter ; c'est une tendance de l'organisme à réaliser, suivant l'opportunité de l'âge et avec le concours de causes occasionnelles, l'affection morbide dont le principe ou la virtualité lui a été communiqué dans l'acte même de la fécondation. Toute maladie reconnue héréditaire et actuellement réalisée chez un individu, prouve deux choses : d'une part, l'aptitude à répéter l'état morbide qu'ont offert les parents ; d'autre part, l'action de causes qui ont mis cette aptitude en jeu. C'est parce que l'hérédité morbide consiste simplement dans une disposition, que l'hygiène est toute-puissante pour la combattre, pour l'étouffer dans ses

____

(1) *Annales d'hygiène publique et de médecine légale*, tome IX et tome XII.

germes ; c'est parce qu'elle n'éclate point sans la provocation de causes occasionnelles qu'il est possible de lui disputer incessamment l'organe, le viscère qu'elle paraît menacer. Dans l'œuvre de notre conservation physique, comme dans la sphère de nos manifestations morales, reparaît toujours la juste proportion de la liberté et de la fatalité ; la volonté et l'intelligence sont le contre-poids des données d'organisation première ; il n'est peut-être hérédité morbide si prononcée qu'il ne soit donné à l'art de coercer ou de détruire.

La force réparatrice que la nature déploie dans l'individu, elle la manifeste aussi en faveur de l'espèce : la transmission héréditaire a ses limites ; l'harmonie est la loi de l'organisation ; elle tend à y revenir quand elle s'en est écartée. Dans une famille frappée par une affection héréditaire, il est rare que tous les enfants y participent ; presque toujours l'affection n'est léguée qu'à quelques-uns. Les anomalies disparaissent plus ou moins vite ; le plus grand nombre des monstres sont inhabiles à la vie, ou quand ils peuvent vivre ils sont impropres à la reproduction ; la plupart des géants et des nains sont dans ce cas ; les bâtards d'espèce sont en général impuissants ou ne deviennent féconds qu'avec les individus des espèces primitives auxquelles leur postérité ne manque point de retourner : tel est le mulet. Un caractère étranger, communiqué à une race ou à une espèce, ne persiste point, à moins que la reproduction ne soit continuée par l'espèce ou la race à laquelle appartient ce caractère. Les races perfectionnées de chevaux et de brebis ne se maintiennent que lorsqu'elles sont propagées jusqu'à la sixième génération par des étalons de choix. Les mulâtres, même en se mariant entre eux, finissent par retourner à leur source primitive. L'analogie conduirait à supposer que les maladies héréditaires peuvent disparaître dans la série des générations humaines, puisque le type primitif de notre organisation est la régularité, la santé ; l'observation corrobore cette induction en apparence hasardée ; sept enfants issus de parents tuberculeux succombent à cette maladie, un huitième survit et jouit d'une immunité manifeste ; il n'en faut pas plus pour attester la tendance réparatrice de la nature. Une maladie héréditaire, la lèpre, qui sévissait autrefois dans notre hémisphère, en a presque disparu ; des affections cutanées, la syphilis elle-même ont perdu de leur brutale intensité. Les progrès de la civilisation, et par conséquent de l'hygiène, qui est l'aisance appropriée aux organisations individuelles, contribuent efficacement à la réhabilitation physique de la race humaine.

Quelle est la ligne de transmission héréditaire? Il n'est pas toujours facile de la déterminer ; la disposition morbide voyage avec une sorte de caprice à travers la descendance ; elle peut sauter une génération, se jeter dans la parenté collatérale, s'attacher à l'un des deux sexes ; l'hérédité n'est point douteuse quand elle dérive directement du père à l'enfant, de l'aïeul aux petits-fils, de la mère à la fille. Je connais une famille dont la mère est morte d'un cancer mammaire ; deux de ses filles ont succombé au même mal ; la troisième en est menacée ; les fils se portent bien. Un père et une mère, issus de parents phthisiques, jouissent d'une bonne santé et arrivent à un âge avancé ; mais voici que leurs enfants sont enlevés l'un après l'autre par la phthisie : la chaîne étiologique part de l'aïeul et aboutit à la deuxième génération, la première étant sauve. — L'hérédité s'obscurcit quand la maladie qui atteint l'enfant n'a été observée que chez le frère de son père ou de sa mère ; quand ce sont des cousins qui la présentent. Elle n'est pas moins contestable lorsque la phthisie enlève le fils de parents, il est vrai, tuberculeux, mais adossés à plusieurs générations consécutives d'ancêtres qui n'ont jamais eu trace de tubercule. En effet, pourquoi un homme ne pourrait-il être atteint de la même maladie que son père sans qu'il y ait eu transmission par la génération? La même cause prédisposante peut avoir agi sur le père et sur le fils, isolément et à une époque indéterminée de leur vie. Il existe d'ailleurs d'autres prédispositions aux maladies que celles qui découlent de l'hérédité ; l'homme en subit l'effet après sa naissance, dans le cours de sa carrière, et contracte des maladies qu'on serait tenté de rapporter à une disposition originaire ; les airs, les eaux, les lieux, les professions, les travaux industriels, les institutions sociales, le mode d'alimentation, impriment aux hommes un caractère spécial, des aptitudes morbides variées : il faut donc, avant de rechercher l'ordre de transmission, s'assurer si la maladie est de la catégorie de celles qui se transmettent par la génération, si réellement elle a existé chez l'un des parents, si celui-ci l'a eue antérieurement ou postérieurement à la naissance de l'enfant, et, dans le cas de postériorité, si la maladie a paru se rattacher à des causes accidentelles ou à une prédisposition. Ces questions doivent se résoudre, non au moyen de renseignements vagues, mais par un examen sévère qui doit s'étendre au degré d'intelligence, de discernement et de bonne foi des malades ; le doute rationnel s'applique autant aux affirmations faciles des uns qu'aux réponses négatives des autres, qui se retranchent dans leurs illusions contre l'évidence fâcheuse du pronostic. Il n'est pas plus rationnel de soupçonner partout l'influence de l'hérédité que de la négliger dans les investigations diagnostiques. L'exagération dans l'un ou l'autre sens crée un péril à la pratique et complique les difficultés qui embarrassent la recherche de la filiation morbide. On ne peut ici établir de loi fixe : toutefois la transmission en ligne directe exclut le doute, qu'elle s'opère ou non par un seul sexe ; la ligne collatérale est incertaine. Enfin, sans prétendre déterminer la part relative des deux sexes dans la reproduction de l'espèce, l'hérédité du côté de la mère excitera parfois davantage la sollicitude du médecin. La raison en est qu'il n'admet qu'avec restriction l'axiome de jurisprudence : *Is est filius quem nuptiæ demonstrant.*

Le cachet des maladies héréditaires se révèle surtout dans la marche qu'elles affectent et dans la disproportion de leur gravité avec la cause occasionnelle qui a déterminé leur explosion. Tantôt cette gravité se dénote dès le début ; tantôt elle ressort de la prolongation même des symptômes dont la bénignité apparente contraste avec la difficulté de la guérison. Les maladies héréditaires ont encore pour cachet de récidiver facilement d'une manière irrégulière ou par périodes : elles se développent généralement à la même époque et frappent les mêmes organes que chez les parents. Se transforment-elles, sinon dans leur essence, au moins dans leur phénoménalité ? Cette opinion est celle de praticiens célèbres, Baillou, Astruc, Bouvart, et surtout A. Portal. Aux yeux de Portal, les scrofules des enfants dérivent de l'affection vénérienne des parents. Cette opinion, reproduite par Alibert, est sans fondement positif. M. Lebert fait remarquer que dans le canton de Vaud la syphilis est rare et les scrofules très multipliées. D'ailleurs, suivant le même auteur (1), l'hérédité manque dans plus de la moitié des cas de scrofules ; les maladies scrofuleuses pures ne paraissent héréditaires que dans un tiers des cas ; les maladies tuberculeuses dans un sixième des cas seulement, les maladies scrofuleuses et tuberculeuses coexistantes chez les trois cinquièmes des individus. On a établi encore une parenté étiologique entre la syphilis, le tubercule et le rachitisme. Les belles recherches de M. J. Guérin sur l'étiologie de cette dernière affection écartent cette hypothèse ; le rachitisme est une affection essentiellement différente des scrofules et des tubercules. Ces deux dernières maladies paraissent se tenir de plus près, quoique leur étiologie nous soit à peine connue dans quelques-unes des conditions où l'on observe leur développement. La thèse de la transmutation de la syphilis a été soutenue dans ces derniers temps encore avec éloquence par M. Ch. Bœrsch (2), qui s'efforce de rattacher au virus vénérien le tubercule, le cancer, les dartres, la carie des os, etc. : «Que l'on fasse abstraction de tout esprit de système ; que l'on se demande s'il n'est point vrai que le vice vénérien, une fois introduit dans une constitution, tend à s'imprégner en elle, à la détériorer sans cesse ; qu'il paraît céder souvent aux traitements dirigés contre lui, mais que cette disparition n'est que momentanée, apparente ; qu'il sommeille, pour ainsi dire, dans l'organisme, attendant l'occasion que lui fournit une autre maladie pour se ranimer sous une forme plus ou moins franche, sous un masque étranger, avec des symptômes qui ne lui appartiennent pas, et derrière lesquels il est d'autant plus difficile de le deviner, de le saisir, etc. »

L'aptitude héréditaire a son opportunité, c'est-à-dire que les différentes phases d'accroissement et de décroissance que l'organisme parcourt favorisent plus ou moins la manifestation de tel ou tel genre de lésion héréditaire ; chaque âge imprime à l'économie un caractère général qui est en rapport avec telle ou telle altération dont le germe existe en elle ; chaque âge fait

(1) *Traité pratique des maladies scrofuleuses et tuberculeuses.* Paris, 1849, page 88.

(2) *Essai sur la mortalité à Strasbourg,* 1836, page 113.

prévaloir certains organes, et, par la concentration vitale dont ils deviennent le siége, renforce leurs prédispositions morbides, C'est pourquoi certaines maladies héréditaires apparaissent dès la naissance, d'autres longtemps après, d'autres enfin sommeillent indéfiniment par défaut de provocation, soit du dehors, soit du dedans. Il est rare que l'affection inhérente à l'être nouveau se réalise dès la naissance : le plus souvent elle n'existe que virtuellement. Il en est ainsi de la syphilis ; les nouveaux-nés qui en sont infectés, hors le cas de contagion au passage, n'en offrent point les symptômes caractéristiques ; mais ils sont débiles, comme flétris, prédisposés à une foule d'affections qui ont pour effet d'enrayer ou de vicier le travail de la nutrition. En raison de la turgescence sanguine du cerveau et de ses enveloppes dans le bas âge, la méningite tuberculeuse menace les enfants issus de parents phthisiques ; la fluxion nutritive, dont le système ganglionnaire est le siége à cette même époque de la vie, explique la fréquence des scrofules et du carreau (tuberculisation des glandes mésentériques), quand il existe en outre une propension congéniale. Nous avons vu que, dans la jeunesse, la prépondérance physiologique appartient aux organes de l'hématose et de la circulation ; dans l'âge mûr, aux viscères abdominaux et à l'appareil fibro-cartilagineux lié avec ces viscères par des connexions sympathiques, aussi, à l'une de par l'hérédité, les phlegmasies du cœur et des poumons ; à l'autre, les maladies gastro-hépatiques, les hémorrhoïdes, la goutte, etc. C'est vers l'âge critique que les organes génitaux de la femme sont menacés par l'opportunité de l'hérédité cancéreuse : l'atrophie que subissent alors ces organes (ovaires, utérus, mamelles) favorise le développement de cette lésion. — Par la même raison, les professions qui sollicitent l'activité particulière de certains organes et débilitent certains autres, les professions qui sont toutes, au début, perturbatrices de l'ordre physiologique et finissent par changer l'équilibre de l'économie, amènent l'opportunité des maladies héréditaires.

Chaque âge épuise, par sa révolution, l'opportunité qu'il apporte aux affections héréditaires ; s'il passe sans les avoir fait naître, le péril de l'hérédité morbide diminue beaucoup.

Au delà de trente-six ans, l'individu né de parents phthisiques peut espérer la vieillesse ; au delà de la deuxième enfance, le tubercule des glandes mésentériques ne s'observe
guère isolément. On comprend, en effet, que chaque âge, par
les conditions physiologiques qui le caractérisent, se trouve
avoir des relations essentielles avec la nature, la forme, la
marche et la durée des maladies déterminées ; plus ces relations sont complètes et intimes, plus l'imminence de la maladie
augmente ; que si, malgré l'aggravation du péril, cette période
de la vie s'écoule tranquillement, l'hérédité morbide, quoique toujours subsistante, se trouve comme annulée, parce que l'impulsion
ne lui viendra plus des évolutions ultérieures de l'organisme (1).

Hippocrate a émis une doctrine de l'hérédité ; en parlant des
macrocéphales qui déterminaient l'allongement de la tête de
leurs enfants au moyen de bandages et de machines convenables
pour altérer la forme sphérique du crâne, il ajoute : « D'abord
c'était l'usage qui opérait de force le changement dans la configuration de la tête ; mais avec le temps ce changement est devenu naturel, et l'intervention de l'usage n'est plus nécessaire.
En effet, la liqueur séminale provient de toutes les parties du
corps, saine des parties saines, altérée des parties malades. Si
donc de parents chauves naissent généralement des enfants
chauves, de parents aux yeux bleus des enfants aux yeux bleus,
de parents louches des enfants louches, et ainsi du reste pour
les autres variétés de la forme, où est l'empêchement qu'un
macrocéphale n'engendre un macrocéphale (2) ? » A côté de la
théorie la plus ancienne, plaçons la théorie le plus récemment
formulée pour marquer le point de départ et le dernier résultat
de la science : la fécondation est due à l'union du zoosperme et
de l'ovule ; le zoosperme n'apporte pas à l'ovule un système
cérébro-spinal tout formé, car les membranes du cerveau et de
la moelle sont parfaitement distinctes avant l'apparition de la
substance nerveuse à leur surface interne ; mais l'embryon ne
trouve pas non plus dans le vitellus un système digestif achevé,

(1) Montaigne, dont les ancêtres avaient eu la gravelle, en fut atteint au
même âge que son père.

(2) *Des airs, des eaux et des lieux*, OEuvres d'Hippocrate, traduction de
Littré, tome II, page 61 et suiv.

et cependant la formation des organes digestifs et de leurs annexes s'opère manifestement aux dépens du vitellus ; tous les
ovologistes sont d'accord sur ce point ; leurs recherches ont fait
voir que certains organes n'existent que transitoirement, et que
d'autres passent par une suite de métamorphoses proportionnelles à leur complication. Le système de l'enveloppement n'est
donc pas fondé sur une observation exacte, qu'il porte sur l'o-
vule ou sur le zoosperme ; mais si celui-ci n'est point un axe
cérébro-spinal, ni celui-là un système digestif, ils renferment
en eux les éléments nécessaires au développement ultérieur de
ces deux bases essentielles de l'animalité, lesquelles se complètent l'une par l'autre et s'influencent réciproquement de manière
à amener le développement ultérieur du tout : c'est le système
vasculaire qui bientôt leur servira de lien commun. Ainsi chacun des deux agents de la fécondation, ovule et zoosperme, apporte en lui une matière déjà organisée et vivante ; c'est ce qui
explique comment ils influent également sur le produit commun.
Il y a plus : chacun des deux éléments de la combinaison humaine représente bien l'être qui l'a fourni et le rôle que cet être,
homme ou femme , remplit dans l'œuvre de la procréation ; le
mâle, plus ardent que la femelle dans toutes les espèces, produit le zoosperme ; celui-ci a son maximum d'activité au moment de la copulation et devient sur l'écusson le premier élément du système cérébro-spinal, c'est-à-dire de la vie extérieure.
La femelle nous présente des ovaires toujours cachés profondément, un ovule qui reçoit le zoosperme comme la femelle reçoit
le mâle ; dans cet ovule, des matériaux de nutrition, enfin les
éléments d'un système digestif, par conséquent de toute la vie
intérieure. Telle est la manière dont M. Lallemand (*loc. cit* ,
p. 513 et *passim*) comprend la fécondation, et dans cet acte la
transmission des types paternel et maternel. On voit qu'elle
n'est pas sans analogie avec la doctrine hippocratique ; ce que
celle-ci attribue au sperme seul, M. Lallemand l'attribue au
zoosperme et à l'ovule ; la liqueur séminale résume , aux yeux
d'Hippocrate , toutes les parties du corps. Pour l'observateur
moderne, l'ovule et le zoosperme possèdent en eux les éléments
nécessaires au développement ultérieur de tout le corps. Dans
l'une et dans l'autre doctrine, l'hérédité nous apparaît comme

une condition primordiale de la matière organisée que séparent les agents de la fécondation et qui reproduit, au terme de ses transformations, le type de l'espèce. L'hérédité a donc ses racines dans ce que la vie a de plus intime et de plus fondamental; elle existe antérieurement à la copulation, dans l'ovule et dans le zoosperme; elle se détermine dans le conflit des deux sexes et se modifie par la fécondation, puisque deux genres d'éléments héréditaires se rencontrent et se fondent dans la pénétration réciproque de l'ovule et du zoosperme. Avoir noté, dans cette période, initiale de la reproduction les rudiments de l'hérédité, c'est avoir indiqué par quelle voie l'hygiène peut réussir à la combattre.

Tout ce que l'hygiène peut faire contre les dispositions héréditaires qui sont de nature à compromettre la santé se trouve indiqué sommairement dans ce conseil de Mercatus: *Uxorem aut virum quærere qui temperie, modo substantiæ et fere in omnibus individualibus conditionibus, dissideat longis intervallis ab uxore. Sic enim a generatione in generationem delitescet magis sigillum hæreditarium, vincens inculpatum semen, ac prævalens supra vitiosum et prave affectum.* Les races animales gagnent à se propager dans les mêmes familles ; la beauté des chevaux arabes et anglais, des brebis espagnoles, etc., ne se maintient qu'à cette condition. On a observé notamment que l'espèce chevaline dégénère par le mélange prolongé de races différentes; mais il faut considérer, que, pour perpétuer les races nobles d'animaux, on a soin de n'accoupler entre eux que des individus de choix ; dans les alliances entre proches, cette condition est négligée; de là l'abâtardissement des familles qui s'unissent entre elles de génération en génération. C'est donc une mesure de haute prévoyance sociale que la prohibition des mariages à certains degrés de parenté, et tous les peuples d'une civilisation élevée ont proscrit l'inceste, à l'exemple du législateur des Hébreux. C'est surtout aux familles entachées de maladie héréditaire qu'il importe d'élargir le cercle de leurs alliances et de renouveler en partie les sources de leur reproduction ; en méconnaissant cette nécessité, elles renforcent le principe de leur détérioration et précipitent leur décadence. D'après Gama Machado, cité par M. Prosper Lucas (t. I, p. 204), le défaut d'harmonie de la taille des époux est une cause d'avortements. Dans l'appréciation des vices du bassin, il faut considérer non seulement les proportions de la femme, mais encore les dimensions de la tête et des épaules de l'homme qu'elle doit épouser ; l'hérédité porte en effet et sur le volume partiel et sur le volume intégral du corps ; delà un surcroît de péril possible pour le travail de l'accouchement.

L'axiome *contraria contrariis* s'applique avec plus de sûreté à l'hygiène qu'à la thérapeutique ; les mariages, au point de vue physique, devraient être combinés de manière à neutraliser, par l'opposition des constitutions, des tempéraments et des idiosyncrasies, les éléments d'hérédité morbide que l'on peut craindre dans les deux époux ; il faudrait défendre l'union de deux lymphatiques, de deux sujets éminemment nerveux ; deux familles également prédisposées aux affections de poitrine ne devraient jamais mêler leur sang ; même danger dans l'union de deux sujets frappés de débilité générale, etc. La prédisposition à des affections analogues constitue, aux yeux du médecin, une autre incompatibilité de mariage : scrofule et phthisie formeront une sordide pépinière, tandis qu'une femme issue de parents tuberculeux et mariée à un homme robuste et sain peut devenir l'heureuse mère d'une génération irréprochable qui, croisée à son tour avec un sang de bon aloi, produira une autre génération, exempte de tout soupçon d'hérédité ; car, ainsi que nous l'avons dit, la propension aux maladies héréditaires finit par s'épuiser. Stahl, Bordeu, Buchan, Pujol, Baumes, pensent ainsi ; des faits prouvent la disparition spontanée d'une affection de parenté, d'autres plus nombreux attestent l'efficacité du croisement pour l'extinction des germes héréditaires. Malheureusement les médecins restent étrangers à la confection des lois, et rien n'est stipulé dans nos codes en faveur de l'amélioration physique de l'espèce humaine, si ce n'est la limitation du mariage à certains degrés de consanguinité et l'époque de la nubilité légale.

L'âge des parents exerce une grande influence sur la constitution et la santé des enfants qu'ils mettent au jour ; trop jeunes, ils impriment à leur descendance un caractère de débilité générale qui favorise l'explosion ultérieure des maux héréditaires ;

il est d'observation que les premiers-nés sont souvent plus faibles, plus délicats, et des instituteurs ont constaté la supériorité
intellectuelle des cadets sur les aînés. Les poulettes pondent des
œufs plus petits de moitié que ceux des poules; suivant Bech-
stein cité par Burdach, les petits qu'une chienne met bas après
sa première fécondation n'atteignent jamais une grande taille.
Il semble que la puissance reproductrice ait besoin, comme
toutes les autres fonctions, d'un exercice répété pour imprimer
à ses résultats le cachet d'une parfaite élaboration. Les enfants
procréés dans une époque avancée de la vie paraissent plus exposés au rachitisme; ils sont dépourvus de la vivacité et de la
gaieté qui sont les attributs de leur âge; ils périssent souvent de
phthisie, sans que leurs parents en soient atteints; s'ils vivent,
ils ne se développent pas avec plénitude et paient un tribut
précoce aux affections hémorrhoïdaires. Une grande disproportion d'âge entre les époux n'est pas moins dommageable à la
qualité des produits, et de semblables mariages, légitimés par
la loi, sont une véritable infraction aux bonnes conditions de la
procréation humaine. Quand la cupidité conduit la jeune fille
dans le lit du vieillard, la nature s'indigne, l'intérêt de l'espèce
est sacrifié aux passions de l'individu; c'est un scandale physiologique, si l'on peut ainsi dire; mais la loi civile le protége
et la société n'a pour le punir que le mépris et le ridicule.

Si le médecin n'est pas intervenu à l'origine pour corriger ou
prévenir la transmission des dispositions morbides, il lui reste
à les combattre dans l'enfant issu de mariages formés contre
les convenances hygiéniques; on conseille de donner à l'enfant
une nourrice robuste, d'une constitution opposée à la sienne, et
dont la santé sera sévèrement surveillée; on prolongera l'allaitement; après le sevrage, il faut adapter le régime au tempérament de l'enfant et le diriger contre l'aptitude héréditaire que
l'on redoute. Le choix et la surveillance de l'habitation sont très
importants; tel climat, tel localité favorise ou contrarie le développement de certaines maladies. La gymnastique, employée
avec discernement, peut modifier heureusement l'organisation,
annuler une disposition héréditaire par le déplacement du mouvement nutritif, par la direction spéciale de l'innervation. L'é-
ducation elle-même, en éclairant l'homme et en fortifiant sa

spontanéité, le rend plus apte à gouverner sa santé, à tempérer les appétits et les passions qui peuvent exagérer la vitalité de certains organes, déprimer certains autres et donner ainsi l'essor aux germes héréditaires. Le choix de la profession contribue puissamment à l'immunité de l'avenir ; elle fait à l'homme son milieu social, elle lui assigne ses conditions de vie morale et physique, elle empoisonne ou purifie l'air qu'il doit respirer, elle lui mesure le travail et le repos ; de plus, elle détermine l'activité relative de ses organes dont chacun correspond pour ainsi dire à une spécialité professionnelle ; souvent elle a produit dans la ligne ascendante de parenté la maladie dont on redoute le principe héréditaire, et force sera d'y renoncer pour écarter une éventualité funeste. Quand l'hérédité dépend d'un virus, ou celui-ci se manifeste par des symptômes caractéristiques et donne besogne de guérison, ou il n'existe qu'une aptitude de l'organisme à répéter l'affection virulente de parenté, et la prophylaxie hygiénique se règle sur les bases précitées ; car nous nous inscrivons contre l'usage banal des médicaments amers, mercuriels, antiscorbutiques, martiaux, etc. (Portal, Pujol, etc.), à titre de préservatifs, usage plus répandu encore qu'on ne pense, et qui, avec l'emploi préservatif des cautères, des vésicatoires, des sangsues, des saignées, défraie la routine domestique de tant de familles, de tant de médecins asservis par intérêt ou par ignorance aux préjugés du vulgaire. Notre pensée ne va point jusqu'à proscrire absolument l'application de ces moyens, mais il convient de n'y recourir que d'après des indications positives ; c'est par les agents du régime (air, local, vêtement, nourriture, etc.) que l'on a chance de rectifier les tendances vicieuses de l'organisation, non par les arcanes de la polypharmacie. Rappelons, en terminant, que les individus prédisposés aux maladies héréditaires doivent surtout être surveillés à l'âge où ces maladies tendent à se développer et à l'âge où leurs parents en ont subi l'atteinte ; c'est alors qu'il faut redoubler de sévérité dans les précautions hygiéniques, c'est alors qu'il y a lieu de recourir à des moyens spéciaux, s'il en est d'assez puissants pour conjurer l'invasion des affections héréditaires ; l'état constitutionnel des sujets doit fixer l'attention du praticien. Il s'assurera d'abord si le péril est réel ou s'il n'existe que dans l'imagination de son client, dans la sollicitude exagérée de son entourage; il pèsera les avantages et les inconvénients des moyens préventifs dont il prescrira l'usage. S'agit-il, par exemple, d'établir un exutoire pour prévenir un exanthème dont on se croit menacé par hérédité ou pour combattre une tendance congestionnelle vers l'encéphale, il faut considérer l'effet moral que produit une médication anticipée, le dégoût d'une suppuration habituelle, les soins qu'elle exige, l'excitation douloureuse qui peut l'accompagner, etc. Avant de proposer à une personne de poitrine faible le climat d'un pays lointain, songez aux fatigues des voyages, au changement des habitudes et des impressions, aux tristesses de l'expatriation, aux conséquences d'une brusque rupture avec la société, les travaux, les projets d'ambition, à l'éloignement des affections du cœur: il y a là parfois de quoi voiler l'éclat du ciel d'Italie; un hiver moins inclément ne compense point une si grande perturbation de l'existence. En hygiène, n'espérons pas beaucoup d'une influence isolée: la thérapeutique a quelques remèdes souverains, quelques agents héroïques; l'hygiène ne possède pas les équivalents de l'opium, du mercure, de l'émétique; elle vaut surtout par la réunion d'un certain nombre d'influences convergeant au même but : que peut sur une poitrine débile le soleil du Midi sans la sérénité de l'âme? L'art de préserver, c'est l'art de compenser.

CHAPITRE VI.

DE L'HABITUDE.

§ I. De l'habitude dans l'état de santé.

La périodicité est la loi du système nerveux : elle en régit les manifestations physiologiques, elle détermine l'allure de ses maladies ; c'est en vertu de cette loi que l'encéphale tend à répéter les modifications qu'il a subies, à redemander aux objets extérieurs les impressions qu'ils lui ont transmises par les sens, à rappeler les sensations éprouvées, à ramener les mouvements dans la direction qui leur a été communiquée. Et comme il est dans l'essence de l'excitabilité nerveuse de s'accroître par l'exercice, plus le même acte ou la même sensation se renouvelle, plus l'économie en sollicite les retours et rapproche les intervalles qui les séparent : de là l'habitude. L'impulsion initiale que le système nerveux reçoit des influences du dehors ou de la spontanéité morale peut se comparer au mouvement que l'on imprime au pendule ; celui-ci décrit une série d'oscillations dont le nombre, la vitesse et l'amplitude sont en raison directe du mouvement qu'il a reçu, en raison inverse des frottements qu'il subit et de la densité du milieu dans lequel il se meut ; les éléments d'organisation individuelle, le degré de souplesse physiologique, la limitation réciproque des fonctions et d'autres conditions sont au système nerveux ce que la densité du milieu et la quantité des frottements sont au pendule ; mais avec cette différence que la volonté réitère au système nerveux ou lui continue l'impulsion primitive dans la mesure nécessaire pour vaincre tout obstacle ; et c'est ainsi que s'introduisent dans l'organisme les habitudes les plus opposées à son état normal, c'est ainsi que la nature semble s'absorber dans l'habitude ; à ce point qu'un philosophe (Fontenelle), en entendant parler de celle-ci comme d'une seconde nature, a pu demander, avec une apparence de raison, où donc était la première.

Les impressions du monde extérieur et les sensations internes sont les deux sources de l'habitude ; les influences qui effleurent l'organisme ou qui ne lui impriment qu'une secousse passagère, ne changent en rien l'ordre naturel des besoins, la régularité des fonctions ; mais si la modification que produit en nous l'agent externe ou l'irradiation viscérale se répète ou se prolonge, elle rompt l'équilibre physiologique, elle crée une aptitude nouvelle, elle sollicite une série particulière d'actes organiques ; une habitude s'est établie et désormais elle entre comme élément nécessaire dans l'harmonie des fonctions, elle change la proportion d'activité générale de l'économie. Que le phénomène se passe dans la sphère d'innervation cérébrale ou qu'il porte exclusivement sur l'un des actes de la vie plastique, il ne peut s'accomplir que par l'intermède de la substance nerveuse ; considérée dans son principe, l'habitude n'est donc que la sensibilité modifiée ; considérée comme phénomène, elle consiste dans une disposition nouvelle, acquise à l'organisme par la continuité des mêmes impressions, par la répétition fréquente des mêmes actes.

La faculté d'acquérir des dispositions nouvelles ou de façonner celles qui existent est la base de la perfectibilité humaine, le mobile de l'éducation, la condition première de l'efficacité d'une direction hygiénique ; avec l'habitude on a presque toujours confondu l'abus, c'est-à-dire l'usage anormal des choses (*abusus*), et l'excès, c'est-à-dire l'usage disproportionné des choses ; de là les déclamations des philosophes et de quelques hygiénistes contre les effets de l'accoutumance ; de là le conseil de se défendre de toute habitude (Rostan), comme si la faculté d'en contracter ne correspondait pas directement aux fins conservatrices de la nature. Tout être doit à son organisation une somme déterminée de besoins, d'instincts, de propensions, d'aptitudes qui s'éveillent progressivement et concourent d'une part à l'entretien de sa vie individuelle, d'autre part à la propagation de l'espèce ; mais ces puissances de sa nature, il ne peut les exercer, les déployer à son gré ; il rencontre dans le milieu qu'il habite, dans les circonstances éventuelles de la vie, dans les vicissitudes prévues de l'âge, etc., une foule d'obstacles et d'influences qui l'obligent à se modifier ; aussi la nature a-t-elle accordé au plus grand nombre des actes organiques une certaine latitude, aux lois conservatrices de l'économie une certaine élasticité, à la fibre vivante comme à l'intelligence une souplesse proportionnelle à la versatilité du monde extérieur et à l'exigence des situations. Entre l'organisation animale et le milieu dans lequel elle est destinée à vivre, le lien est l'habitude ; elle est comme la formule individuelle des besoins et des dispositions propres à la généralité des êtres d'un même rang ; c'est par elle que toute existence se met en équilibre avec l'univers ; dans sa portée réelle, elle exprime le rapport de la vie individuelle avec la vie générale. Plus l'organisation se complique, plus elle a besoin de flexibilité pour s'adapter aux conditions du dehors ; c'est par la puissance de l'habitude que l'homme discipline ses organes à l'action de tous les climats, des régions les plus différentes ; c'est par l'habitude qu'il se plie aux nécessités des situations les plus variées. La coutume, a dit Montaigne, force à tous coups les règles de la nature ; mais s'est-il demandé ce que serait l'homme, asservi aux règles de la nature, ou plutôt la première d'entre elles ne l'oblige-t-elle pas à vivre en société? Or, la coutume est le fondement de l'association humaine, et les lois, les mœurs, les usages, les convenances, toutes les garanties de la vie commune, sont des concessions obtenues par l'habitude ou par la force qui suppose encore l'habitude, sur les instincts, les penchants, les dispositions natives de chacun au profit de tous.

Dans la manière dont les habitudes se développent, il importe de considérer le rôle de l'encéphale. Toute impression nouvelle provoque l'attention ; mais quand elle se répète ou se prolonge avec uniformité et dans une mesure d'intensité médiocre, le cerveau cesse d'en être stimulé, et l'habitude qui en est résultée s'exerce désormais presque sans conscience comme les fonctions de la vie plastique. C'est ainsi que nous finissons par nous accoutumer aux bruits qui nous importunaient le plus, et notre attention n'est plus excitée que par la cessation de ces mêmes bruits. Mais le résultat de l'habitude est différent, quand l'attention se fixe sur les impressions et les rend plus profondes, plus durables ; le centre encéphalique y réagit avec une énergie soutenue ; les sensations qu'il éprouve, les actes qu'il détermine, se perfectionnent par leur répétition même, et il s'établit ainsi dans l'économie un nouveau mode de sensibilité et d'activité, un nouvel ordre de besoins : c'est l'habitude aidée par l'attention qui perfectionne les actes sensitifs, locomoteurs et intellectuels.

Il est des circonstances qui favorisent le développement des habitudes : le tempérament nerveux s'y prête singulièrement, mais s'en dépouille avec autant de facilité qu'il les adopte ; la vivacité des impressions, l'inconstance des déterminations qu'elles entraînent, l'ardeur de l'imagination ne permettent guère aux sujets nerveux de modifier d'une manière durable leur allure physiologique ou morale ; ils trouvent dans la souplesse de leur organisation des ressources contre les nécessités ; ils passent de la souffrance au plaisir, du sommeil aux veilles prolongées, de l'abondance aux privations ; ils sont prompts à l'excès, à l'abus ; mais ils sont peu capables d'accoutumance et de stabilité. Les tempéraments influent non seulement sur le degré d'aptitude à contracter des dispositions nouvelles, mais sur la nature de ces dispositions elles-mêmes : ainsi la faiblesse de leur système musculaire et la mobilité de leur innervation éloignent les personnes nerveuses des habitudes qui exigent de la force et de la persévérance. Les lymphatiques, par un instinct de leur organisation précaire, se complaisent aux actes uniformes et réguliers ; l'esprit de méthode les caractérise jusque dans les moindres détails, et l'inertie de leurs organes de locomotion les incline aux habitudes calmes et passives. Les gros mangeurs, les buveurs intrépides appartiennent, pour la plupart, au tempérament sanguin avec idiosyncrasie musculaire ; prodigues de leur force, ils éprouvent le besoin d'une ample réparation, et se montrent réfractaires aux habitudes de mesure et de frugalité. — L'enfance et l'adolescence sont les deux époques de la vie les plus favorables à l'établissement des habitudes :

« Adeò in teneris assuescere multum est. » (VIRGILE.)

Alors la sensibilité est neuve ; la mollesse des tissus chez l'enfant, surtout celle de la substance nerveuse, semble proportionnée à la multiplicité des acquisitions qu'il doit faire. C'est une cire flexible que façonne le doigt de l'artiste, et ici, l'artiste, c'est la mère, c'est le père : ils sont les instituteurs du berceau ; nous ne parlons pas seulement des sollicitations premières qui s'adressent à l'âme, à l'intelligence ; mais les parents ont à régler le premier exercice de chaque organe, à dispenser à chaque fonction sa mesure ; ils ne sauraient trop se pénétrer de l'importance des premières habitudes qu'ils inculquent à leurs enfants, soit qu'il s'agisse de l'allaitement, du sommeil, du vêtement, de la température ou des premières et délicates répressions d'une volonté au maillot. Nous ne pouvons mieux faire que de renvoyer sur ce sujet nos lecteurs à l'excellent ouvrage du docteur Donné (1). Échappé des langes, l'enfant s'ouvre par tous les pores à la vie extérieure ; il veut tout voir, tout palper, tout sentir ; il est avide d'impressions qui lui procurent la nature de son moi ; l'instinct d'imitation, qui a son maximum de puissance à cet âge, érige l'enfant à tout specta-

(1) *Conseils aux mères sur la manière d'élever les enfants nouveau-nés.* Paris, 1846, in-12.

cle, à tout geste, et sa gracieuse gaucherie s'efforce de reproduire ce qu'il a vu. La force des exemples se fait sentir encore vivement à l'adolescent; il se colore facilement de l'esprit de son entourage; ses habitudes sont modelées sur celles de ses amis. Combien donc il importe à l'avenir physique et moral de cette existence que ses premiers actes reçoivent une salubre direction, que le corps et l'esprit contractent des dispositions conformes aux lois de l'hygiène et de la raison! — La virilité consolide les habitudes acquises et laisse peu de prise aux habitudes nouvelles; la vieillesse les repousse comme elle repousse toute innovation; son regard, attaché sur le passé, ne se reporte qu'à regret sur les tableaux du jour : *laudator temporis acti*. Comment fléchir à d'autres usages, à d'autres idées cet organisme tout pétrifié, tout pénétré de sels terreux comme par une anticipation tumulaire? C'est encore de l'instinct de conservation que cette résistance aux nouveautés; l'intégrité de l'organisme sénile est au prix des routines acquises. Pour lui, de nouvelles habitudes seraient de violentes oscillations imprimées à sa manière d'être, et, pour lui, le temps est passé de l'innocuité de ces ébranlements : la santé du vieillard, c'est la fixité dans les acquisitions qu'il a faites, heureux si elles ne lui échappent trop vite.

On ne saurait refuser aux femmes une sensibilité plus vive, plus rapide, une flexibilité plus grande de tous les organes; aussi savent-elles changer plus facilement leur manière de vivre, s'assujettir à un plus grand nombre d'habitudes; le servage des convenances sociales, si rigoureuses pour elles, ne leur pèse guère; elles se conforment avec autant de grâce que d'aisance à toute mode et lui sacrifient les habitudes acquises pour en adopter d'autres. Qui supporte avec le plus de stoïcisme les revers de fortune et passe avec plus de sérénité des jouissances du luxe aux épreuves de la misère? La femme. Qui sait imposer silence à ses besoins pour assurer le bien-être de ce qu'elle aime? La femme. Qui sait vaincre le sommeil pour briller au bal ou pour nourrir, du travail de ses mains, une mère, un enfant? La femme. Elles sont faibles, mal pourvues de muscles, et quand la nécessité ou le despotisme marital a parlé, elles vont remuer le sol ou suivre, ployant sous le fardeau, le

cheval qui porte leur maître par monts et vaux , comme nous
l'avons vu en Corse. Il n'est effort supérieur à leur puissance ,
il n'est accoutumance trop laborieuse pour elles. Le génie des
femmes , c'est la patience ; elles s'habituent à souffrir , à dissimuler ; leurs passions s'abritent sous le masque d'un calme
obligé , leur finesse revêt des airs de candeur, et comme l'existence que leur fait la société est un mensonge de tous les
jours , elles suppléent , par l'étendue de leurs aptitudes , à l'inégalité de leur position. — C'est dans les climats tempérés que
l'organisation humaine se montre le plus accessible aux habitudes nouvelles ; c'est aussi là qu'elle est susceptible d'acquérir
sa perfection : l'empire des lois physiques se révèle jusque dans
la polarisation des lumières morales et intellectuelles. Dans les
régions septentrionales , la rigidité que produit le froid semble
se communiquer au système nerveux ; sous l'influence des chaleurs excessives et permanentes , l'homme apparaît mobile ,
fantasque , énervé , dominé par les institutions , tandis qu'en
France la facilité avec laquelle se modifient les esprits engendre la fièvre d'innovation : l'immobilité semble la loi morale de
ces immenses populations jetées sous le soleil des Indes et de
la Chine.

Comment l'habitude agit-elle sur les différentes fonctions de
l'économie? Bichat en a nié l'influence sur les fonctions de la
vie organique ; mais cette opinion est réfutée par le fait. Les
retours périodiques de la faim , son intensité , sa durée , les
appétences gastriques , le travail de la digestion proprement
dit, tous ces phénomènes, et jusqu'à l'excrétion qui les termine , sont soumis à l'empire de l'habitude. On s'exerce à surmonter la faim, à supporter l'abstinence : les physiologistes ont
enregistré des exemples célèbres de privation alimentaire ; la
soif même peut être combattue. L'habitude crée, sous le rapport de l'alimentation , un nombre infini de différences individuelles (1) ; elle fait à chacun son régime ; elle explique les
bizarreries des goûts , les antipathies , les excentricités gastro-

<hr>

(1) « Voyez quels sont les sujets auxquels il faut des aliments une fois ou
» deux, en plus ou moins grande quantité, et par petites portions. Accordez
» ici quelque chose à l'habitude, à la saison, au pays, à l'âge. » Hipp., *Aphor.*,
17, sect. I, trad. Pariset.

nomiques. Le sauvage de l'Océanie qui mange du poisson cru avec ses écailles, l'Italien qui use de l'assa fœtida comme assaisonnement, le Lapon qui se nourrit de la chair de ses rennes, le Tartare qui boit le lait des juments, le chasseur qui trouve le gibier d'autant meilleur qu'il est voisin de la putréfaction, ont disposé leurs viscères à ces genres de nourriture, dont la seule idée révolte l'estomac délicat du citadin efféminé ; mais ces effets de l'habitude, il faut le dire, n'appartiennent pas exclusivement au système nerveux de la vie plastique ; la section ou la ligature du pneumo-gastrique les rendrait impossibles (1). Quel qu'en soit le siége, le praticien est obligé d'en tenir compte ; sevrer brusquement des alcooliques un homme qui en fait depuis longtemps et avec une certaine impunité un usage immodéré, serait d'une hygiène absurde, et c'est une remarque souvent vérifiée, que les grands mangeurs sont promptement débilités par la réduction considérable de leur nourriture. L'absorption est une des fonctions qui paraissent entièrement soustraites à la volonté, mais elle ne l'est point à l'influence de l'habitude. Beaucoup de médecins, et nous en connaissons, ont parfaitement supporté, pendant leur scolarité anatomique, le séjour de l'amphithéâtre ; livrés à la pratique, si une autopsie les rappelle dans l'atmosphère des cadavres, ils en absorbent les miasmes, éprouvent divers symptômes, tels que diarrhée, éructations par l'anus, dont l'odeur est exactement celle de l'amphithéâtre ou du corps qui a été ouvert. Ces accidents, dont le plus ordinaire est la diarrhée, se déclarent vite, et il suffit souvent, pour en être atteint, d'avoir respiré un quart

---

(1) La théorie des mouvements réflexes, telle que l'ont établie les travaux de F. Müller et de Marschall-Hall, explique le mécanisme des habitudes qui s'appliquent aux organes dépendants à la fois des nerfs ganglionnaires et des nerfs rachidiens ; l'influence de la volonté ne se prononce qu'à la suite d'une impression sensitive ou centripète plus ou moins prolongée ; l'habitude intervient dans la durée de la résistance volontaire à cette impression ; quand l'accumulation de l'urine agit sur les nerfs sensitifs de la vessie (filets des nerfs sacrés), et consécutivement sur la moelle épinière, il nous est donné de suspendre quelque temps l'action des nerfs moteurs, comme d'autres fois la volonté force les contractions de la vessie sans le concours synergique du diaphragme et des muscles de l'abdomen (Müller, *Manuel de physiologie*, tome II, page 638.)

d'heure l'air chargé d'émanations putrides ; mais si, au lieu de faire de rares apparitions à l'amphithéâtre, on y revient plusieurs jours de suite, et que l'on s'y arrête plusieurs heures par jour, on cesse d'en être incommodé ; évidemment, l'absorption des miasmes s'est alors ralentie, en même temps que le tégument interne y devient moins impressionnable, à moins que l'on n'attribue cette impunité à un effet de saturation. Quant à la respiration, *ipsa necessitas novi aeris per consuetudinem diminuitur*, a dit Haller ; on finit par familiariser ses poumons avec un air vicié. Sanctorius rapporte qu'un prisonnier qui avait passé vingt ans dans l'atmosphère infecte d'un cachot, ne put supporter l'air pur du dehors, et que la santé ne lui revint que par sa réintégration dans le même cachot. Les organes de la circulation s'émoussent aux stimulations répétées. L'ingestion du café est suivie, chez beaucoup de personnes, de palpitations et d'accélération du pouls ; mais ces phénomènes diminuent et cessent par l'effet d'un usage fréquent. Les sécrétions sont aussi modifiées par l'habitude : telle est celle du lait, du sperme, etc. Les succions fréquentes du nourrisson activent la lactation ; la continence réduit la fabrication du sperme ; l'exercice modéré des organes de la reproduction entretient et peut même accroître leur puissance. Nous examinerons plus bas les résultats que produit l'abus ou l'excès des fonctions génératrices.

Les actes fonctionnels qui font commercer l'homme avec le monde ambiant sont les plus susceptibles de varier par l'empire de l'habitude, et nous devons indiquer ici brièvement les changements qu'elle introduit dans l'exercice des sens et dans l'action du cerveau considérée en elle-même ou dans les différents actes dont il est le régulateur.

1° *Sensations*. Ce que nous allons dire des effets de l'habitude sur les organes des sens concerne en réalité le cerveau, siége et centre unique de toute sensation dont les appareils extérieurs, œil, oreille, peau, etc., sont les conducteurs ; c'est le cerveau qui perçoit et juge l'impression reçue par les extrémités nerveuses ; mais comme il rapporte les sensations aux organes qui ont été stimulés d'abord, comme il existe une liaison étroite entre les conditions de l'organe conducteur et la perfection ou la nature des sensations, il est toujours rationnel d'étudier celles-ci d'après leur siége apparent. Les organes de l'odorat peuvent s'accoutumer à l'impression d'odeurs plus ou moins fortes, plus ou moins agréables. Il en est de même des organes de gustation ; le marin provençal mange avec plaisir le piment qui produit une sensation de brûlure sur la muqueuse buccale et pharyngienne d'une personne accoutumée à un régime doux. Les canonniers, les forgerons endurent le bruit des explosions ou des percussions métalliques, qui ferait perdre l'ouïe au délicat dilettante de nos salons. Le tact, le toucher sont gouvernés par l'habitude et développés comme sur une échelle musicale de nuances ; dirigés par un ingénieux enseignement, ils deviennent pour une classe nombreuse d'infortunés les succédanés de l'oreille et des yeux, le mobile de la culture humaine.

Mais il s'agit moins de constater la puissance de l'habitude sur les appareils sensitifs que d'apprécier la nature de ses résultats ; or, tantôt l'habitude aiguise l'activité des sens, tantôt elle l'affaiblit et l'annule. Pour que l'organe sensitif se perfectionne, l'impression qu'il reçoit doit être d'une intensité moyenne, et, en se répétant, elle ne doit point excéder les limites physiologiques de force et de durée, assignées à l'exercice de chaque sens. L'habitude détériore au contraire et va jusqu'à anéantir la sensation, quand les excitations dirigées sur l'organe qui en est l'instrument pèchent par excès de faiblesse, d'énergie ou de durée: il y a alors excès ou abus; ces effets inverses de l'habitude expliquent les oppositions d'activité sensoriale : ainsi l'amaurose reconnaît souvent pour cause l'action d'une lumière trop vive ; la myopie est une infirmité des villes où la vue s'exerce de trop près sur les objets ; tandis que la vigie postée dans les hunes signale l'apparition lointaine d'un navire et que l'officier de quart la vérifie presque aussitôt par le télescope, le passager, novice explorateur de l'horizon maritime, braque en vain l'instrument sur le point désigné ; ses yeux n'y découvrent encore que mer et solitude. Les Peaux-Rouges de l'Amérique se couchent à plat ventre sur le sol et, l'oreille attentive, perçoivent des bruits de pas à des distances considérables ; la fréquence des ébranlements sonores affaiblit au contraire la puissance auditive du manœuvre et ne lui permet point d'analyser avec justesse la succession mesurée des sons. Le tact s'émousse par les frottements ou le maniement des objets grossiers ; comparez la peau fine, translucide et satinée de la petite maîtresse aux callosités de la main plébéienne ; la différence des habitudes a produit celle des conditions organiques. C'est l'habitude qui rend savoureux au palais de l'ouvrier le pain noir qu'il arrose de sa sueur ; c'est elle qui, nivelant fortune et misère, affadit les mets les plus recherchés sous la dent des Lucullus, et fait qu'au sortir du festin le convive blasé hume avec délices la vapeur de la soupe aux choux du portier. Les dégustateurs de profession ont acquis une telle sagacité de palais, qu'ils reconnaissent le terroir de chaque vin de Bourgogne et lui assignent sa côte et sa date de récolte ; les ivrognes confondent tous les crus. — Un autre effet de l'habitude est de restreindre l'exercice des sens dans le mode qu'ils ont acquis : ainsi l'usage prononcé des épices rend insipide tout autre aliment ; ainsi les yeux dont la sensibilité s'est étendue jusqu'à percevoir les objets dans l'ombre ou dans un demi-jour, se ferment à l'éclat du plein jour et réclament désormais, pour condition de leur fonction, la lueur d'un milieu crépusculaire. C'est donc à tort que Bichat a dit que l'habitude émousse le sentiment et perfectionne le jugement : des sens détériorés préparent mal les décisions de l'esprit ; des impressions réglées dans leur mesure et dans leurs retours aiguisent la sensation.

Les impressions que les surfaces sensibles transmettent au cerveau aboutissent par la réaction de ce viscère au plaisir ou à la douleur, deux phénomènes que l'habitude modifie puissamment ; elle les atténue et finit par nous en ôter la conscience : une belle partition nous ravit à une première audition et plus encore à quelques auditions subséquentes qui nous permettent d'en mieux saisir les détails et l'ensemble ; mais à force de l'entendre, il vient un moment où nos oreilles ne sont plus frappées que par une succession de notes et de thèmes dont notre âme ne sait plus s'émouvoir. Une première tentative de cathétérisme provoque une vive souffrance, parfois la fièvre ; après plusieurs introductions, la sonde est reçue sans douleur et devient familière au canal de l'urètre. Faut-il conclure de là que notre organisation conduit à l'indifférence et ne peut aviver sa sensibilité que par le changement ? Bichat a jeté de sa plume

cette désolante proposition ; mais peut-être n'avait-il pas aperçu
tous les éléments de l'habitude. Dans l'action des corps extérieurs sur nos surfaces de perception, il faut distinguer : 1º l'effet de leur contact ; 2" le rapport qui s'établit ensuite entre
l'organe impressionné et la cause impressionnante, rapport qui
tantôt dépend des conditions individuelles de la vie plastique,
tantôt se décide par la réaction cérébrale. L'habitude affaiblit
progressivement et finit par anéantir la sensation qui résulte du
contact, source des plaisirs immédiats, instantanés, éphémères,
elle fortifie au contraire le rapport qui s'établit entre l'organe
et l'agent extérieur ou l'ordre d'idées, de souvenirs que représente cet agent ; et ce rapport d'harmonie vitale est la source
des jouissances durables, inaltérées par le temps. Exemple : le
premier aspect d'une localité où nous arrivons nous frappe d'une
manière agréable et nous dispose à y séjourner ; voilà l'effet du
premier contact de l'objet avec nos surfaces de perception ; au
bout de quelque temps, cet effet diminue ; la vue journalière des
mêmes sites, des mêmes édifices, du même horizon, leur ôte
tout intérêt ; l'habitude a fait son office ; mais si les teintes du
paysage ont pâli à nos yeux, si les groupes et la forme des
constructions ont perdu leur attrait, une secrète liaison s'est
établie entre ces lieux et nos besoins, nos goûts, notre rhythme
moral ; leur horizon est devenu celui de notre pensée, il encadre
notre vie ; ce n'est plus l'émoi de l'arrivée, les impressions fraîches et vives du premier jour ; mais nous sentons qu'il y aurait
pour nous souffrance à nous en éloigner : voilà le rapport qui se
développe entre le sujet et l'objet ; il a commencé dans l'organe
impressionné d'abord, il a fini par se généraliser, par engager
tout notre être ; loin de le détruire, l'habitude le consolide, le
rend plus impérieux, et le plaisir qu'il donne est de ceux que le
temps respecte. On comprend encore de cette manière, dans
une sphère inférieure de sensations, l'influence de l'habitude
sur les effets du tabac. Elle émousse la sensation qui résulte de
son contact avec la muqueuse nasale ; mais elle renforce la relation qui s'établit entre elle et l'excitant fonctionnel qui n'excite plus, relation que le cerveau généralise et qui engendre, si
l'on peut ainsi dire, des plaisirs de réflexion. Le marin qui
commence à se relever d'une maladie grave demande du tabac,

quoiqu'il soit émoussé à l'action de cette substance par l'abus qu'il en fait sous toutes les formes, et cette sollicitation du malade est considérée avec raison comme un indice heureux pour le pronostic. La privation du tabac est de toutes les privations celle que les détenus supportent le plus difficilement ; une révolte a eu lieu dans la prison d'Épinal aux cris : Du tabac ou la mort ! (Janvier 1843.)

Nous laissons aux philosophes, aux moralistes le soin d'étudier l'action de l'habitude sur les affections de l'âme et sur les opérations de l'entendement ; disons seulement que l'habitude, tour à tour auxiliaire et antagoniste de la volonté, réussit presque à lui subordonner jusqu'à un certain point les actes de la vie plastique ou à l'annuler dans ceux de la vie de relation. L'acteur qui s'est appliqué à débiter avec des intonations variées une tirade tragique, à produire le simulacre des passions attachées à son rôle, le joue à chaque représentation avec moins de sentiment ; à la trentième, sa verve n'est plus que routine, et, l'esprit distrait, il remplit son office théâtral comme il digère, comme il respire, en l'absence de la volonté. Au contraire, comme nous l'avons vu, la volonté peut intervenir dans les fonctions organiques et influer sur la durée de l'élaboration digestive, sur la fréquence ou la rareté des excrétions diverses.

2° *Locomotion*. L'habitude d'un exercice modéré donne à l'action musculaire plus de force, plus de précision, plus d'étendue et de célérité ; cette augmentation de force est toujours en rapport avec un accroissement de nutrition qui s'opère dans le système musculaire. L'inaction réduit le volume musculaire, et quand elle devient habituelle, non seulement la nutrition des organes du mouvement est diminuée, mais encore le tissu des muscles perd de sa consistance, de sa fermeté, de sa faculté contractile. Ces résultats contraires s'observent tantôt d'une manière générale, comme chez l'ouvrier et chez l'homme de cabinet, tantôt sur le même individu, devenu puissant par quelques muscles plus particulièrement exercés, faible dans le reste de son appareil de locomotion. Ces inégalités de forces dans les différents muscles, dans les différentes parties du corps, sont généralement provoquées par l'exercice des professions mécaniques ; la même cause rend les attitudes plus ou moins faciles et supportables ; il suffit, pour comprendre ces faits, de rappeler ce que l'activité plus soutenue, plus variée de certaines parties du corps permet d'attitudes et d'audace musculaire aux danseurs de ballet et de corde, aux portefaix, etc. Le boulanger doit à l'habitude de soulever et de projeter de grandes masses, l'énergie de ses membres thoraciques ; le tailleur s'accoutume au croisement permanent de ses jambes, position si pénible pour qui n'y a point rompu ses membres inférieurs. L'habitude des efforts considérables, des contractions énergiques, rend moins apte aux mouvements déliés, et diminue la grâce des allures ; la démarche de certaines professions est caractéristique. Toutefois l'habitude de déployer une certaine force n'exclut ni la dextérité ni la justesse des mouvements, quand ils s'appliquent à leur objet ordinaire : tel joueur de billard excelle sur ses rivaux, quoiqu'il se serve d'une queue pesante ; il perd au contraire sa supériorité, quand il y substitue une queue plus légère.

3° *Expressions*. Le geste ou la coordination des contractions musculaires du visage avec celles des membres et du tronc dans le but d'exprimer un état déterminé de l'âme, acquiert une grande perfection par le bénéfice de l'habitude ; la mimique est fondée sur cette aptitude dont les orateurs, les tragédiens, les diplomates, etc., nous offrent des exemples si divers.

La voix se fortifie par l'habitude et acquiert plus d'étendue ; les crieurs publics, les militaires instructeurs, tous ceux qui parlent en public nous en fournissent la preuve ; le timbre de la voix se modifie moins aisément ; quoique dépendant de la forme des voies aériennes, des membranes et de leurs résonnances, il est en rapport, d'une part, avec la constitution générale, d'autre part, avec le milieu dans lequel se développent et s'exercent les organes de la phonation. La parole ou la voix articulée, grâce à l'habitude d'une déclamation méthodique, devient plus nette, plus distincte, plus mordante, plus cadencée ; son volume et sa portée augmentent également : l'expérience de Démosthène a été souvent répétée avec succès, et plus d'un bègue a réussi à changer l'action vicieuse des organes phonateurs par la persévérance d'une discipline spéciale. L'orthophonie, ou l'art de redresser les défectuosités de la parole, ne consiste guère, dans la plupart des cas, que dans la transmutation des habitudes fonctionnelles.

4° *Sommeil et veille.* L'heure et la durée du sommeil, ainsi que les conditions qui le favorisent, se laissent régler par l'habitude ; elle éloigne ou rapproche les retours du besoin de dormir, elle le sonne pour ainsi dire à heure fixe ; il suffit, en effet, de se livrer au sommeil plusieurs fois de suite à la même heure pour que l'on continue d'en sentir les atteintes à point nommé. Il est remarquable que la volonté prolonge son empire à travers le sommeil et détermine l'heure du réveil avec une sorte de précision. Quoiqu'une certaine mesure de repos soit indispensable au système nerveux, il se prête par degrés à l'exigence de l'habitude qui rend parfois si inégaux les intervalles de repos et d'activité : l'un se plonge dans un sommeil de dix à douze heures, et si quelque circonstance l'a abrégé d'une heure, il se lève avec un sentiment de lassitude ; l'autre répare en quatre heures les déperditions nerveuses et prolonge impunément ses veilles. Les usages d'un certain monde font du jour la nuit et de la nuit le jour ; des professions pénibles nécessitent aussi cette inversion ; mais l'homme du monde, comme le plébéien condamné au nocturne labeur, expie tôt ou tard, par le dérangement de la santé, cette infraction aux règles de la nature. Enfin l'habitude fait à chacun son lit : aux efféminés leur moelleuse couche d'édredons, à l'homme de travail le plan moins élastique du crin, au soldat la planche inclinée qu'on appelle lit de camp, au matelot le hamac flottant, au lazzarone les larges dalles de la place ou le seuil d'un portique ; et dans ces conditions si différentes, le bienfait est égal pour tous : peut-être même le grabat du pauvre a-t-il connu moins d'angoisses et d'insomnies que la couche des grands et des riches.

§ II. Des habitudes morbides.

Il est des maladies devenues habituelles et qui n'excluent pas un état de santé suffisant (1); il en est d'autres qui ont ac-

---

(1) « Ceux dont la maladie s'accorde avec leur constitution, leur âge, leur habitude et avec la saison de l'année, sont moins en danger que ceux dont la maladie n'a aucune de ces convenances. » Hipp., *Aph.* 34, sect. II, trad. de M. Pariset.

quis droit de domicile dans l'économie et qu'il serait dangereux
de guérir (1). Nous les appelons *habitudes morbides*, parce
qu'elles constituent des dispositions acquises à l'organisme qui
s'y accommode par une sorte de tolérance ; invétérées par une
longue suite d'années, supplémentaires d'une fonction qui s'est
éteinte, ou qui est devenue insuffisante, elles peuvent devenir
une condition nécessaire de l'équilibre fonctionnel et doivent
alors être respectées. Examinez attentivement les hommes qui
sont parvenus à leur période de décroissance : il s'en trouve peu
que les maladies aient entièrement épargnés et qui ne gardent
dans un recoin de leur économie quelque vestige de lésion antérieure. Les foyers morbides, quand ils ont duré ou quand ils
ont eu une vive intensité, laissent çà et là une cendre mal éteinte
d'où peut jaillir l'étincelle d'un nouvel incendie. Si la maladie
n'a point passé sur les organes, le temps, l'inexorable temps
détériore par degrés leur structure et leur jeu ; les tempéraments
se dégradent, les prédominances organiques sont interverties,
des actes physiologiques s'affaiblissent ou s'éteignent ; dans
cette tourmente de l'âge, un état morbide survient parfois
comme par un effort désespéré de la nature conservatrice, et ce
qui eût été danger à une autre époque de la vie devient ressource pour le moment présent.

Mais nous ne restreignons pas à ces deux groupes de maladies la dénomination d'habitudes morbides ; les abus, les excès
deviennent aussi des habitudes, c'est-à-dire des dispositions
acquises à l'organisme par la répétition de l'acte ou par la continuité de la sensation qui donne lieu à l'excès, à l'abus :
l'exercice régulier des organes génitaux est utile ; leur exercice
immodéré qui constitue l'excès, leur exercice dépravé qui constitue l'abus ou la masturbation, sont funestes et doivent être
rangés parmi les habitudes morbides. Il faut donc entendre
encore par ce mot certaines dispositions acquises au détriment
d'un organe ou de l'organisme entier et qui, par leur persistance, deviennent des causes infaillibles de maladie. On pourrait appeler *habitudes morbides* les maladies compatibles avec
la santé ou dangereuses à guérir, et *habitudes morbifiques* les

(1) « Les habitudes anciennes, bien que mauvaises, troublent moins que
les choses inaccoutumées. » *Ibid.*, *Aph.* 50.

dispositions acquises qui, comme la nostalgie ou l'excès vénérien, aboutissent inévitablement à la maladie.

I. Fonctions de la génération.—1. *De l'abus des organes génitaux, ou masturbation*. Relativement aux organes de la reproduction, l'abus consiste dans leur action irrégulière, anormale, anticipée, etc., qui ne peut avoir pour résultat la propagation de l'espèce. Nous empruntons cette définition à M. Lallemand (*op. cit.*, t. I, p. 313), dont les idées trouveront place ici, parce qu'elles nous ont paru fondées sur une expérience aussi judicieuse qu'étendue. La masturbation, désignée encore par l'expression historiquement inexacte d'onanisme et par l'expression incomplète de chéiromanie, a été l'objet d'une foule d'observations (Sydenham, Zimmermann, Boerhaave, Van-Swieten, etc.) et de traités spéciaux dont le plus célèbre est dû à Tissot et le plus récent à M. Deslandes. Le premier, empreint d'exagération, a néanmoins exercé sur beaucoup de jeunes lecteurs une salutaire intimidation.

Depuis que les testicules ont acquis tout leur développement jusqu'au moment de leur atrophie commençante par le progrès de l'âge, la sécrétion du sperme se continue avec des alternatives d'augmentation et de diminution, suivant l'excitation ou le repos ces glandes ; il en résulte pour l'homme l'aptitude permanente à l'acte vénérien, aptitude qui n'est que périodique chez la plupart des animaux. La situation des parties génitales chez l'homme à l'extérieur et comme sous la main, leur déhiscence chez la femme, la conformation des membres supérieurs qui leur donne toute facilité d'attouchement, la connexion de la fonction génitale avec plusieurs actes de l'économie et un grand nombre d'états morbides, font voir que l'organisation humaine porte malheureusement en elle-même le principe de ses égarements. Mais une autre cause de sollicitation organique, c'est la précocité de l'instinct génital, des idées et des sentiments dont il est le mobile. En général, l'impulsion d'un sexe vers l'autre coïncide avec l'aptitude physique : mais il arrive aussi que l'instinct génital devance la puberté ; il est aisé d'en surprendre les indices dans l'allure des enfants des deux sexes, dans leur commerce réciproque. Les impressions qui frappent la plus tendre enfance deviennent souvent le point de départ d'une aberration clandestine ; les observations abondent qui prouvent non seulement le danger des excitations les plus fortuites , les plus insignifiantes en apparence , les moins susceptibles d'être prévues , mais encore la prématurité de l'instinct vénérien , sévissant sur des organes imparfaits. On se rappelle cette petite fille , dont Parent-Duchâtelet nous a laissé l'histoire (1) : âgée de quatre ans , élevée par une aïeule sévère et pleine de religion , elle avait contracté en secret les habitudes les plus déréglées , et elle étonna ceux qui l'interrogèrent par la cynique naïveté de sa corruption. — Des causes extérieures , la plus fréquente est l'imprudence des parents, qui se croient dispensés de surveiller leurs enfants jusqu'après l'évolution manifeste des organes génitaux : erreur fatale , car le berceau du nourrisson a ses périls et ses mystères de dépravation ! M. Lallemand raconte qu'une nourrice avait recours , pour calmer les cris de l'enfant qu'elle allaitait, à des attouchements, suivis de mouvements spasmodiques, puis d'un repos apparent ; les convulsions survinrent et furent attribuées par les parents aux vers , à la dentition , etc., jusqu'à ce que M. Lallemand s'avisât de la cause réelle, bientôt confirmée par les aveux de la nourrice : force fut de la renvoyer, car sa vue seule rappelait à l'enfant les sensations dont il avait déjà contracté l'habitude. Deux faits analogues sont rapportés par M. Deslandes (2), et Hallé en citait aussi dans son cours d'hygiène. Que d'enfants pervertis dès l'âge de cinq et six ans par leurs bonnes, employés comme instruments d'une volupté hypocrite par des êtres abjects. Les colléges , les pensionnats, les maisons d'éducation sont , on ne saurait le dissimuler, des foyers de contagion morale qui s'étendent aux nouveaux venus de tout âge , et si le vice endémique de ces établissements épargne un enfant, il ne tarde point à succomber aux sollicitations spontanées des organes génitaux qui s'éveillent et qui lui créent un sens nouveau. Nul précepte de pure morale, nulle instruction religieuse, nulle puissance ne peut empêcher chez le pubère la sécrétion de sperme et l'émoi mystérieux qu'elle détermine dans l'économie : dans cet

(1) *Annales d'hygiène et de médecine légale,* 1832, tome VII, page 173. — Voyez aussi tome XXXVII, page 436.

(2) *De l'onanisme et des autres abus vénériens.* Paris, 1835, in-8.

état d'orgasme, la provocation de l'exemple n'est même pas nécessaire pour entraîner à des pratiques dégradantes le jeune élève, soustrait à la surveillance de ses parents et se dérobant sans peine à celle de ses maîtres.

La fonction de la génération ne dépend pas seulement des instruments qu'exige le commerce sexuel ; l'encéphale doit irradier sur ces parties ou recevoir les sensations qui en proviennent, et par là régler la série des actes dont elles sont chargées. Il est difficile, même en présence de faits nombreux qui plaident en faveur du cervelet, de lui accorder ce privilége fonctionnel. C'est à coup sûr l'une des localisations phrénologiques les moins aventurées : on cite des observations où une irritation plus ou moins ancienne du cervelet a provoqué la masturbation, une convoitise érotique seulement intellectuelle et disproportionnée avec le développement des organes génitaux. M. Lallemand a retracé l'histoire curieuse d'un masturbateur qui se procurait des érections par la percussion de l'occiput (1). Plusieurs dispositions congéniales deviennent des causes occasionnelles du même abus. L'accumulation de la matière sébacée entre le prépuce et le gland, l'âcreté putride de cette sécrétion, le phimosis naturel, la longueur ou l'exubérance du prépuce, une dartre préputiale alternant avec une dartre anale, ont donné lieu à des pollutions nocturnes, et, par suite, à la masturbation. La présence d'ascarides dans le rectum peut aussi provoquer à cet abus.

Nous renvoyons aux traités spéciaux qui ont été publiés sur ce triste sujet pour édifier le lecteur sur la singularité et la multiplicité des moyens par lesquels les victimes de la masturbation se procurent les sensations qu'elles appètent. Une position, un froissement, une attitude prise par hasard, a souvent

---

(1) M. Gensoul, cité par M. Serres (*Anatomie du cerveau*, tome II, page 608), a guéri un homme atteint de pollutions opiniâtres par l'application de sangsues et de la glace pilée à la nuque. Toutefois, à côté des observations favorables à l'opinion qui fait du cervelet l'organe central de l'instinct de la propagation, il faut placer le fait bien authentique de la coïncidence de l'onanisme avec l'absence complète du cervelet (Cruveilhier, *Anatomie pathologique*, 1834, livr. XV et XVIII), et la statistique relatée par Burdach, où les phénomènes des organes génitaux se montrent dix-sept fois sous la dépendance des lésions du cervelet, et trois cent trente-deux fois sous celle des lésions du cerveau.

révélé à l'enfant, à l'adolescent un nouvel ordre d'impressions, et lui devient un moyen de les obtenir à volonté. Qui n'a lu l'histoire de ces pâtres qui, pour ranimer l'hébétude croissante de leur sensibilité, et tirer encore des jouissances d'organes émoussés, en sont venus à l'emploi des ressources les plus monstrueuses? Signalons seulement l'erreur des auteurs qui ont parlé de masturbation sans émission séminale, grâce à la compression exercée sur les points les plus reculés de l'urètre ; la compression faite au-devant des canaux éjaculateurs a été même recommandée par beaucoup de médecins contre les pollutions ; or elle est inutile, quel qu'en soit le siége : « Quand il s'est trouvé assez d'espace au-devant des canaux éjaculateurs pour loger le sperme, il s'est écoulé en totalité, dès que le canal est devenu libre ; quand la compression a été exercée immédiatement au-devant de l'orifice des canaux éjaculateurs, le sperme s'est trouvé refoulé du côté de la vessie ; il y a pénétré, du moins en très grande partie ; de sorte qu'il a été facile de croire que la perte séminale était empêchée ou beaucoup diminuée, ce qui a fait naître une sécurité funeste. » (*Op. cit.*, tome I, page 454.)

Les effets de ce vice sont relatifs à l'âge, au tempérament, aux divers organes de l'économie. Les enfants livrés à ce vice maigrissent, s'étiolent ; ils deviennent hargneux, irritables ; leur sommeil est court, agité, interrompu ; ils finissent par le marasme et la mort ; chez eux les accidents nerveux font explosion plus facilement que chez les adultes : telles sont les contractions spasmodiques, les convulsions partielles ou générales, l'éclampsie, l'épilepsie et une espèce de paralysie accompagnée de contraction des membres, bien étudiée par M. Guersant (*Gaz. méd.*, février 1832). Tous les effets de la masturbation avant la puberté se rapportent au système nerveux ; cette influence n'agit pas moins chez les adultes, puisqu'ils éprouvent les mêmes sensations, mais il s'y ajoute une déperdition de sperme dont il faut tenir grand compte ; et c'est à tort que beaucoup de médecins font dépendre exclusivement de l'ébranlement nerveux les conséquences de la masturbation chez les adultes : toute perte exagérée de semence, même en l'absence de toute sensation, cause un affaiblissement funeste, et les pollutions diurnes, comme nous le verrons plus bas, quoique exemptes d'érections, peuvent conduire à la mort par leur fréquence et leur invétération. Aussi, toutes les fois qu'on peut maîtriser l'enfant et la femme, le mal s'arrête et le rétablissement est prompt, tandis que l'homme adulte, guéri de ses funestes habitudes, ramené à la vie la plus régulière, continue de dépérir, s'il continue de perdre involontairement la liqueur séminale dont il a trop fréquemment sollicité la sécrétion et l'éjaculation. C'est cette perte involontaire et souvent méconnue qui s'oppose au rétablissement de certains masturbateurs corrigés ; que si ces derniers demeurent affligés de pollutions diurnes, tandis que d'autres se rétablissent complétement, cela tient à ce que ces derniers ont renoncé à leur mauvaise habitude par l'énergie soutenue de leur volonté, et les premiers par impuissance ; ceux-ci ont perdu leur virilité par l'abus, ceux-là l'ont sauvegardée par leur force de résolution. —Les tempéraments font varier les caractères et l'intensité des effets que produit l'abus génital ; cependant il ne faut pas confondre avec leur influence la part qui revient à la puissance très inégale des organes génitaux. — Tous les organes ne se ressentent pas également des suites de la masturbation ; les idiosyncrasies individuelles décident en quelque sorte de la localisation des effets morbides : tantôt c'est la vue qui est menacée, tantôt les poumons ; chez l'un altération des fonctions digestives ; chez l'autre palpitations habituelles. Les effets les plus constants sont l'amaigrissement, la débilité musculaire, la décoloration générale, une impressionnabilité croissante à toutes les influences extérieures et internes, la dépression des facultés encéphaliques, particulièrement de la mémoire, la direction vicieuse des idées et la permanence des préoccupations qui se rattachent à la satisfaction d'un besoin rendu tyrannique : le trouble intellectuel peut aller jusqu'à la folie : la démence, la mélancolie, le penchant au suicide sont rangés par Esquirol parmi les suites de la masturbation, qui, selon le même observateur, détermine ces désordres plus souvent chez l'homme que chez la femme (1). Ce dernier fait nous frappe et milite, ce nous semble, en faveur de l'opinion de M. Lalle-

(1) *Annales d'hygiène et de médecine légale*, 1830, tome IV, p. 357.

mand , qui attribue le plus grand nombre de ces effets , non à la masturbation souvent arrêtée depuis plusieurs années , non aux secousses imprimées à l'axe cérébro-spinal , mais aux déperditions séminales involontaires que ce vice laisse à sa suite.

Les masturbateurs se dénoncent par les traits de leur extériorité : leur visage est pâle et tiré ; leurs yeux sont entourés de cercles violacés et comme enfoncés dans les orbites , leurs pupilles habituellement dilatées ; une expression de honte , de tristesse et de défiance caractérise leur facies. A peine émancipés de l'enfance , ils présentent les signes d'une puberté hâtive ; plus tard , quand ils persévèrent dans leurs pratiques , leurs organes génitaux sont flasques et flétris ; chez les jeunes filles , on observe parfois une ampleur considérable des lèvres , le volume du clitoris , un écoulement leucorrhéique , suite de leurs manœuvres furibondes. Les masturbateurs s'isolent ; dans la société des jeunes gens de leur âge , ils ont des échappées de cynisme ; mais, dans le monde, leur attitude est morne et d'une timidité qui fait croire à l'innocence de leurs mœurs. Couchés , ils disparaissent sous les couvertures , feignent de dormir à l'approche d'un observateur ; mais l'animation de leur face , la sueur qui baigne leur peau , le mouvement accéléré de leur respiration trahissent le flagrant délit dont les traces sont empreintes sur leur couche. L'aveu du vice complète parfois cette investigation ; mais l'interrogatoire est délicat : il faut craindre de susciter à une âme candide l'idée d'un abus qu'elle ignore. Les adultes sont plus francs, et beaucoup de militaires, pressés par nous , ont déclaré leur aberration , en ajoutant qu'ils en étaient guéris depuis longtemps, ce qui était loin d'être réel.

Par l'effet des masturbations de plus en plus réitérées, la liqueur séminale perd peu à peu sa consistance, sa couleur, son odeur et même ses zoospermes (1) ; elle ressemble de plus en plus au mucus et au fluide prostatique; quelquefois la liqueur éjaculée est sanguinolente ou mêlée de sang pur. Nous avons déjà signalé les accidents pathologiques qui surviennent chez les enfants; les adultes ont à redouter, par suite des abus prolongés de l'appareil génital, l'infécondité, l'impuissance , les

____

(1) Sur les dégradations et déformations des spermatozoïdes chez les tabescents et les onanistes , voyez thèse de M. Kaula, Paris, 1846, n° 112.

lésions du cœur présagées longtemps à l'avance par les palpitations et des dyspnées passagères, la phthisie pulmonaire, d'où le préjugé médical de la salacité des phthisiques, comme si une affection que favorisent toutes les causes débilitantes était de nature à surexciter la fonction reproductrice et ne résultait pas plutôt elle-même, d'une manière plus ou moins directe, de la débilitation profonde que subit l'organisme, et par la déperdition séminale habituelle, et par la secousse nerveuse de chaque émission volontaire du sperme ; des paralysies, des congestions cérébrales, un tremblement choréiforme, la carie vertébrale (Boyer), etc., peuvent aussi se développer sous l'influence prolongée de la masturbation ; elle produit encore, comme effets immédiats des écoulements, des prostatites, des cystites plus ou moins aiguës, l'hématurie, des orchites qui passent pour spontanées. Nous avons quelquefois à traiter dans notre hôpital des orchites survenues chez de jeunes militaires tout à fait purs de syphilis, et qui affirment ne pouvoir assigner aucune cause à leur maladie ; interrogés avec un intérêt confidentiel, hors la présence des élèves et des infirmiers, plusieurs nous ont avoué leur penchant à la masturbation. Nous avons soigné (janvier 1843) un soldat, âgé de vingt et un ans, affecté de prostatite ; il n'avait jamais eu d'urétrite ni aucune autre affection syphilitique, et lui-même rapportait ce qu'il appelait sa gêne d'uriner aux manœuvres solitaires dont il avait l'habitude. Il faut reconnaître toutefois que le tableau tracé, par Tissot et quelques autres, des conséquences de la masturbation, est empreint d'exagération ; mais si elle ne réalise les maladies précitées que dans un petit nombre de cas où elle a été poussée à tout excès, elle influe sur la marche des affections qui frappent les masturbateurs ; elle les aggrave, elle en prolonge la durée, elle leur imprime parfois une allure bizarre et y mêle des phénomènes nerveux. Les sujets usés par ce vice, dès qu'ils éprouvent une fièvre grave, sont voisins de l'ataxie, de l'adynamie ; les solutions franches font défaut chez eux et ils supportent mal un traitement énergique.

Avant l'âge où l'on peut s'adresser utilement à la volonté, l'hygiène se borne ici à la surveillance la plus assidue, et sur l'enfant, et sur son entourage, aux moyens de répression mécanique par les liens et les appareils ; à l'âge où la conscience existe, il faut s'emparer de la volonté des sujets et par une impulsion héroïque, les amener à rompre la série de leurs fatales jouissances ; on ne continuera pas moins de les surveiller avec une égale sollicitude de jour et de nuit ; on écartera de leur sphère toute séduction matérielle et morale , tout ce qui peut exciter les sens ou l'imagination (livres, tableaux, conversations ambiguës, aliments échauffants, etc.) Si une perte séminale involontaire ou tout autre accident se prolonge après la cessation de l'abus, il y a urgence d'y remédier. Après l'action morale , les meilleurs moyens de prévenir le retour à l'abus, c'est la variété des occupations et l'exercice musculaire porté jusqu'à la fatigue. Une gymnastique bien dirigée peut à elle seule remplacer tous les autres agents préservatifs ; malheureusement, dans nos établissements d'instruction publique , le soin d'une fausse culture des esprits fait oublier les intérêts et les nécessités de l'organisation physique. Quand les forces doivent être relevées, mieux vaut recourir au régime lacté ou du moins à un régime doux , quoique substantiel , qu'à l'usage des amers, des ferrugineux, et surtout du vin, qu'Hippocrate défend aux individus tombés dans la consomption dorsale par excès vénérien: θωρίξιων ἀπεχίσθω. Enfin, il est des cas où le besoin génital, parlant haut et justifié par l'organisation, exige satisfaction, et pour prévenir des égarements, il faut lui payer le naturel tribut de l'union sexuelle.

2. *Des excès vénériens.* Avec M. Lallemand, nous entendons ici par excès l'usage poussé au delà des besoins réels , au delà de ce qu'exige la propagation de l'espèce ; et quoique les effets de l'excès génital ressemblent beaucoup à ceux de l'abus, il nous a paru utile d'en traiter séparément.

Où commence l'excès ? où finit l'usage ? Nulle fixation n'est possible à cet égard ; de tous les organes, ceux de la reproduction présentent le plus d'inégalités, non seulement d'un individu à un autre, mais dans le même individu pris aux différentes époques de sa vie : le besoin, ce cri de l'organisme, semble indiquer la mesure de leur activité, mais non le besoin factice, provoqué par une passion, par une dartre préputiale, par une irritation du cervelet, de la moelle épinière ou des nerfs génitaux, par la présence d'ascarides dans le rectum , etc. C'est ici qu'il importe de faire la part de l'instinct génital, plus ou moins développé, et de l'activité propre des organes de la reproduction ; la fréquence et la durée des érections ne sauraient toujours indiquer la limite du besoin, toutes les causes ci-dessus énumérées pouvant y donner lieu. Les phénomènes observés dans les différentes fonctions de l'économie ne permettent pas davantage d'évaluer la mesure du besoin génital ; car l'atonie génitale, résultat d'une continence trop prolongée, et la pléthore spermatique font naître beaucoup de symptômes analogues, tels que malaise général, torpeur, somnolence ou bien agitation, altération du caractère, dégoût de la vie, disposition au pleur, etc. Les effets immédiats du besoin satisfait font seuls reconnaître s'il était légitime ou non, et présagent avec certitude les conséquences ultérieures qu'on doit attendre de nouveaux rapports sexuels. L'accomplissement régulier de toute fonction nécessaire à l'économie y laisse à sa suite un retentissement agréable ; s'il en est ainsi de la satisfaction du besoin génital, si après l'acte consommé, la tête est plus libre, l'esprit plus gai, le corps plus souple, plus vigoureux, la nature a été obéie dans sa juste exigence ; mais le coït entraîne-t-il un sentiment de tristesse et de satiété, l'affaissement des forces physiques et intellectuelles, une importune pesanteur des idées et des mouvements, il y a eu excès, et fût-il suivi d'érections nouvelles, le besoin n'y serait pour rien. Les cas intermédiaires entre ces extrêmes, dit M. Lallemand, constituent le train ordinaire de la vie, le coït n'est alors suivi d'aucun phénomène remarquable en bien ni en mal, et ce praticien en conclut que dans l'immense majorité des cas il est loin d'avoir sur l'économie l'influence nuisible qu'on lui attribue par une banale exagération. On objecte les accidents nerveux, épileptiformes qui ont éclaté pendant ou après le contact sexuel ; sans doute les excès vénériens y disposent, mais souvent l'habitude des convulsions existait antérieurement au mariage, etc. Quant aux ruptures d'anévrismes, aux apoplexies survenues dans la même circonstance, ces catastrophes ne se produisent-elles pas aussi par toute émotion qui accélère les contractions du cœur, par tout effort qui commande la suspension plus ou moins complète de la respiration ?

L'espèce d'orgasme génital qui signale l'avénement à la puberté entraîne souvent l'adolescent à des excès ; la plénitude de la virilité y sollicite de même : aussi les jeunes mariés pèchent-ils souvent par là. La prédominance du système lymphatique (1) y dispose moins, mais les rend aussi plus dangereux. L'excitabilité génitale attribuée au tempérament nerveux n'est souvent que l'exaltation du sens encéphalique qui correspond à la fonction ; la prépondérance de l'instinct génital sur les organes de la fonction est une cause d'excès d'autant plus funeste que la disproportion est plus grande entre le mobile cérébral et l'instrument fonctionnel : elle s'annonce souvent dès l'âge de 5 à 10 ans, et sévit sur l'existence entière. Ceux que pousse cette fatale convoitise ont les idées incessamment tournées vers les objets qui peuvent la satisfaire ; la fatigue, l'épuisement qu'ils éprouvent ne les arrêtent pas ; leur volonté vacillante ne sait pas s'attacher aux bonnes résolutions qui leur sont suggérées ; leur vie est une alternative de paroxysmes vénériens et de collapsus dont le terme est l'impuissance ou l'aliénation mentale: Le développement des organes sexuels, si variable suivant les individus, et souvent sans proportion avec l'ensemble de la constitution, ne devient une cause d'excès que lorsqu'il s'y joint une grande ardeur d'appétit vénérien, circonstance purement encéphalique. Nous n'oserions répéter avec M. Lallemand que la condition qui dispose le moins aux excès vénériens est celle dans laquelle les parties sexuelles prédominent sur l'organe encéphalique ; mais les exigences exclusivement physiques sont plus faciles à comprimer, à modérer ; une fois satisfaites, elles font trêve à la pensée et ne lui suscitent point le tracas des préoccupations perpétuelles du plaisir ni la tourmente des machinations romanesques. Quant aux sexes, il est certain que la femme est plus exempte des effets de l'excès vénérien. Faut-il en conclure avec M. Deslandes que le coït lui cause moins de fatigue ? Disons plutôt qu'elle sait mieux en désintéresser ses organes, à la faveur d'une facile et trompeuse passivité ; elle n'est pas d'ailleurs exposée à l'évacuation de sperme, cause

(1) « Chez les hommes (Scythes), le penchant au plaisir de l'amour est moins vif, à cause de l'humidité de la constitution, à cause du relâchement et de la froideur du ventre. » OEuvres complètes d'Hippocrate, trad. Littré, *Des airs, des eaux et des lieux*. Paris, 1840, tome II, page 75.

principale de l'affaiblissement des hommes. L'excès porte, non seulement sur le nombre des actes vénériens, mais sur le mode suivant lequel ils s'accomplissent; accompagnés d'un grand émoi, ils débilitent davantage, soit par la dépense nerveuse, soit parce que la vivacité des jouissances est en rapport avec le degré d'élaboration du sperme.

L'excès génital engendre les mêmes effets que l'abus; ils se résument dans l'affaiblissement général du physique et du moral; on sait aujourd'hui sous quelles formes variées se manifestent les résultats pathologiques de l'excès vénérien; les dérangements progressifs de la santé échappent longtemps à l'attention de ceux qui les éprouvent, et peuvent en imposer au médecin pour des maladies très différentes; que de prétendues gastriques chroniques, que d'hypocondries, que d'affections commençantes du cœur ne reconnaissent d'autre cause que les jouissances immodérées de l'amour et les pertes séminales involontaires qui en sont la suite! L'affaiblissement général et progressif de tout le corps, des symptômes de congestion cérébrale, des paralysies attribuées à une lésion céphalo-spinale proviennent souvent de la même cause. Les altérations les plus graves de l'intelligence ont été observées chez des sujets livrés aux excès érotiques et faussement rattachées à une lésion de l'encéphale; beaucoup de phthisies qui se développent avec une certaine acuité chez de jeunes gens exempts de toute influence héréditaire rentrent dans les cas de cette *consomption dorsale* (φθίσις νωτιάς), si admirablement décrite par Hippocrate, et qui, suivant ce grand observateur, affecte principalement les nouveaux mariés et les libertins (λαμβάνει δὲ μάλιστα νεογάμους καὶ φιλολάγνους). Combien de maladies poursuivies à coups de remèdes internes, d'antiphlogistiques, de régime, etc., énigmes ardues et mobiles de la pratique des cités, et dont la solution se trouve dans le mode d'exercice d'une fonction secrète, dans des habitudes qu'il est si délicat d'interroger! Le parallèle de l'Orient polygame et sensuel, et de l'Occident monogame et plus spiritualiste, présente en grand les effets différents que produit l'usage des organes génitaux ; c'est là comme une expérience instituée sur les masses sous l'œil de l'histoire, et le médecin y puise des enseignements aussi graves que le philosophe et le politique : « D'un côté, polygamie, harems et sérails : d'où excès vénériens, mutilation barbare, sodomie révoltante, population rare, inactive, indolente, vouée à l'ignorance, par conséquent à la misère, à tous les despotismes. De l'autre côté, monogamie, austérité chrétienne, répartition plus égale du bonheur domestique, augmentation croissante des lumières, de la liberté, de l'égalité, du bien-être; multiplication rapide, population serrée, active, laborieuse, entreprenante, audacieuse, envahissante par impulsion et par nécessité. » (Lallemand, *op. cit.*, tome I, page 646).

3. *Des pollutions*. L'une des habitudes de l'appareil génital qu'il est le plus difficile de combattre, c'est l'évacuation involontaire du sperme, évacuation qui s'effectue sans coït, sans attouchement, sans manœuvre masturbatrice. On distingue les pollutions en diurnes et en nocturnes; une division plus pratique serait celle des pollutions utiles et des pollutions nuisibles ; les diurnes sont presque toujours de cette dernière espèce. M. Bégin (*Dict. de méd. et de chir. prat.*) établit encore une autre distinction qui porte sur l'intermittence et la continuité de l'excrétion séminale ; continue, quoique insensible, elle constitue la spermatorrhée, qu'Arétée a fait entrer le premier dans le cadre nosologique et qui y est restée presque sans vérification ultérieure, comme tant d'autres fantômes de l'imagination médicale. Les recherches si minutieuses auxquelles s'est livré M. Lallemand l'ont conduit à nier l'écoulement continu et goutte à goutte du sperme, tout en reconnaissant que les écoulements chroniques de l'urètre se compliquent très facilement de pertes séminales involontaires, mais comme toujours intermittentes et de quantité variable. (*Op. cit.*, tome II, page 378.)

Pollutions nocturnes. Elles sont plus communes que les diurnes ; mais nous ne pouvons admettre avec la plupart des auteurs qu'elles soient plus susceptibles de devenir habituelles, plus indépendantes de la volonté, plus difficiles à guérir. Tout au contraire, elles sont plus souvent excitées par des causes qui ressortent indirectement de la volonté, par des conditions passagères de l'organisme ; elles sont plus souvent critiques, c'est-à-dire salutaires, et c'est à tort qu'on les représente presque toutes comme accablantes, comme essentielles à réprimer. Dues à la pléthore spermatique, elles font cesser les angoisses indéfinissables d'une continence forcée. Il y avait de l'inquiétude, du malaise, de l'impatience, de la disposition aux larmes, de la céphalalgie avec fermentation des idées et vague émoi de l'âme, etc.; survient une évacuation spontanée de sperme, et tous ces troubles s'évanouissent; une crise, une véritable crise a rétabli l'équilibre dans l'économie. Chez quelques jeunes gens, vers l'époque de la puberté, les pollutions se déclarent comme les premières règles chez la jeune fille, et elles préludent pendant quelques jours par des troubles généraux qui se dissipent après la première évacuation. Elles ont quelquefois jugé des maladies. P. Frank rapporte l'exemple d'un homme atteint de fièvre maligne et qui dans la nuit où l'on craignait le plus pour ses jours eut trois pollutions copieuses qui jugèrent la maladie. Buffon cite un ecclésiastique qui devint fou par excès de continence et recouvra la raison après d'abondantes pollutions. — Presque toujours les pollutions utiles sont copieuses, puisqu'elles n'ont guère lieu que dans un état de pléthore spermatique insolite; quand elles sont critiques dans le cours d'une maladie, elles se répètent plusieurs fois dans une seule nuit; ainsi l'indiquent du moins les cas mentionnés par les auteurs (1). Cependant il faut se rappeler ici les inégalités de la fonction génitale suivant les individus.

Aussi longtemps qu'elles sont occasionnées par la plénitude des vésicules séminales, ces évacuations sont accompagnées de sensations voluptueuses, précédées de rêves agréables; mais cette exubérance d'énergie génitale ne dure point. La fatigue survient par la répétition des mêmes phénomènes; les organes sexuels, que ne fortifie point un exercice régulier, légitime, s'affaiblissent, tout en conservant l'habitude de se contracter sous l'influence de stimulations de moins en moins énergiques, et c'est ici la transition de l'état normal à l'état pathologique, transition qui échappe aux regards du praticien, rarement appelé ou rendu attentif à cette époque de déchéance commençante; si le coït, qui est alors d'une indication aussi sûre qu'impérieuse, ne vient point rompre l'habitude des émissions spontanées, celles-ci ne tardent pas à s'opérer sans rêve, sans érection, sans jouis-

____

(1) Voyez thèse de M. Kaula, page 31.

sance, et le malade ne reconnaît plus qu'aux maculations de sa couche le stérile épisode de ses nuits ; alors aussi la liqueur séminale subit les altérations signalées plus haut, et finit par devenir aqueuse, circonstance qui obscurcit la diagnostic. Bientôt les causes les plus légères, les plus indirectes suffisent à mettre en jeu la contractilité morbide des vésicules séminales : la chaleur ou l'élasticité du lit, l'usage du café ou du thé, la plénitude de la vessie, le décubitus dorsal, etc., provoquent des pollutions, et les impressions les plus fugitives de la journée servent de thèmes à la fabulation cérébrale qui réagit sur les organes génitaux. Mais les rêves commencent à s'entremêler d'incidents tragiques, de terreurs; ils dégénèrent en cauchemars et l'émission séminale survient au plus fort de ce drame étrange, sans plaisir, sans idée lascive. Au réveil, faiblesse, accablement, paresse de l'esprit, pesanteur de tête, morosité, etc. On peut donc dire que la nature des pollutions se révèle par leurs effets, par les circonstances dans lesquelles elles ont lieu. La fraîcheur et la vivacité de l'esprit, un sentiment de vigueur musculaire et de soulagement général, tels sont au réveil les signes de l'utilité d'une pollution nocturne, et il ne s'agit pour l'hygiéniste que d'en prévenir la trop prompte récidive ; des sensations inverses l'avertiront qu'il y a imminence morbide pour l'organisme, sinon déjà maladie et péril.

Quant aux rêves qui précèdent l'évacuation spermatique et auxquels le vulgaire attribue ce résultat, leur filiation est double: tantôt c'est le cerveau, tantôt l'instrument fonctionnel qui en a l'initiative ; le premier cas se présente quand par hasard, ou par vicieuse habitude, l'esprit s'est préoccupé pendant le jour d'images lascives, de souvenirs tentateurs: il en résulte un besoin factice de l'exercice génital et, comme dit M. Bégin, les actions cérébrales, accoutumées à cette direction, la suivent encore dans le sommeil ; d'autres fois l'excitation part des organes de la fonction et ranime dans l'encéphale des images, des idées en rapport avec l'objet de cette fonction ; d'autres sensations s'y mêlent, causées par la plénitude de la vessie ou par l'élévation de la température du lit ou par une mauvaise digestion, etc. L'excitation fonctionnelle a-t-elle aussi pour cause les mouvements rapides et incessants des animalcules dans le sperme bien élaboré, mouvements qui titillent la membrane muqueuse des réservoirs et déterminent des érections opiniâtres (Lallemand)? Remarquons toutefois qu'une volonté énergique peut lutter, même dans le sommeil, contre la provocation des rêves érotiques ; mais cette lutte ne se répétera pas victorieusement deux ou trois nuits de suite ; elle finit toujours par le dénoûment inévitable de l'évacuation séminale.

Pollutions diurnes. Il est rare qu'elles soient actives, c'est-à-dire le résultat d'une excitation vénérienne, directe ou indirecte ; cependant des sujets robustes, jeunes, à organes neufs, peuvent éprouver, par la seule présence d'une femme aimée, par l'incitation d'une réminiscence, un désir violent suivi d'éjaculation spermatique ; mais le plus souvent les pollutions diurnes ont un caractère pathologique, s'observent chez les sujets irritables, usés et faibles ; elles ont alors lieu sans érection ni volupté et sont déterminées, non seulement par l'émotion du cœur ou des yeux, par l'ardeur des convoitises mentales, mais par la défécation et par l'émission des urines ; la susceptibilité nerveuse de ces malheureux peut aller si loin que la moindre excitation des organes génitaux leur occasionne une nouvelle perte de sperme. Toutes les causes qui produisent la constipation peuvent donner lieu à des pollutions diurnes ; la constipation dépend-elle de l'affaiblissement du rectum qui est progressif dans les constitutions détériorées, la défécation ne peut s'effectuer que par l'action des muscles abdominaux : d'où la compression des vésicules séminales. La station assise trop prolongée, l'exercice soutenu du cheval échauffent le périnée, la marge de l'anus, et produisent des érections suivies d'émission séminale ; à la longue, les érections cessent, mais non l'émission du sperme ; tout ce qui irrite le rectum réagit par consensus sur les vésicules séminales, et y détermine des contractions spasmodiques, cause de pollutions diurnes. C'est ainsi que leur étiologie se rattache parfois à la présence d'ascarides dans le rectum, à l'existence d'hémorrhoïdes, surtout dans leur période fluxionnaire, etc. Quand la pollution diurne s'opère avec l'émission des urines, c'est dans les dernières gouttes d'urine expulsées qu'il faut chercher les traces du sperme ; le fluide prostatique, le mucus urétral et vésical sont toujours éliminés dès les premiers jets de l'urine. La microscopie, appliquée avec tant d'habileté au diagnostic des pertes séminales, est, dans tous les cas de pollutions, un moyen péremptoire de vérification.

Aux sujets continents et robustes qui n'éprouvent de pollutions qu'à long intervalle et par l'effet de la plénitude séminale, nul traitement; quand elles tendent à se répéter, régler normalement la fonction par un coït modéré; les soumettre en même temps à un régime rafraîchissant, à des exercices actifs et prolongés; ils coucheront sur un sommier de crin, abrités par des couvertures légères; on leur recommandera le décubitus sur les côtés; ils se lèveront de bonne heure, dès l'instant du réveil; on entretiendra chez eux la liberté du ventre. Les sujets épuisés, nerveux, excitables, chez qui les pollutions sont diurnes et consécutives à la masturbation, rentrent dans la catégorie des masturbateurs; la gymnastique, les exercices, les voyages à pied leur seront utilement prescrits; il faut surtout, comme nous l'avons déjà dit, changer l'impulsion vicieuse que suit leur système nerveux par des occupations variées, par des travaux qui éloignent toute idée provocatrice des organes génitaux. Si leurs organes génitaux sont exempts de toute irritation et sont au contraire frappés d'asthénie; si les pertes qu'ils éprouvent semblent passives et dues seulement à une sorte d'habitude, ils emploieront avec avantage les lotions froides sur les parties génitales, sur les cuisses, les lombes et les reins, ainsi que les bains frais de rivière : ces moyens nous paraissent devoir nuire dans les cas d'excitation inflammatoire des parties et d'orgasme habituel. Il va sans dire que l'on aura combattu au préalable la cause accidentelle des pollutions, si elles proviennent de l'une des causes précitées et extérieures aux voies génitales.

Les femmes éprouvent, par l'excitation factice ou spontanée de leur appareil génital, des phénomènes semblables à ceux des pollutions viriles, moins la déperdition séminale. Mêmes sensations locales, mêmes rêves, même exaltation générale, le tout se terminant par l'effusion d'une matière muqueuse, souvent assez abondante pour lubrifier les parties et souiller le linge. Ces pollutions sont familières à deux classes de femmes, les unes énergiques et continentes, les autres fatiguées par les excès et d'une sensibilité exagérée : elles sont utiles aux premières, dommageables aux autres ; l'affaiblissement qu'elles causent aux femmes résulte des ébranlements du système nerveux et de la dépense matérielle d'une sécrétion irrégulière.

4. *Menstruation.* Cette fonction présente, suivant les individus, une foule de particularités habituelles. Les principales portent sur l'époque de son établissement et de sa disparition, sur sa périodicité relative, sur sa durée, sur la quantité et sur la nature des fluides qu'elle élimine. Rien de variable comme le moment où les règles paraissent pour la première fois ; et il n'y a lieu d'insister ici sur ce point : le climat, la constitution, le tempérament, le régime, l'éducation physique et morale hâtent ou retardent la première menstruation ; il en est de même de la cessation de cet acte important. C'est en étudiant les modificateurs externes que nous aurons à noter l'influence qu'en reçoit l'utérus pour toutes les fonctions qui lui sont dévolues. Une seule observation doit trouver ici sa place, c'est qu'il est des dispositions individuelles qui annulent l'action des agents extérieurs. Ainsi, quoique la précocité menstruelle appartienne aux climats chauds, il s'en trouve dans nos climats tempérés de nombreux exemples qui ne peuvent s'expliquer que par une disposition personnelle. Haller cite une jeune fille de Suisse qui accoucha à neuf ans. D'après les relevés de M. Marc d'Espine, le plus grand nombre des femmes est réglé à Paris vers l'âge de quatorze ans (1) ; une statistique dressée par M. Bouchacourt, et confirmative des résultats consignés dans la thèse de M. Petrequin, fixe, pour la grande majorité des femmes à Lyon, la première menstruation entre la quinzième et la seizième année ; la quinzième année est indiquée dans un travail statistique de M. Roberton (2), comme l'époque la plus ordinaire des premières règles dans le nord de l'Angleterre ; la plupart des autres données qui ont été publiées sur ce sujet pour différentes localités de la France placent entre quatorze et seize ans le moment de cette importante révolution d'âge chez la femme. Hors de cette limite moyenne, comme il existe des faits de précocité remarquable, il y a des exemples de tardivité et même d'absence totale de la menstruation, soit pendant tout le cours

(1) *Mémoires de l'Académie de médecine.* Paris, 1841, tome IX, page 108.
(2) *Edinburgh medical and surgical journal.* 1832, tome XXXVIII.

de la vie, soit jusqu'au mariage ou jusqu'après la première parturition. Linné a vu en Laponie des femmes qui n'avaient jamais été réglées. On connaît plusieurs exemples de femmes qui n'ont été réglées qu'après une ou plusieurs grossesses. Baudelocque mentionne des femmes qui ont déclaré n'avoir été menstruées que pendant le cours de leurs grossesses.

Quant à la durée de la menstruation, elle ne se rapporte pas plus au mois lunaire qu'au mois solaire. D'après Schweig, 500 observations répétées sur 60 femmes assignent à la période intermenstruelle une durée moyenne de 27,39 jours (1); M. Brierre de Boismont la fixe à 30 jours. Chez 562 femmes, les règles ont duré en moyenne entre 1 et 8 jours (2); le plus souvent elles anticipent de plusieurs jours sur l'époque suivante, et leur durée ordinaire est de cinq jours (Burdach). Serait-il vrai, comme le dit Gall, que les femmes se partagent, sous le rapport de l'excrétion menstruelle, en deux grandes classes, réglées l'une et l'autre dans un espace de huit jours, mais séparées par un intervalle de dix à douze jours pendant lequel on ne rencontre que très peu de femmes réglées, de telle sorte que les femmes réglées dans la première ou dans la dernière huitaine du mois, tant qu'elles sont en santé, jouissent d'un répit de vingt et un, de vingt-cinq ou de vingt-six jours? Gall admet que des femmes sont réglées accidentellement, hors des deux périodes qu'il assigne à la faction; mais après un ou deux mois, elles se classent; les irrégularités seraient fournies par les femmes valétudinaires, les jeunes filles en train de développement et les femmes sur le retour. Le même observateur affirme que les deux époques déterminées coïncident dans tous les pays, au moins en Europe, et qu'ainsi les règles commencent et finissent en même temps à Vienne, à Berlin, à Hambourg, à Paris, etc. Les faits produits par d'autres médecins contrarient la loi physiologique de Gall; c'est un sujet à reprendre sur l'échelle d'une observation étendue, minutieuse et sévère. On voit très fréquemment des femmes réglées tous les vingt, vingt-deux ou vingt-quatre jours; quelques unes le sont

(1) Roser et Wunderlich (*Medicinischer Vierteljahrsschrift*, 1844, page 1).

(2) *De la menstruation dans ses rapports physiologiques et pathologiques.* Paris, 1842.

tous les quinze jours ; mais nous pensons, avec M. Dugès, qu'il y a alors double menstruation.

La quantité de sang évacué pendant la période menstruelle varie suivant les individus ; elle est d'une évaluation difficile : tandis que de Haen la fixe, pour le grand nombre de femmes, à trois, quatre ou cinq onces, et pour un très petit nombre à une demi-livre, Haller trouve une moyenne de six à douze onces. Dans les limites de l'état de santé, dit M. Dugès, la quantité de sang nécessaire ne doit pas être moindre d'une à deux onces, ni aller au delà d'une demi-livre ; quatre onces sont, suivant lui, la moyenne de ces variations, comme trois jours font la moyenne de la durée de l'écoulement. Pour A. Paré (1), les femmes les mieux réglées sont celles qui ont un écoulement sanguin de quatre à cinq jours. Mais, sous le double rapport de la durée et de la quantité de l'écoulement, combien de différences individuelles qui constituent une habitude de l'organisme et qui se lient aux conditions relatives de la santé ! Telle femme a des menstrues abondantes et s'en trouve bien, tandis qu'elles attendraient chez une autre le caractère d'une perte pathologique : la connaissance de la mesure et de la modalité de cette fonction chez les femmes dont on dirige le régime est d'une importance capitale en hygiène. Qui ne sait avec quelle facilité cette fonction oscille et se trouble par l'effet d'une émotion, par l'ingestion d'une boisson froide, par le plus léger changement dans les précautions usitées, etc.?

C'est à tort que, d'après les analyses de Lavagna et de Brande, on a cru à l'absence de la fibrine dans le sang des menstrues. Denis et Bouchardat l'y ont constatée ; selon Brierre de Boismont et Raciborski, le sang cataménial ne diffère point du sang artériel. Pouchet y a reconnu à l'aide du microscope : 1º de nombreux globules sanguins à l'état normal ; 2º des globules muqueux ; 3º des squames d'épithélium ; 4º du sérum du sang ; 5º du fluide muqueux (*loc. cit.*, p. 258). Séreux, fluide, peu coloré les premiers jours, il se rapproche les jours suivants du sang rendu par épistaxis. Quant à ses altérations, qui ont été décrites sous les dénominations de *règles blanches*, de

(1) *OEuvres complètes*, nouvelle édition publiée par J.-F. Malgaigne. Paris, 1840, tome II, page 771.

menstrues brûlées, sanieuses, etc., elles proviennent d'une modification pathologique du sang menstruel, du mélange d'autres fluides sécrétés ou d'une affection de l'utérus. C'est à tort qu'elles seraient considérées comme une habitude innocente des parties génitales.

La menstruation est quelquefois déviée, c'est-à-dire que, supprimée ou diminuée, elle se trouve suppléée ou remplacée par une hémorrhagie qui se fait jour par des points plus ou moins éloignés des voies naturelles et qui revient avec la même périodicité que les règles ; c'est là l'exemple d'une habitude morbide substituée à une fonction. Les auteurs rapportent les observations les plus étranges et cependant les mieux prouvées de déviation menstruelle. Nous avons été consulté nous-même, en 1834, à Toulouse, par une servante affectée d'hémoptysie consécutive à la suppression des règles ; depuis plus d'un an elle éprouvait tous les mois une attaque d'hémoptysie dont elle présageait le retour avec autant d'exactitude qu'elle faisait précédemment de ses règles ; l'attaque durait deux à trois jours; les organes de la respiration m'ont paru intacts, et dans l'intervalle des accidents mensuels, la malade, s'il faut l'appeler ainsi, se livrait impunément à ses travaux. « Sa sortie (du sang) de la poitrine n'est que trop fréquente et trop commune lorsque le sexe souffre de la suppression ou de la diminution de ses mois, sans pourtant qu'il soit dans un état fâcheux. Je n'en donnerai qu'un exemple, parmi bien d'autres, à l'occasion d'une religieuse qui, n'ayant que très peu et souvent point de règles, a craché du sang, tantôt plus, tantôt moins, avec peu de relâche pendant près de vingt-cinq ans, sans aucune incommodité (1). » Toutefois il sera toujours avantageux de rappeler l'écoulement sanguin par les voies naturelles, et l'habitude morbide dont il s'agit ne doit être respectée que s'il est dangereux d'agir plus ou moins directement sur l'utérus pour rétablir la menstruation.

Leucorrhée. Rien de plus fréquent, rien de plus habituel, rien de plus négligé que ces écoulements, dont l'origine est diverse, quoique confondus par le vulgaire sous la dénomination

____

(1) Raymond, *Traité des maladies qu'il est dangereux de guérir,* édition de M. Giraudy. Paris, 1816, page 176.

de *flueurs blanches*. Quelles qu'en soient la nature, la marche et l'ancienneté, nous sommes loin de souscrire à l'opinion de Raymond (p. 294) qui met les flueurs blanches au rang des évacuations qu'il ne faut pas toujours guérir; et si nous en parlons, c'est parce que le préjugé du monde, conforme à la doctrine du médecin marseillais, les place parmi les habitudes morbides qui se concilient avec une parfaite santé. Sans doute les leucorrhées critiques qui surviennent parfois à la fin d'inflammations viscérales avec symptômes graves, de varioles et de rougeoles, sont avantageuses, puisqu'elles résolvent ces états morbides, mais à la condition qu'elles n'acquièrent point droit de domicile; sinon, pourquoi n'entretiendrait-on pas aussi ces otorrhées critiques qui se déclarent souvent chez les typhoïdes et qui présagent presque toujours une terminaison heureuse? La suppression naturelle ou accidentelle des menstrues, d'un flux hémorrhoïdal, d'une diarrhée, des lochies, de la sécrétion laiteuse chez les femmes qui ne nourrissent point ou qui sèvrent trop brusquement, peut entraîner l'apparition d'une leucorrhée. Y a-t-il lieu de la respecter? Nullement. Si donc la leucorrhée critique et celle qu'on a appelée métastatique ou supplétive doivent être modérées d'abord et ensuite combattues jusqu'à guérison, quel est le médecin prévoyant qui laissera durer indéfiniment celle qui tient à la constitution même des femmes, celle que produisent la masturbation, les excès vénériens, les fausses couches, des usages vicieux de toilette, etc.? Nous ne parlons pas des écoulements blancs, symptomatiques d'une lésion actuelle des voies génito-urinaires, telles que métrite, vaginite, polypes, tumeurs fibreuses de l'utérus, etc. Les pertes que nous avons en vue reconnaissent pour cause une irritation antérieure; mais celle-ci s'épuise, le symptôme reste; il finit par constituer toute la maladie, c'est-à-dire un flux passif, asthénique, une habitude catarrhale qui excite d'autant moins la sollicitude des malades qu'elle n'est accompagnée, le plus souvent, d'aucune souffrance et n'exige d'elles que des soins de propreté. Quelquefois l'écoulement s'est manifesté, dès le principe, avec ces caractères d'atonie et de passivité : telle est la leucorrhée des chlorotiques; telle encore celle de l'apparition se lie à la constitution atmosphérique. Les climats humides et froids, les cités enveloppées pendant une partie de l'année par les brouillards et où les affections, par cette cause et par d'autres analogues, revêtent le plus ordinairement l'apparence catarrhale, sont en quelque sorte des foyers d'endémies leucorrhéiques. Des résumés statistiques, publiés par MM. Marc d'Espine et Girard sur Marseille et Paris, montrent que dans la première de ces villes les trois quarts des femmes sont pures de flueurs blanches, grâce à l'air vif du littoral méditerranéen et à l'élévation de la température provençale, tandis qu'à Paris les deux tiers des femmes sont affligées de cette désolante infirmité, cause de leur étiolement. Il n'y a que deux espèces d'écoulement blanc que l'art se dispense de traiter : 1° celui qui se manifeste chez quelques jeunes filles peu de temps avant leur première menstruation, et qui, simple effet de la turgescence vasculaire et de l'exubérante vitalité des organes, semble le prodrome physiologique d'une fonction nouvelle ; cette leucorrhée cesse dans la grande majorité des cas par l'apparition même des règles ; elle rappelle le nom de *phlogose amoureuse*, donné par Lecat à la période menstruelle. On sait d'ailleurs que normalement le mucus utéro-vaginal est sécrété avec plus d'abondance à l'approche des règles, et les recherches si exactes de Pouchet ont montré que les phénomènes de l'intermenstruation entraînent des variations de quantité et de qualité dans la sécrétion utéro-vaginale. 2° L'autre écoulement est celui des petites filles en travail de dentition. Il n'est pas sympathique de cette évolution, comme on dit généralement ; mais il est un des phénomènes de cette évolution qui consiste dans l'accroissement rapide et simultané de tous les organes folliculeux : de là la salivation, les diarrhées, la sécrétion vaginale. Nous avons observé ce dernier phénomène chez la petite fille d'un officier du 11ᵉ de ligne. Les parents s'en étaient effrayés ; il dépendait manifestement de la dentition, et cessa avec la fièvre qu'avait provoquée ce travail de formation.

II. Fonctions de la vie plastique. — 1. Digestion. Quatre états ou plutôt quatre phénomènes morbides se convertissent aisément en habitudes du système digestif et coexistent avec la santé : la pneumatose gastro-intestinale, le vomissement, la diarrhée, la constipation.

Pneumatose. Les expériences de MM. Girardin et Magendie (1) ont prouvé que les gaz ne sont pas seulement introduits dans les voies digestives par la déglutition et dégagés par la chaleur ou par un mode quelconque de fermentation des substances alimentaires, mais qu'ils proviennent principalement d'une exhalation gazeuse, nécessaire pour donner aux intestins leur forme et leurs dimensions, comme l'exhalation muqueuse est nécessaire pour les lubrifier, et l'exhalation séreuse de leur tunique péritonéale pour prévenir les adhérences et faciliter leurs ondulations. Cette sécrétion de gaz augmente dans certaines circonstances, et varie suivant les individus ; il n'est point question ici de la pneumatose symptomatique de lésions diverses et rattachée spécialement par les uns aux névroses, par les autres aux phlegmasies du tube digestif, et que nous penchons à considérer, avec Lobstein (2), comme un effet de l'action directe des organes ; mais nous avons en vue les personnes qui sont sujettes à cette incommodité sans qu'elle paraisse aucunement se rapporter à une altération pathologique des organes. La pneumatose à un degré moyen se rencontre très fréquemment avec l'entière immunité de lésion organique ; on a vu même le ballonnement porté à un haut degré chez des individus dont l'intestin ne présentait, après la mort, aucun désordre matériel (3) : un refroidissement de pieds cause des coliques venteuses aux personnes qui ont les premières voies absolument vides. Qui n'a été témoin des tympanites si remarquables qui se manifestent chez les femmes hystériques, tympanites qui ne peuvent être imputées qu'à une modification de l'innervation ? Le même accident peut résulter de la réaction purement chimique des principes alimentaires introduits dans le canal digestif : les vétérinaires ont observé qu'une certaine nourriture donne lieu chez les moutons à un dégagement de gaz assez considérable pour les mettre en péril de suffocation, si on ne leur procure une prompte issue par une ouverture pratiquée à la panse même, à travers les parois abdominales. Une autre cause de pneumatose

(1) Girardin, *Recherches physiologiques sur les gaz intestinaux.* Paris, 1814, § 8.

(2) Lobstein, *Anatomie pathologique.* Paris, 1829-1833, tome I, page 156.

(3) Andral, *Anatomie pathologique.* Paris, 1829, tome II, page 148.

est le défaut de force tonique des intestins , que M. Reveillé-Parise a si bien signalé chez les convalescents (1), et beaucoup de gens, notamment ceux qui mènent une vie sédentaire et se livrent aux travaux de l'esprit, sont convalescents en ce point. L'ingestion habituelle d'une grande masse d'aliments, la disproportion de la nourriture avec l'énergie des organes digestifs , finissent aussi par l'occasionner ; le tempérament nerveux et le tempérament lymphatique y exposent davantage ; elle est plus commune chez la femme que chez l'homme, dans l'âge mûr et dans la vieillesse que dans l'adolescence et dans la jeunesse. L'état du cerveau a la plus grande influence sur le développement des gaz pendant le travail de la digestion ; les préoccupations morales, la contention d'esprit, les affections tristes , l'hypochondrie, la mélancolie agissent ainsi : de là les flatulences ou collections de gaz dans l'estomac et les intestins, s'ils ne sont rendus à mesure de leur formation par la bouche ou par l'anus, ou par ces deux voies à la fois ; ils produisent le bruit connu sous le nom de borborygmes, de gargouillement; s'ils s'accumulent en quantité considérable, ils donnent lieu au gonflement sonore du ventre, appelé météorisme, ballonnement ; ils réagissent sur la digestion et causent souvent des coliques venteuses, avec alternatives de diarrhée et de constipation. Par la distension des organes digestifs, ils refoulent le diaphragme, les poumons, et donnent lieu à des dyspnées, à des lipothymies, à des oppressions passagères : la gêne de la respiration pourrait être par erreur attribuée d'autant plus facilement à une lésion des poumons, que l'ascension simultanée du foie et du diaphragme peut rendre la percussion très mate jusqu'au niveau du sein droit. La disposition à la pneumatose s'établit très facilement et résiste souvent à tous les moyens thérapeutiques ; l'hygiène seule réussit à l'affaiblir, à la dissiper : le choix, la proportion des aliments, la distribution des repas, adaptés aux conditions individuelles, telle est la base du traitement hygiénique ; manger peu, soumettre longtemps les aliments à la mastication , conserver au ventre et aux pieds une bonne chaleur pendant la digestion, entretenir la liberté du ventre, rompre les habitudes de

(1) *Études de l'homme dans l'état de santé et de maladie*. Paris, 1845, t. 1, p. 193 et suiv.

vie sédentaire et de concentration intellectuelle, fortifier le système musculaire par l'exercice à l'air vif, etc., ce sera beaucoup faire contre le retour de la pneumatose, une fois qu'on aura favorisé ou provoqué par les moyens de l'art l'expulsion des gaz. Il importe surtout, dans la dispensation du régime, de s'assurer si la tendance à la supersécrétion gazeuse accuse une nuance d'asthénie ou d'irritation des voies digestives : une nourriture tonique dans le premier cas, et même l'emploi de quelques stimulants alcooliques , une nourriture rafraîchissante dans le deuxième cas, rempliront le but de l'hygiéniste. Quoique l'accumulation habituelle des gaz dans le tube digestif ne soit pas toujours sans danger, il faut avouer que rien n'est plus commun, et qu'un grand nombre de personnes n'en éprouvent pas un dérangement dans leur santé ; les inconvénients qu'elle suscite, tels que dyspnée, accélération du pouls, céphalalgie, etc., sont passagers ; les rapports, les éructations gazeuses sont l'inévitable incommodité des mangeurs, des hypochondriaques, des hémorrhoïdaires, dont la plupart jouissent d'une santé suffisante, et l'on peut dire qu'il est moins urgent de la corriger que de se convaincre qu'elle est indépendante de toute lésion viscérale.

Vomissement. Le vomissement habituel peut s'effectuer avec ou sans le concours de la volonté ; il est spontané, volontaire, provoqué.

1° Tout praticien a connu des personnes douées de toutes les apparences de la santé et qui rendent tous les matins, par un vomissement facile, ou simplement par régurgitation, un liquide filant, visqueux, transparent comme du blanc d'œuf (glaires), ou légèrement coloré par une matière noirâtre, tantôt insipide, tantôt aigrelet ou amer ; le nombre des vomissements, les époques de leur retour, la quantité de matière évacuée sont variables : tel se soulage peu après son réveil par un seul vomissement ; tel autre en éprouve plusieurs dans la matinée ou à différentes heures de la journée, et, chose remarquable, s'il vomit peu de temps après son repas, l'estomac se débarrasse d'un excédant de fluide muqueux et garde les aliments ; il est rare du moins que quelques débris d'aliments se mêlent au mucus expulsé dont la quantité peut s'élever de quelques onces à une ou plusieurs livres. L'évacuation s'opère presque sans effort, sans secousse ;

elle ne laisse à sa suite aucun trouble ; tout au contraire, elle est suivie d'un sentiment de bien-être, de débarras ; l'appétit ne tarde pas à se manifester, et il semble que la santé de chaque jour soit au prix de cette incommodité. Les personnes dont nous parlons présentent d'ailleurs tous les attributs d'une florissante organisation : appétit, embonpoint, force, activité, rien ne leur fait défaut ; on a même observé que le vomissement habituel, loin de déranger leurs fonctions, leur imprime une allure plus régulière, préserve ces personnes de beaucoup de maladies régnantes et facilite la guérison de celles qui les attaquent. Il est donc évident qu'il ne s'agit ici d'aucune lésion de l'estomac, que l'augmentation habituelle de la sécrétion gastrique reste dans des limites compatibles avec la santé ; il en serait autrement si elle entraînait la fatigue, l'amaigrissement, l'anorexie, la dyspepsie, un état de langueur et de décoloration. Les faits démontrent que cette supersécrétion peut exister sans altération de l'estomac. M. Andral rapporte l'observation d'un sujet qui mourut après avoir eu des vomissements de matières blanchâtres ; nulle lésion appréciable ne s'est rencontrée dans l'estomac. Un de nos amis, orateur célèbre du barreau et du parlement, éprouve, depuis nombre d'années et malgré la régularité de son régime, des vomissements qui se répètent journellement peu d'heures après ses repas, et sa constitution, qui est forte, ne s'en ressent guère. « Un illustre et saint prélat, ayant accoutumé depuis quelque temps de vomir, le matin à jeun, des eaux, glaires, phlegmes sans goût et sans couleur, et sur la fin quelque peu de bile jaune et amère, jouissait ainsi d'une parfaite santé ; mais s'étant trouvé à Paris, on lui persuada de quitter cette habitude. Il consentit à ne plus se provoquer le vomissement par le moyen d'un plumasseau qu'il portait et qu'il enfonçait dans son gosier. Il n'eut pas cessé quatre jours de faire la manœuvre qu'il avait accoutumé, que la fièvre, précédée de frissons, le prit ; elle fut accompagnée de pesanteur et de douleur de tête, et bientôt suivie d'un délire violent. Son valet de chambre, qui heureusement savait sa coutume, le voyant dans cet état, ne fit rien de plus que de lui avancer dans le gosier le plumasseau accoutumé, et il lui fit rendre par la bouche les eaux et les humeurs qu'il rendait auparavant, et par ce manége, la fièvre, le délire et la douleur de tête disparurent presque subitement. Depuis lors, ce très digne et très véridique prélat n'a jamais cessé de se procurer tous les matins ce vomissement par le moyen de son plumasseau ; et on peut dire qu'il s'est procuré par là une parfaite santé et une très longue vie, car il a poussé ses jours jusqu'à quatre-vingt-sept ans. » (Raymond, *op. cit.*, page 241.) L'auteur auquel nous empruntons ce fait en cite beaucoup d'autres qui prouvent, non seulement l'innocuité de certains vomissements habituels, mais encore le danger de les supprimer.

Il est des conditions qui les favorisent : tels sont les tempéraments nerveux et lymphatiques ; mais chez les sujets nerveux le vomissement accompagne presque toujours la gastralgie, et il est alors le symptôme d'une maladie, non un épiphénomène de la santé. On observe le vomissement habituel chez les adultes et les vieillards plus que chez les enfants et chez les adolescents. Les variations dans la température, surtout un état électrique ou hygrométrique de l'air, les climats humides et froids y disposent ; il est occasionné chez quelques sujets par la polyphagie, par l'usage prolongé des aliments âcres, des viandes salées, des fruits acides ; les viandes fraîches, les substances toniques et stimulantes leur réussissent mieux que les fécules, les légumes, les aliments mous ; l'ingestion du café ou d'une liqueur prévient parfois le vomissement ; le sucre, un peu de magnésie, procurent le même effet. Quand il y a lieu de modérer ou de réprimer cette habitude d'évacuation, on y réussira souvent en prescrivant des aliments de facile digestion, pris en petite quantité à intervalles rapprochés, l'exercice, le mouvement à l'air libre, les infusions théiformes, etc. Mais si le vomissement habituel ne détermine aucun trouble fonctionnel, s'il n'amaigrit ni ne débilite ; si une investigation attentive a fait voir qu'il n'est ni symptomatique ni sympathique d'aucune affection morbide, il peut être considéré comme un accompagnement de la santé ; il y aura rarement avantage, souvent péril à le combattre.

2° Deux ordres de phénomènes donnent lieu au vomissement : la contraction des parois abdominales et du diaphragme, et le relâchement de l'œsophage (Magendie) ; cette dernière condition n'est point sous l'influence de l'innervation volontaire ; mais quelques personnes font exception à cette loi et possèdent la faculté de vider leur estomac à volonté ; on sait les données que des expérimentateurs doués de cette propriété singulière ont fournies à la physiologie sur l'altération progressive de la matière alimentaire dans le tube digestif : le vomissement volontaire n'est précédé par aucune sensation pénible ; il n'exige point les efforts convulsifs qui bouleversent toutes les fonctions, il n'entraîne point la fatigue et l'espèce de collapsus qui succèdent ordinairement au vomissement spontané ; mais s'il exempte des inconvénients de celui-ci, il n'en a pas non plus les avantages : le vomissement involontaire répond à un but de la nature, il satisfait à une indication physiologique ; le vomissement volontaire sera souvent une erreur, parce qu'il ne sera pas commandé par l'instinct.

La simple titillation de la luette ou de l'entrée du pharynx suffit pour amener le vomissement. C'est à ce moyen qu'avaient recours les Romains dégénérés pour désemplir leur estomac et rouvrir carrière à leur gourmandise ; cette pratique, appelée sirmaïsme, existait d'une manière presque générale parmi les classes opulentes de la société et livrées à la luxure la plus raffinée ; il y avait dans leurs demeures un lieu réservé et dont la destination est indiquée par le nom : *vomitorium*. Observons, pour l'honneur de notre art, que ses interprètes désapprouvaient hautement un semblable abus : « *Rejectum esse ab Asclepiade vomitum in eo volumine, quod de tuenda sanitate composuit, video ; neque reprehendo, si offensus eorum est consuetudine qui quotidie ejiciendo vorandi facultatem moliuntur.* » (Celse, *opere citato*, lib. I, cap. 2, sect. xi, § 2.)

Diarrhée. « J'ai connu plusieurs personnes qui, accoutumées à pousser deux ou trois selles par jour, se trouvaient très incommodées, lorsque le nombre de ces déjections venait à diminuer ou à manquer ; de sorte qu'il fallait y suppléer par des clystères ou par de doux purgatifs. » (Raymond, *opere citato*, page 263.) Il n'y a point là de diarrhée, mais une habitude qu'il faut respecter. D'autres individus n'ont que deux ou trois évacuations alvines dans les vingt-quatre heures, mais elles rendent des matières liquides et s'affaiblissent : il y a maladie, et maladie à combattre. Certaines gens sont dévoyés deux ou trois fois par an, à des époques indéterminées, et, cette indisposition passée, se portent mieux qu'auparavant ; le rôle du médecin est négatif en ce cas, à moins que la diarrhée ne se complique de symptômes insolites ou ne se prolonge au delà du terme ordinaire. Chez d'autres, c'est au printemps que surviennent des diarrhées éphémères, ramenées par une sorte de périodicité annuelle, et vraiment salutaires par leurs effets consécutifs : «Nous sommes des arbres ambulants ; et comme la séve commence à circuler et à produire dans le printemps fleurs, feuilles et fruits, il en est de même chez nous : nos humeurs épaissies, engourdies, et nos fibres resserrées et raccourcies pendant l'hiver, reçoivent plus de mouvement et de chaleur dans le printemps, s'épanouissent et demandent beaucoup plus d'espace qu'auparavant ; et, n'en trouvant pas un suffisant dans les vaisseaux, elles s'échappent par la voie intestinale.» (Raymond, *op. cit.*, page 255.) C'est sans doute l'heureuse influence de ces évacuations spontanées qui a suggéré l'aphorisme : « C'est au printemps qu'il faut purger et saigner ceux à qui ces remèdes sont avantageux.» (*Aphorismes* d'Hippocrate, 47, sect. vi.) Une habitude aussi ancienne, aussi populaire, aussi universelle que celle des purgations vernales, doit être fondée en partie sur l'observation des faits.

La fréquence et la nature des excrétions alvines dépendent des conditions suivantes : 1° L'état général des sujets (constitution , tempérament) ; 2° leurs idiosyncrasies viscérales ; 3° l'action musculaire des intestins (mouvement péristaltique) qui dirige lentement toutes les matières excrémentielles vers l'anus ; 4° l'état des différentes portions du tube digestif qui concourent, soit à l'élaboration, soit à l'absorption de ces matières ; 5° la quantité et la qualité des aliments solides ou liquides introduits dans l'estomac ; 6° la nature et la quantité des humeurs versées dans le tube alimentaire pour contribuer avec les intestins à la digestion. Chacune de ces conditions peut donner lieu à une diarrhée qui n'exige que des soins hygiéniques ou qu'il y aurait danger à guérir. L'ingestion habituelle d'une trop grande quantité d'aliments cause la diarrhée stercorale, familière aux gros mangeurs et surtout aux vieillards gloutons ; elle est produite aussi par l'usage, même à dose modérée, de substances indigestes, et les susceptibilités individuelles déterminent seules le caractère des aliments : la substance indigeste est pour celui-ci la viande de porc, pour celui-là le gibier, etc. Ce genre de diarrhée résout chez d'autres une constipation de longue durée, et, quelle qu'en soit la cause, elle satisfait à une indication de la santé. « Mais, dira-t-on, elle affaiblit, elle ôte l'appétit..... N'importe, laissez-lui faire son chemin et obviez à la faiblesse par le repos, et surtout par celui du lit. Regardez le défaut d'appétit comme nécessaire ou comme indifférent, puisque, si vous mangiez dans cet état, les aliments vous seraient nuisibles. Soutenez donc avec patience et même avec joie cette heureuse indisposition qui vous préserve d'un mal qui peut-être vous aurait été funeste. » (Raymond.) Le tempérament nerveux rend sujet à la diarrhée dite nerveuse, que ne peuvent conjurer toujours ni la sobriété ni les précautions de régime les plus strictes : une émotion, un chagrin, une frayeur, la sensation du froid y donnent lieu ; ses symptômes sont ceux de la diarrhée stercorale, mais elle ne cède ordinairement qu'à un régime substantiel et à l'usage de quelques stimulants. L'idiosyncrasie hépatique est souvent accompagnée d'une supersécrétion de bile qui s'échappe en selles jaunes, verdâtres ou porracées : ce sont les flux bilieux des auteurs, la fonte de bile des gens du monde ; il est facile de reconnaître aux caractères de l'excrétion le fluide surabondamment sécrété par le foie. Cette diarrhée cesse spontanément au bout de quelques jours et tourne au profit de la santé ; elle dissipe un malaise, un état de souffrance physique et morale, et si elle manque, c'est l'ictère qui survient.

Il est d'autres diarrhées qu'il convient de respecter ; bornonsnous à énoncer celle qui se développe chez les enfants pendant la dentition, et dont l'imprudente suppression pourrait avoir pour effet l'explosion convulsive d'une phlegmasie cérebrale ; les diarrhées supplémentaires d'un flux, d'un exanthème ou d'un exutoire habituel. Nous avons soigné une dame affectée de diarrhée légère, mais habituelle, depuis l'âge critique ; sa santé n'a éprouvé aucune perturbation, grâce à l'évacuation supplémentaire qu'elle a eue longtemps et qui se renouvelle encore par intervalle.

Pour constater si la diarrhée est, ou non, comme on disait

autrefois, bénéfice de nature, il faut prendre en considération : 1° toutes les conditions d'organisation individuelle ; 2° la durée et l'intensité de cette déperdition , les phénomènes qui l'accompagnent ; 3° l'état des forces et l'embonpoint des sujets ; 4° leur âge ; 5° leurs antécédents. L'âge importe beaucoup à la conduite du praticien ; il y a une grande différence entre la diarrhée des enfants et des jeunes gens et celle des vieillards. Ceux-ci, de quelque espèce de diarrhée qu'ils soient atteints , s'en affaiblissent et en ressentent un dérangement fâcheux de tout leur ensemble et manière de vivre ; l'enfant à la mamelle exige aussi une surveillance sévère , et, dans les troubles qui lui adviennent, le diagnostic se trouve par moitié en lui et dans sa nourrice.

Constipation. Elle a pour phénomènes la rareté des excrétions alvines , l'augmentation de leur consistance et quelquefois une sensation de plénitude et de tension abdominale. Une foule d'états morbides ayant leur siége dans un point du canal alimentaire ou hors de ce canal produisent la constipation ; mais il n'est question ici que de celle qui dépend d'une disposition individuelle et n'exige que l'intervention de l'hygiène. Ce genre de constipation constitue une incommodité extrêmement fréquente, souvent rebelle à tous les moyens , et ne laisse pas que d'entraîner , quand elle se prolonge , une série de perturbations fonctionnelles (1). La durée de la constipation est relative aux idiosyncrasies individuelles : celui qui va régulièrement à la selle deux ou trois fois par jour est constipé s'il n'y va plus qu'une fois ; le dévoiement commence pour qui éprouve une évacuation alvine tous les deux jours , si d'ordinaire elle ne lui survenait que de quatre en quatre jours. Ces particularités doivent être scrutées. Quand la constipation ne dépasse pas deux, quatre et même cinq à six jours , et ne dérange en rien la santé , elle doit être supportée comme une disposition naturelle ; la limite de l'expectation hygiénique est marquée par l'apparition d'un trouble fonctionnel. Il est beaucoup de personnes qui sont sujettes à la rareté des garde-robes, et ne

(1) Voyez dans Haller (*Elementa physiol.*, tome VII, lib xxiv, sect. iv, § 3, *Iter fæcum*) une longue série d'exemples de constipation à durée variable, depuis trois jours jusqu'à plusieurs mois.

jouissent pas moins d'une excellente santé. La constipation est
en rapport avec les conditions d'âge , de sexe , de régime , etc.,
et certains états transitoires de l'économie. On l'observe à l'é-
poque où la menstruation tend à s'établir , à l'époque où
elle commence à disparaître , les congestions qui s'opèrent
alors sur l'utérus déterminant la plénitude vasculaire du
rectum et de la vessie ; elle est aussi l'incommodité inévitable
de la grossesse , par suite de la compression que le développement considérable de l'utérus exerce sur le rectum. Chez les
femmes en couches , elle est due à une circonstance opposée :
le rectum se laisse distendre par les fèces accumulées , les parties contenues dans l'abdomen et dans l'excavation pelvienne
ne résistant plus à cette dilatation , et les muscles de la paroi
abdominale ayant perdu de leur ressort par suite de leur ampliation. L'atrophie de la tunique musculeuse des intestins
explique la constipation des vieillards ; la prépondérance de la
sensibilité sur la contractilité , prépondérance qui est en quelque
sorte la loi physiologique de l'autre sexe , fait comprendre
pourquoi les femmes y sont particulièrement exposées , et d'autant plus qu'elles sont plus nerveuses. La même observation
s'applique aux hommes d'un tempérament nerveux ; et comme
ceux-ci appartiennent en général aux professions intellectuelles , et par conséquent sédentaires, cette condition de vie
achève de les assimiler sous ce rapport aux femmes ; en outre ,
celles-ci mangent peu : aussi n'est-il pas rare de voir des
femmes délicates , et vivant dans un état habituel de repos ,
supporter sans inconvénient une constipation de six à huit
jours. M. Renauldin (1) cite une dame qui subit une constipation naturelle d'une semaine et quelquefois de dix à quinze
jours ; une de mes parentes a offert le même phénomène. Un
régime succulent y dispose les hommes de l'âge mur. Elle peut
devenir chez eux , comme chez les jeunes gens , une cause occasionnelle de spermatorrhée, les vésicules séminales étant placées , pendant la défécation, entre la vessie refoulée au fond du
bassin et le rectum distendu par les fèces ; à cette action mécanique s'ajoute l'influence que les contractions du rectum et

____

(1) *Dictionnaire des sciences médicales*, tome VI, page 254.

de la vessie exercent sur celle des vésicules séminales , en vertu des connexions qui existent entre ces parties animées par le même réseau nerveux.

2. Circulation. *Palpitations.* Les contractions fortes , fréquentes , désordonnées qui agitent parfois le cœur, sont loin d'accuser constamment une lésion de cet organe ou des gros vaisseaux. Des causes fugitives peuvent y donner lieu , comme les veilles , les émotions morales ; d'autres fois elles sont le résultat passager de causes qui ont agi plus longtemps, comme les excès vénériens , l'abus des alcooliques ; elles ne sont pas rares dans la période aiguë de la croissance , dans les premiers temps de la menstruation , alors surtout que cette fonction tarde à se consolider ; l'augmentation des globules (pléthore) ou leur diminution dans le sang (anémie) s'accompagnent aussi de ce phénomène , en général plus familier aux adultes et aux femmes. Les palpitations de cette nature ont peu de violence, débutent brusquement, cessent et reviennent d'une manière irrégulière, capricieuse. Dans les intervalles de leurs accès, on constate l'intégrité des organes de la circulation et même pendant les palpitations, l'exploration la plus sévère ne dénote que la fréquence des battements, parfois un trouble rhythmique passager, et des bruits plus clairs, plus timbrés. On l'observe le plus ordinairement chez les sujets nerveux, sans qu'ils exercent sur leur santé aucune influence fâcheuse ; les femmes hystériques, celles qui sont affectées de leucorrhée, de dysménorrhée ou d'aménorrhée, les hypochondriaques, les nostalgiques en éprouvent souvent, ainsi que les jeunes gens adonnés aux travaux de l'esprit avec un zèle trop soutenu : de là ce qu'on appelle la *maladie du cœur des étudiants.* Le caractère qui distingue essentiellement ces palpitations inconstantes des palpitations par cause organique, c'est qu'elles cèdent aux moyens qui exaspèrent et aggravent ces dernières : l'exercice, les distractions, un régime fortifiant, excepté le cas de pléthore. Quand même elles résistent à l'emploi des modificateurs hygiéniques, elles ne compromettent ni par leur durée ni par leur intensité l'état de santé général ; cependant, certains individus qui s'alarment aisément et qui attribuent faussement leurs palpitations à une lésion cardiaque, finiraient par se ressentir des

inquiétudes qu'ils puisent dans une erreur aussi tenace qu'exagérée, si le traitement moral n'y portait remède. Nous avons soigné un officier supérieur d'une pleurodynie fixée sur la région précordiale et qu'il avait prise pour le signe certain d'une lésion du cœur ; quoique toute inquiétude de ce côté nous fût défendue par le résultat de l'auscultation et de la percussion, le malade résistait à notre conviction, se tourmentait, s'absorbait dans sa chimérique appréhension, et comme il commençait à maigrir sous l'influence d'une incessante préoccupation, une consultation eut lieu, et c'est à peine si le praticien célèbre qui fut appelé réussit à réveiller en lui la conscience de la santé. Que si les palpitations se répètent ou se prolongent, il ne faut plus s'arrêter avec une entière sécurité à l'idée d'une hyperdynamie cardiaque, et se rappeler, d'une part, que tout organe modifié dans son action finit par l'être dans sa nutrition, et, d'autre part, que les maladies du cœur, notamment les hypertrophies simples et compliquées, donnent lieu à des palpitations longtemps avant de se manifester par des signes moins équivoques.

Epistaxis. Incrédule ou fidèle au principe hippocratique de la nature médicatrice, on ne saurait nier que les hémorrhagies ne soient une des voies de solution les plus usitées et les plus heureuses, non seulement pour les affections aiguës, mais encore pour les troubles passagers qui ébranlent l'organisme sans l'amener à la maladie. Une foule de souffrances mal dessinées, d'incommodités, de perturbations fonctionnelles disparaissent après une hémorrhagie spontanée; que de congestions imminentes ont avorté par là! Combien de menaces de localisation morbide se sont évanouies avec les premières gouttes d'une salutaire épistaxis! Dans les cas de pléthore, de réparation disproportionnée avec la dépense, dans les cas de contention intellectuelle opiniâtre chez les jeunes filles dont les règles coulent mal, l'épistaxis est le visible effort de la nature pour la réduction de la masse sanguine qui distend les vaisseaux, et l'on dirait, d'après la vascularité si prononcée de la pituitaire et la richesse de ses houppes presque érectiles, qu'elle a voulu faciliter les conditions productrices d'un phénomène dont dépend si souvent la solution des maladies et la régularité de la santé. L'épistaxis semble avoir surtout pour but la déplétion de l'encéphale, point de mire de tant d'agents morbifiques, et pour lequel existent, dans l'économie et hors de l'économie, tant de causes incessantes de congestion sanguine : les travaux de l'esprit, les préoccupations morales, les passions, l'insomnie prolongée, les exercices de voix considérables et fréquents, les cris (1), les digestions copieuses ou difficiles, les efforts de défécation laborieuse et toute contraction musculaire violente, le séjour prolongé dans un milieu échauffé par une grande réunion d'hommes, l'insolation, l'action d'un froid intense, etc., sont autant de circonstances habituelles de la vie qui prédisposent à l'hypérémie cérébrale ; l'épistaxis, la plus fréquente des hémorrhagies, en est le correctif naturel. On n'en saurait douter en se rappelant que les principales artères de la membrane pituitaire sont de simples rameaux des troncs artériels qui appartiennent aux organes intra-crâniens, et que les veines olfactives, en particulier, s'épanchent dans le sinus longitudinal à l'aide de la veine émissaire du trou borgne ; d'où il suit, comme le fait observer M. Blandin, d'une part, que l'hypérémie des organes encéphaliques entraîne celle de la pituitaire, et d'autre part, que le dégorgement spontané ou artificiel de la pituitaire dans un cas de maladie encéphalique, est suivi nécessairement d'un dégorgement assez prompt des sinus méningiens, un courant sanguin pouvant s'établir de ceux-ci vers la pituitaire à la faveur de la veine fronto-ethmoïdale, heureusement dépourvue de valvules. L'enfance, qui jouit d'une sorte d'immunité des hémorrhagies, est sujette à l'épistaxis ; on l'observe particulièrement vers l'époque de la puberté et dans les premières années qui la suivent. Hippocrate a émis à cet égard une opinion souvent reproduite, à savoir, que l'épistaxis habituelle, et remplacée plus tard par l'hémoptysie, expose ultérieurement à la pneumonie, à la pleurésie, à la phthisie ; que dans un âge plus avancé, ceux qui l'ont éprouvée, contractent des hémorrhoïdes, des affections rhumatismales, arthritiques, etc. Les éléments d'une vérification rigoureuse de cette assertion manquent à la science ; mais tout praticien a remarqué la disposition aux épistaxis chez les sujets entachés d'une présomption d'hérédité tuberculeuse. Pour notre compte, nous possédons par devers nous des faits de ce genre ; reste à établir

______

(1) Gendrin, *Traité philosophique de médecine pratique*, tome I, page 117.

s'ils sont liés par un rapport de coïncidence ou de causalité.

En thèse générale, l'épistaxis doit être respectée, à moins qu'elle n'ait lieu chez des sujets lymphatiques, débilités, incapables de supporter sans détriment une évacuation sanguine; mais quelles que soient les conditions individuelles, il faut tenir compte du sentiment de bien-être ou de faiblesse qu'elle laisse à sa suite, et la contenir dans la mesure que nulle déperdition ne peut excéder sans inconvénient ou sans danger pour l'organisme.

Hémorrhoïdes. Les auteurs, depuis Hippocrate (1) jusqu'à nos jours, ont célébré le bénéfice des hémorrhoïdes, soit pour le maintien de la santé, soit pour l'issue favorable d'un certain nombre de maladies. L'espèce de régularité avec laquelle se répètent les congestions hémorrhoïdales et l'écoulement sanguin qui en est la suite, les troubles variés qui les précèdent, le bien-être qui se déclare après leur apparition, le soulagement ou la guérison d'une foule de maladies qui a souvent coïncidé avec le flux hémorrhoïdal, les conséquences fâcheuses que sa suppression a paru entraîner, voilà ce qui explique et justifie en apparence le préjugé protecteur d'une incommodité dont les modernes et surtout l'école de Stahl ont encore exagéré l'importance. Les anciens avaient surtout égard à l'écoulement sanguin par lequel l'économie se débarrassait à leurs yeux de l'atrabile, cet élément imaginaire et capital de leur pathogénie ; cette évacuation leur paraissait analogue à celle des menstrues et favorable à l'intégrité de la santé. Leur opinion, non sur la nature du fluide éliminé, mais sur les effets du flux hémorrhoïdal, subsiste encore presque universellement ; les hémorrhoïdes sont envisagées dans le plus grand nombre des cas, comme une fonction accessoire qu'il importe de respecter, de favoriser ; on admet la nécessité de les provoquer parfois ; les supprimer serait toujours un péril.

Il existe en ce sujet une grande confusion de faits et de raisonnements ; il faut s'entendre d'abord sur les conditions matérielles de l'affection hémorrhoïdaire ; celle-ci est constituée par des varices rectales ; la description que l'on a faite des phénomènes de la congestion hémorrhoïdaire et de l'écoulement qui la termine, se rapporte exclusivement aux hémorrhoïdes dues à un état pléthorique ; l'hémorrhagie anale résout la pléthore

_____

(1) *Aphorismes,* sect. vi, aph., 11, 12, 21.

comme fait ailleurs l'épistaxis ; avec elle disparaît la congestion du rectum, si ses veines n'ont subi en même temps une dilatation ou n'étaient dilatées antérieurement . D'autres fois la pléthore ne va point jusqu'à produire une rectorrhagie ; mais la congestion qu'elle détermine dans les veines hémorrhoïdaires suffit pour les distendre ; la cause dissipée, l'effet persiste, et désormais il y a varices rectales ou hémorrhoïdes ; celles-ci ne se développent souvent que par suite de congestions rectales réitérées, la pléthore se renouvelant. Ce sont les varices rectales, liées à un état pléthorique, qui s'accompagnent presque constamment d'un flux sanguin intermittent, quelquefois périodique : flux sanguin qui présente tous les caractères des hémorrhagies actives par pléthore, et, comme elles, produit dans certaines circonstances, une spoliation utile, une détente générale ; c'est ce genre d'hémorrhoïdes qui a donné lieu à l'opinion des anciens et dont les effets ont été faussement attribués à toutes les varices rectales, quelle qu'en soit la cause productrice. Nous admettons l'influence bénigne des hémorrhoïdes par pléthore ; des fluxions rectales produites par d'autres causes ont pu exercer également une action préservatrice ou curative ; mais ni la congestion intermittente des veines rectales, ni leur dilatation permanente, ni l'hémorrhagie qui l'accompagne, ne peuvent être considérées toujours comme le résultat d'une crise avantageuse pour l'état de santé ou de maladie : 1° beaucoup de pléthoriques n'ont point d'hémorrhoïdes ou en ont sans flux sanguin ; 2° dans beaucoup de cas, ces deux phénomènes n'ont point préservé de la maladie ou n'ont exercé aucune influence sur elle ; 3° les congestions hémorrhoïdales, avec ou sans écoulement, ont disparu sans qu'il en soit résulté aucun accident fâcheux ; 4° quand le retour à la santé ou une simple amélioration a coïncidé avec la congestion ou l'hémorrhagie du rectum, il n'a pas été possible de joindre ces deux faits par un rapport de causalité, le premier s'étant reproduit chez d'autres dans les mêmes circonstances sans l'intervention du second.

Quant au flux sanguin qu'éprouvent les sujets affectés de varices rectales, il faut en discerner l'origine pour en évaluer les effets : 1° il peut être entièrement étranger aux varices rectales et aux causes qui les ont déterminées ; l'ulcération, le cancer du rectum, une foule d'affections graves, locales et générales s'accompagnent en effet de ce symptôme ; 2° il peut succéder à une violente congestion du rectum, produite par une cause locale ; 3° une lésion survenue dans les parois des veines dilatées, telles qu'ulcération, amincissement, rupture, dégénérescence, y donne aussi lieu, etc.

Que si l'on remonte aux causes prédisposantes et aux causes déterminantes des hémorrhoïdes ou varices rectales, on ne saurait en déduire un bénéfice constant de nature : nous renvoyons aux ouvrages de pathologie pour ces détails ; mais si l'on réfléchit que la dilatation des veines hémorrhoïdaires peut reconnaître pour causes toutes les altérations qui produisent leur ramollissement, leur amincissement, l'hypertrophie de leurs parois, leur inflammation chronique (Jobert), etc., on aura quelque défiance de l'opinion absolue des anciens touchant l'importance préservative des hémorrhoïdes. On finira même par les classer parmi les incommodités les plus fâcheuses, en considérant les effets qu'elles développent habituellement et d'une manière directe, abstraction faite des états morbides dont elles sont elles-mêmes le résultat. Pour peu que les tumeurs hémorrhoïdaires soient multiples, considérables, persistantes, elles entraînent des accidents variés qui se manifestent surtout aux époques de congestion rectale : sensation de gêne et de plénitude abdominale, resserrement spasmodique des sphincters, épreintes, ténesme, parfois des tranchées ; la station assise, la marche, les efforts de défécation, exaspèrent les douleurs.

La constipation, fléau des hémorrhoïdaires, est due à l'obstacle mécanique des tumeurs ou à la volonté du malade qui retarde l'instant de la garde-robe, par crainte des angoisses qui en sont inséparables ; la constipation opiniâtre amène d'autres symptômes, la céphalalgie gravative et presque continuelle, l'anorexie, le dérangement des digestions, la tension et le météorisme de l'abdomen. Il n'est pas rare de voir les tumeurs hémorrhoïdaires s'enflammer par la contraction des sphincters, par la rétention des fèces dans l'intestin, et ensuite par le violent labeur de leur expulsion ; cette inflammation est presque toujours lente, chronique ; elle a pour conséquences la formation d'abcès, de fistules anales, différentes altérations des parois des tumeurs, des hémorrhagies copieuses et réitérées qui épuisent le malade et qui créent un état anémique, autre cause d'hémorrhagies ultérieures. L'inflammation produit encore l'épaississement des parois veineuses, l'induration du tissu cellulaire qui les recouvre, l'oblitération des veines dilatées, ce qui transforme les varices rectales en tumeurs rénitentes, indolores, d'un volume invariable (tubercules hémorrhoïdaux), disposées à s'ulcérer et à suppurer (leucorrhée anale), etc. Il est superflu de dérouler dans leur série extrême les phénomènes consécutifs aux hémorrhoïdes pour montrer la nocuité de cette lésion. Sans doute, elle ne les détermine pas d'une manière constante, et elle peut exister longtemps sans occasionner d'autres symptômes qu'une gêne passagère de la défécation; mais le plus souvent elle est le principe de dérangements variés et dont les malades ignorent le point de départ, imbus qu'ils sont du préjugé favorable à l'existence des hémorrhoïdes.

Au demeurant, les varices rectales, car c'est ainsi qu'il convient d'appeler cette infirmité, avec Haller qui l'a bien appréciée (1), ne sont point une fonction accessoire, une habitude inviolable de l'organisme; préparées par des congestions rectales qui traduisent elles-mêmes la gêne de la circulation abdominale, elles consistent dans l'ampliation des veines du rectum, souvent accompagnée ou compliquée d'hémorrhagie. Les expressions inexactes de fluxion, mouvement fluxionnaire, flux hémorrhoïdal, ont contribué à l'erreur qui leur attribue une salutaire efficacité pour la préservation ou la solution des maladies; souvent graves par leur étiologie, elles ne tardent point à devenir, par leurs suites inévitables, une incommodité, une cause de perturbations et de souffrances. Si donc il convient de ne pas les supprimer légèrement, nous ne donnons pas le conseil de les provoquer, comme on le fait si fréquemment par routine et courte logique.

---

(1) *Opere citato*, tome VII, ch. xxiv, sect. iv, § xii : Id primum volo, non esse ejusmodi naturæ opus, uti sunt menstruæ purgationes, neque generi humano præscriptum, ex ejus communi fabrica sequi, aut sani hominis esse functionem.—Ipse demum Stahlius, magnus hemorrhoidum laudator, fassus est non esse in consuetudinem recipiendas, quarum dubius successus sit. Quæ jam invaluerint, eas quidem retinendas esse suadet.

3. Respiration. Les organes de la respiration présentent plus d'une lésion qui ne s'oppose point à la longévité ni à l'exercice régulier des autres fonctions. Nous ne ferons que mentionner les productions de différente nature que l'on rencontre enkystées ou seulement adhérentes au tissu pulmonaire chez les sujets qui n'ont offert pendant la vie aucun signe d'affection de poitrine (concrétions crétacées, mélanées, cartilagineuses, ossiformes), les adhérences pleuro-costales si fréquentes et si inoffensives, etc. Mais l'attention de l'hygiéniste doit s'attacher à deux habitudes morbides des organes de l'hématose, en faveur desquelles existe, dans l'esprit des gens du monde, une prévention d'innocuité : l'asthme et ce qu'ils appellent le rhume (catarrhe bronchique).

Asthme. On désigne aujourd'hui par ce mot une affection caractérisée par la fréquence et la gêne de la respiration, et par la convulsion des muscles respirateurs ; affection presque toujours exempte de fièvre, intermittente, apparaissant sous forme d'accès qui reviennent à des époques irrégulières, souvent fort éloignées, dans les intervalles desquelles la santé est parfaite. Regardez autour de vous dans le monde : rien de plus commun que l'asthme ; sur trois familles une au moins a son asthmatique. Interrogez les cliniques, les amphithéâtres ; consultez l'expérience des observateurs célèbres : rien de plus rare que l'asthme essentiel, à tel point que beaucoup d'entre eux en ont nié l'existence. Il est certain que la plupart des prétendus cas d'asthme ne sont autre chose que des dyspnées symptomatiques d'affections diverses du cœur, des gros vaisseaux, des poumons, des plèvres, etc. Les altérations valvulaires, suites d'endocardite, l'hydropéricarde, l'emphysème pulmonaire, des affections de la moelle, etc., donnent lieu à des attaques de dyspnée confondues autrefois avec l'asthme avant les perfectionnements qu'a reçus la séméiotique : or les erreurs populaires à l'endroit des maladies et des remèdes ne sont que l'écho prolongé des erreurs scientifiques d'une époque antérieure. C'en est une que celle qui fait de l'asthme un brevet de longévité. Floyer dit, à la vérité, avoir connu des asthmatiques dont le mal datait de cinquante ans (1) ; et Sauvages appelle l'asthme

(1) *Traité de l'asthme.* Paris, 1761, page 22.

une maladie de longue durée, plutôt qu'une maladie chronique (1). Mais ces assertions ne sont peut-être pas appuyées par un seul fait étudié, suivi attentivement pendant la vie, confirmé par l'ouverture cadavérique, et duquel il ressortirait que l'asthme peut exister en l'absence de toute lésion organique agissant par voie directe ou indirecte sur la respiration : « Je ne craindrais pas d'avouer, dit M. Ferrus, que vingt-cinq années d'exercice presque entièrement passées dans les hôpitaux n'ont pu me fournir une seule observation de ce genre. Comme mon expérience pourrait paraître insuffisante, j'ajouterai que MM. Corvisart, Leroux, Lerminier, Béclard, Rostan, etc., n'en ont jamais rencontré (2) ». Et avec une loyauté digne de son talent, M. Ferrus informe les lecteurs que les deux cas d'asthme essentiel qu'il avait rapportés dans la première édition de ce recueil n'en étaient point : le premier des deux sujets dont il a donné l'histoire est sujet depuis son enfance à des fluxions opiniâtres sur la pituitaire; le second a succombé à la tuberculisation pulmonaire (3). Toutefois la science possède des faits qui, bien que dépourvus de la sanction nécroscopique, rendent probable l'existence de l'asthme essentiel, et un observateur dont nous connaissons la véracité, le professeur Lefèvre, de Rochefort, dans un mémoire estimé sur cette maladie, a décrit les accidents qu'il éprouve lui-même de manière à entraîner la conviction. L'asthme idiopathique, c'est-à-dire dû à une simple perversion de l'action nerveuse, ne suggère pas sans doute un pronostic fâcheux; mais loin de nous de le signaler comme un gage de longévité, comme un bénéfice de nature. Chaque accès est un péril pour l'économie; plus les accès se rapprochent, plus le pronostic s'aggrave, parce que des lésions ne tarderont pas à se développer. Pour les asthmatiques les drogues ne sont rien; l'hygiène seule peut les soulager et même les guérir. Un certain degré de chaleur, de pesanteur et

---

(1) *Nosologie méthodique*, tome II, page 94.

(2) *Dictionnaire de médecine*, 2ᵉ édition, tome IV, page 274.

(3) Broussais (*Cours de pathologie*, tome V, page 102) dit avoir éprouvé plusieurs accès d'asthme pour avoir écouté avec une attention soutenue les leçons d'un professeur qui s'exprimait en phrases prolixes. — L'autopsie a fait voir en ses poumons quelques concrétions crétacées...

d'humidité de l'air leur est nécessaire (Lefèvre) ; chacun d'eux
a pour ainsi dire sa sphère extérieure de respiration qu'il ne
peut franchir sans s'exposer à des attaques de dyspnée : pour
l'un c'est la ville, pour l'autre la campagne ; l'air agité par les
vents les incommode, et les climats chauds leur conviennent.
M. Lefèvre leur défend, de par son expérience, la navigation.
En général, ils ont besoin de lumière, de calorique et d'une
certaine quantité de vapeur aqueuse dans l'atmosphère où ils
doivent vivre. Une nourriture simple, uniforme, de facile digestion, l'abstinence des alcooliques, l'usage des boissons théiformes et du café, dont beaucoup d'asthmatiques ne peuvent
se passer, des vêtements chauds, des frictions au soleil ou
devant le feu (Celse), les bains d'étuves humides (Lefèvre), un
exercice modéré, l'équitation, l'éloignement de tout ce qui peut
surexciter le cerveau intellectuellement et moralement, surexcitation qui réagit d'une si notable façon sur la respiration, tel
est le régime hygiénique qui profitera aux rares sujets atteints
d'asthme idiopathique, bien mieux que les chimériques panacées
qu'ils recherchent.

Rhumes. Les bronchites plus ou moins subaiguës, plus ou
moins chroniques, que l'on désigne dans le monde par le mot
rhumes, doivent être combattues. Il est vrai que la bronchite
chronique, dès le début ou par transition, coexiste très fréquemment avec un état de santé rassurant, et persévère des
années entières sans porter atteinte à la constitution ; mais
comme on n'en peut espérer la résolution franche et complète
que par une exception dont il ne faut point leurrer le malade,
tôt ou tard des accidents graves surviennent, et ce que l'on a
considéré comme une incommodité tolérable devient une cause
de mort.

En attendant que la statistique ait prononcé définitivement
sur les rapports de causalité entre les inflammations des voies
aériennes et la production des tubercules, la prudence exige
que tout rhume soit surveillé, et, s'il se peut, arrêté ; s'il devient habituel, on doit craindre qu'il ne se lie à une tuberculisation préexistante. Quoique la formation et les éléments microscopiques des tubercules diffèrent constamment de ceux des
produits phlegmasiques, quoique le tubercule occupe le plus

souvent les sommets et l'inflammation les bases des poumons,
nier absolument leur influence réciproque, c'est s'abuser aux
dépens des malades et s'exposer à fausser leur hygiène. Au
reste, le simple catarrhe bronchique peut entraîner des suites
fâcheuses, telles que dyspnée par accès ou continue, dilatation
vésiculaire, etc. Il existe même une phthisie catarrhale comme
il y a une phthisie tuberculeuse. M. Andral (*Clinique*, 1829,
tome I, page 176) mentionne un cas de bronchite chronique simu-
lant une phthisie pulmonaire et terminée par la mort. Rare dans
la jeunesse, la phthisie catarrhale est commune chez les vieillards : à la Salpêtrière, M. Beau a rencontré 15 cas de
phthisie catarrhale confirmée pour 9 cas de phthisie tuberculeuse, et sa fréquence est en raison de l'âge (*Journal de méd.*,
octobre 1843, page 330).

4. SÉCRÉTIONS. *Peau.* Les sueurs excessives sont le fléau
des obèses, des lymphatiques, des faibles, des valétudinaires,
des convalescents, des tabescents par onanisme ou spermatorrhée, etc. La marche, l'exercice les provoque chez les gens
de cabinet. Souvent elles sont l'expression d'un état dyspnéique,
d'un obstacle à l'hématose ou à la circulation centrale ; les porteurs d'emphysème et d'hypertrophies cardiaques y sont très
sujets. En l'absence de toute lésion interne, elles peuvent être
coercées sans inconvénient. Les moyens diffèrent : à l'un il
faut refuser les stimulants et les toniques, à l'autre il faut les
prescrire ; la sobriété convient aux obèses pour réduire leur
transpiration ; le valétudinaire évitera les exercices prolongés ;
l'homme de vie sédentaire devra s'y adonner, au risque d'accroître passagèrement les sueurs. Les bains froids, les lotions
et affusions froides, pratiquées d'après le mode hydrothéra-
pique, les bains de mer, en fortifiant la constitution, tendent
à restreindre la sécrétion passive de la peau. L'abus ou la surcharge des vêtements, mauvais conducteurs du calorique, contribue à l'entretenir. C'est par le changement graduel des habitudes que l'on réussira à modifier sans danger l'activité
cutanée ; de graves maladies menaceraient l'organisme, brusquement affranchi de ces pertes sudorales. Quant aux transpirations partielles, limitées aux pieds, aux aisselles, etc., nous
ne conseillerons point de les combattre ni de les diminuer ; fé-

tides, il n'y aurait que plus de péril à les supprimer : M. Mondière a rapporté des faits qui le prouvent. L'usage des chaussettes en fil et de chaussures légères, des lotions fréquentes avec de l'eau chlorurée, voilà pour la propreté et l'aisance du membre affecté. En cas de suppression des sueurs partielles, on s'empresserait de les rappeler en entourant le pied de flanelle recouverte d'un taffetas gommé.

Au point de vue de l'hygiène, on pourrait classer ainsi les éruptions cutanées : 1° éruptions qui surviennent avant la puberté et qui sont le plus souvent enlevées par cette révolution d'âge, quand elles ont persisté jusque-là ; 2° éruptions qui se déclarent vers l'âge critique pour suppléer une fonction qui s'éteint ; 3° éruptions qui se manifestent à toutes les époques de la vie, mais non permanentes, et qui reparaissent parfois avec une périodicité remarquable. Nous avons traité au Val-de-Grâce un jeune soldat atteint tous les mois d'un érysipèle sans gravité, et dont le seul inconvénient était de l'obliger à interrompre périodiquement son service. 4° Enfin, les affections constitutionnelles de la peau, souvent héréditaires, toujours dangereuses à guérir, qui, loin de compromettre la santé, sont pour ceux qui les portent une condition de l'harmonie physiologique. L'ichthyose générale est dans ce cas, et nous avons observé plusieurs exemples, soit dans les hôpitaux de l'armée, soit dans les visites des conseils de recrutement auxquels nous avons participé. Quand on est appelé à prononcer si une maladie aiguë ou chronique de la peau doit être respectée ou combattue, il importe de rechercher les liaisons qu'elle peut avoir avec les différentes phases de l'évolution organique, avec une fonction augmentée, diminuée ou supprimée, avec un état morbide antérieur dont elle serait l'heureuse terminaison, avec un état morbide coexistant qu'elle soulage ou modère dans une juste limite.

Les érythèmes qui accompagnent le travail de la dentition, et qui ne sont parfois qu'une extension de la turgescence buccale (feux de dents), disparaissent avec la cause qui les a produits ; il en est de même de l'intertrigo, résultat du frottement des parties amples et molles de l'enfant nouveau-né ; l'eczéma est aussi l'un des accompagnements fréquents de la dentition, et ne se dissipe guère que vers la puberté. Mais chez les enfants on voit la plupart des inflammations chroniques de la peau, excepté le favus, le lupus et la gale, guérir spontanément après un laps de temps plus ou moins considérable, et souvent, ajoute M. Rayer (1), elles sont salutaires. Sous le nom de gourmes, on a désigné un grand nombre de formes éruptives dont les unes relèvent de la diathèse dartreuse (lichen, psoriasis, eczema rubrum, pityriasis, favus), et les autres de la diathèse pyogénique (impétigo, ecthyma, eczéma impétigineux, intertrigo, etc.). Se développent-elles chez un enfant bien portant, il faut les combattre, les arrêter au début; si elles se sont installées chez lui sans altérer sa santé, on s'appliquera à les guérir, mais lentement et avec de grandes précautions. Chez les enfants dont la santé ne s'est affermie que depuis l'apparition des gourmes, respectez-les, sauf à en essayer prudemment la guérison après un laps de temps nécessaire à leur consolidation organique. La violence de l'inflammation, l'excès des suppurations qu'elles déterminent quelquefois, doivent toujours être modérées par l'art, comme il importe toujours de disputer à leur extension les parties importantes, telles que les yeux, les fosses nasales, le conduit auditif. Des éruptions dartreuses sont provoquées, suivant quelques auteurs, par l'abus du coït. Lorry assure que la continence et la chasteté produisent le même effet. Les dartres préputiale et anale (prurigo, psoriasis ani) ont été signalées récemment dans l'étiologie de la spermatorrhée : la première propageant l'excitation de l'orifice du canal excréteur à l'organe de la sécrétion; la seconde déterminant, par le resserrement des sphincters et la contraction spasmodique du rectum, l'accumulation des fèces, et l'irritation de l'intestin, laquelle amène la disposition des vésicules séminales à se contracter (Kaula, *thèse citée*, p. 128). Qui ne connaît le rapport qui s'établit entre la menstruation et certaines inflammations chroniques de la peau, tour à tour augmentées ou diminuées par la cessation ou le retour des règles! On a vu l'eczéma impétigineux, le prurigo, etc., cesser complétement à l'apparition des premières règles, se reproduire plus tard, par suite de leur

____

(1) *Traité des maladies de la peau.* Paris, 1835, tome I, page 40.

suppression accidentelle ou naturelle : la grossesse et la lactation exercent une influence analogue. On a donné anciennement le nom de *dartres laiteuses* aux phlegmasies cutanées qui surviennent chez les femmes condamnées, par la mort de leur enfant ou par tout autre motif, à la brusque cessation de l'allaitement. La vieillesse a ses phlegmasies cutanées (prurigo senilis, pemphigus pruriginosus, etc.) qu'il est difficile de guérir, même quand on peut l'entreprendre sans danger ; on ne tenterait pas impunément la curation de celles qui, nées durant l'âge adulte, ne cèdent point à l'âge de retour et persistent dans la vieillesse en perdant d'ailleurs tout caractère d'acuité, comme font la plupart des maladies de cet âge. Ce sont alors des infirmités habituelles avec lesquelles il faut vivre ; l'organisme n'a plus assez de mobilité pour se façonner à de nouvelles conditions d'équilibre ; celles-ci d'ailleurs exigent, pour se produire, une activité fonctionnelle qui n'existe plus. Aussi M. Rayer a-t-il pu dire avec raison : « Chez les vieillards, les inflammations chroniques de la peau, indépendantes des causes externes, doivent être souvent respectées, quelquefois modérées, rarement guéries. » (*Op. cit.*, tome I, page 40.)

On peut lire dans les auteurs une multitude d'observations de maladies aiguës et chroniques, jugées par l'apparition d'une phlegmasie cutanée ; il n'est point de praticien qui n'ait été témoin de cas semblables. Récemment encore, un infirmier du Val-de-Grâce, placé dans notre service, affecté d'une ophthalmie oculo-palpébrale chronique avec perte des cils, a éprouvé sous nos yeux l'influence différente de deux phlegmasies cutanées. Par suite d'une variole confluente, l'ophthalmie s'était exaspérée au point de faire craindre pour la conservation de la vue ; les moyens les plus variés et les mieux dirigés n'avaient pu en atténuer la gravité ; survint chez notre homme convalescent de variole un érysipèle qui envahit rapidement face, col et poitrine, et la conjonctive oculo-palpébrale se calma comme par enchantement. Aujourd'hui ce malade n'a plus qu'une légère suppuration des bords des paupières inférieures qui sont dégarnies de cils. M. Andral cite le cas d'une pneumonie désespérée que dissipa l'éruption d'une variole. Pierre Frank a vu une inflammation du cerveau guérie par un érysipèle. Nous renvoyons

aux traités *ex professo* pour les exemples nombreux d'affections diverses jugées par une détermination cutanée, et qui
justifient le précepte donné par les maîtres, de respecter toutes
phlegmasies de la peau survenant dans le cours ou au déclin
d'une maladie. Phénomènes critiques de la maladie, ces phlegmasies deviennent souvent des conditions de la santé et ne peuvent être supprimées sans rappeler l'affection interne : d'autres
phlegmasies cutanées coexistent avec des états morbides chroniques et en atténuent les souffrances. M. Cazenave (1) a donné
des soins à un malade atteint d'asthme avec emphysème, qui
depuis sept ans n'avait point passé une seule nuit dans son lit,
et à qui un eczéma aux jambes, avec suintement assez abondant, procura un soulagement inespéré. M. Rayer rapporte
des faits analogues ; et récemment nous avons vu une dyspnée
qui datait de trois mois, déjà soulagée par un vésicatoire, se
dissiper complétement à la suite d'une éruption lichénoïde qui
envahit le bras.

La guérison ou l'amendement d'un grand nombre de maladies par le bénéfice de phlegmasies cutanées a fait considérer
celles-ci à bon droit comme des dérivatifs salutaires, mais ne
justifie pas toutes les craintes qu'inspire leur répercussion. En
fait de rétrocession, il faut avant tout établir le rapport de causalité entre deux coïncidences ; une gastro-entérite, des convulsions, une phthisie se manifestent en même temps ou peu après
qu'une éruption a disparu ; s'il y a simultanéité, ce qu'on prend
pour l'effet peut être la cause ; une inflammation aiguë de la
muqueuse digestive entraîne la suppression d'une phlegmasie
cutanée plus fréquemment que la rétrocession de celle-ci ne
donne lieu à la gastro-entérite ; si un intervalle se passe entre les
deux faits, dira-t-on : *Post hoc, ergo propter hoc ?* Nous n'avons
garde de nier l'importance des habitudes morbides qui résultent
des inflammations anciennes de la peau ; mais malgré l'amas de
faits qui prouvent le danger de leur suppression, nous pensons
que ce danger a été exagéré, et que beaucoup d'observations
consignées dans les auteurs manquent de valeur et de sévérité.
On ne croit plus à la répercussion de la gale ni à tous les accidents qu'on a fait découler si longtemps de sa guérison intem-

(1) *Dictionnaire de médecine*, 2ᵉ édition, tome XXIII, page 358.

pestive. Admettons le principe, résistons à l'exagération : toute affection cutanée qui, par sa durée indéfinie, a accoutumé l'économie à sa présence et s'est ajoutée aux conditions de l'équilibre fonctionnel, veut être respectée. Quant à celles-là même qui ne se sont pas prolongées à ce point, une grande circonspection doit présider à leur curation.

Les suppurations externes, provoquées artificiellement par les exutoires, tels que vésicatoire, cautère, séton, etc., deviennent également des habitudes morbides ; soit qu'on les ait établis dans un but thérapeutique ou simplement de préservation, les supprimer n'est pas toujours sans danger : c'est une raison de plus pour les prescrire sobrement ; l'incommodité qui en résulte, les soins qu'ils exigent, le prurit, les rougeurs érythémateuses, les furoncles, les phlegmons, les engorgements sous-cutanés qui en sont quelquefois les effets locaux, l'excitation générale qu'ils occasionnent aux sujets nerveux, irritables, sont déjà des motifs suffisants pour ne les infliger que sous le coup d'indications non équivoques. Il n'est que trop dans les habitudes de beaucoup de médecins de les prodiguer outre mesure. Quand on songe à les supprimer, il faut tenir compte de leur état qui dénote assez bien leur degré d'utilité ; les exutoires qui sont indolents et qui ne suppurent que difficilement n'ont aucune action ; nul risque à les supprimer. Les exutoires qui rendent service sont le siége d'une certaine irritation sécrétoire et se font sentir au malade. Plus ils sont anciens, plus il faut apporter de précautions à leur suppression : cette règle s'applique à tous les genres d'exutoires, quoique en général on craigne moins de faire taire un vésicatoire qu'un cautère. On diminuera lentement et par degrés l'étendue ou la profondeur de l'ulcération artificielle ; la prudence veut qu'on supplée à l'excrétion qui va cesser en activant celle des surfaces d'excrétion naturelle, non au moyen d'un ou deux laxatifs une fois administrés, mais surtout par les frictions sur la peau et par l'usage de plusieurs bains. Sous le rapport de la prophylaxie, les exutoires sont une ressource douteuse ; ils peuvent contrarier le développement d'une lésion encore commençante et circonscrite, obvier aux atteintes légères ; mais ils n'ont jamais protégé efficacement contre les causes générales des épidémies et des endémies.

Glandes salivaires. L'appareil salivaire et folliculaire de la bouche verse souvent avec abondance les fluides qu'il sécrète, et qui, affluant dans cette cavité hors le temps de la mastication, nécessitent une fréquente excrétion (ptyalisme). Il n'y a ni rougeur, ni chaleur, ni tuméfaction des glandes salivaires ni d'aucune partie de la bouche ; seulement la salive et le fluide muqueux qui s'y mêle sont sécrétés copieusement, sans qu'ils éprouvent la moindre altération dans leur nature et dans leur aspect; tout au plus, leur densité est-elle diminuée. On observe le ptyalisme chez les hypochondriaques, chez les femmes hystériques, et en général chez les sujets atteints d'affections nerveuses ; il existe, comme phénomène transitoire, dans beaucoup de grossesses. Les fumeurs, les personnes qui mâchent du tabac ou qui font un usage habituel des épices, des boissons fortes, les parleurs, éprouvent le besoin de cracher fréquemment, et n'en sont pas autrement incommodés, à moins que la sécrétion ne soit suractivée au point de donner lieu à une déperdition sensible.

Reins et vessie. L'urine présente des caractères différents suivant l'époque de la journée où on l'examine (urines de la boisson, de la digestion, du sang ou du matin) ; elle est en outre modifiée par l'influence des âges, des saisons et des troubles pathologiques qui surviennent dans l'économie. Il ne saurait être question ici des altérations de ce fluide excrémentitiel, parce qu'aucune d'elles ne peut constituer un état morbide habituel et compatible avec la santé. La quantité de l'urine dépasse un peu celle des boissons ingérées, et diffère beaucoup, non seulement suivant la saison et le régime, mais encore suivant le degré d'activité des autres surfaces ou appareils d'élimination ; la sécrétion des reins est liée par ses vicissitudes à l'action physiologique de la peau, rare en été, copieuse en hiver. Les individus qui, par l'effet d'une idiosyncrasie, transpirent peu ou point, versent plus d'urines, etc. Nous n'insistons point sur ces faits de physiologie banale. La pondération des actes fonctionnels se fait, non par une juste proportion d'activité de chaque organe en particulier et de tous ensemble, mais par la résultante des inégalités : qui dit pondération ne dit pas harmonie. Quant à l'excrétion des urines, autres différences individuelles : il y a des vessies paresseuses, comme on dit, et des vessies d'une contractilité énergique ; la constitution, l'âge, interviennent ici autant que l'habitude. Celle-ci nous permet de retarder le moment de l'excrétion urinaire, de comprimer d'abord avec souffrance, ensuite sans peine, le besoin que réveille la distension du réservoir ou l'impression qu'un liquide concentré produit sur sa membrane muqueuse ; fâcheuse exercitation de la volonté aux dépens d'un viscère dont on ne peut contrarier la fonction sans se préparer des infirmités précoces.

III. Fonctions de relation. 1° *Sens.* Les organes des sens sont susceptibles de contracter des dispositions morbides qui deviennent habituelles, sans exercer aucune action sur la santé : la myopie, la presbytie, la dysécée ou surdité incomplète, l'abolition de l'odorat en sont des exemples. Nous supposons que ces infirmités ne dépendent d'aucune lésion grave et capable de réagir sur l'état général de l'économie ; l'hygiéniste n'aurait plus la même sécurité si l'affaiblissement de la vue avait succédé à des congestions répétées vers la tête, si avec celui de l'ouïe coïncidait la paralysie d'un membre, etc. Quand la perte de la vision ou de l'ouïe est complète, la santé générale des individus en est diversement affectée, suivant que l'infirmité est acquise ou congéniale. L'homme qui devient accidentellement aveugle ou sourd subit une perturbation profonde dans sa manière de vivre, dans ses relations, dans le mouvement de ses idées, dans tous les actes de la vie physique et morale : privé de la vue, c'est-à-dire de la faculté de régler ses gestes et de communiquer spontanément avec le monde extérieur, il est refoulé dans une sphère étroite de mouvements ; ses muscles ne sont plus sollicités que par un exercice précaire ; ses besoins ne s'aiguisent plus par l'impression visuelle des objets qui leur correspondent ; en un mot, il est sevré de toutes les stimulations que les organes reçoivent par l'intermède de la lumière et de l'appareil sensorial dont elle est le stimulant. La surdité, véritable anticipation du silence de la mort, brise ou relâche autant de liens, détruit autant de jouissances ; même isolement au milieu de la société, même concentration de l'activité morale et intellectuelle. Il y a dans ces deux états : 1° les effets directs de l'abolition d'un sens ; 2° les effets secondaires et généraux, le cerveau étant frustré d'un ordre de sensations et ne disséminant plus dans la totalité de l'organisme l'excitation spéciale dont le sens aboli lui fournissait le principe. Les aveugles-nés, les sourds-muets, au contraire, forment comme une variété de l'espèce humaine, ayant ses conditions particulières de santé comme elle a ses conditions d'éducabilité, son mode de vie de relation. Le sourd-muet qui constate les éclats du tonnerre par le frémissement que perçoit sa main appliquée sur les vitres d'une fenêtre; le sourd-muet qui se réveille le matin par la vibration qu'il sent dans les mollets pendant le roulement du tambour (1) s'est toujours réglé par ses perceptions. L'aveugle de naissance, qui devine la direction et l'embranchement des rues par les courants atmosphériques qu'elles conduisent, n'a jamais connu d'autre moyen de s'orienter. Pour eux, il n'y a point privation, mais ignorance d'une autre manière d'être; ils ne connaissent pas la torture intime des regrets impuissants et des souvenirs désespérés.

2° *Encéphale*. Ce serait ici le lieu d'examiner jusqu'à quel point certaines affections de l'encéphale comportent l'intégrité et la stabilité des principales fonctions de l'économie; mais nous nous exposerions à dépasser les bornes de l'hygiène et celles de ce livre. Les fous ont leur santé, si par ce mot l'on entend l'ensemble plus ou moins régulier des actes de la vie végétative et ceux de la vie de relation, moins la juste coordination de ces derniers; les fous, excepté un certain nombre de monomanes ou de furieux, mangent, boivent, digèrent; ils ont des forces et de l'embonpoint; leurs sécrétions et excrétions offrent quelques irrégularités; ils dorment peu; ils bravent, tête nue, avec une apparente impunité, l'excès du froid et les ardeurs du soleil; on a remarqué encore qu'ils réagissent autrement que les individus sains d'esprit, à l'action des médicaments dont ils supportent des doses considérables.

L'hypochondrie, dans ses degrés moyens, ne conduit ni à l'hôpital, ni dans les maisons de santé; elle vit dans le monde, hante les salons, s'assied à nos côtés. Protée fatal, elle revêt toutes les formes de la pathologie; à son début, simple perversion de la faculté de perception et de jugement; plus tard, dé-

---

(1) Nous tenons ces détails du vénérable M. Désiré Ordinaire, ancien directeur de l'Institut royal des sourds et muets, auteur d'un excellent livre sur l'Éducation de cette classe d'infortunés.

veloppant par une sorte d'incubation incessante, des états morbides locaux et variés, aboutissant au marasme, à la folie, au suicide, curable seulement par voie de modifications hygiéniques, il convient d'autant plus d'en dire un mot qu'elle se présente plus fréquemment à l'observation des praticiens. Ceux qu'elle affecte sont appelés tour à tour mélancoliques, malades imaginaires, etc. Certains médecins les traitent de spasmes, de vapeurs, de palpitations, de gastrite chronique, etc. Nous reconnaissons que des maladies très différentes peuvent engendrer le simulacre symptomatique de l'hypochondrie, et nous plaçons en première ligne parmi les maladies qui ont cette forme de réaction morale, les phlegmasies chroniques du tube digestif, du foie, de la vessie, et chez les femmes, les lésions du col ou du corps de l'utérus, les irrégularités de la menstruation, chez les hommes les pertes séminales involontaires, mais il existe une hypochondrie essentielle, névrose de l'encéphale, source des sensations les plus pénibles et les plus étranges ; elle présente souvent le contraste d'une santé florissante et de souffrances aussi mobiles par leur siége que difficiles à caractériser; elle est la mère du spleen britannique, le grain de sable dont parle Pascal. Familière aux sujets nerveux, elle leur suscite des terreurs paniques, elle les attache tremblants à l'oracle du médecin ou les jette dans le scepticisme et le désespoir, ils se plaignent tantôt de la tête, tantôt du ventre ; ils ont des battements qui soulèvent la région précordiale, des intumescences abdominales qui se résolvent en éructations; l'incrédulité qu'on leur témoigne exaspère leur irritabilité, etc. Georget a tracé avec vérité tous les traits de leur individualité, nous renvoyons à sa description. Mais remarquons que la multiplicité des souffrances qu'ils accusent en l'absence d'altérations locales, la versatilité de leurs sensations et de leurs volontés, les céphalalgies, les signes d'afflux sanguin qu'ils offrent fréquemment vers la tête, suggèrent *à priori* l'idée d'une affection cérébrale. Cette présomption est confirmée par la nature des causes qui favorisent le développement de l'hypochondrie; elles tendent presque toutes à surexciter l'encéphale; aussi l'hypochondrie est-elle la maladie des gens de lettres, des savants (1), des artistes, des hommes

(1) Quinimo non pauci ex iis viris qui vitam degentes sedentariam, chartis

politiques ; elle se développe surtout à l'âge des passions, dans les rangs les plus aisés de la société, où circulent plus d'émotions et d'idées ; elle fait les génies incompris, les touristes ennuyés, et toutes ces âmes blasées qui s'agitent, prisonnières à l'étroit , dans la sphère de leur destinée, dans l'horizon de la vie commune; elle est à notre sexe ce que l'hystérie est aux femmes (1). Beaucoup d'hypochondriaques conservent pendant de longues années l'intégrité des fonctions nutritives et la vigueur de leur constitution ; leur intelligence, souvent embarrassée, prompte à se fatiguer, suffit cependant à la direction de leurs intérêts matériels ou de leurs travaux; mais à la longue des altérations très réelles surviennent dans les organes, particulièrement dans le cerveau et dans les organes digestifs. Il convient donc de ne pas trop compter sur leurs apparences de santé ; au lieu de tourner leurs souffrances en ridicule et de les harceler d'inutiles exhortations, il faut songer à supprimer les causes qui ont provoqué ce mode spécial d'innervation encéphalique. N'attendez pas que la maladie, d'abord mentale, je le veux bien , ait allumé dans les viscères des foyers de réaction qui doubleront son intensité. Le traitement doit être hygiénique et moral dans la période où il n'existe encore aucune complication. L'éloignement des causes en est la première base ; elles sont inhérentes souvent à la profession, aux occupations journalières , à l'entourage, etc. Malheureusement toutes ne peuvent être écartées ; les chagrins, les sollicitudes de l'âme ne se déplacent point mécaniquement; il est utile d'acquérir sur ces malades assez d'ascendant, assez d'autorité pour les diriger dans leurs actes, dans leur régime, pour les amener à modifier leurs habitudes, etc., le tout sans violence ni froissement. La patience, la charité, la condoléance la plus affectueuse doivent présider aux rapports qu'on établit

solent impallescere, eodem morbo tentantur. (Sydenham , *loco citato*, page 388.)

(1) Et quamlibet omnis retro antiquitas symptomata illa, adfectibus hystericis adnascentia, utero semper vitio verteret, si tamen *adfectiones hypochondriachas* vulgò dictas, quas splenis aut viscerum nescio quorum obstructioni imputamus, cum mulierum hystericarum symptomatis conferamus, vix ovum ovo similius quam sunt utrobique phænomena, deprehendemus. (Sydenham, *opere citato, Dissertatio epistolaris*, etc., page 388.)

avec eux ; et pour mieux sonder l'énergie de leurs souffrances ,
pour mieux en asseoir le traitement, ayez soin d'abonder en
leurs dires, de croire à la réalité de leurs sensations. Vêtement,
nourriture, exercice ou repos, isolement ou fréquentation du
monde, voyages et bains, tout cela sera prescrit diversement
suivant les nuances de l'état moral et les conditions physiques
de chaque individualité. Les drogues n'y peuvent rien, et c'est
parce que l'hygiène a seule mission de guérir ou de soulager
l'hypochondrie, que nous avons dû en faire cette courte mention.

La nostalgie, de νόστος, retour, et ἄλγος, souffrance,

> C'est ce dégoût d'un sol que voudraient fuir nos pas ;
> C'est ce vague besoin des lieux où l'on n'est pas,
> Ce souvenir qui tue ; oui, cette fièvre lente
> Qui fait rêver le ciel de la patrie absente ;
> C'est ce mal du pays dont rien ne peut guérir,
> Dont tous les jours on meurt sans jamais en mourir.
> (Casimir Delavigne, *Marino Faliero*, acte I, scène II.)

La nostalgie est moins une maladie qu'une habitude cérébrale, capable d'entraîner, par sa persistance et par son exaltation, des désordres fonctionnels et des localisations morbides ;
dans ses nuances moyennes, la nostalgie n'altère pas sensiblement la santé ; mais si elle ne cède pas au bout d'un certain
temps, si elle absorbe de plus en plus les facultés cérébrales, les
troubles se déclarent et s'aggravent promptement jusqu'à la
mort. L'effet qu'elle produit le plus rapidement, c'est l'émaciation générale, véritable consomption nerveuse sans symptômes
morbides bien saillants, et qui prouve à quel point le cerveau
et le système nerveux agissent sur la nutrition et sur l'assimilation (1). Quel est le médecin militaire qui n'a observé les ravages de la nostalgie, soit qu'elle existât seule, soit qu'elle se
fût développée dans le cours d'une maladie aiguë ou chronique ?
Peu de nos jeunes soldats échappent aux atteintes de cette
souffrance inexprimable ; elle s'empare surtout avec facilité des
Bretons, des Vendéens, des Corses, et en général de ceux qui
ont vécu dans l'isolement ou dans les montagnes En 1831, le
21ᵉ régiment d'infanterie légère, alors en Morée, reçut un grand

____

(1) Lobstein, *Anatomie pathologique*, tome I, pages 78-79.

nombre de recrues corses dont plusieurs ont succombé à la nostalgie à l'hôpital de Navarin, quoique la Grèce leur offrît le climat, les sites pittoresques et presque le langage de leur île natale. Je n'oublierai jamais un jeune militaire qu'une incurable nostalgie avait frappé au cœur ; promesses de congé, ni sympathiques assurances ne purent tempérer sa tristesse, soutenir son courage ; cette mer qu'il avait mise entre lui et la France lui semblait infranchissable pour le retour : *pontum aspectabant flentes ;* il tomba dans le marasme et s'éteignit, serrant dans ses mains décharnées la dernière lettre qu'il avait reçue de sa famille. Ce ne sont pas seulement les jeunes hommes à leur début que sollicitent l'amour du sol natal, le souvenir du clocher; l'adversité le réveille dans ceux que l'âge et l'expérience de la vie semblaient avoir aguerris. Larrey raconte (1) qu'au milieu des horreurs de la peste, le regret de la France saisit les glorieux soldats de Saint-Jean-d'Acre, et accéléra les ravages du fléau. Dans les dernières et néfastes campagnes de l'empire, M. Bégin a vu des militaires dont le moral avait été soutenu d'abord par la prospérité de nos armes, tomber, sous le coup de nos désastres, dans une nostalgie profonde (2). Les navigateurs ont remarqué de même parmi leurs équipages l'influence que les vicissitudes des voyages de long cours exercent sur la production de la nostalgie. C'est dans les grands rassemblements de troupes, et parmi les soldats d'un même département, qu'on la voit sévir sous forme épidémique, comme à l'armée du Rhin, en l'an II; à celle des Alpes, pendant les premiers mois de l'an VIII; à la grande armée, à Mayence, en 1813, etc. Toutefois elle est plus rare chez les hommes éprouvés par les événements que chez les jeunes gens ignorants des dures conditions de la vie et ayant encore la religion des souvenirs et des affections dans toute sa naïve ferveur. Si les femmes y paraissent moins sujettes, c'est que leur existence n'entraîne pas une aussi grande variété de sensations que celle de l'homme ; quelles que soient leurs migrations, leur manière de vivre en est moins changée, et comme les anciens, fugitifs du sol natal, elles emportent avec elles leurs dieux lares, c'est-à-dire les ressources de leur na-

(1) *Mémoires et campagnes, expédition d'Égypte et de Syrie,* tome I.
(2) *Dictionnaire de médecine et de chirurgie pratiques,* tome XII, page 78.

ture, les magiques ressorts de leur intimité, tout ce monde intérieur qu'elles se bâtissent et dans lequel elles existent plus réellement que dans le monde extérieur. La culture de l'esprit, sans exempter absolument des attaques de nostalgie, augmente la force de résistance cérébrale, dilate la sphère d'activité intellectuelle et permet ainsi plus de consolation, plus d'espérance, plus d'efficace dérivation. La société familière du nouveau venu peut beaucoup pour lui épargner ou lui alléger le regret de la patrie. On a remarqué que la nostalgie sévit plus particulièrement dans les régiments, où le commandement revêt des formes acerbes, où la discipline se fait inexorable et prétend passer son niveau jusque sur les affections du cœur; l'état militaire se montre alors aux jeunes soldats comme une servitude sans compensation, et ils comparent avec amertune la liberté du foyer domestique, les soins de la famille avec cette sévérité brutale qui repousse la confiance et l'attachement.

La nostalgie naissante se révèle par une attitude réservée et taciturne qui contraste avec les expansions franches et hardies du jeune âge; les travaux que le malade n'accomplissait pas sans quelque plaisir n'excitent plus en lui que tiédeur et dégoût; sa pensée s'attache avec une fixité de plus en plus opiniâtre aux tableaux que son imagination lui retrace de son pays natal, de l'intérieur de sa famille; ils le suivent dans le sommeil; sa lèvre épelle dans les rêves les syllabes de noms chéris; au désir de revoir ceux qui les portent s'ajoute la crainte de n'en pas obtenir la faculté, de ne pas vivre jusqu'à l'époque marquée pour le retour; sous l'influence de ces préoccupations accablantes, insurmontables, la nutrition s'altère, l'appétit diminue, la maigreur fait des progrès; la pâleur du visage contraste avec le feu concentré des yeux qui s'enfoncent dans les orbites; une sorte de fausse honte, une sollicitude navrante et mystérieuse y respire; les mouvements sont lents, embarrassés; l'impulsion cérébrale qui les coordonne fait défaut. Parfois le nostalgique gît inerte dans son lit, et n'est tiré qu'à peine de sa concentration douloureuse par les interrogations du médecin; mais si vous venez à lui parler avec éloge de son pays et de ses compatriotes, si vous lui faites entrevoir, sans trop dévoiler sa nostalgie à l'assistance, une prochaine espérance de renvoi en ses foyers, vous

verrez sa face pâlir et rougir alternativement , un éclair de joie
mal comprimée passer dans ses yeux ; l'émoi de l'encéphale se
communique, comme par une secousse électrique, à toutes les
parties du corps, et votre doigt, posé sur son pouls pendant cet
entretien , l'a senti s'animer et bondir soudainement. Voilà
l'aveu ou plutôt l'explosion spontanée de la nostalgie vraie.
L'habitus extérieur tout entier l'a confessée à vos regards ;
le malade lui-même ne vous l'aurait pas si explicitement déclarée, et, tout au contraire du simulateur qui devance vos interrogations par l'élégie de ses regrets lacrymatoires , le vrai
nostalgique se défend, quoiqu'à voix basse, de la faiblesse que
vous lui attribuez, et n'aspire, à l'en croire, qu'à reprendre son
service ou ses occupations. Le plus sûr moyen de le guérir, c'est
de lui rendre ses affections, ses habitudes , l'air natal, le toit
domestique ; le seul espoir de les retrouver bientôt le soulage
efficacement et le soutient dans les épreuves qui lui restent à
subir; aussi ne manque-t-on pas de l'offrir aux jeunes militaires
qui, malades dans les hôpitaux , se souviennent de leur Argos (1)
avec une douloureuse concentration de vœux et de regrets. Une
promesse de congé a sauvé plus d'un de ces malheureux; la certitude de l'obtenir apaise comme par enchantement les effets de
la complication morale, et quand la convalescence est confirmée,
quand avec les forces reviennent la gaieté et l'activité, il leur arrive
de renoncer spontanément à la faveur promise; le cerveau, stimulé par un sang plus riche et plus abondant, sollicité par des
impressions nouvelles , se détache de la série d'idées nostalgiques ; d'autres fois celles-ci s'exaltent avec une violence et
une rapidité que M. Bégin exprime par le mot de nostalgie suraiguë : l'excitation encéphalique va croissant, le délire éclate et
peut aller jusqu'à l'aliénation ; les consolations, les assurances
les plus positives de retour au foyer, demeurent sans influence;
il n'y a qu'une ressource, c'est le renvoi immédiat du malade
dans sa famille ; sinon la mort survient dans quelques semaines
et moins. Larrey a observé ce genre de nostalgie; nous en avons
eu dans notre service au Val-de-Grâce un exemple terrible : le
malade nous répétait tous les matins , avec les transports du

______

(1) Dulces moriens reminiscitur Argos. *Virgile.*

plus profond désespoir : « Renvoyez-moi dans mon pays, ou je mourrai. » Et l'ensemble des symptômes ne nous prouvait que trop qu'il réaliserait son lugubre augure. Quand la nostalgie ne s'est pas encore développée avec force et qu'il y a lieu de la combattre ou de la prévenir, c'est aux modificateurs de l'encéphale qu'il faut recourir; c'est au moral qu'il faut s'adresser, non au corps, par voie de persuasion et d'affectueux égards, non par intimidation ni par raillerie. Dans les réunions d'hommes, comme les colléges, les écoles de l'Etat, les régiments, une sage combinaison d'exercices physiques, de récréations et de travaux peut obvier au mal ou remédier à ses premières manifestations; la musique, la danse, la gymnastique, les jeux communs, ont défendu contre l'invasion de la nostalgie plus d'un régiment, plus d'un équipage embarqué pour une lointaine expédition. Ces exercices créent des associations d'abord forcées, mêlent les caractères, développent les affinités, suggèrent des séries d'idées nouvelles; l'oisiveté de l'esprit est la condition qui favorise le plus le développement de la nostalgie : que l'on s'empresse de remédier à cette cause d'énervation morale. C'est par des jeux que Desgenettes, en Égypte, parvint à distraire l'armée que décimait la peste. Enfin, les plus difficiles à distraire se soulagent dans les entretiens qu'on leur offre sur le sujet même de leurs mélancoliques préoccupations; toute cause s'épuise par ses manifestations ; et, à force de parler du sol natal, de leurs parents, de leurs amis, ils s'aperçoivent moins de la distance qui les en sépare; les larmes qu'ils répandent dans un cœur compatissant leur procurent une sorte de détente intime ; ils sentent faiblir par degrés la douleur qui, cachée avec une sorte de pudeur, refoulée par l'indifférence de leur entourage, pesait sur leurs âmes d'un indicible poids.

Il est une nostalgie pour ainsi dire physique qu'il serait dangereux de confondre avec celle que nous rangeons parmi les habitudes morbides : c'est la nostalgie des individus qui, jetés sur une terre lointaine, ne possèdent point dans leur organisation les ressources nécessaires pour l'acclimatement. Doués d'une médiocre réaction, ils fléchissent lentement sous l'influence d'un milieu avec lequel ils ne peuvent s'équilibrer; l'état de langueur où ils tombent résulte de leur inaptitude organique à vivre dans les conditions du climat nouveau ; leur nostalgie , comme l'a dit M. Thévenot , n'est alors qu'un besoin vital (1).

3. *Appareil locomoteur.* Le système musculaire est le siége d'affections diverses qui ne compromettent point la santé ; les rhumatismes , myodynies , contractures, etc., n'agissent sur l'économie que par l'intensité de la douleur et la privation passagère ou prolongée du mouvement, soit d'une partie, soit de la totalité du corps. Toutefois la mobilité des affections rhumatismales est une menace pour les organes profonds qui n'échappent point à leurs métastases. L'appareil fibro-séreux est tributaire de deux maladies dont les rapports avec la santé générale ne sont pas également appréciés par tous les médecins : le rhumatisme articulaire ancien, ses récidives sans éclat ni force, arrêtent à peine l'attention de beaucoup d'entre eux ; la goutte n'effraie pas davantage, et, dans l'impuissance de la guérir, on en a fait un brevet de longue vie, une rassurante incommodité plutôt qu'une maladie. Suivant MM. Chomel et Requin, le rhumatisme articulaire a une marche déterminée, s'épuise spontanément ; mais ses récidives sont inévitables , sans détriment pour la longévité. Toutefois les réactions fébriles que développent les récidives, le retentissement sympathique qui les accompagne, les accidents qui sont à redouter vers le cœur (endocardite rhumatismale), ne permettent point de ranger cette affection parmi les habitudes morbides plus ou moins inoffensives pour le fond de la constitution et la durée de la vie. La goutte, qui s'attaque de préférence à l'aristocratie de la fortune et de l'intelligence, comme pour justifier le système des compensations (2), et dont Lucien a dit :

> Cognoscat unusquisque, me solam deûm
> Non deliniri pharmacis, non obsequi ,

la goutte ne répond guère, par les accidents qu'elle entraîne, à la sécurité proverbiale des médecins et des malades : une attaque de goutte qui ne se répète pas ne préjudicie point à la

____

(1) *Traité des maladies des Européens dans les pays chauds*, 1840, page 278.
(2) ..... Verbo dicam , articularis hicce morbus (quod vis de quovis alio

longévité ; le danger n'est pas immédiat, et tant qu'il ne survient pas de complication, une bonne constitution triomphe des atteintes de la goutte aiguë. Mais chronique, elle produit des effets généraux et locaux qui, de loin ou de près, menacent l'existence du malade. Le trouble de la nutrition et de l'hématose résulte de l'immobilité à laquelle sont condamnés les goutteux par les lésions profondes de leurs articulations, et produit ce qu'on a appelé la *cachexie goutteuse ;* la sécrétion excessive d'acide urique qui, sous le rapport humoral, caractérise la goutte, prend issue non seulement par les tissus qui environnent les articulations, mais encore par les reins : de là cette complication décrite par M. Rayer sous le nom de néphrite goutteuse (1). Une foule d'autres accidents graves sont dus à la rétrocession de la goutte (goutte interne), soit qu'on envisage les affections viscérales consécutives à la disparition de la goutte comme des déterminations analogues à celles qu'elle opère vers les jointures, et qui consistent en des concrétions d'urate de soude et de chaux, soit qu'on les explique par la loi de solidarité physique des organes.

Les difformités du système osseux, quelle qu'en soit l'étiologie, créent une variété de l'espèce humaine qui a ses conditions spéciales de santé et de pathogénie, d'hygiène et de thérapeutique ; elles ont été approfondies de nos jours, et les faits, les principes généraux, les applications pratiques qui sont sortis de cette investigation, composent une branche nouvelle de la médecine et de l'hygiène, l'orthopédie. Rappelons seulement que le rachitisme est une affection essentiellement différente des scrofules ou de l'affection tuberculeuse des os, ainsi que de toutes les espèces de ramollissement des os qu'on observe chez les adultes ; le rachitisme est une maladie générale de l'enfance caractérisée par l'altération ou la perversion, ou même la suspension du travail de développement et de réparation de l'organisme et principalement du système osseux. Nous emprun-

adfirmaveris) divites plures interemit quam pauperes, plures sapientes quam fatuos... quæ boni atque mali contemperatio, fragilitati nostræ et mortalitati ita propria, nobis fortasse adprime conducit. — Thomas Sydenham, *Opera universa,* Lugduni Batavorum, 1726, page 443.

(1) *Traité des maladies des reins.* Paris, 1840, tome II, page 500.

tons littéralement cette définition à M. J. Guérin, qui a fixé la science sur ce point dans un beau mémoire, lu à l'Académie des sciences (17 juillet 1837). Cet observateur, qui a tant contribué à la constitution scientifique de l'orthopédie, émet encore cette conclusion incontestée, que les difformités de l'épine qui surviennent vers l'âge de la puberté, et toutes celles qui n'ont pas été précédées de déformation des membres inférieurs, ne sont point de nature rachitique. Il est important que l'hygiéniste soit éclairé sur l'origine, la nature et la marche des altérations multiples et diverses qui ont pour effet la déformation du squelette : appelé à les prévenir par une juste combinaison des moyens hygiéniques, le premier besoin qu'il éprouve est d'assigner aux aberrations de la plasticité leur signification étiologique. La considération des causes qui provoquent le rachitisme peut seule déterminer le régime qui convient aux enfants menacés ou déjà frappés dans leur nutrition ou dans leur développement.

Nous ne terminerons pas cette revue incomplète des différents états de l'organisme qui lui font une santé relative sans dire un mot de la santé des amputés. On a dit d'eux qu'ils sont dans le cas d'un arbre auquel on a coupé l'une de ses branches principales ; les fluides nourriciers qui se rendaient au membre retranché, continuant d'être fabriqués et élaborés par les agents de la digestion et de l'hématose, refluent sur les autres parties et contribuent à leur accroissement ; la même quantité de matériaux alibiles, répartis sur une moindre surface d'assimilation, donne lieu à une rapide augmentation de force et de volume : c'est merveille que de voir des opérés qui ont perdu un bras ou une jambe acquérir, dans un court espace de temps, un embonpoint et une exubérance sanguine que ne promettait nullement leur constitution primitive. Il faut tenir compte, il est vrai, de la suppression du foyer morbide qui donnait lieu à une déperdition fâcheuse, et réagissait, par le travail d'une vaste suppuration, sur l'état des viscères ; l'amputation a détruit une cause incessante d'épuisement et d'infection, rendu l'essor à la nutrition. Mais il arrive que la nature dépasse les bornes de la réparation, la pléthore est imminente ; des sujets qui étaient tombés dans un état voisin du marasme acquièrent une vigueur et une plénitude vasculaire telles que des congestions vers la tête, vers la poitrine, les menacent habituellement, et que l'établissement d'un exutoire peut devenir nécessaire pour compenser l'exagération presque soudaine du mouvement nutritif : à ce moyen de dérivation il faut ajouter quelquefois l'usage intermittent de laxatifs. Mais c'est par le régime qu'il importe surtout de prévenir les effets de la mutation accidentelle que subit l'organisme : on songera à faciliter aux amputés l'exercice dont ils ont été plus ou moins longtemps privés par la maladie qui a nécessité une opération. Malheureusement celle-ci a pour résultat de rendre la locomotion moins aisée, moins spontanée ; la mécanique vient au secours de la nature, mais ne la remplace point. Les moyens de sustentation et de progression, que les amputés doivent à une ingénieuse industrie, ont été perfectionnés de nos jours ; nous nous contentons de rappeler ici la condition essentielle de leur utilité : ils doivent être construits de manière que le point d'appui principal qu'ils présentent au moignon soit le plus large possible, sans porter sur la cicatrice ; que leur application au moignon n'entraîne aucune compression fâcheuse, que la machine entière ait assez de poids pour lester le moignon et pas trop pour exiger une action musculaire excessive : ce qui donnerait à la simple locomotion le caractère d'un exercice violent et la restreindrait à de rares et courtes promenades.

CHAPITRE VII.

DE LA CONSTITUTION.

On a confondu souvent le tempérament et la constitution : la distinction de ces deux choses nous paraît capitale ; et sans regarder avec M. Royer-Collard le tempérament comme essentiellement variable, nous admettons ce qu'il dit à l'appui de cette distinction : « Tout homme est doué, primitivement et originellement, d'une constitution propre, distincte du tempérament proprement dit, et à l'étude de laquelle se rattache essentiellement celle de l'hérédité dans la santé et dans les maladies. La constitution peut être modifiée par le régime, mais non détruite. En un mot, la constitution est le fond de la nature individuelle; le tempérament en est la forme plus ou moins durable (1). " Mais distinguer, ce n'est pas définir. Qu'est-ce donc que la constitution? Elle résume tous les éléments organiques, toutes les différences individuelles que nous venons d'étudier : tempérament, idiosyncrasies, âge, sexe, hérédité, habitude; elle est le produit de ces conditions fondues ensemble dans la même individualité. L'idiosyncrasie exprime la mesure d'activité et de développement d'un organe, d'un viscère, d'un appareil; le tempérament celle d'un des trois systèmes généraux. La constitution est la formule générale de l'organisation particulière de chaque individu, et dans cette formule, entrent le degré de force physique, la régularité plus ou moins parfaite avec laquelle s'accomplissent les fonctions, la somme de résistance aux causes des maladies, la proportion de vitalité, et par conséquent les chances de durée. L'idiosyncrasie compare entre eux les organes; le tempérament, les systèmes généraux; la constitution, les individus. Mais la mesure d'ensemble que fournit la constitution est variable d'une personne à l'autre: les constitutions ne peuvent donc être spécifiées, groupées d'après leur essence et leurs propriétés; elles se jugent, comme beaucoup d'autres causes, par leur résultat sommaire, qui est *force* ou *faiblesse*.

La force n'est point une abstraction, une entité ontologique; elle est la résultante de toutes les actions qui s'exécutent dans l'économie. Comme la force du pouvoir social réside dans le concours de chacun de ses agents et dans l'observation des lois du pays, la force organique est dans la régularité des actes dont se compose chaque fonction, dans l'harmonie des fonctions entre elles; elle est dans la spontanéité, le concert et la stabilité de tous les mouvements par lesquels la vie se manifeste, quand l'organisation obéit aux lois physiologiques. Quoique la force, produit des intensités fonctionnelles, nous apparaisse comme étant généralement répandue dans l'organisation, on ne doit pas la considérer abstractivement à la manière des vitalistes purs

____

(1) *Mémoires de l'Académie nationale de médecine.* Paris, 1843, tome X, page 168.

et en faire le principe d'une série de problèmes de dynamique (1). Ne perdons jamais de vue les conditions matérielles de
tout ce qui relève de l'économie ; celle-ci varie dans ses formes
et dans les éléments qu'elle reçoit, soit de naissance, soit par
introduction. Quelle influence ces formes, ces éléments divers
exercent-ils sur la force humaine? Les matériaux d'une solution complète de cette question n'existent point ; mais tels qu'ils
se présentent, ils ont leur importance : nous les exposerons
brièvement.

§ I. Des rapports de la force avec les tempéraments.

Tempérament sanguin. MM. Lecanu, Prevost, Dumas et
Denis s'accordent à considérer la quantité des globules comme
la mesure de l'énergie vitale (2). La proportion des globules est
très considérable chez les oiseaux et chez les carnivores ; elle
est plus forte chez l'homme que chez la femme, dans le sang
d'individus sanguins que dans le sang d'individus lymphatiques
du même sexe. L'eau diminue dans le sang en raison de l'augmentation des éléments solides, et réciproquement. Cette diminution de l'eau coïncide avec le développement des forces ; les
constitutions débiles ou épuisées présentent au contraire l'eau
en plus grande quantité dans leur sang. Remarquons toutefois
que des causes passagères, telles que l'alimentation (Raspail),
les pertes hémorrhagiques, etc., font varier les proportions des
globules, des matériaux organiques solides et de l'eau du sang.

(1) Nous admirons, sans la proposer en exemple, la subtilité avec laquelle
Hallé et Thillaye (*Dictionnaire des sciences médicales*, tome LIII, page 352
et suivantes) se sont efforcés de ramener la question de la force organique
aux termes d'un problème de dynamique ou d'algèbre ; la passion de l'exactitude en médecine ne date pas d'aujourd'hui ; mais autre chose est l'exactitude des faits, autre chose celle des raisonnements qui ont pour point de
départ, quoi? une abstraction, une convention de l'esprit. Cette dernière
méthode est une de celles dont les mathématiques tirent parti ; les sciences
d'observation n'en tireront jamais que des hypothèses, d'ailleurs ingénieusement et logiquement déduites.

(2) « On sait, du reste, que ce sont les globules qui, par l'élévation ou l'a-
baissement de leur chiffre, marquent dans le sang la faiblesse ou la force
de la constitution. » (Andral, *Essai d'hématologie pathologique*. Paris 1843,
page 183.)

Avec ces changements dans l'état du fluide nourricier coïncide sans doute une altération dans la constitution; mais celle-ci n'est point détruite, et la simple analyse du sang ferait porter sur elle, dans un moment donné, une appréciation fausse. MM. Becquerel et Rodier n'ont obtenu aucune différence par l'analyse du sang provenant de deux séries d'individus, les uns très fortement constitués, les autres également de bonne constitution, mais moins forts. Toutefois les résultats qu'ils ont recueillis dans l'état de maladie les portent à admettre, dans le cas de constitution faible, que les globules et l'albumine diminuent, mais celle-ci dans une proportion très inférieure. Les caractères du sang ne sont pas liés nécessairement avec le développement des organes respiratoires et l'activité de l'hématose, deux traits ordinaires du tempérament sanguin : il en sera parlé plus bas (*idiosyncrasie respiratoire*).

Tempérament nerveux. Dans le langage d'une physiologie naguère florissante, le système musculaire est représenté par la contractilité qui donne la force matérielle et le système nerveux par la sensibilité, principe de la force active. La force effective ou totale de chaque individu résulte de la combinaison des deux forces précitées (Hallé), ou plutôt de ces deux éléments de la force. Pour nous, il y a lieu seulement d'examiner quel est le rapport de la force avec la prédominance du développement et d'activité du système nerveux, et ce rapport se déduit de ce que nous avons dit du tempérament nerveux. Une organisation très excitable comporte peu d'énergie du système musculaire : dans la limite d'un ordre de choses habituel, elle résiste, elle se maintient en santé ; elle développe même, sous l'aiguillon de circonstances insolites, une puissance de réaction que l'on n'en espérait point, et dont la durée se proportionne à celle de l'intérêt qui l'excite. Une passion, un revers de fortune, une situation qui prolonge l'émotion de la pitié, suscitent aux femmes nerveuses, mais bien constituées, aux jeunes gens élevés dans les villes, un courage, une patience, une force physique qui manquent à des individus plus robustes. Dans les vicissitudes de la carrière militaire, ce sont les hommes de la campagne, robustes et musclés, qui succombent à la nostalgie, aux privations ; ce sont les citadins et notamment les Parisiens, grêles et nerveux, qui se soutiennent le mieux. Les constitutions où le système nerveux domine valent donc moins par leur force habituelle que par la force qu'elles savent développer en cas d'urgence. Que si la disproportion entre le développement et l'activité du système nerveux et du système musculaire est exagérée aux dépens de ce dernier, la matière manque en quelque sorte à l'excitation ; les muscles, incités par une innervation excessive, se contractent avec violence ; mais flasques, minces et grêles, ils se refusent à une action soutenue, régulière, constante : il n'y a là que de la faiblesse convulsive, sans résistance efficace aux causes de perturbation. La volonté peut être forte, mais elle n'est point secondée par la puissance musculaire ; elle avorte en contrariétés et en soubresauts : la santé est pour ces individus au prix du ménagement et de l'atténuation des influences extérieures ; elle exige un triple rempart de prophylaxie raffinée.

Tempérament lymphatique. Nous ne répéterons pas ce que nous avons dit sur la composition du sang chez les lymphatiques. Des organes mous et peu impressionnables, des actions lentes, des élaborations peu animalisées, peu de mouvement et peu de chaleur, tels sont les signes de cette ingrate variété d'organisation. Faiblesse et apathie ; de force, point.

§ II. Des rapports de la force avec les idiosyncrasies.

Idiosyncrasie génitale. « Le caractère de la constitution ne peut se déduire du développement d'un ou de plusieurs organes, ni de la manière dont s'accomplissent une ou plusieurs fonctions : témoin ce qui concerne l'appareil génital. » (Lallemand, *op. cit.*, tome I, page 160.) Cette proposition, quelque peu absolue dans sa généralité, s'applique rigoureusement à l'idiosyncrasie génitale. Les différences du développement et d'activité de l'appareil sexuel ne présentent pas un rapport constant avec la prédominance d'un des éléments qui entrent dans la composition de tous les organes, ni avec la hauteur de la taille, ni avec le volume du système musculaire. Dans une constitution délicate, quelle que soit sa forme ou son tempérament, peut se rencontrer une grande puissance des organes génitaux ; ils ne déploient parfois qu'une activité médiocre chez tel individu sanguin et robuste. La puissance virile se manifeste de la manière la plus inégale chez des individus du même âge, du même tempérament, de même stature, etc.

Idiosyncrasie digestive. C'est une vulgaire façon d'apprécier la force des individus sur l'énergie de leur appétit, sur la quantité de substance alimentaire qu'ils ingèrent, sur l'activité de leur digestion, etc. Il est inutile d'insister sur le défaut de relation entre la prédominance fonctionnelle du système digestif et la force constitutionnelle ; les gros mangeurs résistent peu aux influences extérieures ; s'ils tombent malades, ils s'affaiblissent rapidement, et pour peu qu'on les soumette au régime antiphlogistique, la prostration est imminente.

Idiosyncrasie thoracique. Il faut considérer ici trois choses, quoiqu'elles ne soient point subordonnées l'une à l'autre d'une manière constante, l'amplitude de la poitrine, l'énergie de l'hématose mesurée par l'exhalation de l'acide carbonique, et la capacité pulmonaire.

1° Un certain développement de la poitrine, c'est-à-dire des diamètres de la cage osseuse et du revêtement musculaire, entre dans les conditions d'une bonne constitution; mais des énonciations exactes ne pourraient être que hasardées. M. Balfour a mesuré la circonférence thoracique sur 1,500 recrues; il a obtenu pour moyenne = 32 pouces et demi ; l'échelle de variation se trouve comprise entre 28 et 37 pouces. Ces recrues représentent une élite de population ; la moyenne, fournie par leur mensuration thoracique, pourrait donc être proposée pour l'un des éléments nécessaires à la force constitutionnelle. Un médecin anglais, M. Marshall, va jusqu'à dire qu'il faut éloigner des cadres de l'armée, c'est-à-dire reléguer parmi les constitutions débiles, les individus dont la poitrine ne donne pas 31 pouces de circonférence. M. Corbin a trouvé en moyenne, pour la circonférence thoracique de l'adulte, 30 pouces 6 lignes. Il semblerait plus important, d'après les recherches de M. Hirtz, d'apprécier comparativement la circonférence inférieure du thorax (au niveau de l'appendice xiphoïde) et la supérieure (sous les aisselles) ; la première l'emporte en moyenne de 7 centimètres chez l'homme, de 5 chez la femme et de 2 seulement chez les enfants des deux sexes entre trois et douze ans ; le rapport devient inverse sous l'influence de la phthisie. Au premier et deuxième degré de cette maladie, la circonférence inférieure dépassait en moyenne la supérieure de 2 centimètres chez 75 hommes; au troisième degré, la différence moyenne s'élevait à 0,041; chez 50 femmes à divers degrés de la phthisie, elle était de 0,02. On se demande si ces changements ne sont point dus à l'amaigrissement des parties molles, qui aurait pour effet de rapprocher le thorax de sa forme squelettique. L'axe vertical du thorax est un élément essentiel de la conformation thoracique. La hauteur de la paroi postérieure, qui de la septième vertèbre cervicale s'étend à la limite inférieure du bruit respiratoire, suit la proportion exacte de l'accroissement de la taille. Les moyennes suivantes sont dues à MM. Rilliet et Barthez:

De 3 ans 1/2 à 5 ans . Taille. . . . 0,88	de 6 à 10 ans — 1,11
— — Paroi antérieure. 0,12	— — 0,13
— — — postérieure. 0,13	— — 0,21
— — Circonférence. . 0,55	— — 0,60

Sur 236 adultes, M. Laveran (*Gazette médicale*, 1845, page 82) a trouvé en moyenne :

Taille.	1,68
Paroi antérieure . .	0,16
— supérieure . .	0,29
Circonférence. . .	0,80

Les hommes forts ont donné :	Taille.	1,673
	Paroi antérieure. .	17
	Paroi postérieure .	30
	Circonférence. . .	83
Et les faibles.	Taille.	1,626
	Paroi antérieure .	16
	Paroi postérieure .	29
	Circonférence. . .	77

M. Voillez (1) assigne à la conformation parfaite de la poitrine les caractères suivants : le diamètre transverse paraît plus étendu à l'œil que l'antérieur; la région sternaire est creusée d'un sillon plus ou moins prononcé, plus marqué dans la région inférieure, souvent nul supérieurement, quelquefois même rem-

(1) *Recherches pratiques sur l'inspection et la mensuration de la poitrine*, etc.

placé par une légère saillie. La colonne vertébrale n'offre aucune incurvation antérieure ou latérale, et le sillon vertébral, médiocrement convexe de haut en bas, est plus ou moins profond ; les régions latérales antérieures ou postérieures, exactement symétriques dans toutes leurs parties, sont semblables dans leur forme ; enfin, les surfaces latérales externes de la poitrine paraissent être à égale distance de la ligne médiane, ainsi que les mamelons qui sont situés à une même hauteur, au niveau de la quatrième côte ou du quatrième espace intercostal. Mais il est très rare, suivant M. Voillez, de rencontrer cet ensemble de conditions ; sur 197 sujets qu'il a examinés et dont les moins âgés avaient quinze ans au moins, 41 seulement ou environ le cinquième, le présentaient d'une manière évidente ; c'est de quinze à trente ans, c'est-à-dire parmi les plus jeunes des sujets soumis à son observation, que se trouvaient le plus grand nombre de poitrines bien conformées ; ce qui témoigne de l'influence fâcheuse que l'âge exerce sur la conformation thoracique. M. Voillez, comme M. Corbin, insiste sur les rapports de l'étendue circulaire des deux portions latérales dans l'état physiologique, et leurs recherches sur ce point les ont conduits à un résultat intéressant ; sur 133 sujets mensurés par le premier, il y avait :

Étendue plus grande du côté droit chez.	97,	proportion	$0,72\frac{12}{13}$
Égale étendue des deux côtés. . . .	27	—	$0,20\frac{4}{13}$
Côté gauche prédominant.	9	—	$0,06\frac{10}{13}$
Total.	. 133		

Dans ce nombre sont compris cinq gauchers, dont trois ont offert une différence de capacité de 1 à 2 centimètres en faveur du côté gauche ; les deux autres avaient les deux côtés égaux ; le tableau ci-dessus contient donc la preuve directe et indirecte de la prédominance du côté droit chez les droitiers. Ainsi donc le côté droit peut l'emporter de 2 à 3 centimètres sur le côté gauche sans qu'il y ait état pathologique ; tout au contraire, cette inégalité sera un indice de bonne conformation de la poitrine ; l'égalité des deux côtés devra fixer l'attention du médecin. L'ignorance de ces faits, dont la connaissance est due à M. Voillez, frappe jusqu'à un certain point de nullité les données fournies par des mensurations générales du thorax, sans indication des différences des deux moitiés latérales ; sur des thorax déformés par le rachitisme, Rilliet et Barthez ont constaté par la mensuration une prédominance assez constante pour le côté droit, et plus prononcée au sommet qu'à la base. Toutefois, et bien que nous rendions justice à l'intérêt de semblables recherches, il nous paraît impossible de fixer une mesure absolue de la poitrine ; le résultat de la mensuration thoracique doit surtout être considéré d'après la hauteur de la taille, d'après la longueur et le volume des membres, etc. La conformation des Alsaciens du Bas-Rhin est en général remarquable par la largeur de la poitrine ; mais ils ont les membres longs et grêles ; la phthisie tuberculeuse les moissonne.

2° L'énergie de l'hématose se mesure par la quantité d'acide carbonique que le poumon exhale dans un temps donné ; cette quantité varie en raison de l'âge, du sexe et de la constitution ; nous ne nous occuperons ici que du rapport de l'hématose avec la constitution. Les faits suivants, empruntés au Mémoire de MM. Andral et Gavarret (1), mettent en évidence l'influence des constitutions individuelles sur l'exhalation de l'acide carbonique, et ils indiquent jusqu'à quel point elles peuvent contrebalancer, sans l'anéantir, l'influence des âges et des sexes ; disons toutefois que, dans les expériences de MM. Andral et Gavarret, la force de constitution est surtout représentée par le développement du système musculaire ; ainsi comprise, elle exerce une influence notable sur la quantité d'acide carbonique qui s'échappe par les voies respiratoires ; mais les lois fondées sur l'âge et le sexe, et que nous mentionnerons plus bas, n'en sont pas violées, de telle sorte que l'enfant le plus robuste n'exhale jamais autant d'acide carbonique que l'adulte ; la femme la plus fortement constituée, si surtout elle est réglée, ne parvient jamais à exhaler autant d'acide carbonique que l'homme le plus débile du même âge. Une exception se présente néanmoins, à savoir : un vieillard très vigoureux peut arriver à brûler autant de carbone qu'on en brûle dans un âge moins avancé. Le maximum d'exhalation d'acide carbonique a été fourni à

(1) *Comptes rendus de l'Académie des sciences*, n° 3, 16 janvier 1843, tome XVI, page 117.

MM. Andral et Gavarret par un jeune homme de vingt-six ans, d'une structure athlétique, qui, dans deux expériences successives, a brûlé chaque fois 13^{gr},1 en carbone. Un homme de soixante ans qui, à son âge, conservait une constitution au moins aussi forte que le précédent, brûlait encore 13^{gr},6 de carbone ; un autre, de soixante-trois ans, constitué comme les deux précédents, brûlait 12^{gr},4 de carbone ; enfin, chez un vieillard qui, dans sa jeunesse, avait été d'une force peu commune et qui conservait encore, à l'âge de quatre-vingt-douze ans, une remarquable énergie, la combustion de carbone s'élevait encore à près de 9 grammes (8^{gr},8) par heure, quantité présentée d'autre part, dans quatre expériences successives, par un homme qui n'avait cependant que quarante-cinq ans, mais qui, à l'inverse des précédents, avait un système musculaire très grêle, quoiqu'il fût en bonne santé.

3° La capacité pulmonaire, c'est-à-dire la quantité d'air qu'un homme peut introduire en ses poumons, n'est point en rapport avec le volume de la poitrine ; la circonférence thoracique est sans relation avec la capacité vitale (1) ; mais celle-ci est en rapport avec le poids de l'individu, elle augmente de 1 pouce par 10 livres. Le poids des individus ne peut servir à l'évaluation de la capacité cubique du thorax ; un homme d'un poids considérable peut avoir de petits poumons, et réciproquement. Le volume de la poitrine acquiert une valeur proportionnelle à sa mobilité, pour l'augmentation de la quantité d'air que nous respirons. Une poitrine de 40 pouces d'étendue (2), avec 3 pouces de mobilité, est bien moins apte à une expiration profonde que si, à volume égal, elle possède 4 pouces de mobilité. La mobilité cubique de la poitrine peut l'emporter sur sa capacité cubique.

Les influences qui font varier le plus la quantité d'air chassé par les poumons sont la taille, le poids du corps et l'âge; nous

(1) Le docteur Hutchinson, auquel on doit ces importantes données, appelle ainsi la dilatation de la poitrine qui est susceptible de s'effectuer à partir de l'expiration la plus profonde jusqu'à l'inspiration la plus complète ; nous voudrions substituer à cette expression un peu vague celle du pouvoir respirateur. (Voyez *Medico-chirurgical Transactions*, 1846, tome XXIX, page 138; et *Archives générales de médecine*, février 1847, pages 240 et suiv.)

(2) Le pied anglais vaut 0^{m},304; le pied français vaut 0^{m},324.

les signalerons plus loin. Bornons-nous à tirer ici, des intéressantes recherches du docteur Hutchinson, cette conclusion qui ressort de leur ensemble et de leurs détails, savoir : que la capacité vitale, ou la quantité d'air chassé par l'expiration, est l'une des mesures les plus probantes de la force de constitution et de la santé ; elle diminue par l'effet des lésions pulmonaires, et M. Hutchinson a fait concourir cette donnée à leur diagnostic, notamment à celui de la phthisie, qui se révèle dès le début par l'abaissement du cube d'air expiré au-dessous de ce qu'il serait pour une personne d'une taille, d'un poids et d'un âge donnés. Les tables statistiques qu'il a dressées montrent que dans la première période de la phthisie, la capacité vitale de la poitrine est en moyenne de 149 pouces cubes, au lieu de 224, moyenne générale de l'état sain, à conditions égales d'âge, de taille et de poids : différence, 75 pouces cubes; et que dans une période plus avancée, la moyenne est de 83 pouces cubes, au lieu de 220 : différence, 137 pouces cubes. Dans un cas, la différence pathologique n'était pas moindre de 212 pouces.

Les résultats de l'expérimentateur anglais, confirmés et continués par de nouvelles séries de faits analogues, conduiraient à déterminer d'une manière certaine la quantité d'air expiré à chaque époque de la vie, pour une taille et un poids donnés ; l'hygiène y puiserait, comme la médecine pratique, de précieuses indications pour la mesure de la force des individus et la prophylaxie de leur mode d'imminence morbide.

Idiosyncrasie musculaire. Ce qui précède prouve qu'il existe une liaison entre l'énergie de l'hématose et la vigueur musculaire ; mais celle-ci ne détermine pas à elle seule la constitution et n'en mesure pas la force. En représentant la constitution par le développement du système musculaire, MM. Andral et Gavarret ne lui ont pas donné la signification qu'elle a en hygiène ; ils ont pris le mot *force* dans son acception triviale, qui le rend synonyme de force musculaire ; celle-ci n'est point la force d'ensemble qui résulte de la constitution ; elle est partielle, relative à un système, à une fonction; elle ne fait pas à l'homme sa puissance de réaction. Cela est si vrai que les hommes d'une complexion athlétique ne se font point remarquer par la stabilité et la régularité de la santé. L'exubérance du système musculaire exclut le plus souvent une sensibilité vive et étendue ; elle produit ces constitutions massives dont le nord de l'Europe nous offre tant d'exemples et dont on a dit que, pour les émouvoir, il faut les écorcher ; elles possèdent une force d'inertie, elles opposent aux influences extérieures une résistance passive, laquelle vaincue, elles s'affaissent et croulent. Les médecins qui pratiquent dans les hôpitaux de l'armée sont appris à ne pas compter sur ces organisations charnues qui supportent presque sans douleur la torture des scarifications et des révulsifs les plus aigus de la peau.

§ III. Des rapports de la force avec l'âge et le sexe.

En esquissant les phénomènes de l'évolution organique, nous avons marqué les phases de la constitution ; il nous reste à déterminer : 1° la force musculaire de l'homme aux différents âges ; 2° l'influence de l'âge sur l'énergie de l'hématose et sur la capacité vitale de la poitrine. Ces deux éléments de la force constitutionnelle sont connexes et doivent être étudiés ensemble.

1° *Force musculaire.* M. Quetelet (1) a recherché, par des expériences faites avec le dynamomètre de Regnier, le moins imparfait des instruments de ce genre, comment se développe avec l'âge l'intensité de la force que l'homme peut déployer, soit avec les mains, soit avec les reins, sans l'assujettir à un travail journalier qui se compose d'éléments plus complexes. Le nombre des individus qu'il a observés a été de dix au moins ; ils appartenaient généralement à la classe aisée, et les individus au-dessous de vingt-cinq ans, parmi les garçons, ont été généralement pris dans les colléges et à l'école de médecine de Bruxelles ; les filles ont été prises aussi dans les écoles et à l'hospice des orphelines ; il a eu soin de prendre la moyenne de plusieurs observations successives. Les résultats varient légèrement entre eux.

(1) *Recherches sur l'homme et le développement de ses facultés,* ou *Essai de physique sociale.* Paris, 1835, 2 vol. in-8, fig.

Observations sur la force rénale estimée au moyen du dynamomètre.

AGES.	FORCE RÉNALE DES		RAPPORT DE LA FORCE DES HOMMES A CELLE DES FEMMES.
	HOMMES.	FEMMES.	
6 ans.	2,0 myr.	» myr.	
7	2,7	»	
8	»	2,4	
9	4,0	3,0	: : 1,33 : 4
10	4,6	3,1	1,48
11	4,8	3,7	1,30
12	5,1	4,0	1,28
13	6,9	4,4	1,57
14	8,1	5,0	1,62
15	8,8	5,3	1,66
16	10,2	5,9	1,72
17	12,6	6,4	1,97
18	13,0	6,7	1,94
19	13,2	6,4	2,06
20	13,8	6,8	2,03
21	14,6	7,2	2,05
25	15,5	7,7	2,01
30	15,4	»	»
40	12,2	»	»
50	10,1	5,9	1,71
60	9,3	»	»

Chez tous les individus qui figurent dans cette table, la force des reins est suffisante pour soulever une charge ou pour vaincre un obstacle plus grand que le poids même de l'individu. La charge que l'on peut porter relativement à son poids augmente jusqu'à la maturité, et l'homme formé peut soulever un poids plus que double de celui de son corps. La force rénale des femmes, toujours inférieure à celle des hommes, en diffère plus après le développement de la puberté que durant l'enfance. Dans ce dernier âge, la différence est d'un tiers environ; vers la puberté, de la moitié; l'homme formé développe deux fois plus de force que la femme du même âge.

La mesure de la force manuelle présentait plus de difficultés; comme toutes les mesures prises avec le dynamomètre de Régnier, elle doit subir une correction préalable qui dépend de l'inégale grandeur des mains. D'après toutes les vérifications faites, M. Quetelet croit pouvoir compter sur l'exactitude des résultats suivants, sauf une légère addition à faire aux valeurs notées pour les femmes et pour les enfants qui, forcés de donner à leurs mains une grande ouverture pour l'usage du dynamomètre, ne peuvent plus presser avec toute l'énergie dont ils seraient capables.

Observations sur la force manuelle estimée au moyen du dynamomètre.

| AGES. | FORCE DES HOMMES | | | FORCE DES FEMMES | | |
| | AVEC LES 2 MAINS. | AVEC LA MAIN | | AVEC LES 2 MAINS. | AVEC LA MAIN | |
		DROITE.	GAUCHE.		DROITE.	GAUCHE.
Ans.	Kilogr.	Kilogr.	Kilogr.	Kilogr.	Kilogr.	Kilogr.
6	10,3	4,0	2,0	»	»	»
7	14,0	7,0	4,0	»	»	»
8	»	»	»	11,8	3,6	2,8
9	20,0	8,5	5,0	15,5	4,7	4,0
10	26,0	9,8	8,4	16,2	5,6	4,8
11	29,2	10,7	9,2	19,5	8,2	6,7
12	33,6	13,9	11,7	23,0	10,1	7,0
13	39,8	16,6	15,0	26,7	11,0	8,1
14	47,9	21,4	18,8	33,4	13,6	11,3
15	57,1	27,8	22,6	35,6	15,0	14,1
16	63,9	32,3	26,8	37,7	17,3	16,6
17	71,0	36,2	31,9	40,9	20,7	18,2
18	79,2	38,6	35,0	43,6	20,7	19,0
19	79,4	35,4	35,0	44,9	21,6	19,7
20	84,3	39,3	37,2	45,2	22,0	19,4
21	86,4	43,0	38,0	47,0	23,5	20,5
25	88,7	44,1	40,0	50,0	24,5	21,6
30	89,0	44,7	41,3	»	»	»
40	87,0	41,2	38,3	»	»	»
50	74,0	36,4	33,0	47,0	23,2	20,0
60	56,0	30,3	26,0	»	»	»

Il résulte de ce tableau que c'est vers l'âge de neuf à dix ans que l'homme commence à avoir assez de force manuelle pour pouvoir se tenir suspendu pendant quelque temps ; le maximum de la force manuelle correspond à l'âge de trente ans ; à soixante ans l'homme ne développe plus avec les deux mains qu'environ la force de sa quinzième année (56,0 ; 57,1). La femme, à aucun âge, ne paraît capable d'exercer une pression équivalente à celle de son poids, à moins qu'elle n'ait augmenté la force de ses mains par des exercices gymnastiques. La supériorité de l'homme sur la femme est manifeste, moins dans les premiers âges que pour les individus formés ; avant la puberté, le rapport est de 3 à 2 ; il devient ensuite de 9 à 5. L'action simultanée des deux mains produit un effet plus grand que la somme des efforts que chacune d'elles produit séparément; l'action de la main droite surpasse celle de la main gauche d'un sixième environ.

Les recherches de MM. Régnier et Rançonnet fixeraient la force moyenne de l'homme à 46$^{kil.}$,3 et 50 kilogrammes , ce qui n'équivaut point à son poids ; si cette mesure était exacte, l'homme serait incapable de se porter par le seul effet de la pression qu'il peut exercer avec les mains ; l'expérience est contraire à ce résultat. La valeur assignée par Péron à la force manuelle , 69$^{kil.}$,2, paraît se rapprocher davantage de la véritable, car celle qu'a trouvée M. Quetelet pour l'homme adulte est de 89 kilogr. et surpasse de 19 kilogr. environ le poids d'un homme habillé.

2° *Énergie respiratoire.* Chez l'homme, la quantité d'acide carbonique exhalé par le poumon va toujours croissant depuis l'âge de 8 ans jusqu'à l'âge de 30 ans ; de 30 à 40 ans, elle reste stationnaire ou tend déjà à diminuer un peu ; de 40 à 50 ans, cette tendance à la diminution se prononce encore davantage ; enfin, de 50 ans à l'extrême vieillesse, l'exhalation de l'acide carbonique diminue de plus en plus, de telle sorte que chez les vieillards parvenus à l'extrême limite de la vie, elle revient à peu près à ce qu'elle était chez des enfants de 10 ans (Andral et Gavarret). Voici les chiffres représentatifs de carbone contenu dans l'acide carbonique exhalé en une heure par le poumon de l'homme aux différents âges : un enfant mâle de 8 ans a brûlé en une heure 5 grammes de carbone ; ce chiffre s'est élevé par degrés intermédiaires à 8$^{gr.}$,7 chez un jeune garçon de 15 ans. Après l'âge de 15 ans, la quantité de carbone brûlé en une heure croît de la manière suivante : à 16 ans, 10$^{gr.}$,8 ; de 18 à 20 ans, 11$^{gr.}$,4 ; entre 20 et 30 ans, 12$^{gr.}$,2, proportion qui se maintient à peu près de 30 à 40 ans. De 40 à 60 ans, le carbone brûlé en une heure n'est plus que de 10$^{gr.}$,1 ; il est de 9$^{gr.}$,2 pour la période de 60 à 80 ans ; un vieillard de 102 ans n'a brûlé par une respiration d'une heure que 5^{gr},9, environ 1 gramme de plus que l'enfant de 8 ans.

La respiration féminine présente des différences remarquables ; la quantité d'acide carbonique qui s'échappe des poumons augmente, il est vrai, comme chez l'homme, depuis l'âge de huit ans jusqu'à l'apparition de la puberté ; mais elle reste toujours moindre que chez l'homme. La puberté est signalée par un phénomène inverse : dès que la menstruation s'établit, la quantité d'acide carbonique cesse de s'accroître, tandis qu'elle augmente considérablement chez l'homme, à partir de la virilité. Depuis la première menstruation jusqu'à la suppression définitive de cette fonction (âge de retour), les femmes les plus saines et les mieux contituées ne consomment en carbone, par l'acide carbonique qu'elles dégagent en une heure, que 6^{gr},4, absolument comme les enfants du même sexe : l'homme, qui consommait 7^{gr},4 avant sa quinzième année, élève cette moyenne à 11^{gr},3 entre 15 et 40 ans. Vienne le moment de la ménopause, et l'excrétion d'acide carbonique va augmenter ; chez les femmes de 38 à 49 ans qui avaient cessé d'être réglées, la quantité de carbone brûlé en une heure s'est élevée de 6^{gr},4 à 8^{gr},4. La suppression accidentelle des menstrues donne lieu au même phénomène ; et à quelque époque de la vie que l'on considère, chez la femme, la respiration et la menstruation, on constate le balancement de ces deux résultats fonctionnels : menstrues supprimées ou diminuées, plus de carbone consommé dans l'acte de la respiration ; menstrues en activité ou rétablies, moins d'acide carbonique exhalé par les poumons. Mais avec le progrès de l'âge, cette exhalation rentre dans les limites d'une loi commune aux deux sexes ; augmentée par la cessation des règles entre 38 et 49 ans, elle diminue de nouveau, chez la femme, entre 50 et 60 ans (7^{gr},3) ; elle n'est plus que de 6^{gr},8 de 60 à 80 ans, chiffre toutefois encore supérieur à celui qu'ont fourni des femmes bien menstruées de 25 ans ; enfin, une femme de 82 ans, a donné 6^{gr},0 de carbone, chiffre à peu près égal à celui qu'a offert le vieillard de 102 ans observé par MM. Andral et Gavarret.

Tous ces résultats ont été obtenus par l'analyse chimique, aidée des moyens et des précautions les plus exacts, dans les circonstances les plus semblables possibles, chez des sujets bien portants, au même moment de la journée, entre une et deux heures, à un même intervalle des repas, et dans des conditions aussi identiques que possible d'alimentation, de dépense musculaire et d'état moral.

Conclusion : ce deuxième ordre de faits confirme en tous points les conséquences déduites des observations dynamométriques, et ne laisse aucun doute sur la relation immédiate qui existe entre la force musculaire et l'énergie de la respiration : l'une et l'autre ont leur maximum à trente ans ; l'une et l'autre présentent à peu près les mêmes proportions dans les deux âges extrêmes de la vie ; l'une et l'autre sont d'une infériorité notable chez la femme pour la quantité de l'exhalation carbonique comme pour la force rénale et manuelle ; cette infériorité se prononce surtout à partir de la puberté. Ces deux ordres de faits, étroitement enchaînés dans leur production et dans leurs conséquences, doivent intervenir pour la solution du problème de la force constitutionnelle.

D'après Hutchinson, l'âge modifie moins la capacité vitale de la poitrine que la taille et le poids du corps ; voici ses résultats :

Age.	Capacité vitale.	Nombre d'observations.	Circonférence de la poitrine. Pouces anglais.	Capacité vitale intervalle de 10 ans. Pouces cubes.	Différence.
10 à 20 ans	220	283	34	220 p. c.	+ 5
20 à 25	220	491	34		
25 à 30	222	347	34	225	19
30 à 35	228	242	35		
35 à 40	212	171	34	206	11
40 à 45	201	93	35		
45 à 50	197	55	35	195	13
50 à 55	193	37	36		
55 à 60	182	30	36	182	
60 à 65	183	26	35		
Moyenne	205,8	1775.			

Ainsi la capacité vitale augmente de 15 à 35 ans, diminue de 35 à 65, à raison de 1,43 pouces par an, de 7 pouces cubes en 5 ans, ou de 14 1/2 pouces cubes en 10 ans.

§ IV. Des rapports de la force avec l'hérédité.

Pour démontrer ce rapport, qui est réel et profond, il faudrait répéter ici ce que nous avons dit de l'hérédité ; nous y renvoyons.

L'influence de l'hérédité sur la constitution est immense, absolue. L'être nouveau, l'homme de génie ou l'idiot, l'athlète ou le rachitique que voilà dans ses premiers langes, qu'est-il? Le produit de deux parties vivantes (ovule et zoosperme) qui se sont séparées de deux organisations vivantes; il en répétera les traits, les conditions intimes, les dispositions morbides; la constitution des enfants est la honte ou l'honneur de la lignée ascendante; c'est une énonciation rétrospective des causes qui ont agi sur les familles : misère ou maladie, excès ou passions, régime ou climat; quelles qu'elles soient, elles pèsent sur les générations; moins indulgente ou moins juste que la société qui ne punit point dans les fils les méfaits du père, la nature prolonge du père au fils, de l'aïeul au petit-fils, les effets d'une solidarité vengeresse : la race des héros s'altère par la corruption des mœurs; les races flétries se relèvent par l'observance des lois de la santé et de la vertu : précieuse latitude de notre organisation et qui fait à la liberté humaine son rôle parmi les fatalités de chair et de sang.

Être né de parents sains et forts, c'est avoir bonne chance de longévité; l'énergie de la constitution est le meilleur bouclier contre l'atteinte des causes destructives : or elle se transmet héréditairement; c'est donc à la famille qu'il faut rapporter la longévité, comme à sa source primordiale. Rush (1) n'a pas connu d'octogénaire dont la famille n'offrît plusieurs exemples de vieillesse avancée. Cette observation, faite aussi par Sinclair, a acquis force d'axiome, tant il est ordinaire de rencontrer la longévité comme fait commun à plusieurs membres d'une même famille. Même influence de l'hérédité sur la durée totale de la vie à courte période : dans la famille Turgot, on ne dépassait guère l'âge de cinquante ans; celui qui l'a illustrée est mort à cinquante-trois ans, malgré l'apparence d'une grande vigueur de tempérament. La race développe les conditions de l'hérédité sur une large échelle; nous verrons, en traitant de la mortalité suivant les races, que l'origine collective exerce sur la durée de la vie une influence, sinon aussi considérable, au moins aussi manifeste que l'origine individuelle (2).

(1) *Sammlung auserlesener Abhandlungen*, tome XVII, page 110.

(2) Voyez dans P. Lucas, *op. cit.*, tome I, page 254 et suiv., une longue

§ V. Des rapports de la force avec l'habitude.

L'habitude résume ce que l'éducation physique ou morale peut ajouter ou ôter à la constitution primitive ; elle représente la puissance que nous avons de la modifier ; elle exprime aussi les éléments plus ou moins morbides qui se greffent sur elle, soit par l'action de la volonté, soit par l'altération progressive des organes. Mais le fond de la constitution échappe à l'influence de l'habitude ; il est, à proprement parler, cette nature première que niait Fontenelle, et qui, surchargée de besoins et de goûts factices, enveloppée du manteau que lui jette la société, disparaît derrière l'habitude, cette seconde nature, moins l'essence indestructible de notre individualité physique.

L'habitude produit, non la force réelle, mais l'équivalent, ou plutôt l'illusion de la force, en annulant des influences qui sont plus ou moins efficaces pour les autres ; endurcir, comme on dit, les organes par accoutumance, les mettre hors de l'atteinte de certaines causes, ce n'est point développer en eux la puissance de réaction, c'est les en dispenser, c'est leur procurer l'immunité par inertie. Pour ceux qui sont ainsi élevés, les influences qu'ils bravent n'existent pas réellement ou n'existent que dans une proportion inoffensive pour leur santé ; leurs conditions personnelles ne sont plus, en quelque chose, celles des autres hommes. Un exemple donnera l'évidence à cette proposition : des personnes très délicates, très irritables, réussissent à faire un usage habituel de l'eau froide dans leurs ablutions de toilette ; j'en connais une qui se soumet impunément tous les jours à des affusions d'eau froide sur la poitrine, ce qui ne l'empêche pas de s'enrhumer facilement par les vicissitudes de température. Dira-t-on que ces habitudes supposent de la force ? S'il en est ainsi, les personnes qui se sont fait d'un vêtement chaud un besoin doivent passer pour faibles. Ni l'un ni l'autre : le degré d'insensibilité factice à l'influence d'un modificateur isolé ne saurait mesurer le pouvoir de la constitution ; celle-ci peut être perfec-

série d'exemples de longévité commune à des familles entières. Au moment où nous écrivons ces lignes, le vétéran Golembiewski, né en 1744, et comptant quatre-vingt-quatre ans de service actif, cité par M. Lucas, est en traitement au Val-de-Grâce.

tionnée, non suppléée par l'habitude. La constitution se corrobore à la double condition de se familiariser et avec les degrés extrêmes des influences, et avec leurs vicissitudes, mais sans les subir trop fréquemment. Les mesures moyennes et les transitions quelque peu ménagées lui sont plus utiles ; des épreuves trop soutenues ou d'une intensité disproportionnée l'épuisent ; des vicissitudes trop brusques et trop répétées la fatiguent.

§ VI. Des rapports de la force avec la taille et le poids du corps.

Dans les conclusions auxquelles l'ont conduit ses recherches sur la taille de l'homme en France, M. Villermé (1) dit que la taille des hommes devient d'autant plus haute et que leur croissance s'achève d'autant plus vite que, toutes choses égales d'ailleurs, le pays est plus riche, l'aisance plus générale ; les logements, les vêtements et surtout la nourriture meilleurs ; les peines, les fatigues, les privations éprouvées dans l'enfance et la jeunesse, moins considérables ; en d'autres termes, la misère produit les petites tailles et retarde l'époque de l'évolution complète du corps. Cette conclusion, confirmée par les recherches de M. Quetelet (2) sur la population belge, mérite une attention spéciale quand il s'agit de constitution, de force constitutionnelle. Il est évident, d'après la nature des causes qui influent sur la taille, qu'elle peut être prise d'une manière générale pour une mesure de force ou de faiblesse, et il devient important de s'informer des rapports qu'elle présente avec la constitution; mais ce problème est d'une solution difficile. D'abord, à part la cause générale dont MM. Villermé et Quetelet ont démontré l'influence prépondérante (aisance ou misère), un certain nombre de causes particulières interviennent dans la fixation de la taille; en première ligne le climat et les localités : on sait que le développement de la taille s'arrête plus tôt dans les pays très chauds et dans les pays très froids ; que la moyenne de la taille s'abaisse dans les contrées montagneuses et dans les contrées marécageuses, etc. Ensuite l'état constitutionnel des individus dont on a relevé la taille n'a pas été noté, c'est-à-dire qu'on ne les a point partagés en catégories plus ou moins homogènes par les

(1) *Annales d'hygiène et de médecine légale*, tome I, page 385.
(2) *Ibid.*, tome X, page 9 et suiv.

caractères extérieurs de leur organisation. M. Quetelet a eu
l'idée de comparer deux quantités, le poids et la taille, aux différentes époques de la vie et dans les deux sexes ; son travail
est le seul qui puisse nous servir dans la question proposée, et
quoiqu'il ne conduise pas à une notion exacte du rapport qui
peut exister entre la force de constitution et la taille, il suggère
des inductions d'une certaine valeur. En effet, nous avons indiqué plus haut dans quelles proportions la force générale se
montre suivant l'âge, le sexe, la prédominance du système musculaire et l'activité de la respiration ; les tableaux dressés par
M. Quetelet opposent les deux premiers termes avec la stature
et le poids du corps; d'autre part, nous connaissons les proportions de la force musculaire et de l'énergie respiratoire avec le
sexe et l'âge : il y a donc pour nous une quadruple base de
rapprochements et d'inductions dans les résultats obtenus par
M. Quetelet. Enfin, le poids, envisagé comme une quantité physiologique, représente dans des limites moyennes le développement général des parties constitutives du corps humain, et
l'on peut affirmer qu'il entre comme élément dans la force de
constitution.

Échelles du développement de la taille et du poids

AGES.	HOMMES.		FEMMES.	
	TAILLE.	POIDS.	TAILLE.	POIDS.
	m.	k.	m.	k.
0	0,500	3,20	0,490	9,91
1	0,698	9,45	0,690	8,79
2	0,791	11,34	0,781	10,67
3	0,864	12,47	0,852	11,79
4	0,928	14,23	0,915	13,00
5	0,988	15,77	0,974	14,36
6	1,047	17,24	1,031	16,00
7	1,105	19,10	1,086	17,54
8	1,162	20,76	1,141	19,08
9	1,219	22,65	1,195	21,36
10	1,275	24,52	1,248	23,52
11	1,330	27,10	1,299	25,65
12	1,385	29,82	1,353	29,82
13	1,439	34,38	1,403	32,94
14	1,493	38,76	1,453	36,70
15	1,546	43,62	1,499	40,37
16	1,594	49,67	1,535	43,57
17	1,634	52,85	1,555	47,31
18	1,658	57,85	1,564	51,03
20	1,674	60,06	1,572	52,28
25	1,680	62,93	1,577	53,28
30	1,684	63,65	1,579	54,33
40	1,684	63,67	1,579	55,23
50	1,674	63,46	1,536	56,16
60	1,639	61,94	1,516	54,30
70	1,623	59,52	1,514	51,51
80	1,613	57,83	1,506	49,37
90	1,613	57,83	1,505	49,34

Si l'on groupe les individus, non d'après les âges, mais d'après les tailles, et que l'on prenne la moyenne des poids pour chaque groupe, dans la limite progressive de 10 centimètres, on aura d'abord des groupes d'enfants, puis des groupes d'enfants auxquels se mêleront des personnes adultes ; ce qui aura lieu pour les hommes, pour des tailles à partir de 1^m,47 environ, et pour les femmes, à partir de 1^m,41. Réduction faite de ces nombres en tables, on arrive aux résultats suivants dans lesquels n'est point compris le poids des habits :

Relations entre les tailles et les poids.

TAILLES.	HOMMES.		FEMMES.	
	POIDS.	RAPPORT.	POIDS.	RAPPORT.
A la naiss.	3,20	6,19	2,91	6,03
0,60	6,20	10,33	?	»
0,70	9,30	13,27	9,06	12,94
0,80	11,36	14,20	11,21	14,01
0,90	13,50	15,00	13,42	14,91
1,00	15,90	15,90	15,82	15,82
1,10	18,50	16,82	18,30	16,64
1,20	21,72	18,10	21,51	17,82
1,30	26,63	20,04	26,83	20,64
1,40	34,48	24,63	37,28	26,63
1,50	46,29	30,86	48,00	32,00
1,60	57,15	35,72	56,73	35,45
1,70	63,28	37,22	65,20	38,35
1,80	70,61	39,23	»	»
1,90	75,56	39,77	»	»

Nous reproduisons à la suite de ces données numériques, les principales conclusions qu'en déduit M. Quetelet :

1° Dès la naissance, il existe une inégalité pour le poids et pour la taille entre les enfants des deux sexes : le poids moyen des garçons est de 3$^{kil.}$,20, celui des filles de 2$^{kil.}$,91; la taille des garçons étant de 0^{m},496, et celle des filles 0^{m},483.

2° Le poids de l'enfant diminue un peu jusque vers le troisième jour après la naissance, et il ne commence à croître sensiblement qu'après la première semaine.

3° A égalité d'âge, l'homme est généralement plus pesant que la femme ; vers l'âge de 12 ans seulement un individu de l'un et de l'autre sexe a le même poids. Entre 1 et 11 ans, la différence de poids est de 1 kilogramme à 1$^{kil.}$,500 ; entre 16 et 20 ans, elle est de 6 kilogrammes environ; et après cette époque, de 8 à 9 kilogrammes.

4° Quand l'homme et la femme ont pris leur développement complet, ils pèsent à peu près exactement vingt fois autant qu'au moment de la naissance, et leur taille est environ trois fois et un quart ce qu'elle était à la même époque.

5° Dans la vieillesse, l'homme et la femme perdent environ 6 à 7 kilogrammes de leurs poids, et 7 centimètres de leur taille.

6° L'accroissement en hauteur est plus grand que l'accroissement transversal, comprenant la largeur et l'épaisseur.

7° L'homme atteint le maximum de son poids vers 40 ans, et il commence à perdre d'une manière sensible vers l'âge de 60 ans.

8° La femme n'atteint le maximum de son poids que vers l'âge de 50 ans. Pendant le temps de sa fécondité, c'est-à-dire entre 18 et 40 ans, son poids augmente d'une manière peu sensible.

9° A égalité de taille, la femme pèse un peu moins que l'homme avant d'avoir la hauteur de $1^m,3$, qui correspond à peu près à l'âge de puberté, et elle pèse un peu plus pour les tailles élevées.

10° Abstraction faite du sexe et de l'âge, le poids moyen d'un individu est de $44^{kil.},7$, et en tenant compte des sexes, il est de 47 kilogrammes pour les hommes, et de $42^{kil.},5$ pour les femmes.

On peut rapprocher ce dernier résultat de la moyenne générale de la taille humaine, qui varie entre 4 pieds et demi et 5 pieds et demi, ou entre $1^m,462$ et $1^m,787$.

Les résultats de ces recherches ne concordent pas autant que ceux obtenus par l'analyse de la force musculaire et de l'énergie respiratoire. Cependant ils corroborent quelques faits relatifs à la constitution : de même que la femme exhale moins d'acide carbonique et développe moins de force musculaire, elle a généralement moins de poids et moins de stature que l'homme; dans la vieillesse, la puissance musculaire décline, l'élimination de l'acide carbonique diminue, et de même la taille s'affaisse et le corps perd de son poids. Mais tandis que le maximum des deux premiers phénomènes correspond à la trentième année pour l'homme, il n'atteint son maximum de poids que vers quarante ans; la femme y arrive vers cinquante ans.

Depuis la première édition de ce livre, les recherches du docteur Hutchinson sont venues confirmer les données et inductions qui précèdent : la taille est le plus énergique modificateur de la capacité vitale de la poitrine. De 5 à 6 pieds (anglais), chaque pouce de taille en sus se traduit par un accroissement de la quantité d'air expiré suivant une progression arithmétique qui a pour raison 8 pouces cubes. Voici la table qu'a dressée M. Hutchinson de la capacité vitale dans l'état de santé, correspondant à chaque pouce de taille compris entre 5 et 6 pieds :

Taille.	Moyenne fournie par l'observation.	Progression arithm.
De 5 pieds 0 pouce à 5 p. 1 p.	174 pouces cubes.	174 pouc. cub.
5 — 1 — à 5 — 2 —	177 —	182 —
5 — 2 — à 5 — 3 —	189 —	190 —
5 — 3 — à 5 — 4 —	193 —	198 —
5 — 4 — à 5 — 5 —	201 —	206 —
5 — 5 — à 5 — 6 —	214 —	214 —
5 — 6 — à 5 — 7 —	229 —	222 —
5 — 7 — à 5 — 8 —	228 —	230 —
5 — 8 — à 5 — 9 —	237 —	238 —
5 — 9 — à 5 — 10 —	246 —	246 —
5 — 10 — à 5 — 11 —	247 —	254 —
5 — 11 — à 6 — 0 —	259 —	262 —

La colonne d'observation se rapproche tellement de la colonne construite artificiellement d'après la progression arithmétique, que celle-ci représente presque une moyenne générale qui se dégagera probablement d'une observation plus étendue.

Le poids exerce sur le pouvoir respirateur une influence moins régulière et moins décisive ; il l'affecte néanmoins d'une manière sensible, lorsqu'il devient considérable ou excessif. Mais avant de préciser cette influence, il fallait établir celle de la taille sur le poids du corps. Voici les résultats que lui a fournis l'examen de 2,648 individus du sexe masculin :

Taille.	Poids calculé.	Poids moyen fourni par l'observation.		Différence.
5 pieds 1 pouce.	»	119 l. 9	+	6 l. 2
5 — 2 —	»	126 1	+	6 8
5 — 3 —	»	132 9	+	6 7
5 — 4 —	»	138 6	+	3 5
5 — 5 —	»	142 1	+	2 5
5 — 6 —	»	144 6	+	3 8
5 — 7 —	148,8	148 4	+	6 8
5 — 8 —	155,2	155 2	+	6 9
5 — 9 —	162,1	162 1	+	6 5
5 — 10 —	169,3	168 6	+	5 6
5 — 11 —	176,6	174 2	+	

Ainsi le poids du corps gagne, en moyenne, 5 livres 32 par chaque pouce de taille; l'augmentation est de 6 livres 1/2 pour chaque pouce de taille entre 5 pieds 1 pouce et 5 pieds 4 pouces, entre 5 pieds 7 pouces et 5 pieds 11 pouces; elle est de moitié moindre, ou de 3 livres 3 pour chaque pouce de taille entre 5 pieds 4 pouces et 5 pieds 7 pouces.

L'action du poids sur le pouvoir respirateur se manifeste dans le tableau qui suit :

Poids.	Capacité vitale, intervalle de 10 ans.	Capacité vitale, intervalle de 20 ans.		Différence.
100 à 110 livres.	176			
110 à 120 —	186	181 pouc. cub.	+	18
120 à 130 —	196			
130 à 140 —	203	199	—	— 24
140 à 150 —	219			
150 à 160 —	228	223	—	»
160 à 170 —	217			
170 à 180 —	219	218	—	— 5
180 à 190 —	226			
190 à 200 —	221	228	—	— 5

Ces résultats font ressortir l'irrégularité de cette influence. En somme, pour la taille de 5 pieds 6 pouces, le pouvoir respirateur s'accroît de 1 pouce cube par livre, de 105 à 155 livres; à partir de ce poids jusqu'à 200 livres, il marche en sens inverse et diminue de 1 pouce cube par livre.

Il est donc impossible de méconnaître la coïncidence d'une certaine élévation de la taille et du développement des forces organiques. Une preuve de plus à l'appui de cette conclusion ressort du mouvement des hôpitaux militaires et de la mortalité dans l'armée : les corps d'élite ou les armes spéciales, comme on les appelle, telles que l'artillerie, le génie, les pontonniers, les ouvriers d'état, etc., fournissent un moindre contingent de maladies et de décès que les troupes d'infanterie. Or, pour celles-ci, la taille légale est de 1 ,56 = 4 pieds 9 pouces; elle est de 1^{m},706 = 5 pieds 3 pouces pour les armes spéciales. Il suffit de jeter un coup d'œil sur un régiment d'artillerie et sur un régiment de ligne pour être frappé, au premier abord, de la différence des constitutions qui en peuplent les rangs; néanmoins la désignation des recrues pour les différentes armes n'a lieu que d'après les mesures de taille.

En considérant le développement de la taille comme un indice de force générale, nous avons en vue une force moyenne, non les statures les plus élevées; il est d'observation que ces dernières, sauf quelques exceptions athlétiques, n'ont souvent de la force que les apparences et le luxe extérieur ; nous ne reléguons pas non plus d'une manière générale, parmi les constitutions débiles, les individus de petite taille : lorsqu'ils sont bien conformés et bien pris dans leurs proportions, ils résistent mieux que les gens de stature élancée, mais grêles, à courte poitrine et à membres allongés. Les médecins militaires savent que les constitutions de moyenne et même de petite taille, mais carrées et fermes, qui se rencontrent parmi les voltigeurs et les chasseurs, offrent plus de ressource que les grenadiers, dont un grand nombre, originaires du Nord et de l'Alsace, croulent promptement sous les atteintes de la maladie (1).

Nous avons examiné dans quel rapport se trouve la force avec les différences individuelles de l'organisation, telles que tempérament, idiosyncrasies, âge, sexe, hérédité, habitude, taille et poids du corps ; il nous reste à la considérer, dans la totalité de l'organisme, aux prises avec les influences du monde ambiant. C'est ici que la distinction de la force habituelle et de la force virtuelle s'applique avec vérité.

L'homme ne conserve son équilibre qu'en réagissant incessamment contre les influences extérieures. Celles-ci ne sont constantes ni dans leur intensité, ni dans leur durée, ni dans la vitesse de leur succession ; mais quelles que soient leurs variations, elles ont une latitude comprise entre deux extrêmes fixes, ce qui permet d'en calculer la moyenne, et par suite celle de la résistance que l'homme est obligé de leur opposer. Soit, par exemple, la température du climat : elle oscille entre un maximum et un minimum, elle offre une moyenne annuelle, et dès lors il est aisé de prévoir jusqu'à quel point le pouvoir calorifique de l'homme devra s'exercer pour maintenir la température animale dans une limite à peu près invariable. Tant que les influences extérieures n'excèdent point l'échelle ordinaire de leurs vicissitudes, la résistance que l'homme leur oppose n'exige

____

(1) Il résulte des recherches de M. Briquet (*Revue médicale*, février 1842) que les sujets de grande taille sont plus disposés à la phthisie pulmonaire. — Louis, *Recherches sur la phthisie*. 2ᵉ édition. Paris. 1843. page 579 et suiv.

que le développement de sa force habituelle ; mais si elles acquièrent une intensité insolite, si elles dépassent leur latitude ordinaire de variations, l'organisme doit réagir avec une énergie proportionnelle, il doit développer une force de plus en plus grande, et il vient un moment où, près de s'épuiser, incapable de prolonger sans détriment la lutte, il appelle à lui le secours de tous les moyens propres à la garantir contre l'agression ruineuse des influences du dehors. Dans cette progression de réactions qui a pour termes extrêmes la santé facile et l'imminence morbide, l'homme débute par la dépense de sa force habituelle, se soutient en développant sa force virtuelle, et si l'influence à laquelle il résiste n'est surmontée ou ne disparaît, la nature devient insuffisante. Or, ni la force que l'organisme développe habituellement, ni celle qu'il peut développer en raison de sa virtualité, ne sont départies à toutes les constitutions dans une mesure égale : c'est ce qu'il est aisé de vérifier en observant plusieurs individus soumis à l'action d'une même cause. Les cas suivants se présenteront : 1º Perturbation fugace, retour presque immédiat à l'équilibre fonctionnel par la réaction efficace et instantanée de l'organisme. 2º Oscillation de quelque durée et rétablissement dans la plus courte période de temps. 3º Maladie, mais qui, à l'aide du simple régime, se termine spontanément par le retour complet à la santé. 4º Maladie, laquelle, abandonnée à elle-même, est suivie d'un rétablissement incomplet, d'une convalescence longue et incertaine. 5º La maladie est plus grave, les soins de l'art sont indispensables ; la guérison qu'ils amènent laisse à sa suite faiblesse et langueur. La force revient cependant, mais non plus dans la mesure de celle qui existait avant l'accident. 6º Un dernier cas est celui où la guérison ne peut être complétée, même avec le concours des moyens les mieux dirigés et des soins les plus persévérants. Nous avons supposé six individus, impressionnés par la même cause, et se comportant chacun suivant sa nuance de constitution ; mais notre supposition est singulièrement outre-passée par la variété des types organiques et, par conséquent, des manifestations réactionnelles. Pour apprécier les conditions individuelles de l'équilibre qui fait la santé, il y aurait à considérer l'intensité comparée des forces organiques et des influences qu'elles ont à surmonter, la persévérance des unes et des autres dans une même mesure d'action, la promptitude avec laquelle les unes et les autres se développent et parviennent au maximum relatif de leur intensité ; ne pouvant entrer dans ces détails, nous résumons notre opinion sur la force envisagée dans la totalité de l'organisme par cette citation d'Hippocrate : « Selon moi, les constitutions qui se ressentent promptement et fortement de leurs écarts sont plus faibles que les autres ; le faible est celui qui se rapproche le plus du malade ; et le malade est encore plus faible : aussi doit-il souffrir plus que tout autre des fautes du régime (1). »

La constitution se traduit par la force ; la force se révèle dans certaines conditions d'organisation et de fonctionnalité ; elle s'épuise graduellement ou violemment dans les réactions incessantes de l'organisme contre les influences extérieures. La série de ces réactions compose la vie : la durée de la vie mesure donc en définitive la vertu des constitutions, et la question de force constitutionnelle se résout dans les chiffres comparés de la mortalité. Mais des lacunes se font sentir ici dans la statistique : on n'a pas encore recherché les proportions de la mortalité suivant la taille, l'hérédité, les tempéraments et les idiosyncrasies ; mais la statistique a fourni des données péremptoires sur les rapports de la mortalité avec l'âge, le sexe et les professions ; celles-ci expriment en partie l'influence des habitudes. Ces résultats numériques trouveront place dans la seconde partie de ce livre, d'autant mieux que la macrobie, suivant l'expression de P. Lucas, a son origine première dans l'espèce et se rapporte à l'espèce.

CHAPITRE VIII.

DE L'IMMINENCE MORBIDE.

La réaction organique est en raison composée de la constitution et des influences qu'elle reçoit ; la mesure de cette réaction se trouve donc d'une part dans les qualités et la quantité

---

(1) Hippocrate, trad. Littré, *Traité de l'ancienne médecine*, tome I, page 597.

des influences, d'autre part dans les éléments de la constitution. Toutes les fois que la réaction devient irrégulière, on doit en chercher la raison dans l'homme ou dans les modificateurs, et plus souvent encore dans l'homme seulement. Ce sont là les deux foyers de l'étiologie des maladies ; et s'il faut leur assigner une importance relative, nous appellerons en première ligne l'attention du médecin sur le rôle que joue la spontanéité organique dans la production des troubles fonctionnels et des états morbides. Nous pensons, avec tant d'autres observateurs, que la cause initiale de la plupart des affections non traumatiques réside plus encore dans les conditions de l'organisation individuelle que dans les influences du dehors ; celles-ci n'acquièrent l'efficacité nécessaire pour la réalisation de l'état morbide qu'autant qu'elles sont favorisées, quelquefois de très loin, par les prédispositions personnelles. Les prédispositions relèvent de tous les éléments de la constitution précédemment étudiés ; plus ou moins nombreuses, c'est fortune qu'elles se balancent entre elles et se neutralisent par l'antagonisme des actions physiologiques. Bien des santés ne durent qu'au prix de cette pacification précaire des éléments de maladie que récèle l'organisme : trêve de quelques années que vient rompre tôt ou tard la prépondérance d'une partie. Mais le plus souvent cet équilibre incertain n'existe même point ; sous l'impulsion des moindres causes, l'organisme éprouve des déviations que ne suit pas toujours un retour complet à la santé, ainsi que nous l'avons dit plus haut, et qui accusent en lui l'exagération ou l'insuffisance de l'un des agents mêmes de la constitution. Combien est-il d'hommes qui n'aient point, suivant l'expression vulgaire, un organe faible, c'est-à-dire plus sujet à ressentir l'atteinte des influences morbifères ? L'école physiologique appliquait à cette disposition la dénomination de *diathèse*, et elle admettait ainsi autant de diathèses qu'il y a d'organes et de viscères. Mais diathèse ou prédisposition latente (Chomel), ce n'est qu'un mot ; et au lieu de signaler vaguement « une modi-
» fication spéciale, entièrement inconnue dans son essence, soit
» de toute l'économie, soit d'une ou de plusieurs des parties
» qui la constituent » (1), interrogeons l'économie dans ses

____

(1) Chomel, *Pathologie générale*, 3ᵉ édition, page 89.

conditions propres ; rattachons, s'il se peut, tout phénomène à son principe matériel. Alors il apparaîtra que ces diathèses, ces dispositions inconnues dans leur essence qui penchent l'homme vers la maladie, qui lui circonscrivent une sphère particulière d'imminence morbide, se déduisent des éléments de chaque organisation individuelle, et sont en quelque sorte la végétation spontanée du fonds humain.

§ I. De l'imminence morbide suivant les tempéraments et les idiosyncrasies.

On a dit que le tempérament est le premier pas vers la maladie : cet axiome est rigoureusement vrai. Et c'est ici que la doctrine des tempéraments révèle toute son importance ; ils interviennent non seulement dans la génération des maladies, mais dans leur forme, leur marche et leur terminaison ; ces rapports sont tous les jours saisis au lit des malades par le regard du praticien, et il puise dans la conscience de son observation la sanction d'une vérité traditionnelle, vainement attaquée ou niée par des adversaires plus exigeants que l'expérience des siècles. C'est à l'âge surtout où les tempéraments se prononcent jusqu'à l'évidence, qu'il est facile d'en apprécier les liaisons avec l'étiologie, la pathogénie et la thérapeutique. Les hôpitaux militaires présentent les meilleures conditions de cette étude : les malades qui s'y rendent ont, pour la plupart, acquis leur développement ; ils n'ont plus les formes indécises du premier âge, les apparences transitoires de l'adolescence ; ils n'ont pas encore subi d'altération dans leur aspect extérieur par le progrès des années : aussi nulle part la médecine pratique n'est commandée plus sévèrement par la considération des différences individuelles qui ressortent des tempéraments. Dire que le tempérament sanguin est disposé aux congestions, aux hémorrhagies, aux inflammations, qu'il enveloppe en général les affections morbides d'une phénoménalité active, bruyante, qu'il leur imprime une progression rapide et les précipite vers une solution promptement heureuse ou fatale, c'est répéter des faits vulgaires, mais exacts. Exagéré passagèrement, ou par l'effet de l'organisation primordiale, il donne lieu aux accidents connus de l'état pléthorique. Si les sujets sanguins se trouvent, par la mobilité de leur système vasculaire, sous l'imminence incessante de maladies fébriles, aiguës, phlegmasiques, ils sont aussi doués pour y réagir avec efficacité ; ils forment cette élite de malades qui prêtent aux traitements énergiques, et plus souvent encore s'en passent par la brusque spontanéité de leur guérison ; c'est chez eux que l'on voit survenir, soit par la peau, soit par la surface muqueuse, soit par l'office d'un appareil spécial d'élimination (rein, foie), ces spoliations abondantes qui, suivies d'une détente soudaine, ont mérité le nom de crise ; quelles que soient leurs déperditions, ils les réparent avec facilité.

Les gens nerveux, mais avec un développement médiocre du système musculaire, sont condamnés à des précautions pour se garantir des grandes vicissitudes ; ils ne sauraient les braver avec les mêmes chances d'impunité que les sujets sanguins ; des causes qui glissent sur ces derniers leur suscitent des dérangements ; leur santé est toujours menacée de perturbations, mais elles sont peu profondes, quoique accompagnées d'une vive émotion de sympathies ; leurs maladies tendent moins à l'inflammation ; elles déterminent des douleurs intenses, mais compromettent rarement la vie. A un degré plus prononcé du tempérament nerveux, la réaction devient plus caractéristique ; elle peut simuler l'appareil symptomatique d'une affection des plus graves, quoique légère en elle-même et produite par une cause insignifiante. L'organisation frêle et vibratile de ces êtres délicats qui s'abritent moelleusement dans les boudoirs et s'exaltent par les romans, les spectacles, les bals ; celle des littérateurs et des artistes chez qui la vie semble concentrée sur le système nerveux, s'ébranle avec une déplorable facilité à tout souffle du dehors, et éclate en réactions désordonnées ; ils sont pour ainsi dire habituellement dans un état d'imminence spasmodique, convulsive, ataxique. Qu'une lésion survienne, qu'une irritation frappe un de leurs organes, toute l'économie en retentit douloureusement, quand ailleurs elle resterait confinée dans sa localité d'origine, sans trouble ni souffrance ; leurs maladies n'ont ni marche régulière ni solutions critiques. La forme ataxique, nerveuse, qu'elles revêtent, peut donner le change sur leur nature, et il faut une sagacité exercée pour saisir, derrière le masque d'une phénoménalité trompeuse, la cause réelle, le point d'irradiation. L'imminence morbide qui résulte de ce tempérament doit être amortie par la dispensation graduelle des influences hygiéniques, par l'éloignement de tout ce qui peut exciter de fortes émotions, surtout par l'augmentation de la vigueur musculaire au moyen des exercices et d'une alimentation solide. Quant aux médicaments dits antispasmodiques ou narcotiques que tant de médecins emploient même à titre de préservatifs et, comme ils disent, pour éteindre la sensibilité, c'est à peine si nous y avons confiance pour les cas de maladie : ils doivent être bannis, comme toute espèce de drogue, du domaine de l'hygiène.

Quand on sonde les prédispositions morbides que recèle le tempérament lymphatique, on reconnaît qu'elles correspondent, d'une part, à l'exagération physiologique des élaborations blanbles, d'autre part à l'atonie des systèmes musculaire et nerveux; aux lymphatiques les engorgements glanduleux, les tumeurs articulaires, les scrofules, les supersécrétions séreuses et muqueuses, en un mot, toutes les maladies sans fin qui semblent l'apanage des constitutions molles et humides. Ce n'est pas qu'ils échappent aux phlegmasies, aux névroses; mais celles-ci ne se montrent guère que chez les lymphatiques avec prédominance de l'axe cérébro-spinal. Quant aux phlegmasies, elles revêtent chez eux des caractères spécifiques : point d'acuité ni de franche allure; point ou peu de troubles généraux ni de guérisons spontanées. La lenteur de la circulation, la paresse du système nerveux rendent les réactions difficiles, les sympathies obscures, la marche des maladies languissante, leur terminaison incertaine. L'exhalation des surfaces affectées augmente; de là cette forme muqueuse ou pituiteuse qui fixait presque exclusivement l'attention des anciens, et servait à classer les maladies; celles-ci ont, dans le tempérament lymphatique, une tendance visible à la chronicité, les sujets prêtant peu au déploiement des médications énergiques et l'organisme étant frappé d'une sorte d'impuissance radicale.

Nous avons dit (page 94) qu'il existe une affinité entre les tempéraments et les idiosyncrasies; l'étude de l'imminence morbide confirme cette proposition. Chez les sujets sanguins ce sont le cœur et les poumons, souvent aussi le foie, qui reçoivent plus particulièrement l'atteinte des causes morbifiques; le cœur surtout semble être chez eux le viscère le plus actif. Toutefois les

relevés numériques que nous donnons plus bas, et dans lesquels
entre une forte proportion d'individus sanguins, tendraient à
établir en faveur de cet organe une exception à la loi des idiosyncrasies ; pour être plus activé dans ses fonctions, le cœur ne
paraît point plus exposé à maladie. La prédominance de l'appareil hépatique n'est parfois qu'une idiosyncrasie transitoire
liée aux phases annuelles de la grande fonction à laquelle il
concourt : « L'état des organes digestifs change avec les saisons » (1) ; mais elle s'observe aussi comme une condition permanente de l'organisme ; dans le premier cas, elle influe sur la
forme des maladies régnantes et détermine ces épidémies à localisations diverses, mais scellées d'un signe commun, épidémies si bien caractérisées par Stoll et Tissot ; dans le second
cas, elle centralise l'influence des agents morbifiques dans l'appareil sécréteur de la bile ou colore pour ainsi dire les manifestations morbides des autres organes. C'est ici le lieu de rappeler
la distinction déjà faite des idiosyncrasies en actives et en passives, et d'expliquer cette dernière expression. En effet, tandis
que les tempéraments résultent constamment de l'exagération
anatomique ou physiologique de l'un des systèmes généraux,
l'idiosyncrasie peut dépendre de la faiblesse relative d'un viscère, d'un appareil d'organes. Ce qui rend un organe vulnérable
aux influences morbigènes, c'est tantôt l'excès de son activité,
tantôt son inertie ; robuste, capable d'une résistance prolongée,
presque toujours il est exercé jusqu'à l'abus qui engendre la maladie ; délicat par je ne sais quelles nuances de sa texture, et
d'une mobilité plus grande, il se fatigue plus vite, réagit moins
énergiquement, et s'altère par l'action de faibles causes ; en un
mot, les mêmes différences que nous avons signalées entre la
force individuelle des organisations se répètent entre la force
relative des organes et des viscères du même individu : de là
double pente à l'état morbide par ce que l'on peut appeler les
idiosyncrasies actives et les idiosyncrasies passives. Si le tempérament est un pas vers la maladie, l'idiosyncrasie en est la
halte ; elle commande, elle détermine en effet le siége de la maladie, comme le tempérament lui imprime allure et forme ; c'est

(1) Hippocrate, trad. Littré. *Des eaux, des airs et des lieux*, tome II,
page 15.

vers l'organe prépondérant par sa vitalité ou désarmé par sa faiblesse relative, que convergent les mouvements organiques dans l'état de santé comme dans l'état de maladie ; cette proposition a presque la valeur d'une loi que vérifie l'observation quotidienne. Supposons que trois individus appartenant aux trois tempéraments que nous avons admis, mais doués de l'idiosyncrasie pulmonaire, subissent l'action prolongée d'une cause morbifique, telle que le froid humide : le sanguin sera frappé de pleuro-pneumonie, le lymphatique de catarrhe bronchique, le nerveux éprouvera un accès d'asthme. Trois femmes à idiosyncrasie génitale, soumises à la même stimulation, présenteront, chacune suivant son tempérament sanguin, lymphatique ou nerveux, des accidents de métrite, de leucorrhée ou d'hystérie. Diversifiez l'idiosyncrasie sous l'empire du même tempérament, et vous verrez une forte émotion ressentie par trois personnes à la fois produire, chez l'une un ictère, chez l'autre des palpitations, chez la troisième une diarrhée. Le rôle que jouent les idiosyncrasies dans la production des maladies est si constant, si décisif, que M. Chomel (*loc. cit.*), qui a avancé une théorie vague des prédispositions, a proposé d'appeler celles-ci des *idiosyncrasies morbifiques;* ce qui équivaudrait à qualifier le tempérament sanguin de *tempérament morbifique*, parce qu'il favorise le développement d'un certain ordre d'affections.

§ II. Des rapports de l'imminence morbide avec les âges.

Chaque âge a ses conditions anatomiques et physiologiques: il doit donc avoir ses maladies ; ce qui implique une spécialité relative de l'hygiène et de la thérapeutique. Les modifications que subissent les tempéraments aux différentes époques de la vie, le déclassement des idiosyncrasies par les vicissitudes de l'accroissement et du décroissement des organes, expliquent déjà pourquoi l'âge est tour à tour cause prédisposante ou cause efficiente de maladie ; l'âge modifie la marche et la phénoménalité de certaines maladies ; il en est d'autres qu'il empêche par un véritable antagonisme ; enfin, des affections plus ou moins graves se développent exclusivement à certaines époques de la vie, ou ne peuvent se produire alors que sous une forme déterminée : aussi les a-t-on appelées maladies des âges. L'influence de l'âge se résume donc en ceci : préparer, déterminer, modifier ou bien empêcher le développement d'une maladie (1).

1. *Enfance*. L'injection très prononcée des tissus membraneux chez les enfants facilite les hémorrhagies ; celles de l'intestin grêle et même de toute la muqueuse digestive affectent les nouveaux-nés; ce n'est guère que chez les enfants qu'on observe l'apoplexie méningienne dans laquelle le sang est épanché à la surface du cerveau, dans les mailles de la pie-mère ou à l'extrémité inférieure et postérieure du rachis; les hémorrhoïdes ne surviennent à cet âge que sous l'influence de l'hérédité. Toutefois, les hémorrhagies primitives ou secondaires aiguës sont rares chez les très jeunes enfants; les premières, plus fréquentes à l'âge de dix à quatorze ans, paraissent se lier aux approches de la puberté et s'observent surtout chez les filles. Les hémorrhagies cachectiques et chroniques sont beaucoup plus fréquentes à l'âge de un à cinq ans (2). C'est aussi presque exclusivement dans l'enfance qu'on observe la forme d'hémorrhagie appelée constitutionnelle et qui dépend de l'hérédité. Les lésions de sécrétion se lient encore chez l'enfant à l'activité de la circulation capillaire dans les téguments et à la turgescence des cryptes mucipares du tégument interne et des cryptes sébacées de la peau; de là l'ichthyose des nouveaux-nés, produit d'une sécrétion épidermique anormale qui s'opère en même temps que la desquamation du premier épiderme ; de là les concrétions de matière brunâtre et comme adipocireuse sur le front et les tempes du nouveau-né ; les diarrhées muqueuses qui accompagnent la première dentition, et qu'il ne faut pas confondre avec les diarrhées lientériques produites, avant la dentition, par la disproportion de la nourriture avec l'état des organes digestifs ; l'œdème des nouveaux-nés (sclérème), dont les caractères s'expliquent par la coïncidence de l'hypérémie physiologique des tissus et de leur infiltration séreuse. L'infiltration séreuse du tissu cellulaire notée par MM. Rilliet et Barthez, chez plus du huitième de leurs malades, se montre plus souvent entre deux et cinq ans, qu'au delà de six ans. L'hydrocéphalie, presque tou-

(1) Gendrin, *De l'influence des âges*, page 9.

(2) *Traité des maladies des enfants*, etc., par Rilliet et Barthez, tome II, page 7.

jours consécutive, est aussi plus rare après l'âge de six ans; liée
souvent à l'anasarque, aux fièvres éruptives, à la néphrite, etc.;
elle a perdu de son importance par suite de recherches modernes
sur l'inflammation tuberculeuse des méninges. L'hydropéritonie,
primitive et secondaire, atteint plutôt les garçons que les filles,
et postérieurement à l'âge de six ans; la forme primitive, comme
l'ascite secondaire aiguë, affecte de préférence les enfants
forts et bien constitués, tandis que la forme chronique ou cachectique appartient aux enfants débilités. L'œdème du poumon est
l'une des hydropisies les plus fréquentes de l'enfance; mais
presque toujours terminal et à symptômes obscurs, il se rattache
à la pneumonie lobaire ou lobulaire, à la gangrène du poumon,
au croup, à l'entéro-colite, surtout à la néphrite albumineuse et
aux fièvres éruptives, scarlatine en tête; à l'état chronique,
c'est la tuberculisation qui coïncide le plus souvent avec l'œdème
pulmonaire.

L'incontinence des urines, si fréquente dans le premier âge,
provient de ce que la vessie se contracte instinctivement par
l'impression stimulante du liquide qu'elle contient; plus tard ce
viscère subit l'influence cérébrale; mais sitôt que l'action du
cerveau sur les organes contractiles est interrompue par le sommeil, l'incontinence se reproduit jusqu'à ce que les rapports du
système nerveux cérébro-spinal et du système musculaire soient
bien consolidés. La fréquence des mictions ne permet pas à l'u-
rine de s'accumuler dans le réservoir et de former un courant
assez fort pour entraîner les concrétions naissantes ou descen-
dues des reins; le petit diamètre de l'urètre gêne d'ailleurs l'é-
limination de ces produits; fixés dans la vessie, ils augmentent
par la déposition des matières salines de l'urine, déposition qui
s'opère d'autant plus facilement que, suivant l'observation de
M. Prout, de un ou deux ans à sept, l'urine a une grande tendance à laisser précipiter les sédiments. La composition des
urines influe nécessairement sur la production des calculs aux
différents âges; aussi sont-ils rares pendant la première année,
où les urines sont principalement aqueuses. M. Civiale a reconnu que la moitié des calculeux est impubère, et l'autre moitié
âgée de quarante ans et plus.

La délicatesse des tissus tégumentaires, la richesse de leurs réseaux capillaires, l'activité de la circulation sanguine, l'irritabilité générale placent les enfants sous l'imminence des phlegmasies internes et externes ; aux enfants les plus jeunes, les plus délicats, aux filles, les phlegmasies à formes cachectiques et chroniques ; aux plus âgés, aux robustes, aux garçons, les inflammations aiguës et franches. Inutile de rappeler celles qui se développent à leur peau, soit par l'effet des circonstances extérieures, soit par l'extension des irritations des muqueuses (érythèmes de la face, de l'anus, des fesses, etc.). Jusqu'à la dexième dentition, les inflammations des organes digestifs sont les maladies les plus ordinaires de l'enfance, qu'elles soient idiopathiques ou le résultat d'une complication ; celle de l'œsophage paraît propre aux enfants (Billard) comme affection spontanée, et se rattache à la vascularité physiologiquement exagérée de ce conduit. Les stomatites, avec turgescence gengivale, les stomatites aphtheuses simples, les coryzas si fréquents chez les nouveaux-nés, sont les préludes ou les accompagnements de la première dentition et coïncident avec l'évolution des dents, des os maxillaires, des glandes salivaires et des voies nasales : ce sont autant de maladies à surveiller plutôt qu'à traiter, car elles résultent de l'exaltation passagère d'actes physiologiques. — Un groupe spécial de phlegmasies domine dans l'enfance, sans lui appartenir exclusivement ; ce sont celles qui donnent lieu à la formation de pseudo-membranes et dont les plus fréquentes sont le croup et le muguet ; elles sont rares chez les adultes et s'observent exceptionnellement chez les vieillards, comme si elles trouvaient une des conditions les plus favorables à leur production dans la plasticité des fluides et dans la richesse des systèmes capillaires sanguins des enfants. MM. Rilliet, Barthez et Hache ont noté, chez la plupart des enfants atteints de croup, la fermeté des chairs et la force de la constitution ; c'est à l'âge de deux à sept ans que cette maladie se développe le plus fréquemment ; la stomatite pelliculaire survient entre cinq et dix ans, comme épiphénomène des fièvres éruptives, de la fièvre typhoïde, des entéro-colites, etc., plus qu'à titre idiopathique ; elle attaque surtout les enfants mal soignés et affaiblis. Ceux-ci paient un ample tribut aux inflammations de l'appareil respiratoire ; ils sont sujets à des trachéo-bronchites.

promptement fatales par l'engouement des bronches que l'ex-
pectoration ne vide point ; les pneumonies les frappent à la mamelle ; plus dangereuses encore par la dissémination de la phlogose (pneumonies lobulaires), elles sont fréquentes encore depuis
la première dentition jusqu'à la puberté. M. Valleix (1) a recueilli lui-même quatorze observations de pneumonie présentées
par des enfants presque naissants ; l'âge de un à cinq ans y prédispose efficacement : sur 245 petits pneumoniques, 172 n'avaient
pas dépassé l'âge de cinq ans, et 73 étaient âgés de plus de cinq
ans. Chez les enfants de moins de cinq ans, MM. Gerhard et
Rufz avaient nié l'existence de la pneumonie idiopathique ; sur
les 245 malades précités, MM. Barthez et Rilliet ont constaté
vingt-quatre fois cette forme de la pneumonie avant l'âge de cinq
ans, et dans ces conditions elle se termine presque toujours par la
guérison. La bronchite est d'autant plus rare que les enfants sont
plus jeunes : sur 115 atteints de cette affection, 37 avaient de un à
cinq ans ; 78 de six à quinze ans. On a cru que la néphrite n'existait
guère chez les enfants que liée à l'état calculeux ; les recherches
récentes l'ont montrée assez fréquente, surtout la forme albumineuse, dépendant de fièvres éruptives, intermittentes, typhoïde, de l'affection tuberculeuse. Les organes génito-urinaires
s'enflamment rarement ; nous avons déjà signalé la vaginite qui
survient parfois chez les petites filles entre deux dentitions, et
qui dépend du travail d'évolution de l'utérus ou des organes folliculeux. Il arrive quelquefois que l'inflammation oblitératrice
de la veine ombilicale outre-passe ses limites et s'étend à la
veine porte, comme ferait une phlébite ordinaire ; Breschet et
M. Villermé, en faisant des recherches sur les cadavres de nouveaux-nés, ont trouvé sur plusieurs, dont l'ombilic n'était point
cicatrisé, la veine ombilicale manifestement enflammée, rouge,
épaissie dans ses parois et contenant du pus (2). Quant aux
méningites et aux encéphalites, qui sont fréquentes dans l'enfance, elles dépendent des mêmes conditions physiologiques
que les hydrocéphales aiguës et les apoplexies méningiennes.

(1) *Clinique des maladies des enfants nouveau-nés*. Paris, 1838, page 42.

(2) « La première enfance est sujette aux insomnies, aux aphthes, aux vo-
» missements, aux toux, *aux inflammations ombilicales*, aux suintements des
» oreilles. » Hippocrate, *Aphorisme* 24, sect. III.

Les inflammations exanthématiques, excepté les contagieuses, se montrent rarement avant la première dentition.

Les affections d'origine miasmatique sont à redouter pour les enfants en raison de l'activité de leur absorption et de la perméabilité de leurs tissus ; on sait la remarque faite par M. Villermé (1), que les enfants au-dessous de dix ans meurent en plus grand nombre, dans les contrées marécageuses, à l'époque de l'année ou l'évaporation des eaux stagnantes a son maximum d'intensité. Le grand nombre d'enfants atteints de fièvre typhoïde, que reçoit habituellement l'hôpital des Enfants-Malades de Paris, confirme aussi sur ce point l'induction physiologique. Rare dans les premières années de la vie, moins rare entre cinq et huit ans, la fièvre typhoïde sévit avec le plus de fréquence sur les enfants de neuf à quatorze ans. Abercrombie l'a observée chez des enfants de six à sept mois ; M. Marc d'Espine, chez un enfant de sept mois ; M. Charcelay, chez des nouveaux-nés.

Nous avons vu combien l'enfant est accessible aux impressions du dehors ; transmises au cerveau, elles déterminent facilement une excitation trop vive qui donne lieu aux mouvements convulsifs ; c'est à cette susceptibilité extrême du système nerveux qu'il faut rapporter les accidents convulsifs que font naître par réflectivité la dentition, la présence de vers dans le tube digestif, le prurigo de l'eczéma, etc. « Vers la dentition viennent le prurit et l'irritation des gencives, les fièvres, les convulsions, les diarrhées, surtout à la sortie des dents canines et chez les enfants qui ont beaucoup d'embonpoint et une constipation opiniâtre. » (Hippocrate, *Aphor.* 25, sect. III.) La chorée, qui consiste dans la discordance d'action entre le système nerveux et le système musculaire, et qui se caractérise par la rapidité extrême, le manque de précision et de fixité dans les mouvements, la chorée est une maladie plus familière à l'enfance qu'à tout autre âge ; mais elle n'est ni rare ni très commune, car sur 32,976 malades admis à l'hôpital des Enfants pendant dix ans, 189 seulement étaient affectés de chorée, = 1 sur 377 (Rufz). L'épilepsie a été appelée *mal des enfants ;* on l'a vue

____

(1) *Annales d'hygiène publique et de médecine légale,* tome II, page 31.

se développer dès les premiers jours et dans les premiers mois
de la vie : " *Vel primo mense adgreditur.... vel circa denti-
tionis tempus a septimo ad decimum mensem....* " (Sydenham,
op. cit., page 620.) Cependant, c'est surtout vers la puberté
qu'elle se développe. Les convulsions primitives et sympathiques
se manifestent d'habitude avant l'âge de sept ans ; les convulsions symptomatiques, quoique plus fréquentes à la même période de la vie, ne sont pas rares entre six et quinze ans.

La cachexie scrofuleuse est due à une modification inconnue
du sang, source commune des dépôts morbides multiples qui
s'opèrent sur des organes éloignés les uns des autres, et qui
n'ont guère de liaisons sympathiques ; elle a pour expressions
locales la tuméfaction inflammatoire des ganglions lymphatiques, l'inflammation chronique des muqueuses oculaires, palpé-
brales, nasales, des arthropathies, la carie des os courts, etc.
Le système lymphatique, succursale du système circulatoire,
joue au moins un rôle particulier dans la distribution des principes scrofuleux qui préexistent probablement dans l'organisme ;
il est l'un des siéges de prédilection des dépôts hétéromorphes
auxquels ils donnent lieu, et comme il a une prépondérance
marquée dans l'enfance, on comprend la fréquence des scrofules
à cet âge ; sur 537 scrofuleux, 210 sont compris entre un et
dix ans ; scrofules et tubercules présentent sous ce rapport
une grande divergence ; ceux-ci sont beaucoup plus fréquents
entre vingt et quarante-cinq ans qu'avant vingt ans ; celles-là
augmentent de fréquence jusqu'à l'âge de quinze ans, se montrent encore chez beaucoup d'individus entre quinze et vingt ans,
deviennent plus rares entre vingt et trente ans, et disparaissent
à peu près à mesure que l'homme avance vers la vieillesse. Nous
empruntons à M. Lebert (1) le tableau suivant, plein d'intérêt
pour l'hygiène :

(1) *Traité pratique des maladies scrofuleuses et tuberculeuses.* Paris, 1849,
page 60.

Âge	Tuberculeux pour 1,000	Scrofuleux pour 1,000.
1 à 5	0,093	0,128
5 à 10	0,051	0,262
10 à 15	0,057	0,292
15 à 20	0,084	0,162
20 à 25	0,142	0,052
25 à 30	0,129	0,039
30 à 35	0,111	0,026
35 à 40	0,106	0,019
40 à 45	0,064	0,019
45 à 50	0,060	»
50 à 60	0,063	»
60 à 70	0,039	»
70 à 80	0,006	»

On a noté depuis longtemps la fréquence plus grande des tubercules dans les centres nerveux, dans les ganglions bronchiques et dans les glandes mésentériques (carreau), chez l'enfant que chez l'adulte. Toutefois nous rencontrons souvent ces deux dernières localisations de la maladie tuberculeuse chez nos jeunes soldats, et c'est à tort que M. Gendrin considère, comme une exception, la tuberculisation des ganglions abdominaux après la puberté (*loc. cit.*, page 58). La méningite tuberculeuse appartient encore à l'enfance, en raison de la prédominance encéphalique, si prononcée à cette époque de la vie. Enfin, c'est à cette même époque de la vie que le rachitis se développe fréquemment sous l'influence d'une alimentation trop forte ou insuffisante, par la direction vicieuse de la plasticité.

2. *Puberté, âge adulte.* L'épistaxis est l'hémorrhagie des muqueuses dans l'adolescence et dans l'âge mûr. Chez les femmes, les hémorrhagies utérines s'observent à l'époque ou la menstruation s'établit, et pendant la période d'existence de cette fonction; rares avant la puberté et après la ménopause, elles sont de source incertaine dans le premier cas, et presque toujours le symptôme d'une lésion matérielle dans le second, témoignant ainsi de l'influence de l'âge sur la vitalité et le développement des organes. Entre trente et trente-cinq ans, s'opèrent des congestions vers le rectum, cause productrice des hémorrhoïdes dont les *attaques*, comme on dit, se répéteront plus ou moins fréquentes, avec ou sans effusion sanguine, jusque vers cinquante à soixante ans.

Parmi les lésions de sécrétion, il en est qui résultent en partie de causes spéciales, en partie des conditions physiologiques de l'âge : on ne saurait nier qu'une mastication incomplète, une sorte d'état saburral habituel qui se manifeste par les vomissements, les diarrhées, les coliques, favorisent chez l'enfant la production des vers lombrics que l'on observe surtout vers la deuxième dentition. Les ascarides sont plus communs chez les adolescents et les adultes ; le ténia dans l'âge moyen.

Les inflammations cutanées, aiguës et chroniques, ne font point défaut aux jeunes gens et aux adultes ; nous les observons en grand nombre dans les hôpitaux militaires qui reçoivent en majeure partie des malades de vingt à trente-cinq ans ; quoique leur muqueuse digestive n'offre plus la vascularité exubérante de l'âge précédent, ils sont exposés singulièrement aux inflammations gastro-intestinales et à celles des organes annexes de la digestion. La proportion de ces maladies est énorme dans l'armée, et quand on pratique sur le théâtre où Broussais a recueilli les matériaux de ses généralisations, on s'étonne moins de la prépondérance pathogénique qu'il a conférée à la gastro-entérite. Vers la puberté, le larynx achève de se développer, et c'est à partir de cette époque que s'établit une aptitude particulière aux irritations de cet organe. Presque tous les faits consignés par MM. Trousseau et Belloc (1) portent sur des hommes de trente à quarante-cinq ans. Les phlegmasies des bronches, des poumons et des plèvres occupent une grande place dans la pathologie de la jeunesse et de l'âge mûr ; il résulte d'un grand nombre de faits relevés par MM. Barth et Grisolle (2) que la pneumonie, assez commune dans la jeunesse, atteint son maximum de fréquence dans la période de vingt à trente ans ; toutefois en tenant compte du chiffre de la population aux mêmes époques de la vie, on trouve que la pneumonie, loin d'être rare chez les vieillards, est encore chez eux l'affection aiguë la plus commune et la plus meurtrière (3). L'évolution sexuelle, la gestation, l'accouchement, la lactation, etc., sus-

(1) *Traité de la phthisie laryngée.* Paris, 1837, in-8 avec planches.
(2) *Traité de la pneumonie.* Paris, 1841, in-8.
(3) Chomel, *Dictionnaire de médecine,* 2ᵉ édition, tome XXV, page 161.

citent à la femme l'imminence des affections inflammatoires de l'appareil génital.

Tous les observateurs s'accordent à fixer l'opportunité de la fièvre typhoïde entre vingt et trente ans ; M. Forget confirme ce résultat par ses dernières et importantes recherches (1). L'histoire médicale de nos armées montre aussi que l'âge adulte est éminemment apte à l'absorption des miasmes paludéens, cause la plus générale de la production des fièvres intermittentes.

Les névroses appartiennent aux âges d'accroissement et d'état (hystérie, épilepsie, hypochondrie, manie, etc.).

La chlorose est liée, dans son développement, aux conditions physiologiques qui préparent la révolution de la puberté, et se prolonge par l'insuffisance de la réparation organique, non à cause de l'imperfection de la menstruation qui n'est qu'un reflet de la condition générale de l'organisme. La cachexie scrofuleuse retarde l'apparition des premières règles ; la plupart des jeunes filles qui la présentent ne sont réglées que vers leur seizième année. La disposition scrofuleuse est souvent atténuée, corrigée par la puberté qui a pour effet de condenser les tissus, de réduire l'activité des élaborations blanches ; en général, l'évolution des organes sexuels et leur entrée en exercice sont suivis d'heureux changements, et déterminent, d'après l'ingénieuse idée de Bordeu, la crise de l'enfance et de ses infirmités (2).

Quant aux tubercules, ils sont très communs de dix-huit à quarante ans ; des recherches publiées sur ce sujet, il résulte que l'homme après la puberté est surtout exposé aux tubercules depuis l'âge de vingt et un ans jusqu'à celui de vingt-huit ; la femme y paraît plus exposée avant l'âge de vingt ans. Passé la puberté, les tubercules se montrent presque exclusivement dans les poumons. M. Briquet, qui s'est occupé en dernier lieu de recherches statistiques sur la phthisie (3), a trouvé que les trois cinquièmes des phthisies se développent entre trente et trente-cinq ans, et que la plus grande partie des deux autres

(1) *Traité de l'entérite folliculeuse*. Paris, 1841, page 450.

(2) « Multa morborum genera primo coïtu solvuntur, primoque fœmina» rum mense ; aut si non id contingat, loginqua fiunt maximeque comitiales. » Pline, *Historia naturalis*, lib. XXVIII, cap. IV.

(3) *Revue médicale*, février 1842.

cinquièmes se manifestent de trente-cinq à cinquante ans : c'est donc durant la période décennale de vingt-cinq à trente-cinq ans que les sujets qui craignent pour leur poitrine doivent prendre le plus de précautions.

« Après cet âge (la jeunesse) viennent les asthmes, les pleurésies, les péripneumonies, les léthargies, les phrénésies, les fièvres ardentes, les diarrhées chroniques, les choléras, les dyssenteries, les lienteries, les hémorrhoïdes. »(Hipp., *Aphor*. 30, sect. III.)

3. *Age de retour*. Les hémorrhagies sont plus rares, mais elles présentent un caractère particulier; dans l'enfance et dans la jeunesse, elles résolvent le molimen qui les précède et ne laissent aucune trace après elles, leur influence est salutaire, critique ; vers l'âge de retour, elles sont le plus souvent symptomatiques d'une maladie qui leur survit, et alors même qu'il n'existe point de lésion organique, la congestion hémorrhagique ne s'épuise point par la spoliation sanguine accidentelle. Au reste, ainsi que nous l'avons déjà dit, c'est vers l'abdomen que prédomine la circulation à cette époque de la vie.

Les lésions de sécrétion diminuent de fréquence avec le progrès de l'âge, les systèmes vasculaires perdant graduellement de leur activité.

A mesure que l'âge adulte penche vers son déclin, les inflammations se développent avec une allure et une phénoménalité qui les rapprochent des affections chroniques ; elles ont des périodes moins distinctes, guérissent laborieusement, ou, ce qui est plus ordinaire, elles s'impatronisent dans l'économie.

Les fièvres d'infection miasmatique s'observent plus rarement ; l'absorption est moins active : aussi les fièvres des marais sévissent-elles moins sur les individus de cet âge ; et quant à la fièvre typhoïde, on en a constaté quelques cas à des époques avancées (Petit, Andral, Montault); mais on peut dire qu'au delà de cinquante ans, elle ne se développe qu'exceptionnellement, et qu'elle est déjà rare de quarante-cinq à cinquante ans.

La susceptibilité anomale du système nerveux s'affaiblit vers l'âge de retour, et finit par s'éteindre : avec elle disparaissent la plupart des névroses et des affections convulsives qui ont tourmenté les années d'accroissement et d'état.

Parmi les productions morbides sans analogues dans l'économie (*hétéroplastiques*, Lobstein), les tubercules se rencontrent dans l'âge de retour, mais ils datent de loin. Nous sommes loin de les regarder comme le produit direct de l'inflammation ; mais il est incontestable que leur apparition se lie à l'activité vitale des organes et est préparée par la fluxion des matériaux nutritifs qui se dirige sur les parties en voie d'accroissement : c'est pourquoi la matière tuberculeuse s'observe chez l'enfant dans le tissu sous-arachnoïdien, dans les ganglions bronchiques et abdominaux, dans les poumons chez l'adolescent, dans les testicules chez l'adulte, etc. Mais d'autres productions hétéroplastiques paraissent favorisées par l'état d'atrophie commençante des organes, qui coïncide avec l'âge de retour : tels sont le squirrhe, le cancer (1). Enfin, la goutte, que l'on est si embarrassé de localiser, se montre fréquemment, mais avec cette particularité que plus la vieillesse s'avance, moins les accidents inflammatoires sont prononcés ; par compensation, la formation des tophus augmente ; ce qui met en évidence la liaison qui existe entre la manifestation de cet état morbide et les conditions propres de l'âge.

La transition de la virilité à la période de décroissement a pour effet de fixer dans l'organisme les maladies qui datent d'une époque antérieure et qui ne sont point balayées par cette révolution d'âge ; elle leur imprime le cachet d'une irremédiable chronicité, et si elle ne les convertit en habitudes inoffensives pour l'économie, celle-ci porte en elle, dès cette heure, le principe de sa destruction plus ou moins prochaine. Mais les changements qui s'opèrent dans la constitution peuvent entraîner aussi la cessation d'habitudes existantes : c'est ainsi que les femmes ne se voient plus en proie à des souffrances périodiques telles que migraines ; elles sont délivrées comme par enchantement de douleurs rhumatismales, d'hémorrhagies mensuelles

______

(1) La coïncidence du cancer avec le décroissement naturel des organes est confirmée par les recherches de M. Leroy d'Étiolles (*Académie des sciences*, séance du 21 février 1843). Il a fait le relevé de 2,781 cas de cancer recueillis par des médecins français : sur ce nombre, 1,227 ont été observés chez des sujets âgés de plus de quarante ans ; 1,061 sur des individus âgés de plus de soixante ans ; 30 fois sur 100 le cancer occupait l'utérus, 24 fois sur 100 les mamelles.

qui les épuisaient ; leur santé, autrefois chancelante, se consolide ; la force de tous leurs organes s'accroît de la force qui ne se dirige plus sur l'utérus ; mais ces mutations sont propres à leur sexe, au moins quant à la rapidité de leur succession, et nous devons nous arrêter un moment sur cette importante période de leur existence.

L'opinion qui fait de la ménopause un temps critique dans le sens fâcheux de cette expression, une phase périlleuse de l'organisme féminin, a-t-elle sa source dans le préjugé ou dans l'observation ? La statistique se charge de répondre : « Du 43e degré de latitude au 60e, c'est-à-dire sur une ligne qui s'étend de Marseille à Pétersbourg, en passant par Vevay, Paris, Berlin et Stockholm, à aucune époque de la vie des femmes, depuis trente ans jusqu'à soixante-dix, on n'aperçoit d'autre accroissement dans leur mortalité que celui nécessairement voulu par les progrès de l'âge. A toutes les époques de la vie des hommes, depuis trente ans jusqu'à soixante-dix, on trouve une mortalité plus grande que chez les femmes, mais surtout de quarante à cinquante ans (1) ». D'où il suit que la période de quarante à cinquante ans est véritablement plus critique pour l'homme que pour la femme, quels que soient sa condition et son genre de vie. Ce n'est pas qu'il ne meure un plus grand nombre de femmes entre quarante et cinquante ans, qu'entre trente et quarante, etc. ; mais leur proportion de mortalité reste inférieure à celle des hommes. M. Lachaise (2) est arrivé à des résultats semblables. M. Finlaison, archiviste du bureau de la dette publique en Angleterre, a trouvé qu'après l'enfance, la vie des femmes l'emporte pour la durée sur celle des hommes, et dans une proportion vraiment étonnante. Enfin, Burdach (3) a dressé des tables statistiques avec des documents d'origine diverse, et d'où il résulte que depuis l'âge de quarante-cinq ans jusqu'à celui de cinquante-cinq ans, la mortalité des femmes est faible, comparativement à celle des hommes, et même qu'elle est alors moins considérable qu'à toute autre époque de la vie. Il semble donc qu'il en soit de la ménopause

(1) Benoiston de Châteauneuf, *Mémoire sur la mortalité des femmes*, etc.
(2) *Topographie médicale de Paris*. Paris, 1822, in-8.
(3) *Traité de physiologie*. Paris, 1839, tome V, page 392.

comme de la puberté, moins dangereuse en elle-même que par les préludes de son établissement. Il est certain qu'on a rattaché à l'âge de retour beaucoup d'affections qui avaient pris naissance bien avant la cessation des règles, notamment des dégénérescences cancéreuses et squirrheuses des organes sexuels, précédées pendant plusieurs années d'écoulements séreux et séro-purulents. D'après Lisfranc, c'est entre l'âge de vingt et trente-cinq ans que débutent le plus grand nombre des affections de l'utérus. Toutefois un certain nombre d'accidents ont leur origine dans la ménopause, personne ne le conteste : telles sont ces hémorrhagies inquiétantes qui se renouvellent parfois à court intervalle et qui persistent pendant plusieurs mois et même pendant des années ; symptomatiques le plus souvent d'une altération organique, elles s'observent aussi sans cette cause ; d'autres fois le flux menstruel est remplacé par des exhalations succédanées, telles que leucorrhée, hémorrhoïdes, hématuries ; la pléthore est presque inévitable chez un grand nombre de femmes sur le retour, et chez toutes survient la pléthore du bassin ; la matrice peut rester congestionnée et finit par s'irriter. Des accidents nerveux, des *vapeurs*, des phénomènes d'hystérie et de mélancolie, ne sont pas rares, surtout quand les femmes appartiennent aux rangs aisés et éclairés de la société ; mais ils sont le reflet de l'état moral, et dénoncent moins l'influence sympathique de l'utérus que l'orage des passions encore vivaces et désormais déplacées dans le commerce social, les luttes impuissantes du regret qui doit aboutir à la résignation. Enfin, on a vu reparaître après la ménopause des maladies qui avaient disparu lors de la première menstruation, telles que des dartres ; ou des éruptions diverses, des furoncles, l'eczéma, des érysipèles à répétition se manifestent à partir de la cessation des règles.

L'hygiène peut seule protéger efficacement la femme contre les suites de cette révolution d'âge, et conjurer l'imminence morbide qui l'accompagne et lui succède pendant un temps indéterminé. Il importe d'éloigner tout ce qui peut donner lieu à la polyhémie, à l'exaltation de la sensibilité, au réveil inopportun du désir vénérien ou à l'irritation locale des organes de la génération ; un régime humectant, médiocrement nutritif,

végétal et lacté en grande partie, la prohibition de toute boisson
alcoolique et aromatique, un vêtement chaud qui provoque
légèrement la peau et décentralise les forces qui convergent
vers l'utérus, l'exercice modéré et pris dans un air sec et vif,
telle est la formule laconique des convenances hygiéniques pour
l'âge de retour, avec la donnée essentielle du calme moral et
d'une sociabilité sagement circonscrite, soigneusement abritée
contre les agitations mondaines et les tardives concupiscences.

4. *Vieillesse.* Si l'on excepte les habitudes morbides que
l'âge précédent a léguées à l'organisme, la vieillesse ne présente
pas une seule maladie qui ne dépende directement des conditions matérielles et physiologiques de cet âge. L'organisation,
comme l'a dit avec raison M. Rostan, est la cause première de
leurs affections, comme elle en détermine la phénoménalité et
l'issue. Que l'on se rappelle les changements qui s'effectuent à
cet âge dans les centres nerveux, dans le système musculaire,
et l'on comprendra pourquoi les vieillards perdent graduellement l'usage des sens, sont affectés de tremblements, de faiblesse et de paralysie de la vessie, etc. Les résultats de la modification matérielle des organes engendrent à leur tour une
série d'effets secondaires, d'où la complication des infirmités
et des maladies ; ainsi la rareté des mictions permet l'accumulation de l'urine dans la vessie ; l'ampliation de ce réservoir,
due à la stase habituelle de l'urine, achève de lui faire perdre
son ressort ; le manque ou l'insuffisance des contractions de la
vessie rend impossible l'expulsion des concrétions dont la formation est favorisée par les causes précitées, etc. Les hémorrhagies cérébrales, si rares chez les enfants, puisqu'en vingt
années M. Guersant n'en a observé que deux cas, sont presque
inévitables pour les vieillards, ainsi que les ramollissements de
la substance cérébrale, par suite des modifications que subit
chez eux la circulation encéphalique. La déposition du phosphate calcaire dans une foule d'organes, et notamment dans ceux
de la circulation artérielle, entraîne d'autres maladies ; le sang,
en raison des obstacles qu'il rencontre dans son cours, stagne
dans le ventricule et dans l'oreillette gauche, par suite dans
les poumons : de là les lésions du cœur, si ordinaires dans le
vieil âge ; de là les engouements, les hypérémies passives ou

plutôt mécaniques des poumons, cause de pneumonies mortelles. Ces inflammations sont souvent latentes et insidieuses par des intermittences qui font croire à la guérison. La fréquence des congestions et des apoplexies pulmonaires, ainsi que des catarrhes bronchiques et des dyspnées, tient aussi à l'espèce de transformation que subit l'appareil respiratoire; le poumon du vieillard s'atrophie; par l'agrandissement de ses cellules, le nombre des surfaces sur lesquelles l'air et le sang réagissent, est diminué. Il est vrai que, par compensation, la masse du sang est diminuée, ou, ce qui revient au même, son cours est ralenti : modification qui conserve au vieillard le bénéfice de la loi en vertu de laquelle il existe un rapport constant entre la quantité de sang à vivifier dans un temps donné et l'étendue des surfaces sur lesquelles l'air peut rencontrer ce sang (Andral); mais l'atrophie sénile ne se restreint pas toujours dans la proportion nécessaire à l'hématose : elle s'exagère et produit la dyspnée. Les récentes recherches de M. Bourgery confirment cette altération de la texture des poumons chez le vieillard, mais en font remonter l'origine plus haut : la faculté respiratoire, dit ce laborieux investigateur, s'use d'elle-même par la déchirure capillaire des canaux aériens et sanguins, improprement nommée emphysème pulmonaire; cette déchirure accompagne plus ou moins tous les grands efforts de la respiration. Quoiqu'elle semble l'usure sénile du poumon, elle commence néanmoins dès l'enfance et augmente graduellement avec l'âge, jusqu'à la vieillesse, par la seule réitération des actes fonctionnels. Le dernier résultat de l'emphysème sénile, dit encore M. Bourgery, est d'assimiler la respiration des vieillards à la respiration mi-partie à sang rouge et noir; le poumon du vieillard décrépit au poumon loculaire avec respiration incomplète du reptile.

Le défaut de sécrétion sébacée et de transpiration permet aux corpuscules irritants de se fixer à la surface cutanée des vieillards; de là des érythèmes secs et d'autres éruptions. Forcée de suppléer la peau, la muqueuse aérienne sécrète avec abondance et produit ces interminables bronchorrhées qui dégénèrent facilement en bronchites capillaires, sous l'influence d'une faible cause, telle que passage de la chaleur au froid. La chute

des dents, la perte de la salive, l'atrophie de la tunique musculeuse des intestins, etc., occasionnent des diarrhées lientériques par imperfection des digestions ; les hernies sont favorisées par le relâchement de la paroi abdominale, la gangrène
des membres par le défaut d'innervation et l'embarras de circulation, etc.

La pathologie sénile est plus restreinte, puisqu'elle exclut
les fièvres éruptives, les névroses, le rhumatisme articulaire
fébrile, les fièvres intermittentes idiopathiques, les dysménor-
rhées, les affections aiguës de l'utérus. En général, les maladies des vieillards sont compliquées, car elles sont intercur-
rentes dans un état d'infirmités plus ou moins graves ; les sympathies étant presque éteintes chez eux, elles se développent et
marchent sourdement ; le cerveau reste longtemps étranger à
l'affection morbide qui menace leur vie ; de là leur indifférence
ou même la persistance de leur gaieté naturelle au milieu d'un
péril dont il n'a point la perception. Leur délire se trahit par
les actions, avant de se changer en délire de paroles. On observe chez eux la sécheresse beaucoup plus fréquente de la
langue, la rareté et l'insuffisance des sueurs ; ils se plaignent
de froid et d'horripilation, mais de frisson presque point. Leurs
maladies obéissent aux saisons plus encore que celles des
adultes : en été, ils donnent 1/5 de malades de moins, et leur
mortalité baisse ; les affections qu'ils offrent alors ont presque
toutes pour base un embarras gastro-intestinal et cèdent à
l'emploi d'un éméto-cathartique. L'hiver amène les catarrhes,
les pneumonies, les affections cérébrales, les cachexies, les hydropisies, rarement liées à la néphrite albumineuse, etc. C'est
aussi en hiver (an IV) que Pinel a signalé à la Salpêtrière la
fréquence des fièvres putrides et adynamiques, et qui, rapprochées d'observations plus récentes, ont paru à M. Beau (1)
constituer une sorte de typhus sénile, remarquable par la fréquence des parotides, sporadique comme le *typhus fever* des
Anglais, et lui ressemblant par l'absence des lésions caractéristiques de la rate, des ganglions mésentériques et des glandes
intestinales.

(1) *Journal de médecine*, tome 1, 1843.

Après avoir réfléchi aux modifications normales de l'organisme sénile et aux conséquences pathologiques qui en résultent, comment ne pas admirer l'aphorisme suivant, dans lequel une expérience toute de génie a résumé, il y a plus de deux mille ans, l'imminence morbide du vieil âge : « La vieillesse amène avec elle les dyspnées, les toux catarrhales, les stranguries, les dysuries, les douleurs articulaires, les néphrites, les vertiges, les apoplexies, les cachexies, les démangeaisons de tout le corps, les insomnies, l'humidité du ventre, des yeux et du nez, les obscurcissements de la vue, les glaucomes, les duretés de l'ouïe. » (*Aph.* 31, sect. III.)

La conclusion générale qui découle des faits relatifs à l'imminence morbide suivant les âges, est que les conditions dans lesquelles s'exerce la plasticité durant les âges d'accroissement penchent l'organisme vers la maladie ; que le mouvement de décroissance rend de plus en plus précaire l'accomplissement des fonctions, et multiplie les causes de maladie par l'usure des organes. La force de résistance va diminuant avec les années ; aussi le nombre des jours de maladie par an augmente-t-il avec l'âge : c'est ce qui résulte de la statistique dressée par une commission des associations charitables d'Écosse ; la durée annuelle moyenne des maladies s'y trouve exprimée dans les proportions suivantes :

A l'âge de 20 ans, quatre jours de maladie ; 30 ans, de plus de quatre jours ; 40 ans, de cinq à six jours ; 45 ans, de sept jours ; 50 ans, de neuf à dix jours ; 55 ans, de douze à treize jours ; 60 ans, de seize jours ; 65 ans, de trente à trente et un jours ; 70 ans, de soixante-treize à soixante-quatorze jours (1).

On a formulé d'une manière générale l'influence des âges sur la production des maladies en la rapportant, pour l'enfance aux organes encéphaliques, pour l'adolescence et la jeunesse, à ceux de la poitrine, pour l'âge du retour et du déclin, à ceux de l'abdomen. Cette assertion a presque obtenu le crédit d'un axiome, et nous l'avons nous-même reproduite. Il faut croire qu'elle est fondée sur l'observation universelle, puisqu'elle est

____

(1) *Annales d'hygiène publique*, tome II. Paris, 1829, page 241.

universellement admise ; mais l'induction physiologique n'y
conduit point *à priori*. Nous avons signalé les changements que
subit le tube digestif chez l'enfant et la fréquence des accidents
pathologiques dont il est le siége ; peut-être joue-t-il un rôle
aussi important que l'encéphale dans la pathogénie de cet âge.
M. Trousseau ne s'arrête point à ce doute, il affirme que la diarrhée, ou plutôt l'entérite dont elle est le symptôme, fait périr plus
d'enfants que toutes les autres maladies ensemble de cet âge.
Quant à la jeunesse et à l'âge adulte, le mouvement des hôpitaux militaires peut fournir quelques renseignements sur les affections prédominantes et, par conséquent, sur la prédominance
splanchnique à cette époque de la vie. On sait, en effet, que ces
établissements reçoivent une immense majorité d'hommes entre
vingt et un et trente-cinq ans ; les enfants et les vieillards n'y
paraissent que par exception. Or, sur 1,877 malades que j'ai
traités au Val-de-Grâce pendant les années 1840 et 1841, voici
les proportions relatives aux trois cavités splanchniques :

Maladies ayant leur siége dans le système cérébro-spinal et
   ses enveloppes. 100
Id. — *id.* dans les organes contenus dans la poitrine . . 810
Id. — *id.* dans les organes contenus dans le bas-ventre. . 837
Maladies diverses (rhumatismes articulaires, phlegmasies cu-
   tanées, lumbago, etc., etc.). 130

Total. 1,877

Les 817 malades que j'ai traités dans le même hôpital, pendant l'année 1842, se répartissent de la manière suivante quant
à leur localisation :

Système cérébro-spinal et organes des sens.	33	
Plèvres et poumons.	212	
Cœur et péricarde.	7	
Appareil digestif et annexes.	335	Total: 817.
Fièvres intermittentes.	134	
Phlegmasies cutanées chroniques et aiguës. .	43	
Affections diverses.	53	

Réunissant ces données, on trouve pour l'encéphale et ses
dépendances = 133, pour la poitrine = 1,029, pour l'abdomen = 1,172, non compris les fièvres intermittentes qui, par
leurs complications et leurs suites, peuvent être rattachées aux
affections abdominales. Il semble donc que, chez l'adulte encore,

l'imminence morbide prédomine vers l'abdomen : considérant les conditions spéciales de la vie militaire, nous nous abstenons de tirer avantage de ces données numériques contre l'axiome précité ; mais nous avons cru devoir les relater.

§ III. Des rapports de l'imminence morbide avec les sexes.

L'imminence morbide qui dépend des sexes est absolue ou relative : absolue, quand elle se rapporte à des maladies inhérentes à l'organisation propre de l'homme ou de la femme ; relative, quand elle s'applique aux maladies dont les deux sexes sont tributaires, mais dans une proportion inégale.

1° IMMINENCE ABSOLUE. A. *Sexe masculin.* Les dérangements et les affections morbides qui menacent exclusivement l'homme intéressent directement ou indirectement la fonction et les organes de la génération ; ils sont en rapport avec les phases de cette grande fonction, et plusieurs ont été signalés plus haut (*Habitudes morbides*). L'accroissement rapide du corps vers l'époque de la puberté produit les mêmes effets qu'une déperdition de force matérielle, et les fièvres dites de croissance, quand elles ne sont point le reflet d'une irritation viscérale, épuisent la constitution. Il importe alors de ménager le système nerveux et de ne l'activer qu'autant que la force générale et le développement de tous les organes se sont consolidés sous l'influence de l'alimentation et du repos. Mais ces accidents de croissance sont communs aux deux sexes, quoique plus ordinaires chez les garçons. La précocité du sens génital, les premières sensations dont les organes sexuels sont l'instrument, provoquent les adolescents à des abus, à des excès dont il a été parlé ; l'influence cérébrale et l'irradiation des organes génitaux se confondent et se perdent dans le même cercle étiologique du satyriasis, de l'hypochondrie, des pertes séminales, de l'impuissance, etc. Les premières tentatives du coït déterminent parfois des urétrites ; les excès amènent des engorgements prostatiques, des rétrécissements, des irritations vésicales, des orchites ; nous avons souvent reçu dans nos salles, au Val-de-Grâce, de jeunes soldats qui avaient éprouvé, le jour même ou le surlendemain d'un coït ou d'une masturbation pratiquée après une continence prolongée, une turgescence inflammatoire d'un testicule, une orchite dite spontanée, en ce sens qu'elle est étrangère à toute cause traumatique ou vénérienne. Il suffit de mentionner d'autres maladies qui n'appartiennent qu'à l'homme, telles que l'hydrocèle, le sarcocèle, les lésions du pénis, etc.

B. *Sexe féminin*. L'établissement des règles, leur suppression, la copulation, l'état de grossesse, l'avortement, l'accouchement naturel ou provoqué, opportun ou prématuré, la lactation, suscitent à la femme des périls, des maladies, des infirmités ; la disposition même des différentes parties de son appareil génital conspire, avec les fonctions dont elle est chargée pour la reproduction de l'espèce, contre l'intégrité de sa santé, et si la statistique lui alloue une moyenne de longévité supérieure à celle de l'homme, il nous semble qu'elle en est redevable, non aux conditions de la sexualité, mais à celles de son existence sociale. Cette société qu'elle accuse la dispense des longs travaux de l'éducation scientifique ; elle lui épargne la rude épreuve des professions qui exigent un grand déploiement de forces ; la femme ne participe point aux chances majeures de mortalité qui pèsent sur l'armée, sur différentes carrières, telles que l'enseignement, la pratique de la médecine, sur beaucoup d'industries et de métiers insalubres ; le célibat, autre source de mortalité, exerce moins la femme et lui est infligé en moindre proportion, etc. Ce sont ces causes extérieures, issues de notre organisation sociale, qui expliquent les résultats de la statistique obituaire; car plus on envisage de près les conditions de structure et de fonctionnalité qui appartiennent à la femme, plus on y découvre de germes de maladie ; la constitution permanente des femmes est à peu près celle de l'enfance, qui sollicite tant de soins et de précautions : la société a donc sagement fait de les abriter dans le cercle de la vie domestique et de les bercer, loin du forum, dans le rêve perpétuel des félicités intimes.

Nous avons insisté déjà sur les principaux accidents qui accompagnent ou précèdent la ménopause. Roussel a dit avec raison que l'écoulement menstruel est le signe et la mesure de la santé des femmes; il suffit pour faire disparaître des maladies qui ont persisté depuis l'enfance. (Hippocrate, *Aphor*. 28, sect. III.) Mais trop souvent cette fonction s'établit laborieusement ; elle est précédée ou accompagnée de douleurs, de malaises, de troubles divers des organes respiratoires et digestifs, d'accidents hystériques, convulsifs, de lipothymies, de coliques nerveuses, de chlorose (dysménorrhée); cette tourmente peut se renouveler à chaque retour ou n'être que le prélude de la première menstruation. D'autres fois, celle-ci n'apparaît point, soit par l'effet d'un état pléthorique qui répartit également le sang dans toutes les parties du corps, soit parce qu'il existe une légion organique sous l'apparence générale de la santé, soit à cause d'une faiblesse originaire ou acquise de la constitution (aménorrhée par rétention) ; les mêmes causes peuvent déterminer graduellement, lentement, la suppression complète ou incomplète des règles, quand elles ont déjà coulé ; une émotion, une imprudence de régime, l'omission d'une précaution habituelle peut les faire cesser instantanément. Autre cas : l'exhalation du sang menstruel a lieu, mais des causes diverses s'opposent à sa sortie ; c'est l'aménorrhée par défaut d'excrétion ; enfin, l'excès des règles amène aussi des maladies comme leur suppression. (Hippocrate, *Aphor*. 57, sect. v.) Quant aux déviations du flux menstruel, nous en avons parlé (*Habitudes morbides*). Remarquons que toutes ces lésions d'une fonction qui domine la vie des femmes sont prévenues par une bonne hygiène, et, une fois développées, cèdent moins à l'emploi des drogues qu'à celui des modificateurs hygiéniques.

La grossesse franchit la limite de l'imminence morbide et entraîne une série de souffrances et d'incommodités ; chaque appareil, chaque organe y participe à tour de rôle, et souvent plusieurs ensemble : le ptyalisme, les nausées, les vomissements, l'anorexie et la constipation vers la fin, voilà pour le tube digestif ; la pléthore, les hémorrhagies, les dilatations variqueuses des membres inférieurs, l'œdème qui s'y ajoute, parfois des hémorrhoïdes, voilà pour la circulation ; l'excrétion des urines devient gênée ou involontaire ; la proéminence du ventre, qui s'oppose à la vue des obstacles et la répartition défavorable du poids du corps, sont pour quelques femmes une cause de chutes ; enfin, les fonctions du système nerveux sont aussi troublées ou perverties, et, indépendamment des convulsions qui surviennent parfois dans la grossesse (éclampsie), des douleurs se font sentir en différentes parties du corps, notamment aux seins, à l'hypogastre, aux aines et dans la région lombaire. L'influence préservatrice de la grossesse est loin d'être démontrée par une somme suffisante de faits : c'est une idée très satisfaisante que celle qui place la femme enceinte sous la protection spéciale de la nature, essentiellement conservatrice de l'espèce; mais on ne voit pas que les maladies aiguës épargnent les grossesses, et leur danger s'augmente de la difficulté de traiter la mère sans compromettre l'existence de l'enfant. Toutefois l'excitation générale que produit la grossesse augmente la force de réaction ; le mouvement fluxionnaire qui s'établit vers l'utérus et la prédominance énorme que cet organe acquiert diminuent, pour les autres parties du corps, les chances d'hypérémie et de phlogose, ou agissent sur eux par un effet de dérivation prolongée. On expliquerait ainsi l'amendement et même la guérison de la manie et surtout de la démence, si des observations assez nombreuses, assez exactes, confirmaient ces résultats ; les faits récemment communiqués à l'Académie de médecine (1) par M. Grisolle ont dissipé l'erreur qui a régné si longtemps au sujet de l'influence ralentissante de la grossesse sur la phthisie pulmonaire. Il arrive pourtant que des grossesses répétées modifient avantageusement l'économie et en corrigent, jusqu'à un certain point, la disposition lymphatique, grâce à l'élan qu'elles impriment à la circulation sanguine et à la stimulation sympathique des principaux viscères.

L'avortement peut avoir lieu à toutes les époques de la grossesse ; la gravité de ses suites dépend de la cause qui le produit et de l'époque où il a eu lieu. Une foule de causes inhérentes à l'organisation de la mère peut préparer, amener cet accident; et en première ligne, l'exaltation de la sensibilité, les vices de conformation, la disposition aux hémorrhagies, l'hérédité, l'habitude introduite par des avortements antérieurs, alors même que ceux-ci ont eu lieu accidentellement. L'avortement est d'autant plus dangereux qu'il s'opère à une époque plus rapprochée du terme naturel de la grossesse.

La parturition, comme la grossesse, s'accompagne de souffrances (page 54) et détermine l'imminence d'une foule d'accidents plus ou moins graves, soit pendant le travail, soit après

(1) *Bulletin de l'Académie de médecine*, 1849, tome XV, page 10.

la délivrance. La sécrétion du lait donne lieu à un mouvement fébrile qui dure ordinairement d'un à trois jours, et qui, lorsqu'il se prolonge au delà de vingt-quatre heures, présente chaque jour un redoublement. L'intensité et la durée de la fièvre de lait sont en rapport avec les dispositions organiques individuelles ; mais lorsqu'elle se prolonge et se complique de phénomènes graves, il existe une inflammation ou une autre cause extra-physiologique, car, en elle-même, cette fièvre ne peut être considérée comme une maladie. L'insuffisance ou l'excès de sécrétion laiteuse ne produit pas les mêmes effets sur la mère ; celle-ci n'a point à souffrir du manque de lait, si ce n'est moralement ; mais la surabondance de la sécrétion, disproportionnée avec la force de la constitution, entraîne à la longue l'épuisement et le marasme. Quant aux maladies dites laiteuses, pour les admettre, il faudrait des faits qui missent hors de doute la déviation ou la métastase du lait. Si certaines maladies paraissent plus fréquentes pendant l'allaitement, on ne peut nier que cette fonction n'exerce, en général, une influence heureuse sur la santé des femmes. Nous connaissons une dame sujette à des accidents hystériques très bizarres, et qui, suspendus pendant l'allaitement de son dernier enfant, ont reparu depuis le sevrage.

2° Imminence relative des sexes. La question de la fréquence relative des maladies dans les deux sexes ne peut être résolue que par la statistique opérant sur de grands nombres. L'étude comparée de l'organisation virile et de l'organisation féminine conduit à quelques inductions fondées sur ce sujet ; mais la science ne peut se contenter de probabilités *à priori*. Il est inutile de faire remarquer l'avantage que l'hygiène tirera de la connaissance exacte des proportions numériques d'après lesquelles les principales maladies se développent chez l'homme et chez la femme. La prophylaxie se dirige du côté où l'urgence est manifeste ; elle attend donc un guide dans la statistique qui doit lui fournir l'échelle de l'imminence morbide suivant les sexes. Pour un certain nombre d'affections il existe quelques données. Il est hors de doute que les névroses s'observent en plus grand nombre chez les femmes ; ce rapport de fréquence s'applique à la plupart des lésions du système nerveux. En 1820, il y avait 324 épileptiques à la Salpêtrière, où l'on ne reçoit que les femmes ; et seulement 160 à Bicêtre qui est ouvert aux hommes. Esquirol (1) a trouvé dans divers hospices de France 700 femmes et environ 500 hommes aliénés ; à la fin de 1820, la Salpêtrière renfermait 1,402 femmes aliénées, tandis qu'il n'existait que 740 hommes aliénés à Bicêtre (2). — Sur 32,976 malades admis, pendant dix ans, à l'hôpital des Enfants (de 1824 à 1833), 189 étaient affectés de chorée, et sur ce dernier nombre, 51 étaient des petits garçons et 138 étaient des petites filles (3). — Sur 240 cas de chorée, M. Dufossé n'a trouvé que 79 individus du sexe féminin (thèse, Paris, 1836).

Il serait intéressant de connaître dans quelle mesure de fréquence se développent dans les deux sexes les affections les plus communes ou les plus funestes ; malheureusement les données manquent ou sont incomplètes. Ainsi les auteurs ne fournissent rien de positif, quant au sexe, dans l'étiologie de la fièvre typhoïde : sur 190 cas, M. Forget a trouvé 90 hommes et 100 femmes (4). — M. Briquet oppose le résultat de ses recherches à ceux obtenus par MM. Louis et Lombard (5), touchant la fréquence relative de la phthisie pulmonaire dans les deux sexes ; il a trouvé que la mortalité proportionnelle des phthisiques a été plus forte d'un dixième environ chez les hommes que chez les femmes. Il est probable que l'influence du sexe sur la production des tubercules varie d'un pays à l'autre. M. Louis a démontré qu'à Paris la prédominance est pour le sexe féminin ; à Genève, M. Marc d'Espine indique, pour 680 décès par tubercules, 346 hommes et 334 femmes ; l'Angleterre, prise en masse, donne plus de décès par phthisie pour les femmes que pour les hommes, tandis que Londres voit mourir annuellement 37 phthisiques du sexe masculin pour 33 du sexe féminin. De 1 à 2 ans 1/2 les garçons se tuberculisent plus facilement que les filles dans une assez forte proportion (Dietrich, Rilliet et Barthez) ; c'est le contraire de 3 à 5 ans, dans une proportion minime. De 6 à 10 ans 1/2 les deux sexes sont également exposés à la tuberculisation ; mais de 11 à

(1) *Des maladies mentales.* Paris, 1838, tome I, in-8°.

(2) *Rapport sur le service des aliénés*, par M. Desportes. Paris, 1823.

(3) M. Rufz, *Recherches sur quelques points de l'histoire de la chorée (Archives de médecine*, 1834, tome IV, page 216).

(4) *Traité de l'entérite folliculeuse.* Paris, 1841, page 450.

(5) *Annales d'hygiène*, tome VI, page 50, et tome XI, pages 5 et suiv.

15 ans, la forme chronique se montre plus fréquente chez les enfants du sexe féminin. Quant aux scrofules, la différence est peu notable entre les deux sexes ; sur 537, M. Hébert a trouvé 274 hommes et 263 femmes ; mais certaines formes de cette maladie dominent plus chez les uns ou chez les autres ; les hommes offrent presque un tiers d'arthropathies scrofuleuses de plus que les femmes ; celles-ci comptent pour un tiers de plus dans les maladies de la peau ; les maux d'yeux sont aussi plus fréquents chez elles ; les ulcères et les abcès le sont plus chez les hommes. M. Littré (1) déclare le cancer plus fréquent chez la femme ; mais Delpech (2) croit que les supputations comparatives rendent cette différence douteuse, et il pense qu'on n'a été conduit à l'admettre que parce qu'on observe un grand nombre de cancers à une période de la vie des femmes.

On s'accorde à considérer les calculs et la gravelle comme plus ordinaires à l'homme qu'à la femme ; l'observation contemporaine a pleinement confirmé à cet égard l'opinion de Steinemam, de Van-Swieten, etc. Le premier a publié, en 1750, à Strasbourg, une dissertation intitulée : *Causæ cur frequentius viri præ feminis calculosi fiant.* Il en est de même de la goutte, dont Hippocrate a dit qu'elle n'attaque les femmes qu'après la cessation de leurs règles. (*Aphor.* 29, sect. IV.)

Parmi les phlegmasies, il en est qui frappent plus de femmes que d'hommes, en raison de circonstances qui se rattachent à la sexualité : exemple, la péritonite. D'autres, plus fréquentes chez les hommes, dépendent en partie de leur genre de vie ; un régime plus stimulant, l'usage plus général des boissons alcooliques, une tendance plus grande aux excès exposent davantage le sexe masculin aux inflammations du tube digestif. Le croup est plus fréquent chez les garçons que chez les filles ; il en est de même de la stomatite ulcéro-membraneuse. La pneumonie conduit dans les hôpitaux de Paris plus d'hommes que de femmes ; sur 202 cas que relate M. Chomel, 148 appartiennent aux hommes, 54 seulement aux femmes ; cette différence considérable n'empêche pas M. Chomel d'annuler la prédisposition sexuelle ; il l'attribue à ce que la grande majorité des femmes

(1) M. Littré, *Dictionnaire de médecine*, 2ᵉ édition.
(2) *Maladies chirurgicales*, tome II, page 121.

exerce des professions sédentaires. Dans les prisons , dit-il, comme aussi dans les pays où les femmes se livrent aux mêmes travaux que les hommes, on a trouvé le nombre des pneumonies *à peu près* égal dans les deux sexes. Sur 149 catarrhes pulmonaires recueillis dans trois ans, 52 seulement, environ un tiers, appartenaient aux femmes (1) ; sur 61 bronchites observées par M. Rufz, 20 seulement s'étaient développées chez des femmes. — En rapprochant ces faits des résultats obtenus par MM. Andral et Gavarret, dans leurs recherches sur les quantités d'acide carbonique qui s'échappent par la respiration dans les deux sexes , on arrive à la confirmation de cette loi de physiologie pathologique , souvent invoquée , à savoir que l'imminence morbide est pour chaque organe en raison directe de son activité.

§ IV. **Des rapports de l'imminence morbide avec l'hérédité.**

Après ce qui a été dit de l'hérédité comme élément de la constitution, il ne nous reste ici qu'à rechercher daus quelle mesure de fréquence s'opère la transmission des maladies ; la possibilité de leur transmission n'est l'objet d'aucun doute ; mais dans l'intérêt de la prophylaxie hygiénique , il faudrait que la science pût répondre à la question suivante : sur un nombre donné de cas d'une maladie déterminée, combien de fois cette maladie s'est-elle montrée chez des individus nés de parents qui en ont été atteints, combien de fois l'a-t-on observée chez des sujets issus de parents qui en ont été exempts ? La solution de ce problème ne peut sortir que d'une statistique étendue, exacte : or, elle n'a pas encore été faite. Des relevés partiels n'ont qu'une valeur temporaire et limitée, et c'est tout ce que nous trouvons dans les auteurs. Les affections dont l'hérédité est journellement constatée sont admises eu cette qualité par tradition, non par une vérification exacte des faits que l'on invoque ; d'autres ont pris place dans le cadre classique des maladies héréditaires, sans qu'en l'absence du contrôle numérique, l'observation leur ait jamais confirmé le caractère que la routine des écrivains leur assigne. En réalité, chaque praticien possède par devers lui un certain nombre de faits plus ou moins bien observés, et d'après

(1) Louis, *Recherches sur la phthisie,* 2ᵉ édition, page 526.

lesquels il se compose son groupe de maladies héréditaires ; à ces présomptions s'ajoutent les données fournies par une statistique incomplète et les axiomes des autorités de la science ; si précaires que soient les produits de cet amalgame, ils tirent quelque importance de la gravité même du sujet, et nous les exprimerons brièvement.

1. La disposition hémorrhagique se transmet (Hoffmann, Hufeland, Bally, etc.). Sanson a relaté l'observation d'un nommé Appleton qui périt d'une double hémorrhagie, et qui eut dix-sept petits-enfants et arrière-petits-enfants, tous sujets à des hémorrhagies spontanées et mortelles pour plusieurs d'entre eux. On a vu l'hémorrhagie cérébrale se répéter dans certaines familles jusqu'à la quatrième et à la cinquième génération.

2. Parmi les lésions de sécrétion qui paraissent héréditaires, mentionnons les tumeurs folliculaires, l'ichthyose; l'histoire des frères Lambert, par Geoffroy Saint-Hilaire, nous montre cette affection se transmettant dans plusieurs générations par les mâles ; nous l'avons observée nous-même chez des militaires dont les ascendants en avaient été atteints. L'hérédité de l'affection vermineuse est admise par Brendel, Selle, Rosen, etc., mais elle ne compte en sa faveur qu'un petit nombre de faits ; comme elle se développe ordinairement sous l'influence du régime et des conditions d'habitation et de climat, la pluralité des cas de vermination dans une même famille n'en prouve point la transmission. La même observation s'applique en partie à l'affection calculeuse, quoique l'aptitude à la contracter soit évidemment transmissible ; on voit parfois tous les membres d'une même famille atteints successivement d'une lésion calculeuse des reins, de la vésicule biliaire ou des articulations. Mais la preuve irréfragable des chiffres manque encore ici.

3. Un grand nombre d'inflammations de la peau sont susceptibles de se propager par génération ; tous les auteurs s'accordent sur ce point. Toutefois M. Piorry (1), ayant fait interroger soigneusement 70 malades atteints d'affections variées de la peau qui se trouvaient à l'hôpital Saint-Louis à l'époque où il rédigeait sa thèse, n'a constaté que chez six d'entre eux l'hé-

____

(1) *Thèse sur l'hérédité dans les maladies*, 1840, page 117.

rédité en ligne directe : nouvelle preuve de la nécessité de recherches exactes et nombreuses sur cette question. Peu d'inflammations des organes abdominaux paraissent sujettes à transmission. Un élève du Val-de-Grâce nous a communiqué les faits suivants qui se rapportent à sa propre famille, et qu'il nous a permis de publier : Louis-Pierre Desmorètes est mort en 1804 d'un abcès au foie ; de six enfants qu'il a laissés, l'un a succombé pendant la retraite de Russie, et les cinq autres sont morts d'abcès au foie, comme leur père, entre quarante-huit et cinquante-cinq ans ; le plus jeune des cinq enfants (Pierre-Auguste), mort à Tours en 1830, a laissé un fils âgé aujourd'hui de quarante-huit ans, et d'un *tempérament bilieux* très prononcé ; ce dernier est lui-même père de deux fils dont l'aîné présente tous les caractères de la prédominance hépatique, tandis que le plus jeune, de qui nous tenons ces détails, paraît d'un tempérament sanguin, avec une légère nuance lymphatique. L'hérédité se révèle assez souvent dans la production des lésions du cœur et des gros vaisseaux, et surtout dans celles du poumon : il est difficile de révoquer en doute celle de la disposition aux bronchites, aux laryngites, aux catarrhes pulmonaires, et c'est un fait très remarquable, comme le fait observer M. Piorry, que l'identité du timbre de la voix chez tous les membres des mêmes familles. Les recherches de MM. Louis et Jackson ont fait voir que sur 28 sujets atteints d'emphysème pulmonaire, 18 étaient issus de père ou de mère affectés de la même lésion. Quant aux lésions inflammatoires de l'encéphale et de ses enveloppes, ceux qui admettent l'origine phlegmasique de différentes formes de l'aliénation ne sauraient leur refuser l'aptitude à se transmettre héréditairement. Un écrivain spirituel a dit que lorsqu'on est né de parents rhumatisants, on a eu sa première attaque dans la personne de ses ascendants (Requin); le rhumatisme articulaire est, en effet, une maladie de famille ; les faits réunis de MM. Chomel, Patouillet et Piorry donnent un total de 165 cas d'arthro-rhumatisme, dont 81 sont des cas d'hérédité constatée.

4. Les névroses sont au nombre des maladies les plus susceptibles d'hérédité : « *Quod spectat ad ipsius cerebri malam dispositionem, eadem aliquando hæreditaria existit. Ita, parentibus epilepticis aut convulsioni obnoxiis oriundi, in eosdem*

affectus plerumque et ipsi proclives sunt; et quidem constitutio cerebri a partu multis modis fieri potest vitiosa (1). » L'hérédité porte sur les diverses formes d'affections nerveuses et l'on peut, avec M. Gaussail (2), les ramener aux suivantes : 1° surexcitation névropathique générale ou protéiforme; 2° surexcitation spasmodique ; 3° surexcitation convulsive ou excito-motrice; 4° surexcitation cérébrale ou intellectuelle ; 5° surexcitation névralgique. Non seulement la folie se transmet, mais encore elle se reproduit souvent sous la même forme, avec les mêmes caractères, chez les membres d'une même famille. On m'a montré à Toulouse le fils d'une famille qui comptait trois suicides ; lui-même semblait invinciblement entraîné à la même fin. Voici des chiffres qui parlent haut : M. Esquirol, sur 431 aliénés, a noté l'hérédité 337 fois. M. Desportes (Bicêtre), sur 3,458, 342 fois ; sur 789 aliénées de la Salpêtrière, 105 fois. A Rouen on a trouvé sur 570 aliénés, 87 cas d'hérédité ; à Bordeaux, 27 sur 265, etc. M. Foville regarde l'hérédité comme la cause la plus fréquente de l'aliénation. MM. Aubanel et Thore ont essayé d'en déterminer la part dans la production des quelques formes de la folie, mais ils ont opéré, à notre avis, sur des bases trop restreintes. Hoffmann a dit : « *Neque est nullus morbus magis gentilitius et qui tam facile a parentibus in liberos devolvitur quam epilepsia.* » Cette proposition, appuyée par Boerhaave, Stahl, Van-Swieten, Vieussens, Tissot, Portal, Esquirol, Georget, Foville, etc., a été convertie en démonstration numérique par MM. Bouchet et Cazauvieilh, qui ont trouvé, sur 130 épileptiques, 31 issus de parents aliénés, épileptiques, imbéciles ou hystériques. M. Beau, qui s'est livré à des recherches analogues en 1833 à la Salpêtrière, a constaté que sur 273 malades tant épileptiques qu'hystériques, 28 fois les parents avaient été épileptiques, et que 3 fois les mères avaient été hystériques. « Les femmes hystériques, dit M. Dubois (d'Amiens), ont presque toujours eu, parmi leurs proches parents, des hystériques ou des épileptiques (3). » D'après le docteur Elliotson,

____

(1) Willis, *Opera omnia*, tome II, cap. ii, page 97, et cap. xxxi, page 155.

(2) *De l'influence de l'hérédité sur la production de la surexcitation nerveuse*, etc. Paris, 1845, page 78.

(3) *Histoire philosophique de l'hystérie et de l'hypochondrie*, page 61.

l'hérédité est une des causes prédisposantes les plus ordinaires
de la chorée.

5. Le groupe des affections hétéroplastiques présente deux
variétés essentiellement transmissibles, le tubercule et le cancer.
L'observation universelle parle ici plus haut qu'une statistique
rendue paradoxale par l'insuffisance même de ses éléments. Qui
voudrait nier l'influence des conditions originaires sur le développement de la phthisie? C'est pourtant à cette négation qu'ont
abouti les calculs de M. Louis, incrédule au résultat de ses propres recherches. C'est ici le cas de répéter avec M. Chomel (*op.
cit.*, page 56), que c'est plutôt en descendant, non en remontant
les générations, que la question des maladies héréditaires doit
être étudiée et peut être définitivement jugée ; c'est par cette
voie qu'on arrivera à constater que la plupart des enfants nés
de parents phthisiques sont destinés à succomber à cette maladie. Toutefois les antécédents ne sont pas dénués de signification : récemment M. Briquet a compté sur 98 décès par phthisie,
30 cas de transmission héréditaire. J'ai eu, dans une de mes
salles du Val-de-Grâce, en 1843, un jeune homme phthisique
que la hauteur de sa taille a fait désigner pour les carabiniers;
il est le cinquième enfant de parents morts phthisiques; les quatre
autres enfants ont succombé à la même affection. M. Piorry a
fait un relevé de 269 phthisiques dont 63 et un quart étaient d'o-
rigine tuberculeuse. Il fait remarquer avec raison que la proportion des tuberculeux par hérédité s'augmente d'une certaine
quantité d'enfants qui périssent par le carreau et la méningite
tuberculeuse. Mais pour être sorti d'une souche viciée par le tubercule, on n'est point voué inévitablement à la mort : sur
374 vieilles femmes de la Salpêtrière, 28 sont nées de parents
morts phthisiques et présentent pour moyenne d'âge soixante ans
(Piorry, *loc. cit.*).—M. Veyne a fait un relevé par récapitula-
tion de 106 cas d'affection cancéreuse, et il en a constaté vingt
fois l'hérédité.

6. La statistique appliquée à la cachexie scrofuleuse l'a
montrée héréditaire chez un quart des individus affectés. De
Brieude (1) rapporte à l'hérédité scrofuleuse une forme d'obésité

---

(1) *Mémoires de la Société royale de médecine*, an 1782-1783, page 307.

morbide qu'il a observée dans la haute Auvergne, et qui nous a frappé chez beaucoup d'Alsaciens ; il l'attribue à une action spéciale du principe scrofuleux sur les humeurs du tissu cellulaire : ceux qui la présentent, dit-il, sont joufflus ; leurs membres sont gras et potelés ; leurs couleurs très vives, mais d'un rouge foncé ou violet ; leur graisse est néanmoins dure et presque squirrheuse, et la forme de leurs membres est matérielle et mal arrondie ; cette sorte d'épaississement du tissu cellulaire, plus commune chez les filles que chez les garçons, il l'appelle *polysarcia scrophulosa*. Le rachitisme, suivant M. J. Guérin, a été confondu avec les déformations séniles du squelette, avec le tubercule des os, avec l'ostéomalacie, avec les vices de conformation acquis dans le sein de la mère. Sous le rapport de l'hérédité, il classe ainsi ces lésions : le rachitisme n'est point héréditaire, l'ostéomalacie simple encore moins. Le tubercule des os l'est à un haut degré ; quant aux difformités survenues pendant la vie intra-utérine, quelques unes sont transmises par génération.

Il résulterait d'un tableau composé par M. Piorry, qu'en raison de leur fréquence, les maladies héréditaires peuvent se répartir dans l'ordre suivant : asthme, apoplexie, épilepsie, folie, phthisie, cancer, emphysème pulmonaire. Cette échelle d'hérédité prête au doute ; quand on songe à l'extrême rareté de l'asthme essentiel, on conclut tout d'abord que, sous cette dénomination, on a confondu des états morbides très différents. Nous répéterons en terminant que ce qui se transmet, c'est surtout la disposition organique de l'hérédité, non la maladie elle-même ; cette disposition ressort de la constitution, du tempérament et des idiosyncrasies.

§ V. Des rapports de l'imminence morbide avec l'habitude.

L'habitude détermine l'imminence morbide par sa disproportion avec la mesure d'activité de l'organe qu'elle affecte, avec le tempérament, le sexe et l'âge de l'individu, avec la nature de ses prédispositions héréditaires, avec la force de sa constitution. Résultat d'une influence graduée et prolongée, elle amoindrit les effets nuisibles des choses dont l'action nous atteint inévitablement. Mais introduite brusquement dans l'orga-

nisme, elle ne se consolide point et donne lieu à des perturbations·
Le bénéfice de l'habitude dépend donc, d'une part, de la manière
dont elle s'établit, d'autre part, de son rapport avec les conditions d'organisation individuelle. Les détails dans lesquels nous
sommes entrés plus haut (chapitre VI) nous dispensent de faire
ressortir ici l'influence que peut avoir l'habitude dans la production des maladies; mais nous dirons un mot de l'influence
contraire qu'elle exerce et qui a pour effet la préservation la
plus étonnante. Dans la peste noire qui, de 1347 à 1386, par-
courut l'Europe, enleva, au rapport de Mézeray, 80,000 personnes à Paris et désola le midi de la France, la contagion
n'épargna qu'un seul des trente-cinq religieux enfermés dans la
chartreuse de Mont-Rieux, le moine Gérard, frère de Pétrarque;
il soigna tous ses frères et leur donna la sépulture. Dans le foyer
même des endémies les plus meurtrières, quelques existences
sont respectées comme par un privilége d'immunité; le typhus,
la fièvre jaune, le choléra rencontrent sur leur chemin des constitutions qui résistent à leurs atteintes; au milieu des marais,
vivent des individus imperméables à leurs émanations, ou, s'ils
les absorbent, les neutralisant par une réaction sourde et continue : voilà quelques exemples d'une habitude qui préserve;
elle consiste dans une modification d'ensemble de l'économie qui
échappe à l'analyse, mais à laquelle concourt certainement l'état
moral; c'est d'elle que dépend l'acclimatement; c'est par elle
encore que le médecin s'acclimate dans l'atmosphère des hôpitaux, et commerce impunément avec la maladie et la mort. Ce
qu'on appelle tolérance en thérapeutique se rapproche du genre
d'habitude dont il s'agit; des médicaments énergiques sont administrés à doses énormes sans péril et souvent sans aucun
trouble passager; les organes finissent même par se familiariser
avec les substances toxiques; quoique les Mithridates soient
rares, cette faculté n'est point douteuse; les Chinois abusent de
l'opium journellement; leur santé s'en ressent à la longue, mais
ils sont émoussés à l'action immédiate du poison. Il y a plus,
on voit des hommes braver par accoutumance l'influence des
agents chimiques; les ivrognes incurables passent de l'eau-de-
vie à l'alcool, de l'alcool à l'éther, et Tartra rapporte l'observation d'une femme que cette funeste progression de stimulation

a conduite à l'usage de l'acide nitrique qu'elle a pu ingérer sans
accident notable ; d'autres saisissent d'une main insensible des
charbons enflammés, des barres de fer dont une extrémité est
incandescente, etc. Il existe un antagonisme entre certaines
maladies et les conditions individuelles, telles que l'âge, le
sexe, le tempérament, etc. Nous avons mentionné l'extrême rareté de la fièvre typhoïde dans la vieillesse ; on ne connaît qu'un
exemple de croup à cet âge ; le squirrhe semble étranger à l'enfance, les scrofules au tempérament sanguin. On peut rapprocher
de ces faits la propriété réciproquement préservative de la variole
à l'égard de la vaccine, et de la vaccine à l'égard de la variole.
D'autres maladies s'excluent-elles par une sorte d'antagonisme ?
Rien de certain sur ce point. Schœnlein s'est appliqué à
démontrer l'antagonisme des fièvres de marais et de la phthisie
tuberculeuse ; mais l'absence de preuves positives et la multiplicité des faits contraires ne laissent à cette idée que la valeur
d'une spéculation de l'esprit : au reste, du principe de l'antagonisme morbide est sortie la chimère de l'homœopathie : c'est
une raison pour ne l'accepter qu'avec une extrême défiance.

§ VI. Des rapports de l'imminence morbide avec la constitution.

L'imminence morbide varie suivant les quantités de la force
constitutionnelle ; elle varie encore suivant la forme générale de
l'individualité.

1° *Force*. Une constitution qui réagit avec énergie et promptitude garantit contre les maladies plutôt qu'elle n'y dispose ;
quand toutes les actions organiques s'exercent avec ordre, mesure et régularité, les influences nuisibles ont moins de prise ;
les perturbations qu'elles déterminent sont passagères. Les individus fortement constitués supportent sans inconvénient les
variations du régime ; ils peuvent s'éloigner par intervalle des
règles d'une stricte modération ; ils jouissent en un mot, si l'on
peut dire ainsi, d'une plus grande latitude de santé.

Les auteurs, quand ils parlent de force et de constitution, les
confondent avec la pléthore sanguine, avec l'exaltation nerveuse
et même avec l'exagération de la plasticité générale, se tradui-
sant par l'hypertrophie de tous les tissus et que l'on appelle vulgairement embonpoint. A ces trois états correspondent par oppo-

sition l'anémie, l'asthénie nerveuse, l'émaciation. Nous ne nions
pas que ces modifications de l'économie ne puissent être primor-
diales, constitutionnelles, mais aucune d'elles ne réalise l'idée que
nous avons donnée de la force organique ; l'état de la nutrition
dépend des rapports réciproques du sang et de l'innervation ; et
c'est aussi là que gît le principe de la réaction vitale que nous
disons forte ou faible, suivant son degré d'efficacité à surmonter
incessamment les influences de destruction.

Quand on a avancé que les fortes constitutions sont plus sujettes aux maladies aiguës, aux inflammations, aux accidents
violents, on a raisonné *à priori*, en confondant l'idée de force
avec celle de pléthore sanguine. Il y a plus : les individus pléthoriques ne sont pas plus disposés que d'autres à contracter
des inflammations : « ce n'est qu'une fausse analogie de symptômes qui a fait dire que la pléthore disposait aux phlegmasies
(Andral, *loc. cit.*, page 43); » ils éprouvent des vertiges, des
éblouissements, des tintements d'oreilles, des bouffées de chaleur
vers la tête, des hémorrhagies et parfois une surexcitation générale de l'organisme, portée jusqu'à une fièvre véritable : tous
ces phénomènes sont consécutifs à une augmentation de globules,
seul changement que l'analyse ait démontré dans le sang des pléthoriques, et non à l'accroissement de la proportion de fibrine
qui ne varie guère, quoiqu'on ait tant de fois répété le contraire.

Étant écartée cette confusion de la force et de la pléthore,
répétons qu'une constitution forte correspond au minimum
d'imminence morbide ; ce qui traduit cette parole d'Hippocrate
déjà citée : « Ἐγγύτατα τοῦ ἀσθενέοντός ἐστιν ὁ ἀσθένης, le faible est
celui qui se rapproche le plus du malade » ; le fort est celui qui
s'en éloigne le plus.

Faiblesse. Il ne s'agit pas ici de la débilité produite par la
soustraction, l'insuffisance ou l'altération des modificateurs
hygiéniques ni de celle qui reconnaît pour cause l'irritation,
une déperdition matérielle, l'énervation musculaire ou intellectuelle, etc. C'est assez dire que nous admettons une faiblesse
primitive d'organisation ; nous n'irons pas toutefois jusqu'à reconnaître l'existence d'une asthénie générale consistant dans
« une diminution des actions organiques sans lésion appréciable,

antécédente ou concomitante, des solides ou des liquides (1). »

Les actions organiques ne peuvent s'affaiblir sans que l'organisme lui-même ait subi une modification générale qui porte ou sur l'appareil de l'innervation, ou sur le sang, cet aliment de tous les tissus. L'étiologie des débilités acquises éclaire l'origine de la faiblesse constitutionnelle ; quelle que soit leur cause productrice, alimentation malsaine, soustraction du calorique ou de la lumière solaire (Edwards), action d'un milieu humide et froid, etc., elles se réduisent à ces deux conditions : insuffisance nerveuse, diminution de l'élément globuleux du sang ; l'inertie du système musculaire, les troubles divers que manifestent les appareils respiratoire, digestif et circulatoire, les phénomènes de dépression ou de perturbation intellectuelle, sont les effets de l'une de ces deux causes. Est-il donc indifférent qu'un sujet soit issu de parents affectés de débilité acquise? Entre celle-ci et la faiblesse de constitution, qu'y a-t-il? Une question d'hérédité. Le peuple des grandes villes végète et s'étiole dans une atmosphère humide, chargée d'émanations et presque sans soleil : de là des générations dépourvues d'énergie vitale ; de là, par un misérable croisement d'existences usées, une descendance imbécile et sans puissance de réaction. La faiblesse, comme la force, est la résultante des actions organiques ; celles-ci sont en rapport intime avec les conditions matérielles des solides et des fluides ; elle peut exister sans lésion locale, et celle dont l'hygiéniste s'occupe est, en effet, indépendante des altérations circonscrites dans un viscère, dans un organe ; mais elle dépend d'un état général et originaire de l'économie ; elle ne se caractérise point par la proportion de développement et d'activité d'une partie ; elle ressort de l'ensemble et se juge par l'étendue, la persévérance et l'intensité de la réaction organique. Suivant l'expression de Brown, elle crée l'opportunité des maladies et favorise particulièrement leur invasion sous la forme chronique ; elle dispose aux affections cachectiques ; elle modifie l'allure des maladies aiguës elles-mêmes, en diminuant les phénomènes de réaction, comme on le voit chez les enfants débiles et chez les vieillards. Les individus de

____

(1) Littré, *Dictionnaire de médecine*, tome 1, page 247.

complexion faible sont condamnés à des précautions de toute espèce : vulnérables à toutes les influences du dehors, leur vie est une lutte et presque un artifice ; ils sont réduits à vivre en serre chaude. Ils ne peuvent supporter les modifications hygiéniques au delà d'une stricte mesure ; encore moins savent-ils en braver les vicissitudes. S'ils durent, et l'on en voit en effet qui atteignent la longévité, c'est grâce aux soins minutieux dont ils s'entourent ; comme les avares, ils couvent leur trésor, c'est-à-dire le peu de vitalité qui leur est échue, et ne la dépensent qu'en petite monnaie.

2º *Forme générale. Obésité.* Chez un homme adulte et d'une corpulence ordinaire, la graisse est au poids total du corps comme 1 est à 20. Au delà de cette proportion, la santé subsiste encore ; mais, quoiqu'il soit impossible de préciser par des chiffres absolus les limites de l'obésité physiologique, l'accumulation de la graisse dans le tissu cellulaire finit par déranger plusieurs fonctions, et rend les autres précaires. Il en est toujours ainsi quand la graisse vient à former, comme on l'a vu, la moitié ou même les trois cinquièmes du poids total du corps. On a vu des individus ensevelis dans la graisse, peser quatre et six cents livres, et même huit cents livres. M. Raige-Delorme a recherché quelques faits curieux de cette nature dans les auteurs qui ont écrit sur la polysarcie (*Dict. de méd.*, tome XXV, page 557). Percy et Laurent (*Dict. des sc. méd.*) rapportent l'exemple d'une jeune Allemande que l'on voyait à Paris, et qui, à l'âge de vingt ans, pesait quatre cents livres. On montre souvent dans les grandes villes, moyennant rétribution, de ces monstres d'obésité. Dupuytren (1) a publié une observation très détaillée, quant aux particularités anatomiques, de l'accumulation graisseuse ; mais il n'existe pas assez de faits de ce genre, observés avec soin et décrits d'après une fidèle nécroscopie. M. Raige-Delorme assigne à l'obésité très prononcée les traits anatomiques qui suivent : des couches très épaisses de graisse dans tout le tissu cellulaire sous-cutané ; rétrécissement de la cavité thoracique par l'ampliation abdominale ; les poumons, comprimés, ont moins de volume que chez

____

(1) *Journal de médecine de Corvisart, Leroux et Boyer*, tome XII, page 262.

les sujets maigres ; le cœur, volumineux en général, est enveloppé de couches solides de graisse ; le foie, augmenté dans toutes ses proportions, laisse suinter par la pression une graisse fluide, mêlée d'une bile claire ; la vésicule biliaire est dilatée par le fluide peu coloré qu'elle contient ; la capacité de l'estomac est agrandie, sa tunique musculeuse très développée ; le pancréas, cerné de graisse, est volumineux, le mésentère surchargé de graisse, les reins petits et masqués par la graisse, la vessie petite et contractée. Les personnes d'une obésité considérable ont les mouvements difficiles, roides, embarrassés, ce qui donne à leur démarche un caractère particulier ; elles se plaignent d'une sensation générale de pesanteur, s'essoufflent au moindre exercice, versent par la transpiration une matière abondante et d'une odeur oléagineuse ; leur digestion est très active, et c'est peut-être la seule de leurs fonctions qui s'accomplisse avec une certaine énergie ; encore tombent-ils, après leurs repas, dans une somnolence qui augmente leur torpeur habituelle ; ils éprouvent peu d'appétit vénérien, et n'ont qu'une très médiocre activité des organes génitaux. Chez les femmes obèses, il est rare que la menstruation ne présente point de troubles. Enfin, la puissance intellectuelle se proportionne à cette existence végétative du corps. Le tableau que nous venons de rappeler n'a qu'une vérité relative : tel individu s'accommode d'un embonpoint qui gênerait les fonctions d'un autre. Le célèbre historien Hume avait acquis un embonpoint excessif. Pompée, au rapport des historiens, était dans le même cas ; et l'on sait que ni la dévorante activité du génie, ni les émotions d'une carrière unique dans l'histoire, ni le culte de la sobriété n'ont préservé Napoléon d'une certaine rotondité de formes.

L'obésité se montre normalement à deux époques de la vie, dans l'enfance et vers la quarantième année, c'est-à-dire avant la puberté et à l'époque où l'activité sexuelle diminue ; la ménopause marque, pour un grand nombre de femmes, une période d'exubérance graisseuse ; les castrats grossissent promptement. On voit des enfants surchargés de graisse, gonflés de fluides blancs ; cet excès de volume tombe plus tard ou se maintient, et, dans ce dernier cas, il caractérise la constitution. La plupart des individus remarquables par les proportions de leur embonpoint l'ont présenté dès leur bas âge. Leur tempérament lymphatique y prédispose, ainsi qu'une nourriture succulente et la vie sédentaire : ce qui nous explique, d'une part, la florissante corpulence des bouchers, des charcutiers, des gastronomes; d'autre part, la plus grande fréquence de l'embonpoint chez les femmes, notamment en Orient, où l'apathie morale et d'autres habitudes s'ajoutent aux conséquences de la réclusion. L'équitation modérée produit, dit-on, le même effet; mais si l'on remarque la prédominance graisseuse chez les officiers de cavalerie et même chez les simples cavaliers, on doit tenir compte en même temps du bon régime qu'ils suivent et de l'absence totale de soucis et de préoccupations intellectuelles; cette dernière condition est, sans contredit, l'une des plus favorables à l'essor de l'embonpoint dans l'espèce humaine; il y faut joindre le repos absolu, un régime doux et féculent, le séjour dans un air humide : c'est par ces derniers moyens et de plus, par la castration, que l'on développe chez les animaux réservés à nos tables, une chair plus savoureuse, plus tendre, plus fine, parce qu'elle est infiltrée de graisse. — Toutefois il est d'observation que souvent la réunion de plusieurs des influences précitées ne suffit pas pour corriger la maigreur habituelle; d'un autre côté, l'obésité résiste dans la majorité des cas à l'emploi persévérant et combiné de toutes les influences contraires à celles qui paraissent la favoriser; d'où il résulte que, bien qu'elle se développe accidentellement dans certaines circonstances, elle dépend ordinairement de la constitution et participe à sa pérennité ; elle peut même être congéniale ; on la voit se produire au sein de la misère et des privations ; les Anglais qui, suivant la remarque de Buffon, offrent les cas d'obésité les plus notables, ne doivent pas exclusivement cet inconvénient à leur régime diététique et à leur genre de vie ; et c'est avec raison qu'Isidore Geoffroy Saint-Hilaire y voit une suite probable des conditions spéciales de leur tempérament (1).

Hippocrate a dit : « Les corps naturellement replets sont plus exposés aux morts subites que les corps grêles. » (*Aph*. 44,

(1) *Histoire générale et particulière des anomalies*. Paris 1832, tome I, page 264.

sect. II.) La sagacité de l'observation antique reçoit encore ici sa confirmation des faits ; la respiration et la circulation sont habituellement gênées chez les obèses, par le refoulement du diaphragme, par la diminution de la capacité thoracique, peut-être par la déposition graisseuse qui s'opère sur le cœur ; de là une tendance congestionnelle vers les organes de la poitrine et de la tête, une prédisposition à l'anévrisme et à l'apoplexie. Peut-être l'essoufflement habituel des gens obèses tient-il aux conditions mêmes qui déterminent la formation de la graisse ; la première de ces conditions semble être l'insuffisance de l'hématose ; d'après M. Liebig (1), la formation de la graisse, analogue à certaines décompositions qui s'accompagnent d'un dégagement d'oxygène, fournit à l'économie une certaine portion de l'oxygène nécessaire aux fonctions vitales, et cela toutes les fois que l'oxygène absorbé par la peau et le poumon est insuffisant pour transformer en acide carbonique le carbone destiné à cette combustion ; et il ajoute : « Il se forme de la graisse chez un animal toutes les fois qu'il y a disproportion entre le carbone introduit dans l'économie et l'oxygène absorbé ; l'oxygène se sépare alors par la métamorphose de certaines substances, et cet oxygène est rejeté du corps à l'état d'acide carbonique et d'eau. La chaleur qui accompagne cette fonction contribue à maintenir la température du corps dans un état constant.... Lorsque l'économie crée de la graisse, elle se procure elle-même le moyen de suppléer au manque d'oxygène et de chaleur nécessaire aux fonctions vitales. » Il résulte de là que, chez toute personne chargée de graisse, on peut affirmer la faiblesse de l'hématose, la prédominance du sang noir sur le sang rouge ; et cette conclusion des recherches les plus récentes de la chimie est généralement confirmée par l'observation médicale. L'assertion de Morgagni paraît moins exacte : « *Obesa corpora minus pleuritidi et peripneumoniæ sunt obnoxia* (2) ». Moins de puissance réactionnelle rend plus dangereuses aux obèses la plupart de leurs maladies, et la difficulté avec laquelle s'exercent chez eux la plupart des fonctions précipite les complications.

(1) *Chimie organique appliquée à la physiologie*, etc., 1842, page 101.
(2) *De sedibus et causis morborum*, epist. XX, art. 10.

L'obésité entraîne assez d'inconvénients, et, quand elle
s'exagère, assez de périls pour que l'on songe à l'arrêter dès
ses commencements ; plus tard on la combattra vainement : la
réduction du régime alimentaire, composé d'ailleurs de substances peu nutritives, l'usage des boissons acides et même de
quelques laxatifs pris de temps en temps, moins de sommeil,
mais surtout l'exercice poussé jusqu'à la fatigue, l'hygiène
n'offre que ces moyens, dont l'insuffisance s'explique par le
caractère primordial de l'obésité et n'est point corrigée par
l'emploi des remèdes souvent préconisés. Nous n'exceptons
pas de notre incrédulité radicale le bicarbonate de soude que
M. Roche propose à l'expérimentation sur la foi d'un fait unique,
ni le vinaigre ni le savon : nous avons observé des irritations
gastriques produites par le vinaigre dont usaient secrètement
de jeunes personnes dans le but de réduire une précoce exubérance de formes. Les drogues déterminent des maladies, et par
les maladies, la maigreur : remède pire que le mal. Mieux
vaut l'imminence morbide que la maladie.

Maigreur. Cet état, même à un degré notable, n'exclut
point la santé ; comme l'embonpoint, il est inhérent à la constitution ou le résultat accidentel d'un certain nombre de causes
ou le caractère transitoire de quelques phases de l'organisme.
Il y a des personnes qui, quoi qu'elles fassent, restent toujours
grêles et présentent, suivant une locution triviale, des formes
sèches : telles sont les personnes à prédominance du système
nerveux ou de l'appareil hépatique ; leur maigreur est due à une
disposition native qu'il est difficile d'expliquer. On remarque
que beaucoup d'enfants nés à terme sont beaucoup plus petits
que leur âge ne le comporte et se développent ultérieurement
dans des proportions mesquines ; il faut admettre ici ou l'influence de l'hérédité, ou celle d'une maladie qui a frappé le fœtus
au sein de la mère et enrayé le travail de la nutrition : c'est là
ce que les anatomo-pathologistes appellent l'atrophie congéni-
tale. Forme passagère de l'organisme, la maigreur s'observe
vers l'époque de la puberté chez les jeunes gens des deux sexes ;
la graisse peut diminuer de beaucoup dans l'habitus extérieur (1). L'atrophie sénile, quoique en rapport normal avec

(1) « Ce n'est point la disparition de la graisse seule qui produit l'atro-

les vicissitudes de la période de décroissement, semble avoir
sa raison physiologique dans l'affaiblissement de l'action nerveuse, et par son étiologie révèle celle de l'émaciation qui succède aux chagrins, aux passions contrariées, à la surexcitation
longtemps soutenue de l'encéphale, aux craintes habituelles, à
un état de concentration habituelle, à l'hypochondrie, aux excès
vénériens (quand la maigreur n'est pas alors l'effet d'une perte
séminale involontaire et méconnue), aux fatigues et aux douleurs du corps. Les causes qui paraissent porter leur première
atteinte sur la nutrition se renforcent secondairement par l'addition de la débilité nerveuse ; l'inanition, l'usage d'aliments de
mauvaise qualité, l'usage prolongé des acides, l'abus des alcooliques, la vermination, la viciation de l'hématose par les émanations qui, dans certaines professions ou dans certaines localités
se mêlent à l'air, les hémorrhagies, l'allaitement lui-même, etc.,
déterminent l'amaigrissement, d'abord, il est vrai, par l'altération ou la réduction du fluide nourricier des organes, mais
ensuite par l'affaiblissement des centres nerveux qui, privés de
la stimulation d'un sang bien élaboré, ne fonctionnent plus dans
la mesure nécessaire au développement des parties ; l'atrophie
d'un membre par l'effet d'une cause locale qui agit sur ses nerfs
et en diminue l'influence, est l'image partielle, extérieure de
ce qui se passe dans l'atrophie générale, résultat d'un état
morbide ou d'un trouble fonctionnel de l'encéphale.

Une maigreur moyenne, quand elle est primordiale, est
plutôt une condition de santé que de maladie ; à un degré très
prononcé, elle coïncide presque constamment avec une grande
irritabilité du système nerveux, et l'imminence morbide qu'elle
engendre se rapporte à ce dernier état. Phase organique de

» phie du tissu cellulaire; souvent c'est le défaut de l'évaporation des gaz,
» la suppression de ce *halitus vitalis* qui a eu lieu dans ses mailles. En effet,
» l'embonpoint ne dépend pas uniquement de la présence de la graisse, il
» tient aussi à cette turgescence vitale que l'on remarque dans l'état de
» santé. Pourquoi maigrit-on subitement? Pourquoi le corps se rapetisse-t-il
» dans la syncope, dans le frisson d'une fièvre intermittente...? C'est parce
» que tout mouvement expansif est suspendu, et avec lui l'exhalation de la
» vapeur qui remplit tous les interstices des parties. » Lobstein, *Traité d'anatomie pathologique*, tome I, page 61.

deux époques différentes de l'existence, il n'y a lieu d'y remédier ; symptôme d'une lésion ou d'une modification générale de l'économie par suite d'une mauvaise dispensation des moyens hygiéniques, elle est le résultat d'une cause qu'il faut combattre.

CHAPITRE IX.

DE LA CONVALESCENCE.

Où la maladie cesse, l'hygiène recommence ; ou plutôt après avoir concouru avec la thérapeutique à éteindre un foyer morbide, elle a mission de diriger la convalescence, c'est-à-dire, cet état qui n'est plus la maladie et qui n'est pas encore la santé ; où les fonctions ramenées à l'équilibre manquent d'énergie et de stabilité ; où l'économie entière, encore ébranlée par les atteintes plus ou moins violentes qu'elle a subies, rétablit laborieusement, et comme en tâtonnant, ses rapports, ses échanges avec toutes les influences du monde extérieur.

La convalescence présente des traits bien différents, suivant qu'elle succède aux affections aiguës ou aux affections chroniques. Dans le premier cas, elle se dessine clairement aux yeux de l'observateur ; préparée souvent par des phénomènes critiques, signalée toujours par la cessation des souffrances locales et des symptômes généraux de la maladie, elle se dénonce au malade lui-même par une sensation de bien-être jusqu'alors inconnu au médecin, par un ensemble de caractères qui ne trompe point : tels sont l'expression naturelle, expansive de la physionomie, la vivacité du regard, la susceptibilité des organes des sens, l'exercice plus net et plus rapide des facultés de perception, l'heureux changement de l'humeur et des idées qui tendent à la gaieté, un sommeil réparateur et prolongé, une certaine mobilité de la circulation, d'où les alternatives de pâleur et d'animation faciale, la souplesse halitueuse de la peau, une chaleur plus douce, plus uniforme avec une impressionnabilité plus grande au froid ; la liberté de la respiration, un appétit naissant et parfois impérieux, coïncidant avec l'humidité de la langue, la mollesse du ventre et une tendance particulière à la constipation, chez les femmes le rétablissement des menstrues, chez les hommes des désirs vénériens, etc. Ces signes appartiennent à la convalescence déclarée ; ils ne se substituent point d'emblée aux symptômes de la maladie, ils sont amenés avec une gradation qui rend parfois incertain le début de la convalescence ; presque toujours les premiers phénomènes de la santé renaissante se croisent avec les vestiges de l'état morbide ; mais on observe aussi des transitions de l'un à l'autre, qui s'opèrent avec une rapidité merveilleuse : on dirait des convalescences improvisées ; elles sont parfois d'une durée si courte, qu'entre la perturbation fonctionnelle et le retour à l'ordre physiologique l'intervalle est à peine marqué. Mais, dans les maladies chroniques, on n'assiste plus à ces sortes de changements à vue qui s'effectuent dans l'organisme ; les fonctions ne se rétablissent point, ni avec cette promptitude ni avec cette simultanéité ; elles se régularisent lentement, une à une, à force de régime et de soins ; revenues au type physiologique, elles manquent longtemps encore de force et d'étendue : aussi l'embonpoint ne reparaît qu'après plusieurs mois et même des années ; la physionomie garde longtemps l'empreinte des souffrances éprouvées, et trop souvent le rétablissement reste incomplet.

Mais précisons davantage les modifications que la convalescence détermine dans les actes organiques par le concours desquels la vie se soutient.

Digestion. La faim est l'une des premières manifestations du retour prochain à la santé ; elle est vive, se renouvelle à courte période ; elle s'exalte parfois jusqu'à la voracité. Manger devient la grande, l'unique sollicitude du convalescent ; et quand il est dans l'âge où l'accroissement n'est pas entièrement terminé, et où par conséquent l'assimilation est énergique, il la témoigne avec des instances et des supplications qui rendent difficile au médecin la direction du régime. Dans les hôpitaux militaires, il faut souvent résister aux larmes, aux doléances les plus véhémentes, pour préserver la convalescence de ses propres excès. Il serait aussi dangereux de céder à des exigences démesurées que de restreindre l'alimentation par la crainte exagérée des effets qu'elle peut occasionner. Lorsque la convalescence est franche et décidée, la nourriture est désirée et supportée ; loin de nuire, elle dissipe quelques malaises, tels que la pesanteur à l'estomac, les borborygmes, les vertiges, les palpitations, etc.; combien de fois même avons-nous vu la langue se nettoyer d'un reste d'enduit saburral sous l'influence de l'alimentation qui provoque et utilise les sécrétions buccales, tandis qu'une diète inopportune augmente l'embarras des premières voies ; d'où la saleté de la langue, l'amertume de la bouche, l'anorexie, etc. Il est essentiel de prendre en considération le degré d'appétit que témoigne le convalescent et les sensations qu'il éprouve, soit en mangeant, soit pendant le cours de la digestion ; si l'appétit est lent à se manifester, incertain sur le choix des aliments, si le malade s'en dégoûte vite et voudrait passer journellement d'une forme de nourriture à une autre, s'il n'éprouve pas en l'ingérant le plaisir qui suit la satisfaction d'un besoin réel, s'il survient pendant l'élaboration digestive du ballonnement, des rapports acides, des borborygmes, une coloration fébrile du visage, un surcroît de chaleur tégumentaire, on a déclaré prématurément la convalescence ; la diarrhée survient, preuve certaine d'une alimentation inopportune, et loin que le corps se restaure, la maigreur fait des progrès. Toutefois une diarrhée éphémère, sans douleur et sans fièvre, ne doit point inquiéter ; elle est due quelquefois à l'augmentation trop rapide des aliments ; il suffit de les diminuer ou de les suspendre un jour ou deux, pour faire cesser cet accident. L'activité des absorptions rend les matières fécales sèches et dures, ce qui, joint à l'affaiblissement de la contractilité des intestins, explique la constipation habituelle des convalescents.

Absorptions. Elles sont d'autant plus actives que les déperditions causées par la maladie ont été plus considérables.

Circulation. La circulation est d'une mobilité remarquable chez les convalescents ; leur pouls est ordinairement ralenti, il tombe chez les adultes à 50, 40, 35 pulsations par minute; mais il s'accélère par les moindres causes : un changement dans l'attitude, l'approche du médecin, une excitation morale produit cet effet ; le militaire convalescent qui rumine avant la visite du médecin une demande de congé éprouve une accélération du pouls sous l'influence de cette préoccupation, et quand le médecin arrive à son lit, il surprend jusqu'à 110 pulsations par minute chez

le même malade qui, quelques minutes après, en offrira 50 à 60 ;
les palpitations sont de même un phénomène éphémère et facile
à produire. La décoloration de l'habitus indique, non la vacuité
des capillaires, comme on l'a dit, mais la diminution du chiffre
normal des globules, conséquence des émissions sanguines et de
la diète prolongée ; il faut noter encore la coïncidence de cette
altération du sang avec la coloration hypostatique de la joue du
côté sur lequel a lieu le décubitus , avec l'œdème péri-malléo-
laire qui survient si fréquemment chez les convalescents , avec
les infiltrations de tout le tissu cellulaire sous-cutané.

Respiration. Les convalescents s'essoufflent aisément à la
marche , par les efforts musculaires, surtout par l'action de
monter ; mais dans le repos, la respiration est ample et libre ; si
elle paraît gênée, il faut en chercher la cause, et on la trouvera
tantôt dans un reste de phlegmasie pulmonaire, tantôt dans un
épanchement pleurétique qui se sera effectué sourdement par
suite d'un refroidissement, tantôt dans une excitation fébrile
dont le point de départ est hors de la poitrine.

Sécrétions. La convalescence commence quelquefois après
un changement notable survenu dans les fonctions de sécrétion ;
pendant son cours, on observe encore des sueurs qui vont diminuant de jour en jour, et qui, loin d'affaiblir, laissent à leur
suite un sentiment de bien-être et de fraîcheur : elles sont alors
d'un excellent augure , et telles sont les sueurs qui succèdent
aux inflammations franches ; les urines ne sont pas en proportion des boissons ingérées, leur couleur est un peu foncée et elles
déposent un sédiment rougeâtre. La bile paraît sécrétée en
moindre quantité chez les convalescents ; ce qui contribue sans
doute à leur constipation et à la lenteur de leurs digestions ; la
salive au contraire est fournie abondamment et facilite la digestion supérieure. Au déclin des affections graves, on voit la desquamation de l'épiderme, la chute des poils et des cheveux : ces
accidents sont ordinaires dans la convalescence des phlegmasies
éruptives et fréquents dans celle de la fièvre typhoïde. Le furfur
épidermique, surtout à la face, est un phénomène que nous
avons noté chez beaucoup de cholériques convalescents.

Génération. Un phénomène observé par tous les médecins
chez les convalescents , c'est le réveil du désir vénérien, des

érections et parfois des pollutions nocturnes. Des hommes d'un âge où les organes sexuels ont perdu leur activité, ont retrouvé, convalescents d'une maladie aiguë, avec le désir génital, le pouvoir de le satisfaire. Frank signale le danger des pertes séminales qui ont lieu dans la convalescence de certaines maladies graves ; il craint que le rétablissement des forces n'en soit retardé ; mais cette appréhension nous paraît exagérée, quand les évacuations du sperme ne se répètent point et qu'étrangères à toute cause ou prédisposition particulière, elles ne sont dues qu'à la plénitude des vésicules séminales. Le retour de l'écoulement menstruel est le caractère essentiel et la garantie de la convalescence chez les femmes; plus l'atteinte reçue par l'organisme a été profonde, plus il tarde à reparaître; souvent les premières règles de retour coulent trop ou trop peu ; quand leur mesure est régulière, elles concourent efficacement à l'entier rétablissement de la santé.

Fonctions de relation. Les centres nerveux témoignent chez les convalescents une faiblesse qui dure plus ou moins longtemps ; leurs facultés de perception s'exercent mieux que leurs facultés de réflexion et d'expression ; encore leur attention ne peut-elle se tendre longtemps sans fatigue pour le cerveau ; les lectures, les conversations prolongées, les interrogations suivies produisent le même effet et parfois la céphalalgie ; leur susceptibilité nerveuse est augmentée ; elle s'exalte passagèrement pour les laisser retomber ensuite dans l'affaissement qui succède aux grands ébranlements de l'économie. La conscience d'un danger passé double pour eux le prix de l'existence; cependant, malgré la douceur secrète qu'ils éprouvent à se voir revivre, ils sont irritables, impatients, prompts à s'alarmer. Ils puisent, dans des objets connus, des sensations nouvelles ; ils recherchent des impressions qui ne sont pas en rapport avec leurs habitudes antérieures. — A la suite des affections graves qui ont retenti dans le système cérébro-spinal (fièvre typhoïde, méningite, etc.), les facultés intellectuelles sont lentes à se rétablir ; les idées naissent avec peine, la mémoire chancelle, les mots se font attendre ; chez le vieillard, ces signes sont graves quand ils tardent à se dissiper ; ils doivent faire craindre que le sujet ne récupère plus la pleine jouissance de ses facultés mentales. Les premiers essais de locomotion sont une épreuve pour l'encéphale; ils déterminent souvent des vertiges, de la céphalalgie, des troubles de la vue, des tintements d'oreilles, une disposition à la syncope, etc. Les fonctions sensoriales sont également modifiées; la vue est trouble, incertaine; les yeux, très sensibles à l'éclat de la lumière, ne peuvent se fixer longtemps sur les objets qu'elle éclaire vivement; l'ouïe est souvent difficile, mais ce phénomène ne dure que quelques jours; plus rarement elle acquiert une finesse inusitée. Parfois le convalescent n'a pas le discernement exact des odeurs; mais, en général, son odorat s'aiguise; le goût revient promptement à son type normal; les mets sont dégustés savoureusement, et c'est là un des signes du bon état des voies digestives. La peau est plus délicate, le toucher plus fin. La chaleur cutanée est halitueuse, uniforme sur tous les points, mais sujette à décroître rapidement par l'exposition à l'air froid; les vicissitudes de température sont mal supportées. Quant aux mouvements, ils ont d'autant moins d'énergie et de précision que la maladie a été plus grave et de plus longue durée; l'amaigrissement a porté en partie sur les muscles, qui sont flasques et décolorés; aussi les convalescents ont la démarche chancelante et sollicitent un appui; leur main étreint mal, leurs efforts sont disproportionnés avec le but. L'incitation nerveuse n'est départie aux muscles que par secousses irrégulières; de là une disposition aux tremblements, aux convulsions. La voix n'a pas repris son timbre et son étendue. Le sommeil de la convalescence rappelle celui du jeune âge, par sa durée, par sa vertu réparatrice, par le calme et la quiétude dont il s'accompagne; toutefois, si le système nerveux demeure encore surexcité, le sommeil est léger, s'interrompt facilement; une alimentation insuffisante le rend plus court; le médecin doit s'informer soigneusement des particularités qui s'y rapportent.

La convalescence ne diffère pas seulement suivant les deux grandes coupes des maladies en aiguës et en chroniques; mais parmi les maladies aiguës, il existe encore des différences notables sous le double rapport de la durée et des caractères de la convalescence. Les affections catarrhales laissent après elles une faiblesse extrême, une dépression de la circulation, la tendance aux infiltrations séreuses du tissu cellulaire sous cutané et sous-muqueux, une diarrhée qui résiste souvent aux médications. Les inflammations franches, alors même qu'elles ont remué l'organisme, sont plus rapidement suivies du retour complet à l'état de santé, grâce à l'activité de la réparation. Les pyrexies avec détermination vers le tégument externe ou interne, variole, scarlatine, fièvre typhoïde, etc., pèsent longtemps encore après leur cessation sur les principales fonctions de la vie; les forces ne reviennent qu'avec une lenteur extrême; les digestions se troublent fréquemment, des accidents divers sillonnent la convalescence et en éloignent le terme : de quelle sollicitude ne faut-il pas envelopper les malheureux qui viennent d'échapper à l'affection typhoïde, à une variole confluente, à une scarlatine maligne? Leur convalescence est comme une seconde maladie, pleine d'embûches et de périls. Nous voyons de jeunes soldats, dans la fleur de l'âge et d'une constitution primitivement robuste, se traîner pendant des mois dans les langueurs de l'état valétudinaire qui succède à la fièvre typhoïde. La nutrition semble comme enrayée chez eux, et l'art flotte entre deux écueils, entre deux craintes également fondées : de les laisser dépérir par insuffisance de nourriture, ou de provoquer d'intarissables et fatales diarrhées par une alimentation dont il est si difficile de fixer l'opportunité. A la suite des fatales intoxications qui se traduisent à nos yeux par les phénomènes des fièvres éruptives, le sang tarde longtemps à recouvrer sa crase, et l'organisme languit dans un état cachectique dont la durée est proportionnelle à la quantité des matières toxiques qu'il a reçues et à la force dépensée pour leur élimination. Les hémorrhagies de médiocre abondance marquent peu dans l'organisme; mais, quand elles sont considérables, il restitue lentement au sang les matériaux qu'elles lui enlèvent; la pâleur générale, les troubles de la circulation, les palpitations, la faiblesse des mouvements, une propension convulsive, montrent la gravité de ces larges déperditions. Ce sont les névroses et les affections périodiques qui comportent le rétablissement le plus prompt; elles semblent n'intéresser que la modalité du dynamisme nerveux : entre leur guérison et la santé parfaite, la convalescence trouve à peine quelque place.

Les conditions de vie individuelle que nous avons étudiées

plus haut font varier les formes et la marche de la convalescence. On comprend, sans que nous entrions dans un détail superflu, le rôle que jouent les tempéraments, les idiosyncrasies, le sexe et l'âge ; les suites d'une maladie ne sont pas, à vingt ans, ce qu'elles peuvent devenir pour l'âge de décroissance confirmée : la convalescence d'une maladie qui a frappé un organe héréditairement prédisposé doit être surveillée avec plus de défiance que si l'organe lésé dément tout soupçon de cette nature. La force de la constitution gouverne la marche de la convalescence comme elle a gouverné celle de la maladie.

Il n'est pas exact de dire que la durée de la maladie mesure celle de la convalescence ; il y a des maladies aiguës qui jettent les sujets qu'elles ont frappés dans une prostration de longue durée ; d'un autre côté, des maladies qui ont affecté une marche chronique présentent une facile convalescence ; une fièvre typhoïde peut guérir en vingt-cinq à trente jours et entraîner un état valétudinaire de plus d'un mois ; une scarlatine parcourt ses périodes dans un septénaire, et condamne ensuite à des précautions très longues que n'exige point la santé.

Quelle est l'influence du traitement sur la durée de la convalescence ? Cette question est d'une grande importance ; mais elle ne peut être décidée, à cause de l'insuffisance des données cliniques que la science possède. Il y aurait lieu d'étudier comparativement les effets des principales médications sur la durée de la convalescence dans la série des maladies. On rechercherait ainsi, par exemple, quelle période de temps s'écoule entre la maladie terminée et le rétablissement parfait de la santé dans la fièvre typhoïde traitée par les antiphlogistiques, par les émollients, par les purgatifs, par les chlorures, etc. ; dans le rhumatisme articulaire aigu, attaqué par les saignées coup sur coup, par le sulfate de quinine à haute dose, par le nitrate de potasse donné de 15 à 40 grammes (Martin-Solon), par les procédés hydrothérapiques, etc. S'agit-il de la pneumonie, on déterminera la durée de la convalescence, suivant qu'on aura employé l'émétique à dose vomitive, l'émétique à dose contrestimulante, les déplétions sanguines dans une mesure moyenne, les saignées coup sur coup, etc. M. Bouillaud assure que, par l'application de cette dernière méthode, la convalescence marche très rapidement chez les péripneumoniques et qu'ils sont en général revenus à leur état normal avant la fin du premier mois. Les résultats numériques qu'il a donnés viennent à l'appui de cette assertion ; qu'il en surgisse d'autres sur la même affection traitée autrement, et l'on aura un commencement de solution d'un problème fort sérieux. Toutefois, les expériences qui sont nécessaires dans ce but présentent des difficultés, et quelques-unes sont réprouvées par le sentiment d'humanité, supérieur aux besoins de la science ; elles auront une valeur générale, mais un peu vague, à cause des dissemblances des organisations individuelles sur lesquelles elles auront porté ; tant de conditions individuelles, locales, atmosphériques, interviennent dans les recherches de cette nature, qu'il est chanceux d'en conclure avec rigueur. M. Chomel a vu réussir la première année et échouer l'année suivante l'emploi des chlorures dans la fièvre typhoïde ; sous l'influence des constitutions médicales, on voit les pneumonies céder plus facilement au tartre stibié ou aux saignées ; la durée des convalescences est subordonnée à la spécialité des traitements, et varie suivant les mêmes circonstances que les résultats de la thérapeutique. En attendant que la statistique, appliquée avec précision et sincérité, fournisse les matériaux d'une solution exacte, nous croyons pouvoir énoncer d'une manière générale les propositions suivantes :

1° La durée et la solidité de la convalescence sont en raison inverse des déperditions que le traitement a fait éprouver aux malades. S'il est des organisations qui les réparent promptement, un plus grand nombre languissent longtemps dans un état de faiblesse et d'inactivité plastique qui fait de leur convalescence une seconde maladie ; c'est pourquoi l'application outrée de la doctrine physiologique a fait beaucoup de mal entre des mains plus fanatiques qu'expérimentées. L'anémie, produite par l'abus des déplétions sanguines, est une source d'accidents secondaires, tels que l'œdème des membres inférieurs, l'anasarque, les épanchements séreux à l'intérieur, les diarrhées passives, les irrégularités de la circulation, le bruit de souffle qui s'entend avec le premier battement à la région précordiale, et plus particulièrement le bruit de souffle carotidien, semblable à celui que présentent les sujets chlorotiques. Ces accidents sont lents à se

dissiper ; parfois ils suivent une irrésistible progression de gravité, et les individus, débarrassés d'une phlegmasie locale, succombent, après la déclaration de leur convalescence, aux conséquences d'une thérapeutique dont les prévisions se concentrent
sur un seul but, la guérison de la maladie à tout prix. S'il faut,
suivant le mot de Celse, ménager dans la santé les ressources
de la maladie, il n'est pas moins important de ménager dans le
traitement de la maladie les ressources de la convalescence.
M. Andral l'a reconnu (*loc. cit.*), on diminue plus aisément les
globules du sang qu'on ne les régénère. Ce résultat de l'observation microscopique confirme le précepte que nous donnons
avec les praticiens sages de tous les temps. Il est remarquable
que les pertes directes de sang se réparent plus difficilement que
les spoliations opérées par l'emploi des purgatifs ou des vomitifs.
Nous n'avons pas nombré les faits de notre pratique qui nous
suggèrent cette réflexion ; mais elle résume les souvenirs fidèles
d'expériences souvent faites comparativement sur plusieurs séries de malades atteints d'une même affection, et traités les uns
par les émissions sanguines, les autres par les purgatifs seuls
ou précédés d'un vomitif. La même observation a été faite par
beaucoup de praticiens.

2° La prolongation et l'austérité de la diète influent sur la
durée et la solidité de la convalescence, non-seulement par le
défaut de réparation, mais encore par l'inaptitude ultérieure des
organes gastro-intestinaux à digérer convenablement après un
long repos. Les muscles condamnés à l'immobilité, par l'application d'un appareil de fracture, s'atrophient, se décolorent, se
ramollissent, perdent leur souplesse et leur contractilité ; la tunique musculeuse du tube digestif subit des changements analogues par l'inertie d'une diète sévère et soutenue ; en même temps
les glandes mucipares sécrètent moins ou versent des fluides
altérés, l'excitabilité de la muqueuse s'émousse ou s'exaspère,
et, dans les deux cas, ne répond plus au type régulier de la
fonction digestive. L'alimentation, lorsqu'enfin l'on y revient,
détermine une stimulation qui dépasse souvent la limite physiologique, et l'on voit survenir ou renaître, dans des convalescences conduites à cette guise, des mouvements fébriles, des
irritations, des foyers phlegmasiques d'autant plus redoutables,

qu'il n'est plus possible désormais de les combattre avec énergie ; le médecin assiste alors avec la douleur morale de l'impuissance au spectacle de maladies aiguës sévissant sur des sujets épuisés et qui amènent des désorganisations aussi rapides qu'étendues. Nous proscrivons l'abus, non l'usage de la diète ; elle doit être rigoureuse dans la période initiale des inflammations et d'autres affections qui revêtent à leur début la forme phlegmasique ; mais dès que l'exercice des organes digestifs ne fera plus craindre une aggravation locale ou une réaction générale fâcheuse, il faut s'empresser de nourrir le malade : ce sera profit pour la convalescence.

3º Dans le traitement des maladies aiguës, les émissions sanguines, répétées à courts intervalles, prolongeront moins la convalescence que si elles sont réparties en somme d'ailleurs égale sur un plus grand nombre de jours ; les convalescents de pneumonie aiguë traitée coup sur coup se rétablissent plus vite que ceux de bronchite capillaire qui ont éprouvé une égale perte de sang, mais par déplétions successives moins abondantes, pratiquées dans un plus long espace de temps.

Trop souvent on croit à la convalescence là où la maladie, dépouillant la forme aiguë, passe, après une amélioration trompeuse, à l'état chronique, ou ne disparaît que parce qu'il s'est développé sur un autre point une lésion nouvelle, produit d'une sorte de métastase. Un rhumatisme articulaire cède, mais une endocardite a débuté sans trouble notable et laissant au malade l'illusion du rétablissement ; une colite se tait, mais la paroi abdominale, frappée légèrement par le doigt, frémit d'un cercle ondulatoire qui la parcourt instantanément ; il existe un commencement d'ascite ; la rougeole a parcouru ses périodes, mais elle laisse à sa suite une bronchite profonde ; celle-ci diminue à son tour, mais elle a fait germiner le tubercule dans des poumons prédisposés, etc. Ces états de pseudo-convalescence dont les exemples fourmillent appartiennent à la clinique, non à l'hygiène ; la société est peuplée de valétudinaires à qui l'on recommande banalement de prendre leurs maux en patience, et qui, examinés de près, portent dans leur flanc le trait mortel.

La conduite des convalescences est besogne d'hygiène : quelles que soient leur nature et les conditions mobiles de l'individualité, elles exigent une somme de précautions générales que nous devons indiquer.

Les variations de température, l'action de l'air froid et sec, et plus encore de l'air humide et froid, sont à redouter pour les convalescents dont le pouvoir calorifique est abaissé ; il convient de leur procurer, dans l'intérieur de leurs habitations, une chaleur constante de 15° à 18° cent., de fixer leur demeure à mi-côte, sur une colline médiocrement élevée, exposée au sud; d'y ménager un large accès à la lumière et une aération fréquente; ils auraient à souffrir d'une chaleur trop intense qui augmente la faiblesse par une transpiration excessive, et réagit d'une manière nuisible sur les organes de la digestion. On corrige l'humidité de l'air des appartements en y disposant des vases contenant du chlorure de calcium. On a soin d'écarter toute cause de viciation accidentelle de l'air ; précaution facile dans les habitations privées, mais impossible dans les hôpitaux, où les convalescents sont mêlés aux autres malades; ce déplorable système de promiscuité a fait et tous les jours fait encore bien des victimes (voir 2ᵉ partie, *Hôpitaux*). Les conditions de l'air sont essentielles, sans elles point de rétablissement ; mais leur salubrité est relative aux individualités : tel s'accommodera mieux du séjour dans les montagnes, tel autre du séjour au bord de la mer, etc.; il devient souvent indispensable de prescrire un changement d'air pour consolider la guérison : « En général, dit M. Reveillé-Parise (1), il y a pour chaque homme une sorte de milieu respirateur et conservateur où il semble vivre mieux et plus ; c'est là ce que le médecin doit chercher avec soin. Mais on peut dire que, toutes choses égales d'ailleurs, ce milieu est la campagne pour le citadin pâle, énervé, souffrant, épuisé par les travaux, par les passions, par les jouissances ou les maladies. »

Les vêtements de laine absorbent la sueur, préservent d'un brusque refroidissement, déterminent sur toute la surface cutanée une excitation salutaire ; leur ampleur, leur légèreté laisseront aux mouvements leur aisance ; point de constriction nuisible à la liberté de la circulation ; les pieds, prompts à se glacer, doivent être enveloppés de bas de laine très chauds, et recouverts

____

(1) *Études de l'homme dans l'état de santé et dans l'état de maladie.* **Paris, 1845, tome I, page 208.**

d'une chaussure légère, mais préservatrice du froid et de l'humidité. La tête, qui se dégarnit souvent d'une partie de ses cheveux, doit être protégée contre l'impression du froid et débarrassée des matières qui se déposent sur le cuir chevelu ; mais ces soins doivent se donner de manière à ne causer aucune fatigue à celui qui les reçoit. Les bains tièdes, savonneux, nettoieront le tégument externe ; peu prolongés, ils n'affaibliront point ; suivis de frictions sèches avec la main, avec une brosse douce ou de la flanelle, ils auront l'avantage de stimuler les fonctions cutanées. Le linge du corps sera renouvelé fréquemment, et les effets du couchage exposés à l'air et au soleil.

M. Reveillé-Parise a ramené à quatre règles principales le régime alimentaire de la convalescence : 1° proportionner la nourriture, non à la faim du convalescent, mais à la faculté digestive de l'estomac ; 2° manger peu et souvent ; 3° soumettre longtemps les aliments à la mastication ; 4° choisir les aliments les plus en rapport avec la tolérance gastrique et consulter pour ce choix les habitudes individuelles, en tant qu'elles ne sont pas nuisibles. La gradation adoptée dans le régime des convalescences, à la suite de maladies aiguës, est la suivante : le bouillon de poulet, le bouillon de bœuf coupé d'eau par moitié, par tiers, puis pur ; de légers potages avec un peu de fécule clairsemée (semoule, tapioka, sagou, riz), des laits de poule, quelques conserves de fruits ; on arrive ensuite aux œufs frais cuits à la coque, à des légumes herbacés (chicorée, laitue, épinards, etc.), un peu de chair de poisson et une petite quantité de pain bien cuit et léger ; en même temps on accorde aux repas une certaine dose d'eau rougie par un vin peu chargé d'alcool. Enfin, si nul accident ne rompt le cours paisible de la convalescence, on rend le régime plus substantiel en permettant l'usage d'abord des viandes blanches, puis des viandes faites et rôties, etc.; un peu de vin pur et généreux active les digestions ; on le prescrira de bonne heure aux sujets épuisés, mais exempts de susceptibilité gastrique, surtout aux vieillards, qui ont tant de peine à se relever après toute maladie un peu grave. Dans la dispensation progressive des modificateurs alimentaires, on doit tenir compte avec rigueur de la manière dont chacun d'eux est supporté, des sensations qu'éprouve le convalescent dans le passage d'une nourriture à une autre ; des effets qu'elle produit. Le médecin se défendra d'une condescendance périlleuse aux goûts des malades ; il ne cédera point à leur désir de recouvrer promptement leurs forces par une alimentation copieuse et substantielle ; il n'augmentera la prescription de la veille qu'avec mesure et circonspection ; survient-il quelques phénomènes précurseurs d'une rechute, tels qu'une diminution d'appétit, un peu plus de chaleur à la peau, l'amertume de la bouche, etc., il faut reculer sans hésitation et imposer l'abstinence à l'indocilité murmurante du convalescent. Les excrétions méritent une surveillance particulière : tantôt il y a des sueurs qui énervent et qu'il faut arrêter, tantôt les urines coulent difficilement à cause de la diminution du ressort de la vessie ; la constipation est un phénomène habituel chez les convalescents et doit être combattue par de légers minoratifs, des lavements et surtout par une diète rafraîchissante. Les pollutions qui se répètent jusqu'à débilitation seront combattues par l'exercice musculaire, les lotions froides sur les parties sexuelles, l'éloignement de tout ce qui peut éveiller le désir vénérien. Le rappel du flux menstruel fournit des indications particulières chez la femme.

Les premiers jours de la convalescence se passent au lit ; celui-ci ne doit être ni trop dur ni trop mou ; le crin, la laine, la zostère seront préférés à la plume, qui s'imprègne de miasmes et provoque la transpiration ; les couvertures ne doivent pas être trop pesantes ni trop chaudes ; la nécessité d'une douce ventilation autour du lit empêchera de le reléguer dans une alcôve et de l'emprisonner dans de larges rideaux. Bientôt le convalescent pourra sortir de sa couche, passer quelques heures dans un fauteuil près d'une cheminée, si l'air du dehors est froid, et non loin d'une fenêtre si la température le permet ; la vue de l'horizon, des jardins, de la verdure récrée sa pensée et l'affranchit des préoccupations attristantes. Que s'il vient à essayer une première promenade de courte durée dans la salle d'abord, puis à l'air libre, il en éprouvera un bien-être sensible ; la circulation se régularise, la chaleur se répartit plus également ; l'exercice de la voiture précédera celui de la promenade à pied ; mais l'un et l'autre seront doux, modérés, jamais poussés jusqu'à la fatigue ; ils auront lieu aux heures où l'air a son maximum de pureté, c'est-à-dire en été le soir, au printemps dans le milieu du jour, en automne au matin.

L'extrême impressionnabilité des convalescents commande qu'on éloigne d'eux toute cause d'agitation morale et intellectuelle : point de conversations prolongées, point de lectures qui exigent la contention de l'esprit, point de communications émouvantes ; l'excès du rire et de la gaieté ne leur convient pas plus que les concentrations mélancoliques ; sous l'influence des excitations morales, on les voit pâlir, rougir, se crisper, éprouver des spasmes, des étouffements, etc. Le silence de la campagne et le calme que procure une dispensation sobre et réglée des choses de l'hygiène, réagissent d'une façon heureuse sur l'âme et sur l'intelligence. Quand la nostalgie n'a pas compliqué la maladie, c'est à cette époque qu'elle se fait sentir, et le convalescent, qui soupire après le ciel de la patrie, doit être satisfait dans le plus bref délai.

SECTION II.

DES MODIFICATEURS, DE LEUR ACTION ET DE LEUR EMPLOI.

Cette section comprend ce que l'on a appelé la matière de l'hygiène, c'est-à-dire l'ensemble des moyens dont la dispensation, proportionnée aux conditions d'organisation individuelle, assure le maintien de la santé. Les anciens leur appliquaient la dénomination impropre de choses non naturelles ; nous avons vu que, d'après Galien, ils en admettaient six : 1° *aer;* 2° *cibus et potus;* 3° *excreta et retenta;* 4° *somnus et vigilia ;* 5° *motus et quies;* 6° *animi pathemata.* Sanctorius ajouta fort inutilement à ces catégories d'influences une septième, sous le titre : *de Venere,* car elle se trouve implicitement dans la troisième ou dans la sixième classe de la division galénique. Boerrhaave a fourni à Hallé l'idée d'une distribution plus exacte des moyens hygiéniques. Le médecin de Leyde, en parlant des causes des maladies, signale comme autant de sources d'étiologie les ingesta, c'est-à-dire les choses introduites en nous par les voies alimentaires; les applicata ou choses appliquées à la surface du corps; les excreta ou matières éliminées de l'organisme par les appareils d'excrétion ; enfin les gesta, c'est-à-dire les exercices, les mouvements exécutés sous l'empire de la volonté ; en joignant à ces divisions les circumfusa, choses environnantes, et les percepta (1) qui comprennent l'activité morale et intellectuelle de l'homme au point de vue de sa conservation physique, Hallé a décrit le cercle des influences auxquelles l'homme demande ou dispute sa vie, et par conséquent fixé les limites de son perfectionnement. Cette répartition des modificateurs en six groupes n'omet rien d'important en hygiène; elle rappelle la classification ancienne , et elle est consacrée par deux noms glorieux, Boerrhaave et Hallé : nous n'y ferons qu'une légère interversion en reléguant l'étude des Gesta après celle des Percepta, dont les premiers sont la conséquence; les quatre premiers groupes se rapportent plus particulièrement aux organes de la vie plastique ou végétative, et se présenteront dans l'ordre suivant : Circumfusa, Ingesta, Excreta, Applicata. Les deux derniers expriment la vie de relation et fourniront la mesure de la réaction organique, car celle-ci n'est autre chose que l'activité de l'homme , mise en jeu par ses modificateurs (2) ; l'activité nerveuse (Percepta) et l'activité musculaire (Gesta) traduisent en partie l'influence que reçoit l'organisme des quatre premiers groupes d'agents hygiéniques.

CHAPITRE I.

CIRCUMFUSA.

Les circumfusa représentent ce qu'Hippocrate a dénommé : *les airs, les eaux et les lieux.* Nous traiterons successivement de l'air, des eaux, du sol, des localités, des climats, procédant

(1) Les *gesta* sont divisés par Boerrhaave en *gesta in corpore* et en *gesta in animo ;* à cette dernière catégorie correspondent les *percepta* du professeur Hallé.

(2) Cas. Broussais, *Plan d'un cours d'hygiène.* Paris, 1837, page 18.

ainsi du simple au composé, du particulier au général ; mais, sous toutes les latitudes, l'homme circonscrit pour sa demeure un espace où il se crée un milieu spécial, un climat dans un climat : nous terminerons donc par les habitations.

ARTICLE Ier. — DE L'AIR ATMOSPHÉRIQUE.

On désigne par atmosphère la masse d'air qui entoure la terre de tous côtés et dans laquelle sont plongés tous les corps qui existent à sa surface. Pour le physiologiste, l'air est l'immense réservoir où les plantes puisent l'acide carbonique nécessaire à leurs besoins, et les animaux l'oxygène qui alimente leur vie ; c'est encore à l'air que les plantes empruntent directement ou indirectement leur azote, et c'est là que les animaux le restituent en définitive, de telle sorte que l'atmosphère, mélange d'oxygène, d'azote et d'acide carbonique, se renouvelle et se reconstitue incessamment par mille échanges qui dérivent des phénomènes de la végétation et de ceux de la vie animale : « Tout ce que l'air donne aux plantes, les plantes le cèdent aux animaux, les animaux le rendent à l'air ; cercle éternel dans lequel la vie s'agite et se manifeste, mais où la matière ne fait que changer de place (1). » L'homme est donc lié à l'atmosphère par des rapports nécessaires, constants, non interrompus ; ils sont en harmonie avec son organisation et la condition de son existence. Mais, outre ces rapports réguliers qui font participer l'homme au système de rotation perpétuelle de la matière, l'atmosphère est pour lui une source d'influences mobiles, accidentelles, qui dépendent des variations mêmes de sa constitution et de la mise en jeu, de ses propriétés. Si par la stabilité providentielle de sa composition chimique, elle assure aux générations d'êtres qui se succèdent le *pabulum vitæ*, elle est aussi la plus puissante des causes occasionnelles de nos maladies ; nous dirions presque avec Ramazzini : tel air, tel sang (*De constitutione anni* 1691). L'action de l'air sur l'économie n'a point de bornes ; elle est également efficace pour fortifier ou pour troubler la santé ; permanente, elle modifie profondément les constitutions ; passagère, elle nous impressionne diversement ; dans les deux cas,

---

(1) Dumas, *Essai de statique chimique des êtres organisés*, pages 21 et 46.

l'air agit moins sur nous en raison de sa composition peu sujette à varier, que par les qualités que lui communiquent certains principes dont il est le véhicule, et pour ainsi dire l'excipient. Ces principes peuvent être distingués en deux espèces, les uns généralisés dans l'atmosphère et s'y rencontrant d'une manière constante, quoique en proportion mobile, tels sont les impondérables électricité, lumière, chaleur, l'eau à l'état de vapeur ; les autres accidentels, limités dans leur diffusion à des masses d'air plus ou moins considérables qui couvrent certaines localités ou qui sont circonscrites par les habitations : tels sont les miasmes des marais, les émanations délétères qui se dégagent des matières animales ou végétales en putréfaction, etc. Comme il ne s'agit ici que de l'air libre, de l'air atmosphérique en général, nous renvoyons l'étude des causes de viciation accidentelle de l'air aux articles *Marais, Habitation*, etc.

§ I. Des modificateurs atmosphériques.

1. *Électricité*. Nous n'avons pas à discuter l'origine de l'électricité répandue dans l'air, ni l'impondérabilité de cet agent. Fusinieri a dit que tout rayonnement se fait au moyen du transport des molécules des corps, et Peltier, s'emparant de cette idée, a bien établi que les phénomènes électriques ne se manifestent jamais sans matière, et que là où il y a un phénomène électrique il y a un corps pondérable (1). Suivant cet expérimentateur, les dénominations de fluide résineux ou négatif, et de fluide vitré ou positif, sont également dénuées de sens ; elles ne doivent signifier que les degrés différents d'un même état à partir d'un point d'équilibre privé de manifestation électrique. M. Peltier considère l'état résineux comme le phénomène réel et l'état vitré comme l'absence ou la diminution de ce phénomène ; les électromètres n'indiquent donc que les différences d'un même état, non des états contraires ni des quantités absolues. C'est la terre qui possède la cause des phénomènes qu'on a qualifiés, il y a plus d'un siècle, d'électricité résineuse ; elle en est le foyer. L'espace céleste n'étant point un corps matériel, n'a point la puissance de la coercer ; aussi n'est-il point dans le

____

(1) *Recherches sur la cause des phénomènes électriques de l'atmosphère*, etc., par Peltier. (*Annales de chimie et de physique*, avril 1842, tome IV, page 407.)

même état d'électricité résineuse, et c'est cet état résineux en moins que l'on a nommé vitré. Ce résultat de la théorie est confirmé par l'expérience qui démontre que l'électricité disséminée dans l'air sec est toujours vitrée.

Les expériences qui ont pour objet la mesure de l'électricité atmosphérique doivent être faites par un temps serein, dans un air exempt d'humidité, assez loin des arbres et des habitations. On constate alors que plus on s'élève dans l'atmosphère, plus l'électricité libre croît en intensité. MM. Gay-Lussac et Biot, dans leur ascension aérostatique, ont trouvé qu'un fil métallique assez long, attaché à leur nacelle et suspendant une boule de cuivre, était électrisé résineusement ; ce qui indiquait dans les couches supérieures de l'atmosphère une charge d'électricité vitrée plus forte que dans les couches inférieures. Les expériences de M. Becquerel et Breschet tendent à démontrer que la couche atmosphérique qui touche le sol ne contient pas d'électricité dans l'épaisseur d'un à deux mètres ; elles ont en même temps confirmé l'accumulation de l'électricité vitrée dans les couches supérieures. Les appareils employés dans ces recherches ne donnent aucun résultat dans les lieux bas et abrités, dans les cours des maisons, dans les rues des villes, dans les vallées étroites.

Les observations faites dans les temps de pluie et de neige donnent des indications très irrégulières ; cependant, si l'on fait la somme des jours pluvieux, on y trouve à peu près un nombre égal de jours où la charge de l'électromètre était résineuse, et de jours où elle était vitrée. Souvent l'électricité manifestée change plusieurs fois de signe dans les vingt-quatre heures. Saussure a remarqué que, dans les jours sereins de l'été qui succèdent à la pluie, les périodes diurnes ont l'intensité de celles de l'hiver. L'eau météorique, qui est toujours fortement électrisée, surtout en été, est presque aussi souvent résineuse que vitrée quand elle tombe en pluie : à l'état de neige, elle est vitrée quatre fois sur cinq.

Indépendamment des fluctuations périodiques que présente l'électricité de l'atmosphère, elle est susceptible de variations accidentelles qui se prononcent plus dans les contrées tropicales que dans la zone tempérée où on les observe particulièrement en été ; elles deviennent d'autant plus rares que l'on s'éloigne davantage de l'équateur. Il en est de même pour les variations périodiques ; l'électricité décroît elle-même de l'équateur aux pôles ; elle ne manifeste guère au delà du 68e degré de latitude nord, et il paraît que, passé le 65e, on n'observe presque plus d'éclairs ; déjà rares en Scandinavie, comparativement à la France et à l'Allemagne, les orages vont diminuant de plus en plus vers le nord, où la quantité de vapeurs qui remplit l'atmosphère devient plus petite : pendant un séjour de six ans en Groënland par 70° latitude, Gisecke n'a entendu qu'une fois le tonnerre (1). Dans cette atmosphère dense et sèche, l'électricité se conserve et s'accumule ; peut-être l'écoulement de l'électricité d'une partie du globe vers les régions polaires donne-t-il lieu à ces aurores boréales qui consolent leurs habitants de l'absence de la lumière solaire.

Par un ciel calme et pur, l'électricité libre est peu marquée à cause de sa dissémination ; mais que, par un abaissement de température, les vapeurs aqueuses qui existent constamment dans l'air se condensent en nuages opaques, l'électricité se concentre autour de leurs vésicules, et se distribue dans ces nuages suivant leurs groupements et les influences ambiantes. L'action de la terre rend ces nuages plus résineux dans la partie supérieure que dans l'inférieure (Peltier); on a, du reste, beaucoup à apprendre sur la distribution de l'électricité dans les vapeurs, et sur le rôle qu'elle joue dans leur condensation , dans leur agglomération et leur groupement. M. Peltier a toujours observé que les nuages fortement chargés d'électricité résineuse ont une couleur d'un bleu plombé, grise, ardoisée, tandis que ceux qui sont fortement vitrés sont blancs, roses, orangés. Il ajoute : « Lorsqu'on aura bien compris la série des transformations vaporeuses sous l'influence de la température et de l'électricité du globe; lorsqu'on aura vu avec quelle facilité les nuages opaques passent à l'état de nuages transparents, et *vice versâ*, toujours en présence de la terre puissamment chargée d'électricité résineuse et de l'espace céleste

____

(1) Kaemtz, *Cours complet de météorologie*, traduit par Ch. **Martins**. Paris, 1843, in-12, page 360, et la note E, page 494, *Sur la distribution journalière de l'électricité dans l'atmosphère , liée à l'évaporation du globe et au fumage des montagnes.*

ne possédant pas la même tension; lorsqu'on aura fait une seule expérience pour s'assurer avec quelle promptitude la vapeur se produit sous l'influence électrique, alors seulement on comprendra les divers phénomènes qui peuvent résulter de ces masses de vapeurs opaques ou transparentes, chargées toutes à différents degrés d'électricité résineuse : les unes possédant des tensions énormes, les autres en possédant de moindres, toutes tendant à s'équilibrer et ne trouvant d'obstacles que dans les distances maintenues par la différence de leur pesanteur (*loc. cit.*, p. 425). » Il sera question plus bas des météores aqueux.

2. *Lumière*. Parmi les corps célestes qui éclairent notre atmosphère et communiquent aux objets qui y sont plongés le caractère de la visibilité, il n'y a que le soleil et les étoiles qui soient lumineux par eux-mêmes ; les planètes le sont par réflexion ; c'est du soleil que la terre reçoit sa plus grande lumière, probablement à cause de la proximité relative de cet astre. Outre ces sources permanentes de lumière, il en est encore deux autres que nous pouvons créer à volonté et dont il n'y a lieu de parler ici : l'électricité est une température très élevée. Remarquons seulement en passant que la propriété que les corps possèdent de devenir lumineux, quand ils sont chauffés au delà de 500°, fait penser avec raison que la lumière et la chaleur sont dues aux vibrations d'un même fluide, mais beaucoup plus rapides pour l'une que pour l'autre. L'air atmosphérique est l'un des corps les plus transparents ; toutefois ses particules absorbent une portion de la lumière qu'elles reçoivent, en laissant passer une partie et réfléchissant la troisième ; c'est ce qui explique l'éclairage de la voûte du ciel qui, sans ce dernier phénomène, paraîtrait noire, l'illumination des objets terrestres que le soleil n'éclaire point directement, et la transition ménagée entre le jour et la nuit. Quelques uns des météores lumineux qui se développent dans l'atmosphère doivent être mentionnés : le *crépuscule* est la lumière qui précède le lever du soleil et qui suit son coucher ; il provient de la réflexion de la lumière par les parties supérieures de l'atmosphère ; il commence le matin (aurore), quand le soleil est encore à 18° sous l'horizon, et finit le soir, quand le soleil est descendu plus bas, vu que l'atmosphère échauffée est plus élevée le soir que le matin. L'influence des

gouttes d'eau sur les rayons solaires produit l'arc-en-ciel, phénomène que fait naître aussi la lumière de la lune, mais avec des teintes faibles et sans éclat. On voit parfois des points lumineux se mouvoir avec vitesse dans l'atmosphère et marquer leur passage par une traînée de lumière analogue à celle des fusées à baguettes ; ce sont des étoiles filantes, considérées en général comme des aérolithes qui s'enflamment en pénétrant dans l'atmosphère de la terre. La lumière se transmet du soleil à la terre avec une rapidité merveilleuse, mais que l'on a pu calculer : sa marche est de 70,000 lieues par seconde ; elle communique aux couches supérieures de l'atmosphère la teinte azurée dont les variations d'intensité sont mesurables au moyen du cyanomètre de M. de Saussure ; l'air en grandes masses se comporte comme un verre laiteux, laissant passer plutôt les rayons de l'extrémité rouge du spectre et réfléchissant les rayons bleus. Tous les phénomènes de la lumière réfléchie, ou catoptrique, découlent des deux lois suivantes : 1° le rayon incident, la perpendiculaire au point de contact et le rayon réfléchi sont contenus dans le même plan ; 2° l'angle de réflexion est égal à l'angle d'incidence. La théorie de la réfraction, ou dioptrique, repose sur ces deux autres lois : 1° le rayon incident, la perpendiculaire au point de contact et le rayon réfracté, sont compris dans un même plan ; 2° le sinus de l'angle d'incidence et le sinus de l'angle de réfraction sont dans un rapport constant pour les mêmes milieux.

3. *Calorique.* L'air atmosphérique contient du calorique libre et du calorique à l'état latent. La principale source de la chaleur universelle est dans l'action du soleil. M. Pouillet a calculé que le soleil verse dans une année sur la terre une quantité de chaleur égale à celle qui serait nécessaire pour fondre une couche de glace de 14 mètres d'épaisseur couvrant la totalité du globe. Les éléments qui composent la croûte terrestre sont si mauvais conducteurs, que la chaleur centrale du globe se communique très lentement à l'atmosphère, et les recherches de Fourier autorisent à la négliger complétement en météorologie. L'influence de la chaleur solaire diminue à mesure que la latitude augmente. M. Herschell a constaté que l'effet thermométrique direct des rayons solaires est de 48°3/4 au cap de Bonne-Espérance, tandis

qu'en Europe il ne dépasse pas 29° 1/2. Suivant Fourier, la température des limites extrêmes de l'atmosphère serait inférieure à la plus basse température observée à la surface du globe; or les températures les plus basses qu'on ait vérifiées sont dans la partie septentrionale de Sibérie, inférieures à — 39°, dans l'île de Melville égales à — 47° (Parry, 1819), au fort Reliance égales à — 57° (capit. Black, 17 janvier 1834); ce qui donne une moyenne de — 60° pour la température approchée de l'espace (Peclet).

Il faut étudier la température de l'air à la surface du sol et au-dessus du sol; la température de l'air à la surface de la terre diffère de celle de la terre elle-même et n'éprouve pas autant de variations; par toute latitude, le maximum de chaleur existe à la surface du sol qui peut s'échauffer jusqu'à 50°, et se refroidir pendant la nuit jusqu'à — 10°. A mesure que l'on s'élève dans l'atmosphère, la température diminue; M. Gay-Lussac, qui s'est élevé à 6,979 mètres dans son voyage aérostatique, a vu tomber la colonne thermométrique de 30°,8 à — 9°,5. En général, l'abaissement progressif de la température est de 1° pour un accroissement de hauteur variable de 111 à 283 mètres; mais ce décroissement n'est pas uniforme. M. de Humboldt a vu que, dans les Andes, il était très lent de 1,000 à 3,000 mètres, et qu'il est plus rapide de 3,000 à 4,000. M. Peclet a calculé, d'après les observations de M. Saigey (1), que le refroidissement va en s'accélérant jusqu'à une hauteur de 3,000 à 4,000 mètres, et qu'au delà le refroidissement devient décroissant, et il arrive à cette conclusion que le refroidissement de l'atmosphère, à différentes hauteurs, est plus rapide en été qu'en hiver, dans les pays chauds que dans les pays froids.

C'est par l'effet de décroissement du calorique suivant la hauteur que Quito, placé sous la ligne à 2,908 mètres au-dessus du niveau des mers, jouit de la même température moyenne que Rome, située au 42° parallèle. L'absence ou la diminution de la réverbération, l'échange plus rapide de la température avec les parties supérieures et très froides de l'atmosphère, sont les causes principales de ce phénomène dont la marche est indiquée dans le tableau suivant :

(1) *Traité de physique,* tome I, page 579.

Hauteur au-dessus des mers.	Entre 0° et 10° latitude australe et boréale. Température moyenne correspondante.	Entre 45° et 47° latitude boréale. Température moyenne correspondante.
0 mètres	+ 27°,5 centigr.	+ 12°,0
974 —	+ 21°,8 —	+ 5°,0
1,949 —	+ 18°,4 —	+ 0°,2
2,923 —	+ 14°,3 —	4°,8
3,900 —	+ 7°,0 —	
4,872 —	+ 1°,5 —	

Deux fois par jour le degré thermométrique exprime la température moyenne (*roy*. page 343). La connaissance des températures moyennes des mois (*roy*. page 347) conduit à celle de la moyenne annuelle ; la comparaison de ces deux séries de moyennes présente, dans les zônes tempérées, une concordance frappante : depuis le milieu de janvier, la température s'élève d'abord lentement, puis rapidement en avril et mai ; elle augmente moins vite jusqu'à la fin de juillet qui correspond à son maximum. Elle décroît insensiblement en août, plus rapidement en septembre et en octobre, pour tomber au minimum, vers le milieu de janvier ; de là les résultats suivants :

Minimum de température.	14 janvier.
Moyenne.	24 avril et 21 octobre.
Maximum.	26 juillet.

L'accroissement de la température après le solstice d'été s'explique par l'accumulation antérieure du calorique irradié sur le sol et par la brièveté des nuits, qui s'oppose encore à de grandes déperditions par rayonnement du globe. Le cours du soleil détermine les saisons astronomiques, et la marche annuelle de la température sert à les fixer en météorologie.

La chaleur solaire s'affaiblit durant son passage à travers l'atmosphère qui en absorbe une partie ; celle que la terre reçoit du soleil rayonne vers l'espace.

4. *Humidité*. On rencontre constamment dans l'air une certaine quantité d'eau à l'état de vapeur, qui varie de 0,0166 à 0,0033 de son volume, en sorte qu'il contient, terme moyen, 0,0142 de son poids d'eau en vapeur ; mais cette évaluation ne s'applique qu'à la quantité absolue d'eau en vapeur que l'atmosphère peut contenir dans son état habituel ; et ce n'est point par sa quantité absolue de vapeur d'eau que l'air produit sur

nos organes la sensation de l'humidité. De l'air très chaud peut retenir beaucoup de vapeur d'eau sans nous paraître humide ; tandis que de l'air froid, contenant très peu de vapeur, donne des signes évidents de sa présence. La raison en est que l'air paraît sec, tant que la quantité de vapeur qu'il retient reste au-dessus du maximum de saturation dépendant de la température ; mais aussitôt que le maximum est dépassé de la plus petite quantité de vapeur, la présence de l'eau dans l'air devient sensible pour nos organes. Il résulte de là que l'air deviendra souvent humide en se refroidissant et toujours sec en s'échauffant. L'évaporation ne provient pas de la faculté dissolvante de l'air pour l'eau, car elle a lieu dans le vide ; la vapeur se forme à la surface des eaux par tous les degrés de température et se répand dans l'air de la même manière que deux gaz se mélangent entre eux. Toutefois l'air se charge d'une quantité de vapeur d'autant plus grande qu'il est plus échauffé, soit parce que le calorique agit directement sur l'eau, soit parce qu'il diminue la pression atmosphérique et détermine, par sa répartition inégale, des courants d'air qui activent l'évaporation, en entraînant la vapeur d'eau déjà formée. Quoi qu'il en soit, on peut désigner par *état hygrométrique* de l'air le rapport entre la quantité de vapeur d'eau contenue dans l'air à celle qui s'y trouverait au point de saturation, ou le rapport entre la tension de la vapeur dans l'air et sa tension au maximum à la même température. Quant aux résultats fournis par l'hygromètre, rappelons une réflexion très juste de M. Barbier (1) sur leur valeur comparée à celle des observations barométriques ; ils se rapportent à la couche d'air dans laquelle nous vivons : l'hygromètre révèle les qualités sèches ou humides de l'air qui entoure notre corps, tandis que le baromètre accuse l'effet total de toutes les couches dont se compose l'atmosphère. Le baromètre, sensible aux vicissitudes des hautes régions de l'air, ne l'est point aux vapeurs qui roulent sur la surface de la terre et qui exercent sur nous une influence pénétrante ; or c'est l'air qui baigne nos organes que nous devons connaître en ses conditions changeantes ; le thermomètre et l'hygromètre répondent

______

(1) *Hygiène appliquée à la thérapeutique.* Paris, 1811, tome I, page 40.

plus directement que le baromètre à ce besoin de la pratique.

Quatre méthodes principales peuvent servir à déterminer la quantité d'humidité de l'air : 1º La méthode chimique qui consiste à chercher l'air, au moyen d'un long tube, en un point donné et à l'amener par aspiration dans les tubes desséchants ; elle ne donne que la quantité moyenne d'humidité que l'air contenait pendant l'expérience ; elle permettra aux voyageurs de vérifier la proportion d'eau contenue dans les brouillards et les nuages orageux qui enveloppent les sommets des hautes montagnes. 2º Le psychromètre', fondé sur l'observation des températures données simultanément par deux thermomètres, l'un à boule sèche, l'autre à boule mouillée. 3º L'hygromètre à condensation, dont le meilleur a été proposé par M. Regnault (*Ann. de chim.*, 3ᵉ série, tome XV, page 196). 4º La méthode basée sur les indications des hygromètres formés par des substances organiques qui s'allongent par l'humidité ; celui de Saussure suffit encore aux recherches de la météorologie médicale, surtout si l'on tient compte des corrections et des observations qu'ont suggérées à M. Regnault de nouvelles et récentes expériences faites avec cet instrument : 1º Les hygromètres construits avec des cheveux de même espèce, dégraissés dans la même opération, ne marchent pas rigoureusement d'accord, mais ne s'éloignent pas assez pour que, dans la plupart des observations on ne puisse les regarder comme comparables. 2º Construits avec des cheveux de nature différente, et préparés de diverses manières, ils peuvent présenter des différences très grandes dans leurs indications, lors même qu'ils s'accordent aux points fixes. 3º Montés avec des cheveux identiques, s'ils ne sont tendus par des poids égaux, ils peuvent n'être point comparables. M. Regnault conseille de faire directement la table de chaque hygromètre à cheveu, et de la vérifier le plus souvent que possible ; on conservera le point 100 correspondant à l'humidité extrême ; mais on rejettera, pour la graduation, le point de l'extrême sécheresse, et l'on commencera l'échelle à partir de la fraction de saturation $\frac{1}{5}$, que l'on aura déjà rarement occasion de noter à l'air libre. Si l'on se contente des résultats tels que l'instrument de Saussure les a donnés jusqu'à présent, les tables dressées par M. Gay-Lussac et que l'on trouve dans les ouvrages de physique, permettent de déterminer le poids de la vapeur renfermée dans un volume d'air donné, lorsque l'on connaît la température et le degré de l'hygromètre; mais le médecin n'a pas besoin de connaître le rapport précis qui existe entre la force élastique de la vapeur et les degrés de l'hygromètre. Quoique l'hygromètre de Saussure (hygromètre à cheveu ou par absorption) révèle seulement l'humidité ou la sécheresse relative de l'air, c'est-à-dire combien l'air s'éloigne de son maximum d'humidité ou de sécheresse à la température sous laquelle on fait l'observation, il fournit des indications suffisantes pour le but des recherches de notre art. Dans les régions inférieures de l'atmosphère, l'hygromètre marque rarement 100°, même par les jours de pluie; l'indication moyenne de l'hygromètre dans toutes les saisons de l'année est 72: ainsi, la quantité moyenne de vapeur que contient l'air, est la moitié de son point de saturation. La limite de sécheresse à la surface de la terre est de 40°. Saussure n'a jamais vu l'hygromètre descendre au-dessous de cette limite dans son ascension au sommet des Alpes; mais, à de plus grandes hauteurs, on arrive à des couches d'air moins humide. M. Gay-Lussac, dans son voyage aérostatique, a noté 26° hygrom. pour —10° therm.; l'air ne contenait plus alors que la huitième partie d'eau dont il peut se charger (1).

L'eau hygrométrique fournit la matière de certains météores à la production desquels concourent dans une proportion plus ou moins connue, les variations d'électricité, de chaleur et de pression atmosphérique: ces météores sont les nuages, la grêle, les trombes, la pluie, la rosée, la neige et le givre.

Les nuages affectent trois formes principales: 1° Les *cirrhus* (queue de chat des marins), ensemble de filaments déliés analogue à un pinceau, à des cheveux crépus, à un réseau : ce

(1) Pour les recherches d'hygrométrie, voyez le travail de E.-F. August, *sur l'application du psychromètre à l'hygrométrie.* (*Ueber die anwerdung des Psychrometers zur Hygrometrie*, Berlin, 1828); *sur les progrès les plus récents de l'hygrométrie* (*Ueber die Fortschritte der Hygrometrie in der neuesten zeit*, Berlin, 1830); l'ouvrage de Kaemtz, et surtout les *Études sur l'hygrométrie*, par Regnault (*Annales de chimie*, 1845, tome XV), et Becquerel père et fils, *Éléments de physique terrestre et de météorologie.* Paris, 1847.

sont les nuages les plus élevés. Kaemtz leur assigne une hauteur de 6,500 mètres ; Gay-Lussac, à 7,000 mètres d'élévation, en vit encore au-dessus de lui, qui paraissaient à une distance considérable. Les phénomènes de réfraction solaire (halos, parhélies) dont ils sont le siége, prouvent qu'ils sont composés de particules glacées, de flocons de neige nageant à une grande hauteur dans l'atmosphère ; en été, ils annoncent la pluie ; en hiver, de la gelée ou du dégel. 2º Le *stratus*, bande horizontale qui se forme au coucher du soleil et disparaît à son lever ; les *cirrho-stratus,* forme de transition, consistent en de petites bandes à filaments plus serrés que ceux des cirrhus. A l'horizon, leur projection verticale figure une bande longue et très étroite, tandis qu'au zénith ils paraissent constitués par une accumulation de nuages déliés. Tous ces nuages, ainsi que les cumulostratus, sont le produit des vents du sud. 3º Le *cumulus*, nuage d'été (balle de coton des marins), forme demi-sphérique reposant sur une base horizontale ; en s'accumulant, les demisphères simulent à l'horizon des montagnes de neige ; dus aux courants ascendants, leur hauteur est moindre que celle des cirrhus ; peu élevés le matin, ils montent jusque vers l'aprèsmidi et redescendent le soir. Sous le nom de *cirrho-cumulus*, Howard désigne les petits nuages moutonnés qui communiquent à un ciel couvert l'aspect dit pommelé. Entassés et plus denses, les cumulus produisent les *cumulo-stratus*, qui répandent sur l'horizon une teinte noire ou bleuâtre, et passent à l'état de *nimbus*, nuages pluvieux, d'un gris uniforme, à bords frangés et tellement confondus, qu'ils ne peuvent être distingués. Les cumulus sont des masses ou colonnes d'air ascendantes dont les contours sont dessinés par les nuages, et leur expansion sphérique, arrondie, est due à ce qu'un liquide qui en traverse un autre prend, en vertu de la résistance du milieu ambiant et de l'attraction mutuelle de ses parties, une forme de cylindre à section circulaire ou composée d'arcs de cercle. Ce sont les cumulus qui, par leur groupement à l'horizon et la variété de leurs contours, suscitent à l'œil l'illusion d'images très diverses. Howard a nommé les nuages de pluie *cirrho-cumulo-stratus,* pour indiquer l'absence ou le mélange de toutes formes ; il considère les cirrhus comme des conducteurs électriques imparfaits, servant de communication entre deux masses électrisées, et il impute leur forme allongée aux effets qui se produisent dans cette circonstance : conducteurs chargés d'électricité, les cumulus devraient à cette condition leur forme arrondie.

Pour indiquer l'état du ciel, élément essentiel de la climatologie, on peut, comme l'a fait M. Cacciatore, le supposer partagé en segments ; on estime approximativement la surface nuageuse qui couvre chaque segment ; et le produit de cette surface par une épaisseur déduite de l'intensité de la teinte plus ou moins sombre des nuages fournit la valeur approchée de leur masse.

Les nuages que les courants ascendants diurnes roulent sur les pentes des montagnes se dissolvent en atteignant leurs sommets, s'ils rencontrent un vent supérieur comparativement sec et chaud ; mais ordinairement les vapeurs amenées de loin, ou les courants ascendants qui règnent le long des flancs des montagnes, rencontrent à leur sommet une température assez basse pour précipiter la vapeur d'eau : de là les nuages attachés aux cimes des chaînes de montagnes, parfois avec des intervalles parfaitement clairs ; de là les brouillards épais qui, même sous le ciel presque toujours serein de l'Afrique et de l'Asie, couronnent les sommets des montagnes élevées.

Les nuages orageux sont fortement électrisés ; leur décharge sur le sol constitue la foudre ; leur rencontre à distance assez courte pour que leurs électricités les abandonnent donne lieu à des explosions accompagnées d'une vive lumière (éclair) et suivies d'un bruit de tonnerre. Généralement ils sont petits au début et grossissent rapidement par la précipitation des vapeurs qui les entourent ; leur formation précède quelquefois de plusieurs heures l'explosion de l'orage ; elle est elle-même précédée d'une baisse lente et continue du baromètre dans le calme de l'air et par une chaleur étouffante, due au manque d'évaporation de notre surface cutanée et non à une élévation proportionnelle du thermomètre. Les éclairs sont en sillons, ou diffus, ou sphériques ; ceux-ci, vrais globes de feu, se meuvent avec lenteur des nuages à la terre ; ils sont visibles pendant plusieurs secondes, tandis que les autres n'égalent point en durée la millième partie d'une seconde (Arago). Le phénomène initial de la formation des nuages, c'est une rapide condensation des vapeurs ; d'où l'orage, si l'électricité développée est assez forte, et de simples averses passagères, si elle est moins intense : c'est donc l'orage qui produit l'électricité, non la tension électrique qui engendre les orages (Kaemtz). Ceux-ci commencent toujours par des cirrhus qui, superposés à une ou plusieurs couches de cumulus, échangent avec eux des éclairs ; aussi les orages ont-ils généralement une grande hauteur ; mais il arrive qu'après les couches plus élevées qui constituent principalement l'orage, des nuages inférieurs se condensent avec rapidité et, influencés par les masses sur-étagées, ils donnent lieu à une tension électrique qui éclate en décharges répétées. C'est parce que les vents condensent plus rapidement les vapeurs dans les pays de montagnes, que les orages y sont plus fréquents ; en outre, les montagnes arrêtent les nuages, et favorisent ainsi l'accumulation de l'électricité en un seul point ; les sommets isolés séparent souvent les orages en deux parties dont chacune poursuit sa marche isolément. Une couche légère de nuages agit de deux manières opposées, en diminuant à la fois l'effet de l'action solaire et la déperdition de chaleur qu'éprouve la surface du globe par le rayonnement. L'effet total qui résulte de l'action solaire est moindre souvent par un ciel parfaitement serein qu'à travers une couche très légère de nuages, puisque cette couche fait écran à la surface du sol qui lance par rayonnement son calorique vers l'espace : de là les chaleurs étouffantes des jours d'été par un ciel un peu couvert.

Les nuages qui versent la grêle sont en général peu élevés, à bords échancrés et d'un gris cendré qui les caractérise ; les grêlons sont constitués par un noyau de neige entouré de plusieurs couches concentriques de glace ; la grêle tombe, dans nos climats, au printemps et en été, aux heures les plus chaudes de la journée, rarement pendant la nuit. Une trombe est un nuage en colonne à peu près verticale, se confondant par son extrémité supérieure avec d'autres nuages et lançant autour de lui, à des distances considérables, une pluie abondante, souvent mêlée de grêle, déracinant les arbres, et lorsqu'elle passe au-dessus de l'eau, la soulevant comme par une force d'aspiration. Les globules d'eau dont se composent les nuages, produisent en se réunissant des gouttes qui se précipitent en pluies vers la surface de la terre ; les brouillards, nuages suspendus non loin du sol, proviennent toujours du refroidissement subit de l'air au delà du degré nécessaire pour amener la vapeur qu'il contient au maximum de densité. Les gouttelettes plus ou moins volumineuses qu'on trouve le matin sur les plantes constituent la rosée, dont l'explication, due à W. Wells (1), est fondée sur le rayonnement nocturne de la terre ; la rosée, en se congelant pendant sa formation, produit le givre qui est formé de cristaux de glace très déliés, réunis en masses floconneuses sur les parties supérieures des tiges et des feuilles, parties qui sont le mieux disposées pour se refroidir par le rayonnement. Sous une température inférieure à 0°, la vapeur se condense et ses molécules d'eau se cristallisent en étoiles à six branches, dont les formes sont très variées ; c'est la neige dont la densité varie de 1/3 à 1/8. Elle est appelée *grésil*, quand elle présente des cristaux compactes serrés autour du centre ; le grésil tombe ordinairement dans nos climats à l'entrée du printemps.

5. *Pression.* L'air qui nous entoure pèse autant que 581,000 cubes de cuivre d'un kilomètre de côté (Dumas) ; il est retenu à la surface du globe par la pesanteur et est entraîné avec lui dans ses révolutions ; les couches dont il se compose s'étendent à une hauteur évaluée à 10 lieues de 2,280 toises (Peclet). Mais tout ce que l'on a dit sur la hauteur de l'atmosphère est encore sujet au doute ; les mesures barométriques et thermométriques sont insuffisantes, car nous ignorons les lois du décroissement de la température à une grande hauteur, et la nature des particules aériennes soumises à la fois à une faible pression et à un très grand froid ; nous savons seulement que déjà, entre 15 et 20 kilomètres au-dessus de la surface de la terre, la densité de l'atmosphère est presque nulle (Kaemtz, *loc. cit.*, p. 415). Les variations de pression sont indiquées par le baromètre ; mais il faut se rappeler que la pression atmosphérique varie, nonseulement d'après la hauteur de la colonne d'air, mais encore suivant les quantités de vapeur d'eau qu'il contient et le calorique qui en écarte les molécules. A la pression moyenne de

(1) *Essai sur la rosée.* Paris, 1817, in-8.

76 centimètres ou 28 pouces 7/10 de ligne d'élévation barométrique, chaque pied carré de la surface terrestre supporte un
poids de 2,216 livres 2/3. Ce poids diminue d'environ 6 7/10
pour chaque ligne d'élévation barométrique. Un homme de stature ordinaire est pressé sur tous les points de sa surface par un
poids de 16,000 kilogrammes ou 33,600 livres ; une différence
d'une ligne dans le niveau du mercure correspondant à une diminution de pression d'environ 140 livres. En général, les variations de la colonne barométrique proviennent des mouvements
de l'air qui subit incessamment des alternatives de raréfaction
et de condensation, qui s'élève, s'abaisse, se déverse latérale-
ment par l'effet des températures opposées, par la vapeur d'eau
qui s'y mêle en proportion variable, etc. Ces variations sont accidentelles ou régulières ; les premières, presque insensibles à
l'équateur, augmentent vers les pôles ; les autres croissent des
pôles à l'équateur. La moyenne arithmétique de trois observations faites à 19 heures, à 2 heures et à 10 heures, ou bien encore à 19 heures, à 2 heures et à 9 heures, est sensiblement
égale à la pression barométrique moyenne, et l'on peut en déduire
l'amplitude des oscillations. Kaemtz(*Traité de météorol.*, 1843)
a fait connaître la direction des lignes isobarométriques déduites
des faits connus; nous y renvoyons. Sous la pression de $0^m,76$,
et à 0 de température, un litre d'air sec pèse $1^{gr},2991$ suivant
Biot et Arago, et $1^{gr},2995$ d'après Dumas et Boussingault.

L'atmosphère est sans cesse ébranlée dans des directions différentes ; outre les fluctuations qu'imprime à ses couches inférieures tout ce qui se meut à la surface du globe, elle se déplace
et s'agite dans la totalité de sa masse sous l'influence de causes
nombreuses qui se réduisent néanmoins aux variations de pression. Les vents se divisent en vents généraux, vents réguliers,
périodiques et vents accidentels; il sera question plus loin des
premiers.

On constate dans l'océan aérien comme dans les mers, deux
grands mouvements généraux : 1° le courant d'orient en occident, ou le vent général d'est qui souffle entre les tropiques et
reconnaît pour cause principale la rotation du globe ; 2° deux
autres courants continuels qui se dirigent des pôles vers l'équateur, dans les régions inférieures de l'atmosphère, tandis que

dans ses régions supérieures ces courants en produisent d'opposés qui vont des tropiques aux pôles.

Les mouvements accidentels de l'atmosphère sont dus principalement à la diminution de pression ; la condensation des nuages produit en effet un vide vers lequel l'air se précipite ; aussi, lorsqu'il pleut en un point de l'horizon, le vent paraît-il souffler de cette direction. Les vents accidentels sont encore déterminés par d'autres causes et varient singulièrement dans leur vitesse comme dans leur durée ; les circonstances propres aux localités, tels que les contours des rivages, les obstacles naturels formés par les montagnes, les forêts, etc., influent beaucoup sur leur marche. Mais toutes leurs causes se réduisent à des différences de température entre des pays voisins, et la combinaison de tous les faits qui concernent leur production aboutit à cette conclusion : deux régions voisines étant inégalement chauffées, il survient dans les couches supérieures un courant qui se dirige de la région chaude à la région froide, et à la surface du sol un courant contraire. Leur vitesse est mesurée par l'anémomètre. Un vent médiocre parcourt 2 mètres par seconde ; franchit-il dans le même espace de temps $5^m,5$, il est assez fort ; 10 mètres, il est fort ; 20 mètres, il devient très fort ; mais sa vitesse peut s'accélérer jusqu'à 45 mètres par seconde ; alors il déracine les arbres, renverse les édifices, etc., et s'appelle ouragan, tempête. Leurs qualités de température dépendent des pays qu'ils ont traversés, avant d'impressionner nos organes. S'ils passent sur de vastes étendues de mer, ils peuvent se saturer de vapeurs et sont humides ; tels les vents sud-ouest sur les côtes occidentales de l'Europe : après avoir roulé sur de grandes régions continentales, ils sont secs, mais ils peuvent encore, en refroidissant une masse gazeuse, humide et chaude, déverser de l'eau. Tel est l'effet du vent nord en Provence, où il amène la pluie ; plus froid que les masses d'air chaudes et humides du sud qu'il y rencontre, il en condense la vapeur et précipite leur eau. M. de Gasparin a exprimé par des nombres les probabilités de la pluie par divers vents en quelques localités.

LOCALITÉS.	N.	N.-E.	E.	S.-E.	S.	S.-O.	O.	N.-O.
Paris	0,13	0,09	0,11	0,29	0,39	0,85	0,54	0,38
Berlin	0,48	0,31	0,30	0,26	0,33	0,51	0,57	0,58
Pétersbourg.	1,00	0,46	0,82	0,71	0,84	1,00	0,45	0,79

Compressible, élastique comme tous les gaz, l'air peut être agité par le mouvement total ou partiel d'un corps, de manière à produire des vibrations ondulatoires qui sont l'excitant fonctionnel de l'appareil auditif.

6. *Composition chimique*. Cavendish a montré le premier que la proportion d'oxygène et d'azote dans l'air ordinaire est constante. Berthollet trouva que l'air en Égypte était composé de 21 oxygène et 79 azote, en poids = 23,22 oxygène; 76,78 azote. Davy a confirmé ce résultat pour l'air de Bristol et de la côte de Guinée. Des expériences faites simultanément, le même jour et à la même heure, à Paris, à Berne et sur le Faulhorn, ont donné pour moyenne de poids d'oxygène : Paris, 23,04; Berne, 22,95; le Faulhorn, 22,97 ; ce qui donne pour moyenne générale du poids d'oxygène, 23,01 = 20,81 en volume, l'azote donnant en volume 79,19. Voici d'autres résultats d'analyses : l'air de Genève, analysé par M. Marignat, a donné en poids d'oxygène, 22,98; l'air de Copenhague, analysé par M. Lévy, 22,998; l'air pris en mer, par le même, 22,575; l'air de la côte, par le même, 23,016; l'air de Bruxelles, analysé par M. Stas, 23,04 et 23,08.

Dalton prétend que dans l'atmosphère la proportion d'oxygène diminue avec la hauteur ; c'est là une hypothèse que l'expérience ne vérifie pas. L'air recueilli par M. Gay-Lussac à une hauteur de 6,636 mètres contenait, aussi bien que l'air de Paris, 0,21 d'oxygène. Brunner, sur le sommet du Faulhorn, a trouvé 20,915.

Au demeurant, l'air renferme, suivant M. Dumas, 2,300 d'oxygène pour 7,700 d'azote ; en volume, 208 du premier pour 792 du second, ou 20,81 oxygène et 79,19 azote. Il renferme en outre de 4 à 6/10,000ᵉ d'acide carbonique en volume, soit qu'on le prenne à Paris, soit qu'on le prenne à la campagne ; ordinairement il en renferme 4/10,000ᵉ. De plus, il contient une quantité presque inappréciable de ce gaz hydrogène carboné qu'on nomme gaz des marais, et que les eaux stagnantes laissent dégager à chaque instant. La foudre, en sillonnant l'air, y produit de l'acide nitrique par la combustion de l'azote ; de là, sans doute, les nitrières naturelles, car M. Boussingault a remarqué aux environs de Rio-Bamba que le nitre se forme de préférence dans les lieux où les orages sont fréquents. Les déterminations faites par Grüge, de Mulhouse, et par Kemp (air pris à 300 pieds au-dessus de la mer d'Irlande) sur la quantité d'ammoniaque contenue dans l'air, ont donné des résultats trop élevés ; M. R. Fresenius (1), en opérant sur 12 à 15,000 litres d'air au moins, les a rectifiés, et il a trouvé comme moyennes, pour 100,000 parties d'air : ammoniaque, 0,133; oxyde d'ammonium, 0,205 ; carbonate d'ammoniaque, 0,379 ; l'air nocturne est un peu plus riche d'ammoniaque que l'air diurne, différence due peut-être aux phénomènes de la nutrition des végétaux et à la précipitation de l'ammoniaque accumulée dans l'air par la rosée au lever du soleil.

Comme les animaux respirent sans interruption, et les plantes seulement sous l'influence solaire ; comme la terre, dépouillée en hiver, est recouverte en été de plantes vertes qui décomposent l'acide carbonique de l'air, on a pensé que l'acide carbonique devait augmenter la nuit et en hiver, diminuer le jour et en été, tandis que l'oxygène suivrait une marche inverse. Mais les choses ne se passent point dans le libre espace comme dans une portion d'air confinée ; dans la masse de l'atmosphère, toutes ces variations se confondent et disparaissent. Que si la proportion d'acide carbonique flotte de 4 à 6/10,000ᵉ, c'est là, d'après M. Dumas (*loc. cit.*, page 20), un simple phénomène météorologique, dépendant de l'évaporation et de la condensation des vapeurs aqueuses en pluies ; l'eau qui se condense et tombe dissout et entraîne l'acide carbonique ; l'eau qui s'évapore abandonne ce même gaz à l'air.

<hr>

(1) *Annales de chimie et de physique.* Juin 1849, page 208.

Dans l'air libre se répandent certains principes qui émanent de foyers de décomposition organique ; il en sera question plus loin. M. Chevallier s'est assuré que l'air atmosphérique de Londres contient de l'acide sulfureux, provenant sans doute du soufre contenu dans le charbon de terre ; suivant lui, il existe dans l'atmosphère de Paris de l'acétate et du sulfhydrate d'ammoniaque. M. Boussingault y a trouvé, en mars, en avril et mai, de l'hydrogène, probablement à l'état proto-carboné, dont il évalue la proportion à 0,0001. Il existe dans les villes, comme dans les habitations, des sources nombreuses qui peuvent souiller l'atmosphère (voir page 563 et tome II, pages 546 et suiv.). On s'est livré à bien des recherches pour découvrir dans l'atmosphère libre la cause des maladies qui frappent des populations entières, et tantôt on a prétendu y avoir rencontré quelque matière particulière, tantôt on a nié toute altération de l'air. A ces résultats contraires et à ceux obtenus par MM. Boussingault et Chevallier, s'appliquent avec justesse les réflexions suivantes de M. Chevreul (1) : « Premier cas : si l'on a reconnu un composé de carbone et d'hydrogène dans une atmosphère prétendue viciée, au moyen d'un réactif comburant, ou si l'on a conclu qu'il s'y trouvait un miasme, parce que l'eau qu'on avait précipitée de cette atmosphère par un moyen quelconque avait présenté les phénomènes qui résultent de la décomposition spontanée des matières organiques, on n'a point justifié cette conclusion par une expérience qui aurait consisté à démontrer la propriété délétère dans les deux matières. Cependant cette preuve était absolument indispensable, car il suffit de se rappeler que des huiles, des acides empyreumatiques, se dégagent incessamment dans l'atmosphère, par suite de nos combustions incomplètes ; que l'hydrogène carboné se développe dans la vase des marais ; que des matières organiques volatiles, telles que des essences, des aromes, etc., se dégagent des végétaux et des animaux, pour être convaincu qu'en soumettant un volume d'air suffisant aux procédés précités, on démontrera dans l'air ordinaire non vicié l'existence d'une matière organique, d'un carbure d'hydrogène. — Deuxième cas : dans le cas contraire, où l'on a nié la pré-

---

(1) *Rapport à l'Académie des sciences*, 18 mars 1839.

sence d'un miasme, d'une matière délétère d'origine animale dans une atmosphère, parce qu'on n'a pu y démontrer par des procédés eudiométriques aucun corps étranger à la composition normale de l'air, on a été trop loin. Il peut y avoir dans une atmosphère une matière délétère qui échappera au chimiste, parce qu'elle y est en proportion trop faible... "

L'état météorologique de l'atmosphère subit des changements dans la période nycthémère ; elle a des phases de jour et de nuit qui ne sont pas sans influence sur l'organisme. 1º Par un ciel serein l'état électrique des couches inférieures de l'atmosphère atteint chaque jour deux maxima et deux minima : le premier maximum a lieu de 7 à 9 heures du matin et le second de 7 à 9 heures du soir ; le premier minimum , vers 4 heures du matin et le second de 5 à 10 heures du soir : toutefois les variations de l'état hygrométrique de l'air produisent des variations correspondantes dans sa conductibilité ; de là des anomalies et de là le désaccord des observations de Saussure avec les lois générales de l'électricité. 2º Les intensités de lumière solaire ont chaque jour un maximum avant midi et deux minima qui correspondent aux crépuscules (1); les phases de la lune ne paraissent point sans liaison avec un grand nombre de phénomènes météorologiques. 3º La température présente un maximum vers 2 heures après midi, un peu plus tôt en hiver, un peu plus tard en été. Le minimum a lieu, suivant Kaemtz, environ une demi-heure avant le lever du soleil, cet astre se trouvant encore à 12º au-dessous de l'horizon ; en automne et en hiver, le minimum coïncide avec un abaissement de 18º au-dessous de l'horizon, et de 6º seulement en été. M. Bouvard, en combinant les observations recueillies pendant seize ans à l'Observatoire, a trouvé en moyenne, pour le maximum, 14º,47, et

(1) Les effets chimiques produits par la lumière dans les procédés *daguerriens* présentent les différences les plus tranchées à des heures également distantes de midi, de 10 heures du matin et à 2 heures du soir, à 8 heures du matin et à 4 heures du soir. Toutes ces modifications, dit M. de Humboldt (*Voyage dans l'Asie centrale*, tome III, page 109), influent peut-être aussi sur les organes de l'homme, mais leur influence a été jusqu'ici tout aussi peu reconnue que celle de l'intensité des forces magnétiques, variable selon les latitudes, selon le flux et le reflux de la chaleur diurne et pendant les perturbations des aurores boréales.

pour le minimum, 7°,13. La *température moyenne* du jour s'obtient en prenant la moyenne de ces deux degrés extrêmes et la température à une certaine heure du matin ou du soir qui varie avec le mois ; en juillet, c'est à 7 heures du matin que la température est égale à la température moyenne de la journée, à 10 heures en janvier, et pour les autres mois à des heures intermédiaires. Les variations diurnes de température augmentent avec la température moyenne du jour. D'après Kaemtz, il faut observer à 4 heures et à 10 heures du matin, à 4 heures et à 10 heures du soir ; le quart de la somme des températures trouvées donnera une valeur qui s'éloignera très peu de celle de la moyenne. 4° C'est à midi que l'air est le plus sec ; il l'est moins pendant la nuit. La rosée se forme en général toute la nuit, mais en plus grande abondance de minuit au lever du soleil, parce que cette seconde partie de la nuit est plus froide que la première. 5° Les périodes barométriques diurnes se dessinent moins nettement dans nos climats que vers l'équateur, à cause des variations accidentelles dont l'étendue augmente avec la latitude. Les moyennes de plusieurs mois d'observations ont fourni le résultat suivant : en été, le maximum a lieu avant 8 heures du matin, le minimum à 4 heures de l'après-midi, et le second maximum à 11 heures du soir. En hiver, le maximum s'observe à 9 heures du matin, le minimum à 3 heures de l'après-midi, et le second maximum à 9 heures du soir. En somme, le baromètre monte le matin, baisse dans le milieu du jour, remonte le soir pour baisser la nuit. A minuit et à midi, par un ciel pur et par une atmosphère tranquille, il se lève presque toujours un vent léger, ou celui qui règne change de direction ; le matin, en hiver, il souffle un vent d'est ; et le soir, en été, un vent d'ouest. On peut dire d'une manière générale que les fluctuations météorologiques de chaque jour sont gouvernées par la position relative du globe et du soleil, et se déclarent presque constamment dans les quatre points cardinaux, le lever et le coucher du soleil, midi et minuit, comme elles font aussi dans les points du mouvement annuel qui sont les deux solstices et les deux équinoxes.

La périodicité mensuelle ou lunaire se dénote également par des mutations régulières dans l'atmosphère ; ce rapport, exagéré autrefois par les zélateurs des influences sidérales, nous paraît avoir été trop atténué par Burdach (1). D'après une longue série d'observations, M. Flaugergues a découvert que le baromètre monte, depuis l'époque où la lune est à 135° du méridien, vers l'est jusqu'à 90° ouest, et que l'étendue de cette variation est de 1^m,48. Les observations de M. Flaugergues ont été confirmées par celles de M. Bouvard. Il résulte d'un journal de quarante-huit années, que les hauteurs moyennes du baromètre sont plus grandes lorsque la lune est apogée que quand elle est périgée (Tourtelle, tome I, page 216). La table dressée par Toaldo des changements survenus dans les points lunaires, prouve qu'il y a eu 950 changements de temps sur 1,106 nouvelles lunes; 156 fois seulement le temps n'a point changé, = :: 6 : 1. Les pleines lunes donnent :: 5 : 1; le périgée :: 7 : 1. On a remarqué que les pluies et les inondations qui dévastèrent le midi de la France les 14, 15 et 16 novembre 1766 coïncidèrent avec le périgée, la pleine lune et le lunistice boréal.

La quantité de vapeur aqueuse qui varie dans l'air avec les heures de la journée par l'action seule de la température varie également suivant les mois et les saisons; le tableau suivant indique l'humidité absolue et relative de l'air à Halle pendant les différents mois de l'année (Kaemtz).

Mois.	Tension de la vapeur d'eau.	Humidité relative.
Janvier.	4,509 (minimum).	0,850
Février.	4,749 —	0,799
Mars.	5,107 —	0,764
Avril.	6,247 —	0,714
Mai.	7,836 —	0,691
Juin.	10,843 —	0,697
Juillet.	11,626 (maximum).	0,665
Août.	10,701 —	0,661 (minimum).
Septembre.	9,560 —	0,728
Octobre.	7,868 —	0,789
Novembre.	5,644 —	0,853
Décembre.	5,599 —	0,862 (maximum).

D'où l'on voit qu'en hiver la tension de la vapeur est moindre qu'en été; mais l'humidité est à son maximum, et *vice versa*.

M. de Gasparin (2) a calculé les quantités moyennes de pluie tombée en Europe dans les diverses saisons :

(1) *Traité de physiologie*. Paris, 1839, tome V, page 323.
(2) *Météorologie agricole*, tome II.

PAYS.	QUANTITÉ MOYENNE DE PLUIE.				
	HIVER.	PRIN-TEMPS.	ÉTÉ.	AUTOMNE	ANNÉE ENTIÈRE
	mm.	mm.	mm.	mm.	mm.
Angleterre, à l'ouest. . .	239,6	171,0	221,6	283,3	915,5
Côtes ouest de l'Europe. .	185,7	140,9	170,2	246,5	743,3
Angleterre, à l'est. . . .	166,5	145,0	171,1	204,1	686,7
France méridionale . . . Italie, au sud des Apennins.	195,2	194,2	133,2	291,7	804,3
Italie, au nord des Apennins	139,2	253,1	275,6	353,8	1021,7
France sept. et Allemagne.	126,5	148,0	229,7	174,2	678,4
Scandinavie	81,4	76,1	170,7	148,4	476,6
Russie.	40,3	59,9	166,7	97,2	364,1

Ainsi, les pluies d'automne prédominent sur les pluies d'été dans toutes les régions situées sur les bords de la Méditerranée, et à l'ouest du continent, jusqu'à la hauteur de l'Angleterre ; au nord et à l'ouest de cette bande, le maximum des pluies tombe en été. La bande des pluies automnales comprend l'Angleterre entière, les côtes de l'ouest du continent jusqu'en Normandie, la France méridionale, l'Italie, la Grèce, l'Asie-Mineure, la Syrie, l'Égypte, la Barbarie, Madère. La bande à pluies estivales présente la France septentrionale, l'Allemagne, les côtes de l'Océan, à partir de la hauteur de l'Angleterre, l'interposition de cette île entre la direction des vents pluvieux et les Pays-Bas les transformant en pays continentaux ; en un mot, tout ce qui se trouve au nord du plateau central de l'Europe, prolongé des Alpes vers les monts Carpathes, laissant au midi la vallée du Danube, au-dessous de Vienne (Gasparin).

On désigne sous le nom de température moyenne mensuelle, la moyenne des températures observées à des instants très rapprochés pendant tout le mois ; elle s'obtient en prenant la moyenne des températures moyennes des trente jours du mois. En combinant les observations de seize ans pour chaque mois, M. Bouvard a dressé le tableau suivant :

Températures.

	Maximum.	Minimum.	Moyenne.		Maximum.	Minimum.	Moyenne.
Janvier.	4°,0	0°,1	2°,0	Juillet.	23°,4	13°,9	18°,7
Février.	6,8	1,2	4,0	Août.	23,0	13,7	18,2
Mars.	10,5	3,5	7,0	Septembre.	20,1	11,4	15,8
Avril.	15,2	6,1	10,7	Octobre.	15,2	7,8	11,5
Mai.	18,6	9,4	14,0	Novembre.	9,4	4,5	7,0
Juin.	21,8	12,1	17,0	Décembre.	5,8	2,0	3,9

Les mutations atmosphériques qui intéressent le plus le médecin sont assurément celles que détermine la périodicité annuelle ; par leur succession régulière, elles constituent, à proprement parler, les saisons ; mais, comme avec ces vicissitudes de la constitution atmosphérique coïncident d'autres changements qui s'accomplissent à la surface du sol et dans l'état des eaux, nous n'étudierons les saisons et leurs effets qu'après avoir exposé toutes les données de la question.

§ II. De l'action des modificateurs atmosphériques.

1. *Électricité.* L'électricité mise en mouvement par différents moyens, notamment par les appareils galvaniques, exerce sur l'économie animale une influence puissante, surtout si elle traverse les organes avec continuité. Les expériences de Volta, Nobili et Marianini ont fait connaître l'action des électro-moteurs de force différente sur la contraction musculaire, et MM. Prévost et Dumas, en étudiant la disposition terminale de filets nerveux, ont pu ramener ce phénomène à la loi de l'électricité en vertu de laquelle les courants qui vont en sens contraire se repoussent. Quand les courants électriques se dirigent des troncs nerveux aux racines, il y a secousse plus ou moins violente ; dans le cas de circulation inverse, il y a plutôt sensation que contraction (Marianini). Qui ne connaît les expériences de Philip Wilson, répétées en 1822 devant Brodie, et démontrant qu'après la section des nerfs pneumo-gastriques sur un lapin, la digestion continue à s'opérer sous l'influence d'un courant voltaïque ? La circulation capillaire est activée par l'application du fluide électrique. Les sécrétions sont modifiées par la même cause ; une observation, due à M. Becquerel, semble devoir jeter un grand jour sur le mécanisme de ces actes fonctionnels ; il a vu qu'en général, lorsque deux liquides différents, suscep-

tibles de réaction chimique, sont séparés par une membrane qui ne leur permet de se mélanger que peu à peu, un courant électrique s'établit par l'intermédiaire de celle-ci et des réactions chimiques se développent.

L'étude physiologique de l'électricité se rapporte: 1° aux phénomènes qu'elle produit à forte tension dans les corps; 2° aux effets variés des contractions; 3° aux changements qu'elle détermine comme agent chimique. Il n'y a lieu d'entrer ici dans le détail de ces faits, auxquels s'ajoutent les services rendus par l'électricité à l'expérimentation des physiologistes; elle devient, entre leurs mains, un agent presque intelligent pour interroger la fonction motrice ou sensitive des différentes portions du système nerveux. S'agit-il de démêler le rôle des ramifications du nerf facial et de la portion ganglionnaire du trijumeau qui pénètrent les muscles de la face, on fait passer dans l'un et dans l'autre successivement un courant transverse d'une intensité médiocre, et l'on constate par l'excitation du premier nerf la contraction des traits, et malgré l'excitation du second, l'immobilité complète de la face. Qui ne connaît le parti que M. Longet a su tirer de ce moyen d'exploration délicate et péremptoire, pour achever la démonstration des propriétés des racines spinales, des nerfs de sensation et des nerfs de sensibilité générale (1)?

Mais l'électricité répandue dans l'atmosphère produit-elle sur l'homme des effets analogues? Dans les conditions ordinaires, l'organisme est un excellent conducteur, et s'il n'est point isolé, il ne se ressent point de l'électricité ambiante. Mais comme les phénomènes d'excitation physiologique que nous venons d'indiquer se rapportent à l'électricité vitrée, et que l'électricité négative produit des effets opposés, c'est-à-dire l'inertie musculaire, le ralentissement de la circulation sanguine et des sécrétions, etc., il ne sera pas indifférent au corps humain que l'atmosphère se constitue à l'un ou l'autre mode électrique. Autant les fonctions s'accomplissent avec aisance par un air chargé de fluide vitré; autant, quand l'état de l'air est devenu résineux, elles languissent et, par leur faiblesse, entraînent une sensation générale d'accablement : telles sont les journées à fortes tensions

____

(1) *Anatomie et physiologie du système nerveux.*

électriques qui précèdent les orages et que l'on qualifie vulgairement d'accablantes, tant le ressort de la machine est détendu. M. Peltier (*Mémoire cité*, page 426) a très bien distingué les orages suivant les effets qu'ils font éprouver à l'économie. Les orages et les pluies qui suivent les évaporations sont de deux sortes : la première provient de la condensation des vapeurs inférieures devenues *vitrées* par suite des évaporations successives ; ces vapeurs opaques, attirées par la terre, forment une couche de brouillard roussâtre et possèdent une tension vitrée très prononcée. En s'approchant du sol, leur tension électrique se perd insensiblement soit par rayonnement, soit au contact des corps terrestres sur lesquels elles se déposent en rosée. Sont-elles massées en nuages distincts, elles forment des orages *vitrés* inférieurement qui se déchargent sur le sol en pluies de très courte durée et suivies de calme. Ces orages sont peu communs, durent peu et soulagent ; la tête de l'homme, la cime des plantes deviennent, il est vrai, plus résineuses par l'influence, mais elles possèdent un état électrique du même ordre que l'état naturel. Il n'en est pas de même quand l'orage se forme par l'abaissement des vapeurs supérieures ; celles-ci ne se résolvent en pluies qu'après s'être déchargées de leur énorme tension *résineuse*, soit par les brusques agitations de l'air, soit par la foudre entre les nuages de tensions opposées ou sur le sol. Les orages résineux ont toujours une grande violence ; le vent qui les accompagne est plus brusque, plus capricieux que sous les orages vitrés ; ils donnent lieu à des averses abondantes et très souvent le temps reste pluvieux à leur suite, jusqu'à ce que l'atmosphère ait perdu son excès de vapeurs ou que des vents favorables aient refoulé dans d'autres régions les longues pluies qui succèdent à l'abaissement des vapeurs supérieures. Durant ces orages, les êtres organisés ont leur cime dans un état *vitré*, c'est-à-dire au-dessous de l'état normal ; cet état, contraire à celui qui nous est naturels cause un malaise indéfinissable, surtout aux tempéraments nerveux et sanguins. C'est à l'approche des orages résineux que beaucoup de personnes se plaignent de céphalalgie, de frémissements musculaires, de douleurs vagues, de pesanteur générale ; que les blessés ressentent des souffrances aiguës dans leurs plaies et sont plus disposés aux accidents tétaniques ; que les affections internes à marche rapide présentent des exacerbations. Un effet singulier des perturbations électriques de l'atmosphère sur le système nerveux, c'est l'intimidation involontaire portée jusqu'aux angoisses de la terreur chez des personnes qui ne peuvent être suspectées de lâcheté ni de faiblesse ; on a vu des militaires courageux jusqu'à l'héroïsme frissonner sous l'éclair, pâlir au bruit du tonnerre. Des observations moins récentes (1), faites avec un électromètre à feuilles d'or, ont montré qu'à l'état de santé, l'électricité propre à l'homme est positive; que les hommes irritables, d'un tempérament sanguin , possèdent plus d'électricité libre que les sujets lourds et lymphatiques; que la somme de l'électricité humaine atteint son maximum le soir, qu'elle augmente par l'usage des boissons alcooliques, que les femmes ont plus souvent que l'homme une électricité négative, etc.

La foudre, en tombant, paralyse, déchire, brûle, désorganise les malheureux qu'elle frappe et qui meurent avant même d'avoir aperçu l'éclair ; chez eux, plus de contractilité ; le sang est remarquable après la mort par sa fluidité, et tous les tissus se putréfient promptement. Si les blessures ont lieu le plus souvent à la tête, c'est que la foudre surprend ordinairement ses victimes dans la station verticale; la peau offre des brûlures plus ou moins nombreuses et étendues, les vêtements sont troués , les ornements d'or ou de tout autre métal, fondus, volatilisés; quelquefois le crâne est perforé et la pulpe cérébrale altérée comme par le passage d'un fer incandescent ; mais le plus souvent le fluide électrique atteint le système nerveux sans lésion externe et détermine instantanément, dans la trame des tissus, une modification inconnue , mais incompatible avec la vie; dans ce cas, la foudre, suivant M. Brown-Sequard (2), tue en épuisant toute la quantité de forces nerveuses, musculaires, etc., que possède l'économie animale ; on s'explique ainsi l'absence d'altérations visibles dans les organes ; il n'en est pas besoin pour tuer, il suffit de l'anéantissement des forces , conséquence de cette loi bien connue : toute cause d'excitation dynamique agit de manière à diminuer d'autant plus la quantité de forces qui

<hr>

(1) *Meckel's Archiv. für die physiologie*, tome III, page 161.
(2) *Gazette médicale de Paris*, tome IV, 1849, page 94.

existe à un moment donné chez un individu que l'excitation est plus énergique. La foudre ne tue pas toujours sur le coup, mais les désordres survenus dans le système nerveux ne permettent plus le rétablissement de ses fonctions. Dans des cas plus rares, la chute du tonnerre ne produit qu'une commotion qui se dissipe entièrement ou qui laisse à sa suite des troubles dans les fonctions sensoriales, particulièrement la surdité. La commotion peut n'être que partielle, bornée à un membre qui reste plus ou moins paralysé. Enfin, la sidération n'est marquée chez certains individus, aux yeux du médecin, que par des signes de congestion cérébrale et pulmonaire que l'art combat effficacement par les émissions sanguines; ce cas rentre probablement dans ceux admis par M. Brown-Sequard, et où de faibles décharges d'électricité atmosphérique viennent atteindre successivement un individu; la mort survient alors par asphyxie, comme chez les animaux que l'on tue par le galvanisme ou l'électricité; tous les muscles du corps, respirateurs et autres, entrent en contraction, il devient impossible d'exécuter des mouvements respiratoires, et l'asphyxie s'opère complétement; l'on en constate les traces à l'autopsie.

2. *Lumière*. La lumière a une action générale sur l'économie par l'intermédiaire du sang et des centres nerveux. Elle agit spécialement sur l'œil dont elle est l'excitant naturel, et sur la peau dont elle détermine les variétés de coloration.

Les effets qu'elle produit sur les végétaux conduisent par analogie à la connaissance de ceux qu'elle doit exercer sur les animaux et sur l'homme. Dans l'obscurité, dit M. Dumas (*loc. cit.*, p. 32), les plantes fonctionnent comme de simples filtres que traversent l'eau et les gaz; l'acide carbonique qu'elles puisent dans le sol passe au travers de leurs tissus et se répand dans l'air. Il n'est donc pas exact de dire que pendant la nuit les plantes produisent cet acide; elles le laissent passer seulement. Sous l'influence de la lumière solaire, elles fonctionnent comme des appareils réducteurs qui décomposent l'eau, l'acide carbonique, l'oxyde d'ammonium. La décomposition d'un corps aussi stable que l'acide carbonique ne peut s'opérer dans les parties vertes qu'à l'aide des rayons chimiques de la lumière qu'elles absorbent en entier. Ces matières vertes elles-mêmes ne sau-

raient se produire sans l'intervention de la lumière; dans les cavités souterraines, la végétation est nulle ou se compose de quelques mousses. La fixation du carbone dans les végétaux n'ayant
lieu que par l'action de la lumière sur leurs parties vertes, c'est
dans les lieux très éclairés que les plantes présenteront en abondance les principes résineux et autres auxquels elles doivent
leur odeur et leur saveur, principes généralement riches en carbone. C'est aussi là que l'on trouvera les bois les plus compactes,
les plus solides, les plus avantageux pour le chauffage, car la
chaleur que le bois donne par la combustion est en raison directe de la proportion du carbone qu'il contient. Mal éclairées
ou privées de lumière, les plantes se décolorent, s'étiolent, se
déforment, se gorgent des sucs aqueux et perdent leur saveur.
Une lumière exubérante durcit le bois et nuit au développement ; c'est pourquoi les arbres des forêts, abrités en partie contre les rayons solaires, s'allongent plus que ceux qui viennent
isolés dans les champs.

Tous les phénomènes qui naissent sous l'impression de la lumière dans les végétaux, vont se répéter exactement dans l'économie animale ; mais ici nous avons à considérer de plus le
rôle de la lumière dans l'acte de la vision, suivant le nombre et
l'intensité des rayons transmis à l'œil. Trop faible, elle donne
lieu à la dilatation prolongée de la pupille et peut à la longue
produire la myopie. Les efforts que l'on fait pour voir sous un
jour précaire augmentent la sensibilité des yeux et rendent dangereux le passage d'un endroit demi-obscur à une vive clarté.
Une lumière éclatante irrite l'appareil oculaire, affaiblit la vue
et finit par l'abolir ; ces effets peuvent être occasionnés subitement par la brusque impression d'une lumière éblouissante et
fugitive, comme les éclairs d'un orage de nuit, la flamme d'un
incendie, et ils varient depuis l'*éblouissement* jusqu'à la cécité
absolue. En 1819, des soldats suisses, en garnison à Lyon,
manœuvrant par un soleil ardent, un grand nombre furent affectés d'héméralopie accompagnée de symptômes nerveux, tels
que nausées, vomissements, etc. Lors de l'incendie du théâtre
de l'Odéon, l'héméralopie se déclara presque épidémiquement
parmi les militaires de service (1). L'hémiopie et la diplopie sont

(1) Rennes, *Archives de médecine,* tome XXVI.

dues souvent à la même cause. Il ne faut pas moins craindre l'action d'une lumière brillante et continue, soit directe, soit réfléchie par la neige, par un sol calcaire ou couvert d'une poussière blanche, par des murs blanchâtres, etc. C'est la réverbération de la neige qui fit perdre la vue à un grand nombre des soldats grecs ramenés par Xénophon, du fond de l'Asie, à travers les montagnes de l'Arménie ; c'est la réverbération des sables qui multiplia les ophthalmies dans l'armée d'Égypte; c'est l'intensité de la lumière, augmentée par la couleur blanche des habitations, qui les rend encore fréquentes parmi nos militaires en Algérie; les navigateurs qui ont pénétré dans les régions polaires ont eu à souffrir aussi de la lumière répercutée par la neige, et le capitaine Ross a remarqué que ces effets étaient aussi communs chez les naturels (Esquimaux) que chez les gens de son équipage. Toutefois la réverbération n'exerce point sur l'appareil du cristallin l'influence qu'on lui attribue généralement ; M. Furnari a démontré que les cataractes sont rares dans les pays chauds et que celles que l'on y observe sont dues aux altérations des parties réfringentes de l'œil par suite d'ophthalmies intenses, négligées et opiniâtres (1). La cataracte est rare en Laponie, en Norwége, etc., malgré la réverbération des neiges. (*Gazette médicale*, Paris, 1845, page 189.) Les professions qui exposent largement à l'action continue d'une lumière éclatante (cuisiniers, verriers, fourbisseurs), et celles qui concentrent longtemps la vue sur des objets très éclairés et de petite dimension, déterminent des accidents variés. Aux premières, les conjonctivites, les larmoiements, les cataractes, etc.; aux autres, la rétinite, mais le plus souvent sous forme chronique et caractérisée par une sensibilité morbide des yeux à la lumière, un léger trouble dans la vision, un resserrement graduel de la pupille suivie de son immobilité, et enfin de l'amaurose; les joailliers, suivant Mackensie, sont fréquemment atteints de cette forme de maladie. M. Chevallier a observé que le brillant des caractères neufs est une des causes qui usent et détruisent la vue des compositeurs d'imprimerie(2). Des recherches spéciales ont appris à M. Guérard que les horlogers, après quelques années d'exer-

(1) *Voyage médical dans l'Afrique septentrionale.* Paris, 1845, in-8.
(2) *Annales d'hygiène publique et de médecine légale*, tome XIII, page 304.

cice, deviennent ordinairement presbytes de l'œil droit qui, pendant le travail, est armé constamment de la loupe. Bonnet rapporte lui-même dans ses Mémoires que l'œil dont il voyait habituellement au microscope était affecté de diplopie. Les couleurs foncées même ne reposent la vue qu'autant qu'on ne les fixe pas trop attentivement. Le blanc, le rouge, le jaune, et surtout le noir fatiguent beaucoup les yeux : aussi les personnes qui font métier de couture s'abstiennent de travailler sur le noir à la lumière artificielle ; il en est de même des couleurs contrastées, telles que noir sur blanc, rouge sur jaune, etc.

W. Edwards admet que la lumière, en frappant les yeux, agit indirectement sur le reste de l'économie ; on n'en peut nier au moins l'influence sur les centres nerveux, dans lesquels elle détermine une excitation passagère : de là le précepte de maintenir dans une demi-obscurité les individus affectés de fièvre aiguë, d'irritation encéphalique, etc., ou qui, après avoir subi une grande opération, se trouvent dans un état d'éréthisme nerveux augmenté encore par l'insomnie ; à plus forte raison faut-il soustraire soigneusement à la lumière ceux qui sont affectés d'une inflammation oculaire. Toutes les parties de l'œil sont sensibles à cet agent : aussi peut-il affecter douloureusement par son contact les personnes privées de la vue. M. Deslandes (1) a connu un aveugle qui, incapable de discerner la clarté la plus vive de l'obscurité la plus profonde, ne pouvait cependant passer de l'une à l'autre sans ressentir dans les yeux un picotement pénible avec sécrétion abondante de larmes. — La vue ne s'altère pas seulement par le contact d'une lumière trop intense ou trop faible ; un exercice trop prolongé de l'œil à une lumière ordinaire produit le même résultat, mais du dedans au dehors, c'est-à-dire consécutivement à la congestion encéphalique qu'occasionnent les travaux de cabinet. — La privation absolue de la lumière, ou l'obscurité, agit diversement, suivant qu'elle est temporaire ou permanente ; passagère, elle repose la vue et le cerveau qui n'est plus assailli par les sensations visuelles ; mais quand elle dure, l'intelligence, ne recevant plus d'impressions par la vue, se concentre dans l'élaboration des sensations internes, des sou-

____

(1) *Dictionnaire de médecine et de chirurgie pratiques*, tome II, page 179.

venirs, établit entre les objets de son attention des rapports inexacts qui ne sont pas rectifiés par l'œil ; et c'est ainsi que naît la disposition à la frayeur, la croyance aux choses insolites, favorisée encore chez les enfants par une éducation qui a pour mobiles la crainte et le châtiment.

L'action de la lumière sur la peau se confond en grande partie avec celle qu'elle exerce sur l'ensemble de la constitution. Indiquons d'abord ce qui se rapporte spécialement à la peau : celle-ci est à l'homme ce que la partie verte est aux végétaux ; dans l'ombre, elle s'étiole et se décolore ; le contact de la lumière l'anime, la colore, l'épaissit et favorise la transpiration, car elle a la propriété d'évaporer les liquides (1). La pâleur habituelle des habitants des grandes villes, et particulièrement des femmes qui appartiennent aux classes élevées, provient du manque d'insolation, tandis que les manœuvres qui travaillent au grand air et les gens de la campagne ont la peau des membres thoraciques, de la face, du cou et de la poitrine, hâlée, brunie par l'influence prolongée de la lumière. Quand les premiers viennent à exposer au soleil une partie habituellement couverte, elles contractent facilement cette variété d'érythème désignée sous le nom de *coup de soleil ;* la chaleur contribue sans doute à la production de ce phénomène, mais il se manifeste aussi, suivant l'observation de W. Edwards (2), par la simple exposition au grand jour, dans des circonstances où le soleil n'a que peu de force. Les citadins au teint blême, qui prennent des bains de mer, ont le visage promptement hâlé par l'intensité de la lumière réfléchie à la surface de la mer. Les éphélides ou *taches de rousseur* sont dues à l'impression plus prolongée, quoique moins énergique, de la lumière solaire ; les enfants, les individus lymphatiques, les personnes à cheveux blonds ou rou-

(1) On a exposé la nuit, aux rayons de la lune, qui ne donne aucune chaleur appréciable au thermomètre ni aux sens, deux vases d'égale capacité contenant les mêmes quantités d'eau, et dont l'un a été couvert d'un parasol ; dans l'espace de neuf nuits , ce dernier vase avait perdu 2 lignes et 1/6 d'eau de moins que l'autre, exposé à l'action directe de la lune. On sait que la lumière de cet astre est environ 300,000 fois moins forte dans son plein que celle du soleil.

(2) *De l'influence des agents physiques sur la vie,* page 395.

ges en sont très fréquemment affectés ; elles passent avec l'âge ou par le changement de saison ou de climat. Le *pigmentum*, condition anatomique des colorations cutanées, se développe sous l'influence de la lumière solaire, non de la chaleur ; ce qui le prouve, c'est que les Groënlandais, les Esquimaux ont la peau brune, les yeux et les cheveux noirs ; dans les contrées qu'ils habitent, la réverbération de la neige communique au jour un vif éclat; le soleil reste pendant six mois au-dessus de l'horizon, l'aurore et le crépuscule ajoutent à ce jour de six mois trois autres mois, et pendant les trois mois qui restent, la clarté des étoiles, les aurores boréales, etc., suppléent à l'absence du soleil. Les nuances qui caractérisent les différents peuples du globe traduisent donc les intensités de lumière. Il n'y a point de nègres au delà de la zone torride, et encore ne s'en trouve-t-il, dans ces limites, que là où l'action de la lumière est excessive, c'est-à-dire où le thermomètre s'élève de 35 à 37 degrés centigrades. A mesure qu'on s'éloigne de l'équateur, le teint noir devient basané, puis se change en brun et passe par dégradation immédiate au blanc. Les localités modifient cette grande influence de la lumière solaire : ainsi les terres qui sont abritées contre les vents d'est par le pic de Ténériffe et le mont Atlas ne sont pas habitées par des nègres parfaits comme les plages de la Nubie, de Serra-Leone et du Sénégal. Si les nations de l'archipel indien, quoique vivant sous la ligne, ne sont que basanées, c'est que l'évaporation de la mer et les vents alizés ébranlent incessamment leur atmosphère et amortissent le reflet des rayons solaires. Dans l'île de Ceylan, les insulaires qui habitent les plages découvertes ont le teint cuivré, tandis que les Bédas, qui vivent dans les bois, se rapprochent des Suédois par la blancheur de leur peau. L'Européen qui se rend dans les contrées équatoriales, passe par différents degrés de coloration qui tendent à le confondre avec les naturels, surtout s'il adopte leur genre de vie et leurs habitudes de nudité. Les Juifs établis en Abyssinie sont aussi noirs que les indigènes, et ce résultat ne peut pas être attribué à leur croisement avec d'autres races, car ils ne se marient qu'entre eux. Des faits nombreux ne laissent aucun doute sur les modifications profondes que subit la constitution entière sous l'influence ou par la privation de la lumière solaire.

W. Edwards a placé dans la Seine des têtards enfermés dans deux boîtes percées de trous pour le renouvellement de l'eau, et formées, l'une de parois transparentes, l'autre de fer-blanc : la métamorphose des têtards en grenouilles s'est opérée dans la première, tandis que dans la seconde deux seulement sur douze se transformèrent. Le corollaire légitime de cette expérience est que l'insolation est indispensable au développement parfait des organes, et l'observation le confirme. Les individus qui passent une grande partie de leur vie dans les lieux obscurs ou mal éclairés ne se distinguent pas seulement par le caractère de leur peau; ils ont les chairs molles, bouffies, comme infiltrées; ils sont frappés d'atonie dans tous leurs tissus et sujets aux accidents de l'hydroémie: tels sont les individus que la misère confine dans les quartiers les plus sombres et les plus encombrés des grandes villes, les prisonniers relégués dans des cachots ténébreux, les marins dont le poste habituel est dans les parties profondes des vaisseaux, dans la cale, à la cambuse, les portiers des maisons de Paris situées dans les quartiers les plus populeux, les ouvriers qui travaillent au-dessous du niveau du sol, etc. C'est parmi ces classes de la population que l'on observe en grand nombre les déviations du système osseux, les nuances exagérées du tempérament lymphatique, portées le plus souvent jusqu'à l'état scrofuleux ; c'est aussi sur elles que la phthisie tuberculeuse sévit le plus. L'exposition du corps aux rayons du soleil, en même temps qu'elle favorise la nutrition, assure la régularité du développement et l'heureuse proportion des formes : « Hommes et femmes, dit M. de Humboldt en parlant des Chaymas, ont le corps très musculeux, mais charnu, à formes arrondies. Il est superflu d'ajouter que je n'ai vu aucun individu qui ait une difformité naturelle ; je dirai la même chose de tant de milliers de Caraïbes, de Muyscas, d'Indiens, Mexicains et Péruviens, que nous avons observés pendant cinq ans. Ces difformités du corps, ces déviations sont infiniment rares dans de certaines races d'hommes, surtout chez les peuples qui ont le système dermoïde fortement coloré (1). » L'observation intéressante du célèbre voyageur s'ap-

____

(1) *Voyage aux régions équinoxiales*. Paris, 1814, in-4°, page 471. — Prichard, *Histoire naturelle de l'homme*, traduit de l'anglais par F.-D. Roulin. Paris, 1843, tome II, page 228.

plique, en France, sur une moindre échelle. Il est incontestable que la population méridionale de la France présente une conformation plus régulière et plus belle que celle des départements du nord et même d'une partie de l'est ; et, de même que les arbres isolés croissent moins en hauteur et ont le bois plus dur que les arbres ombragés des forêts, le groupe méridional de la population française n'offre ni la peau blanche et mince ni les statures élevées qui appartiennent à l'autre groupe.

La lumière artificielle, quelque intense qu'elle soit, ne peut suppléer le moindre rayon de soleil pour la végétation, ni pour l'économie animale. Les femmes du monde s'étiolent et se flétrissent au milieu des lustres et des bougies de leurs salons, et si Humboldt et De Candolle ont pu obtenir à l'aide de la lumière artificielle un léger verdissement du *lepidum sativum*, ils n'ont pu déterminer par le même moyen la décomposition de l'acide carbonique et le dégagement de l'oxygène.

Il est difficile de rapporter exclusivement à la lumière solaire tous les effets que nous venons de mentionner ; la chaleur inhérente aux rayons solaires y a certainement une part, même dans les effets qu'ils produisent sur l'organe de la vision ; c'est ce qui résulte des recherches de M. Delaroche et de M. Melloni. Le premier a démontré que certains corps, perméables à la lumière, pouvaient aussi laisser passer du calorique rayonnant, et cela en quantité d'autant plus grande que la source de chaleur est d'une température plus élevée ; le second, empruntant à la pile thermo-électrique un moyen d'évaluation plus exact des quantités les plus légères de chaleur, a expérimenté un grand nombre de corps diaphanes sous le rapport de leur perméabilité au calorique ; pour indiquer cette dernière propriété, il les a appelés diathermanes. Parmi les solides, le sel gemme, le verre, le cristal de roche, la chaux sulfatée, l'alun, etc. ; parmi les liquides, les huiles d'olive et de colza, l'alcool, l'eau, etc., méritent ce nom. Les corps les plus transparents pour la lumière ne sont pas toujours ceux qui laissent passer le plus de calorique rayonnant ; les rayons de calorique ne traversent pas tous les corps avec une égale facilité, alors même qu'ils présentent d'égales conditions de transparence et d'épaisseur. Quoi qu'il en soit, la propriété diathermane des liquides et des solides explique pourquoi la vue d'un foyer ardent fatigue plus l'œil que l'impression de la lumière, et pourquoi la lumière de la lune nous semble molle et douce au regard; la lune n'émet point de calorique rayonnant, tandis qu'il en passe une grande quantité avec le rayon solaire à travers les membranes et les humeurs translucides de l'œil.

Les rayons solaires, si nécessaires au jeu des forces nutritives, ont aussi leur danger quand ils frappent trop vivement les organes. Nous avons mentionné en partie les effets nuisibles qu'ils produisent dans certaines circonstances sur les organes de la vision. Outre l'érythème dit *coup de soleil*, et les éphélides, ils font naître d'autres éruptions, notamment le pemphigus et l'eczéma. Quand ils tombent directement sur la tête, ils déterminent des accidents plus graves, tels que des céphalalgies intenses, des érysipèles de la face et du cuir chevelu, accompagnés de délire : nous en avons observé plusieurs exemples en Corse; tels encore que des apoplexies, des tétanos, des méningites, des aliénations mentales. M. Esquirol a noté 12 cas d'aliénation mentale par insolation sur 1,266 cas (1); sur 110 sujets atteints d'arachnitis, M. Martinet n'en a compté que 2 dont la maladie pût être attribuée à l'insolation; mais ces praticiens ont observé dans notre climat. L'extrême fréquence des accidents cérébraux dans les maladies des pays chauds accuse plus haut l'influence des rayons solaires ; dans l'Afrique française, on a vu, dans les expéditions d'été, des soldats tomber comme foudroyés par l'action d'un soleil intense; le soin que prennent les Arabes de se garantir la tête contre le soleil est sans doute justifié par une expérience séculaire. Sous les latitudes équatoriales, la population se tient à l'ombre ou fait la sieste aux heures d'insolation la plus intense ; la mesure de consigner les troupes dans leurs casernes pendant ces mêmes heures est une de celles qui contribuent le plus au maintien de leur santé dans les contrées méridionales. Nous en avons observé l'excellent résultat en Corse et en Morée.

3. *Température*. La sensation de la chaleur est relative, et l'intensité de la cause qui la fait naître varie suivant la consti-

____

(1) *Des maladies mentales*. Paris, 1838, tome II.

tution, l'âge, le sexe, l'habitude, et surtout, comme nous le verrons plus tard, suivant les climats. Dans le nôtre, en général, l'air fait sur nos organes l'impression d'un corps chaud, dès qu'il approche de 25 degrés centigrades (1); cette température paraîtrait froide à l'indigène du Sénégal, tandis que nous la trouverions trop élevée, si nous y remontions sans gradation du 6e ou du 8e degré au-dessous de zéro. Les phénomènes que la chaleur ou l'absence de la chaleur, c'est-à-dire le froid, dispensée en différentes proportions, détermine dans l'organisme humain, ne peuvent être compris sans la connaissance des actions par lesquelles il se maintient dans une température à peu près uniforme au milieu des fluctuations de l'atmosphère, par toutes saisons et par toutes latitudes. Comment l'homme résiste-t-il à la loi qui établit entre les corps inégalement chauffés un échange proportionnel dont le résultat est l'équilibre ou l'égalité de température? Comment réussit-il tantôt à conserver une chaleur supérieure à l'atmosphère, tantôt à maintenir sa température au-dessous de celle du milieu ambiant? Propriété merveilleuse dont on a voulu faire une fonction spéciale sous le nom de caloricité, et qui est le résultat complexe de plusieurs actes physiologiques et physiques; question qui domine l'étude des rapports physiques de l'homme avec le monde extérieur, et dont la solution peut seule nous rendre compte de l'action des saisons et des climats.

La respiration doit être considérée comme la source principale, sinon unique, de la chaleur animale : cette théorie s'appuie sur les recherches de Crawfort, Lavoisier, Delaplace, Dulong, Desprez, Edwards, etc. Dans l'impossibilité d'en consigner ici les résultats, rappelons seulement que les nombreuses expériences de W. Edwards sur ce sujet ont montré, entre l'étendue des mouvements respiratoires et circulatoires, la con-

(1) Réaumur a remarqué que tous les changements thermométriques de cinq degrés affectent la sensibilité de nos organes : « Cinq degrés du thermomètre produisent exactement, sur la sensibilité générale de la peau, le même effet qu'un ton sur la sensibilité spéciale de l'ouïe. (*Mémoires de l'Académie des sciences*, 1758, page 387.) » L'expérience de tous les jours justifie l'exactitude de cette observation, qui peut servir ainsi à graduer nos sensations sur l'échelle du thermomètre.

sommation de l'oxygène et le développement de la chaleur animale, une liaison si constante, si étroite, qu'il est impossible de nier la subordination des deux derniers phénomènes au premier. La physiologie comparée confirme largement cette conclusion : si les oiseaux ont une température plus élevée que les mammifères, ils l'emportent aussi sur eux par l'amplitude de leur appareil respiratoire. Le poumon des reptiles présente moins de surface cellulaire que celui des animaux à sang chaud ; l'hibernation, qui ralentit l'activité respiratoire, entraîne aussi un abaissement de la température du corps, etc. Une autre preuve presque vulgaire, et sur laquelle sont fondées des applications d'hygiène, c'est qu'on absorbe plus d'oxygène et l'on dégage plus d'acide carbonique en hiver qu'en été, la calorification devant être plus énergique pendant la saison froide. Les recherches de M. Desprez, répétées deux cents fois, ont démontré que, dans aucun cas, la respiration ne produit moins de 7/10 ni plus de 9/10 de la chaleur totale émise par l'animal dans un espace de deux heures, et ce chiffre a constamment été plus élevé pour les herbivores que pour les carnivores. Quant à la différence de chaleur (de 1 à 3 dixièmes) que n'explique point la respiration, M. Desprez la croit produite par l'assimilation, par le mouvement du sang, par le frottement des diverses parties. MM. Regnault et Reiset observent 1° que c'est par une coïncidence fortuite que les quantités de chaleur dégagées par un animal se sont trouvées, dans les expériences de Lavoisier, Dulong et de M. Desprez, à peu près égales à celles que donneraient, en brûlant, le carbone contenu dans l'acide carbonique produit et l'hydrogène ; 2° que l'on dose celui-ci au moyen d'une hypothèse gratuite, en admettant que la portion d'oxygène consommée et non retrouvée dans l'acide carbonique a servi à le transformer en eau. MM. Regnault et Reiset critiquent les données numériques de ces expériences, où les quantités d'acide carbonique ont été trouvées trop petites ; ils ont d'ailleurs trouvé souvent plus d'oxygène dans l'acide carbonique dégagé qu'ils n'en ont fourni à la respiration : résultat qui, à lui seul, démontre l'inexactitude des recherches précitées. Et cependant nul doute que la chaleur animale ne soit produite entièrement par les réactions chimiques qui s'opèrent dans l'économie ; mais le phénomène leur paraît trop complexe pour pouvoir être calculé d'après la quantité d'oxygène consommée. On ne peut apprécier la chaleur qui se dégage des combustions respiratoires comme celle que produiraient, en se brûlant, le carbone et l'hydrogène, supposés libres ; d'ailleurs, les substances qui se brûlent par la respiration ne se détruisent pas complétement ; une partie se convertit en d'autres substances qui jouent des rôles spéciaux dans l'organisme, ou qui s'échappent, dans les excrétions, sous forme de produits très oxydés (urée, acide urique). Or, dans toutes ces transformations et dans les assimilations qui s'effectuent dans les organes, il y a dégagement ou absorption de chaleur ; mais comment soumettre au calcul une telle complexité de phénomènes (1) ? Cette réserve, digne de remarque chez des observateurs aussi exacts, marque la limite de la science et de l'hypothèse : de quel côté se tient Liebig, lorsqu'il place la source de la chaleur animale dans l'action réciproque des principes alimentaires et de l'oxygène transporté dans l'organisme par l'effet de la circulation ? Peu importent, dit-il, les formes que prennent peu à peu les aliments sous l'influence des organes ; peu importent leurs transformations directes ; en définitive, leur carbone se trouve toujours transformé en acide carbonique, leur hydrogène en eau ; l'azote et le charbon non brûlé sont évacués par les urines et les excréments solides (2).

La température du corps humain peut être évaluée à 37 degrés centigrades. M. Liebig l'estime à 37°,5 centigrades pour les adultes, et à 39 degrés pour les enfants dont la respiration est plus active. John Davy l'évalue à 98 degrés F. = 37°,22 centigrades. M. Desprez a trouvé pour la température moyenne de neuf hommes âgés de trente ans, 38°,14 centigrades ; pour celle de quatre hommes âgés de soixante-huit ans, 37°,13 centigrades ; enfin, pour celle de quatre jeunes gens de dix-huit ans, 36°,99 centigrades. Suivant J. Davy, la chaleur des diverses races d'hommes, toutes choses égales d'ailleurs, ne présente point de différences sensibles ; mais la chaleur extérieure pouvant élever la température propre de l'homme, celle-ci s'ac-

(1) *Annales de chimie et de physique.* Paris, 1849, tome XXVI.
(2) Liebig, *Chimie organique appliquée à la physiologie,* etc., 1842, page 20.

croît par fractions de degré du pôle à l'équateur. En expérimentant la chaleur des Européens à leur passage sous la ligne, il a reconnu que, dès leur arrivée près de l'équateur, elle avait gagné un demi-degré, et qu'à la hauteur de 12 degrés de latitude sud, elle avait augmenté d'environ 1°,1 centigrade (1). Il y a plus, les différentes parties du corps n'accusent point le même degré d'échauffement. D'abord, le sang artériel est plus chaud que le sang veineux ; les cavités gauches du cœur l'emportent d'un degré sur les cavités droites (Davy) ; les viscères rapprochés du cœur sont presque à la même température que lui ; mais, dans les parties éloignées du diaphragme, la chaleur décroît sensiblement. La température des membres est moins élevée que celle du tronc ; les parties superficielles sont moins chaudes que les parties profondes. Hunter a trouvé une différence de 1 à 2 degrés de l'orifice de l'urètre à sa profondeur. M. Becquerel et Breschet ont obtenu par la chaleur moyenne des muscles, chez trois jeunes gens âgés de vingt ans, + 36°,77 centigrades ; le tissu musculaire leur a offert jusqu'à + 1°,25 et même 2°,25 centigrades de plus que le tissu cellulaire sous-cutané. Ils ont observé qu'une immersion de quinze minutes dans un bain à + 49 degrés centigrades élève la température des muscles d'un cinquième à deux tiers de degré. Tous ces faits démontrent : 1° que le corps humain tend à l'équilibre de température avec les corps extérieurs ; 2° que cette tendance se manifeste plus dans les tissus périphériques que dans les tissus profonds. S'ils laissent voir que la chaleur humaine oscille dans des limites restreintes, ils prouvent qu'elle n'est pas aussi stable que les physiologistes l'ont avancé, et, en définitive, la fixité réelle de température n'appartient qu'aux organes centraux. Entre les autres parties du corps il existe une fluctuation continuelle de température, nécessitée par les mouvements qu'elles exécutent et par l'impression des agents atmosphériques.

Il importe de préciser dans quelles limites l'homme peut résister avantageusement à l'action de la chaleur et du froid ; elles doivent varier suivant les mêmes conditions qui influent sur l'énergie de la respiration, source principale de la calorification.

____

(1) *Annales de physique et de chimie*, tome III, année 1816.

Or nous avons vu (*Ages, Sexes*) que l'intensité de la respiration exprimée par la quantité d'acide carbonique qui sort des voies aériennes est subordonnée à l'âge, au sexe, à la constitution.

Résistance à la chaleur. Les faits ont depuis longtemps démenti la célèbre proposition de Boerrhaave : « *Observatio docet nullum animal quod pulmones habet, posse in aere vivere, cujus eadem est temperies cum sanguine suo.* » Les expériences ont pour ainsi dire forcé la démonstration du contraire ; on a vu des individus supporter dans des étuves sèches, pendant un certain nombre de minutes, une température de 60, 80, 100 et 115 degrés cent. On connaît l'histoire de ces servantes d'un boulanger, qui pouvaient séjourner sans incommodité, pendant près de douze minutes, dans un four chauffé au point nécessaire pour la cuisson du pain (1). Duhamel et Tillet eurent peine, en la racontant, à en accréditer la réalité ; depuis, cette expérience a été répétée publiquement à Londres par Fordyce et Blagden (1775), à Liverpool par Dobson, et à Paris par MM. Berger et Delaroche. D'un autre côté, le thermomètre a atteint à Pondichéry 44°,7 cent., à Madras, 40 degrés, au cap de Bonne-Espérance 43 degrés, à Paris même 38°,4, etc. (2), températures supérieures à celle de l'homme, et qui néanmoins ont été supportées : comment ? — par la vaporisation de l'eau provenant tout à la fois du poumon et de toute la surface cutanée ; c'est ici la simple application de cette loi de la physique qui ne permet à l'eau de passer à l'état de vapeur qu'en absorbant une quantité considérable de calorique, et l'uniformité de la chaleur animale s'entretient par les variations continuelles dans la quantité de vapeur aqueuse qui se forme dans les poumons et à la surface de la peau. C'est ce qui résulte des expériences de W. Edwards, qui a vu la faculté productrice de la chaleur augmenter pendant l'hiver et diminuer durant la saison chaude. Franklin, l'un des premiers, appliqua cette loi à l'économie animale ; il y fut conduit un jour par l'observation de la chaleur de son propre corps qui marquait 35°,50, le thermomètre étant à 37°,70. Les expériences de MM. Berger et Delaroche ont montré jusqu'à l'évidence que l'évaporation pulmonaire et cutanée est la seule

(1) *Mémoires de l'Académie des sciences*, 1764.
(2) *Annuaire du bureau des longitudes*, 1825.

cause qui détermine le refroidissement des animaux exposés à une forte température; qu'en supprimant ce phénomène tout physique, on s'oppose au refroidissement, et l'on voit les animaux acquérir une température égale ou supérieure à celle du milieu environnant jusqu'à la limite compatible avec la vie. La transpiration pulmonaire et la transpiration cutanée sont donc les régulateurs de la température du corps humain ; la perte qui s'opère journellement par ces deux voies est évaluée à 15 onces pour la première et à 30 onces pour la seconde (Lavoisier et Séguin); il doit en résulter pour l'économie une énorme déperdition de calorique ; les 45 onces de vapeur exhalées par le poumon et par la peau renferment, en effet, à l'état latent, une proportion de chaleur capable d'élever de 814 degrés et demi un poids égal d'eau à 0 (1). Que l'on juge, d'après ces données, de la soustraction de calorique que subit le corps humain dans les abondantes transpirations, provoquées par l'été ou habituelles dans les climats chauds. La perspiration pulmonaire augmente d'autant plus, que la différence entre la température de l'air inspiré et celle de l'air expiré est plus grande ; elle est, au contraire, en proportion inverse, de la quantité de vapeur dissoute dans l'air, et comme l'hiver réunit au plus haut degré les deux conditions de sécheresse et de froid, c'est aussi dans cette saison qu'elle atteint son maximum. Toutefois l'influence de l'état atmosphérique de l'air diminue en raison de la température qu'il acquiert en pénétrant dans le poumon. La quantité de vapeur qui s'exhale est encore proportionnelle, d'une part à la température de cet organe, qui est à peu près constante, d'autre part à l'étendue de l'espace dans lequel il peut se développer ; or cet espace est déterminé par les volumes

(1) La quantité d'eau évaporée par un homme dans les vingt-quatre heures, par les effets réunis de la transpiration cutanée et de la transpiration pulmonaire, peut s'élever, d'après les expériences de Séguin, jusqu'à 800 et même 1,000^{gr} environ. Les évaluations récentes de M. Dumas l'ont conduit à des nombres qui diffèrent peu des précédents. Ces 800^{gr} de vapeur aqueuse peuvent saturer un volume d'air sec d'environ 60$^{m.c}$ pour la température de 15° et de 80$^{m.c}$ pour la température de 10° centigr. Si l'air était déjà à demi saturé, il faudrait un volume double, soit 120$^{m.c}$ à + 10° cent., et 160 à + 15° cent. (*Recherches sur la composition de l'air confiné*, par F. Leblanc, *Annales de physique et de chimie*, tome V, 1842, page 228.)

d'air inspiré : il faut donc ajouter que la transpiration pulmonaire est proportionnelle aux phénomènes dits mécaniques de la respiration. Enfin, indépendamment de la réfrigération qui s'effectue par la double vaporisation périphérique, l'homme émet du calorique par rayonnement et par conductibilité, mais seulement dans un milieu dont la température est inférieure à la sienne. En somme, dans l'acte de refroidissement continu par lequel l'organisme lutte contre les fortes chaleurs de l'air, la peau joue le rôle le plus efficace, et la résistance sera d'autant mieux soutenue que l'air sera plus sec et plus agité, la ventilation ayant pour effet d'apporter au contact de la peau des volumes d'air nouveau et non encore saturé d'humidité ; aussi supportons-nous, au soleil et en plein air, une température qui nous paraîtrait accablante dans une atmosphère humide et sans mouvement.

Résistance au froid. L'homme résiste à des froids extraordinaires. Delisle a vu, en 1738, à Kirenga, en Sibérie, les hommes et quelques animaux supporter un froid de — 70 degrés de son thermomètre (= 46 degrés 1/3 centigrades). Dans leurs expéditions aux régions polaires, les capitaines Ross et Parry ont enduré des froids de 42 et de 47 degrés centigrades ; mais, sous le poids de ces températures extrêmes, le mouvement est nécessaire à l'homme pour l'entretien de la vie ; dans l'inertie, il ne tarderait pas à céder au sommeil, sommeil irrésistible et fatal dont s'endormirent à jamais deux mille soldats de Charles XII dans l'hiver de 1709 et tant de nos braves compatriotes dans la campagne néfaste de Russie. La faculté que possède l'homme d'endurer le froid est en rapport avec son pouvoir calorifique ; celui-ci augmente avec l'intensité des causes qui tendent à refroidir le corps, et comme la source principale de la chaleur humaine est dans la respiration, il faut que cette fonction s'active et s'exagère : c'est ce qui a lieu. En hiver et dans les climats froids, la consommation d'oxygène s'accroît, comme le prouve l'augmentation de l'acide carbonique qui se dégage des voies pulmonaires, la différence est de 1/5 environ (1) ; d'un autre côté, une grande cause de réfrigération a cessé ou diminué, la

(1) *Annales de chimie et de physique*, février 1849 ; *Statique chimique du corps humain*, par Barral, page 170.

peau ne produit plus de sueur. Il est d'ailleurs remarquable que
les animaux à sang chaud, non hibernants, se refroidissent
moins, ou, ce qui revient au même, développent plus de chaleur en hiver qu'en été ; des animaux soumis pendant l'été à un
froid artificiel, perdent 3 à 6 degrés centigrades. La même expérience faite pendant l'hiver abaisse à peine leur température
de 4 dixièmes de degré (Edwards, *op. cit.*). Cette force de résistance ne se manifeste point d'emblée, car l'application brusque et subite d'un froid intense réduit plutôt qu'elle n'augmente notre pouvoir de calorification ; aussi sommes-nous plus
sensibles aux premiers froids, notre économie ne développant
que graduellement sa puissance de réaction contre le froid. L'habitude exerce encore ici son influence ; les plus faibles alternatives de température affectent ceux qui s'enferment dans des
appartements trop chauffés et qui s'enveloppent de vêtements
épais. Mais c'est surtout l'âge et le caractère général de l'organisation qui font varier la faculté de résister au froid ; elle est
moindre chez les sujets nerveux, lymphatiques, et par conséquent chez la femme, en qui se réunissent d'ordinaire les traits
de ces deux tempéraments. Quant à l'âge, d'abord la chaleur
des animaux nouveau-nés est généralement moins élevée que
celle des adultes ; ce fait a été démontré par les recherches de
W. Edwards (1) et de M. Desprez (2) ; trois enfants mâles,
examinés par ce dernier, n'accusèrent au thermomètre que
35°,06 centigrades. Ensuite W. Edwards (page 133) a vu
que les animaux nouveau-nés (chiens, chats, lapins), exposés
à un air un peu froid, perdent successivement 10, 15, 20 degrés
de chaleur et finissent par équilibrer peu à peu leur température
avec celle du milieu ambiant. Toutefois, le fœtus humain, parvenu à terme, jouit déjà, quoique à un moindre degré que l'a-
dulte, de la faculté d'entretenir une température propre. Dans
la période de déclin, la chaleur du corps baisse et peut tomber
de plusieurs degrés au-dessous de celle de l'âge adulte; suivant
W. Edwards, elle est de 35 à 36 degrés centigrades chez les
vieillards de soixante ans et de 34 à 35 degrés chez les octo-
génaires. John Davy, tout en admettant que l'âge très avancé

(1) *Influence des agents physiques*, etc., page 235.

(2) *Annales de physique et de chimie*, tome XXVI, 1824.

diminue la force de résistance au froid, tire de huit expériences faites sur des vieillards (1) la conclusion que chez eux, la température des parties profondément situées (base de la langue) est plutôt supérieure qu'inférieure à celle de l'âge moyen (36°,6 centigrades). Ce phénomène, selon lui, tiendrait à ce que la majeure partie des aliments que les vieillards ingèrent sert à la consommation respiratoire, la plus faible portion étant employée à subvenir aux pertes qu'éprouve le corps. Quand la faiblesse, au lieu d'être le résultat de l'âge, provient du manque d'alimentation, elle détermine aussi, d'après Hunter, un abaissement de la température animale.

Il nous reste à étudier l'influence de la température atmosphérique sur l'économie ; le froid et la chaleur ne paraissent pas agir autrement sur elle que l'air sec, chaud ou froid ; pour éviter les répétitions, nous exposerons donc ici les effets de l'atmosphère considérée dans ces conditions, rappelant toutefois les modifications que l'état de sécheresse de l'air imprime à la transpiration : « En appliquant à l'homme les résultats des expériences faites sur les vertébrés, nous dirons que les états relatifs de sécheresse de l'air, comparés à l'humidité extrême, augmentent considérablement la transpiration dans de certaines limites de température... Des degrés de sécheresse modérée peuvent rendre les pertes de poids par la transpiration six ou sept fois plus grandes que dans les cas d'humidité extrême, et même aller beaucoup au delà. » (Edwards, page 324.) Il est inutile d'insister sur l'impossibilité d'établir d'une manière absolue l'influence des différents degrés de température atmosphérique sur le corps humain ; nous avons déjà signalé les principales circonstances qui la font varier, telles que l'âge, l'habitude, la force de constitution ; il y faut ajouter les différences de vêtement, le degré de nudité ; mais cette influence change surtout suivant qu'on la subit à l'air libre, en se livrant à l'exercice et protégé par de bons vêtements, ou que l'on s'y expose immobile, à l'ombre, peu habillé ou même sans habits. Dans ce dernier état, on ne supporterait pas très longtemps une température de + 16 degrés centigrades, tandis que dans le premier,

---

(1) *Annales de chimie et de physique*, 1845, tome XIII, 3ᵉ série, page 181.

l'homme sain se trouve entre chaleur et froid à la limite de 15 à 16 degrés centigrades. Pour préciser les effets des divers degrés de chaleur et de froid, M. Gerdy a eu recours aux bains, et il a reconnu que la température, indifférente au contact de la peau, y flotte entre 30 et 36 degrés centigrades. Mais ces expériences sont indirectes quant à l'action de l'air, et nous devons rechercher ici les effets de la chaleur, non dans un milieu spécial, mais dans les conditions les plus ordinaires de la vie qui sont exprimées par le mouvement à l'air libre avec les moyens vulgaires de résistance que nous possédons contre l'atteinte des températures prononcées (1).

Action de l'air sec et chaud. L'air sec et chaud détermine à la fois en nous des phénomènes physiques et vitaux : les premiers consistent dans l'expansion des fluides et dans la dilatation des solides ; les autres se rapportent pour la plupart à la manière dont le cerveau est affecté par la chaleur. Ces deux ordres de phénomènes se mêlent.

Les manifestations de la vie universelle sont en rapport avec la quantité de calorique répandue dans l'air ; elles obéissent à une impulsion centrifuge ou centripète, suivant que la température du milieu général est ou très élevée, ou très basse. L'homme subit cette alternative : sous l'influence d'un air chaud et sec, les organes périphériques s'exaltent, les organes centraux s'affaiblissent. La peau subit les modifications les plus promptes et les plus directes : colorée, gonflée par l'afflux des fluides, elle sécrète avec abondance ; la sueur qui l'arrose représente l'excédant du liquide, qui ne peut s'évaporer à cause de la saturation de l'air ambiant ; le mouvement augmente cette exhalation, et par une température excessive le repos ne l'arrête point. Par compensation, les urines sont rares, les surfaces muqueuses se dessèchent ; la respiration consomme moins d'oxygène et

____

(1) A Paris, le terme moyen de la température sensible correspond à 10° ou 15° ; entre ces deux limites thermométriques, dans une atmosphère calme, pour un exercice modéré, nous n'éprouvons à l'ombre ni froid ni chaud. Au-dessus et au-dessous de 10 à 15°, la température se décide : la chaleur, encore modérée de 15° à 23°, devient forte de 23° à 38°, excessive au delà de 38° ; le froid, déjà sensible de + 10° à 5°, nous paraît rude de + 3° à — 3°, rigoureux de — 3° à — 8°, excessif de — 9°, — 10° et au delà.

dégage moins d'acide carbonique ; un seul appareil d'élimination participe à l'exagération fonctionnelle de la peau : c'est le foie, dont le fluide abonde dans le tube digestif, pénètre dans la masse sanguine et va nuancer la teinte cutanée ; c'est qu'il supplée avec la peau à l'insuffisance de la respiration pour la décarbonisation du sang ; organe d'hématose, il concourt à maintenir au fluide nourricier la composition qui le rend apte à réparer et à stimuler toutes les parties du corps. Le pouvoir calorifique perd de son énergie ; car, ainsi que nous l'avons répété d'après W. Edwards, un égal degré de réfrigération artificielle enlève aux animaux à sang chaud six fois plus de calorique en été qu'en hiver ; mais en même temps l'organisme devient plus perméable au calorique du dehors, et c'est ce qui explique pourquoi M. Davy a vu la température humaine s'élever de $0°,5$ à 1 degré centigrade entre les tropiques, en descendant d'une contrée montagneuse froide dans un pays bas et chaud. Les mêmes oscillations se produisent sous l'influence de l'air pris à divers degrés de température dans les appartements des pays que nous habitons (1) : l'élévation de la température extérieure tend à élever la température de la surface de notre corps et des parties qui l'avoisinent dans un rapport plus considérable que celle des organes profonds, tandis que sous l'action du froid atmosphérique la température de ceux-ci tend à s'élever, et celle des parties périphériques subit des réductions irrégulières. Sous l'influence d'une température très élevée, les mouvements respiratoires s'accélèrent, parce qu'ils importent dans les poumons, sous un volume donné d'air, une moindre proportion d'oxygène ; la circulation acquiert une vitesse proportionnelle à celle des mouvements respirateurs ; pour s'en assurer, il suffit d'explorer le pouls dans un appartement chauffé et à l'air froid ; est-il habituellement plus fréquent dans la saison chaude et dans les pays chauds? L'opinion de quelques médecins qui ont visité l'Inde et l'Afrique ne s'accorde point avec l'assertion de Bernier, qui prétend qu'au Mogol le pouls marque ordinairement 100 pulsations par minute ; mais les expériences de M. Poiseuille ont démontré que la vitesse de la circulation capillaire est éminemment influencée par la

(1) *Annales de chimie et de physique*, tome XIII, 3ᵉ série, page 185.

température et s'accroît avec elle ; ce phénomène est dû à la diminution d'épaisseur, par l'élévation de la température, de la couche immobile de sérum qui adhère aux parois vasculaires en vertu de leur affinité pour le liquide. La réduction de la sécrétion salivaire rend la bouche visqueuse ; l'appétit baisse, les digestions languissent ; la soif, exaspérée par les incessantes déperditions de la peau, exige l'ingestion de boissons aqueuses qu'une absorption rapide fait passer dans le sang et qui se dissipent presque aussitôt par la peau. Sous l'influence de l'excitation générale du système nerveux, la nutrition s'accomplit mal ; le tissu graisseux disparaît en partie par résorption, les formes se réduisent : l'été fait maigrir, comme on dit vulgairement. Néanmoins les personnes molles, d'une complexion humide, profitent de l'air sec et chaud ; elles éprouvent de l'appétit, digèrent mieux, acquièrent de l'embonpoint : il semble que la chaleur atmosphérique élève la vitalité de leurs appareils organiques au degré nécessaire pour en régulariser le jeu.

L'état pléthorique qui survient chez certains individus vers la fin de l'hiver, sous l'influence des premières chaleurs, ou que détermine brusquement l'exposition à une température élevée, trouve son explication dans la dilatabilité plus grande des fluides par le calorique ; mais nous ne rapporterons pas entièrement à cette cause physique les accidents que peuvent éprouver les gens exposés à un soleil ardent, accidents caractérisés par une grande anxiété, par une gêne considérable de la respiration, par des étourdissements, par une céphalalgie intense. On a vu, en Afrique, des soldats parcourant une longue route sous les rayons d'un ciel brûlant être pris subitement de délire avec tendance au suicide ou tomber sans vie ; les suicides sont très fréquents en Afrique pendant les chaleurs (1). Ces terribles effets de la température et de la lumière ont été attribués à l'asphyxie ; ils proviennent d'une congestion cérébrale avec état semi-asphyxique, qui s'est opérée plus ou moins rapidement et dont les premiers symptômes sont d'une observation commune en été. Quelle est, en effet, l'action des chaleurs sur le système nerveux, et, par suite, sur le système musculaire ? La tête

(1) *Mémoires de médecine et de chirurgie militaires*, tome LII, page 179.

s'appesantit ; l'intelligence est comme opprimée, incapable d'une contention de quelque durée ; les réponses sont lentes ; il y a répugnance au mouvement, propension au sommeil, faiblesse musculaire extrême. Quelquefois, il est vrai, la chaleur excite le cerveau et cause l'insomnie, comme on l'observe pendant les plus chaudes nuits d'été. Dans l'un et l'autre cas, le cerveau commence à s'hypérémier sous l'influence des impressions qui lui sont transmises par les extrémités nerveuses cutanées. Attribuer l'affaiblissement de l'innervation cérébrale à l'excessive déperdition qui s'opère par la perspiration cutanée, c'est s'arrêter à une cause partielle, secondaire ; sans doute les sueurs débilitent ; mais n'a-t-on pas exagéré les conséquences de cette perte, puisqu'on peut tirer plusieurs livres de sang sans jeter l'organisme dans une égale prostration ? D'ailleurs le repos, qui réduit à peu de chose la transpiration de la peau, ne garantit pas contre l'abattement que la chaleur occasionne. Quoique notre espèce ait le privilége d'une fécondité constante, l'activité des organes génitaux ne paraît pas soustraite entièrement aux influences périodiques qui agissent irrésistiblement sur les plantes et sur les animaux ; l'époque de la floraison pour les unes et de l'accouplement pour les autres est marquée par le retour d'une température douce ; l'homme participe alors à la turgescence vitale de tous les êtres, et sa force créatrice se subordonne en partie, comme celle de la nature, à la marche du soleil : le plus grand nombre des naissances arrive au mois de février, ce qui reporte au mois de mai le maximum des conceptions. Mais si une chaleur tempérée favorise l'exercice des fonctions génitales, en est-il de même des températures élevées ? et tandis qu'elles énervent les facultés intellectuelles et brisent le ressort musculaire, suscitent-elles d'une manière insolite le goût des jouissances vénériennes et la puissance de le satisfaire ? On invoque la précocité méridionale et les lascivités de l'Orient : cette question est complexe ; sans nier que l'excitation de la peau par le soleil se propage sympathiquement au sens génital, il faut reconnaître que le mode de civilisation intervient ici plus encore que le climat : c'est une observation déjà faite par Hippocrate (*voy.* page 30), que l'omnipotence du climat fléchit sous l'influence des mœurs et des institutions.

Action de l'air sec et froid. La sensation du froid est négative ; elle indique que nous sommes en présence de corps moins échauffés que nous, et que l'équilibre du calorique s'établit à nos dépens. La limite thermométrique où cette sensation nous saisit n'a rien de fixe : dans nos climats, on l'éprouve en général quand la température descend à 6 degrés centigrades ; la sensation de froid augmente à mesure que la colonne thermométrique se contracte jusqu'à — 6 et — 7 degrés centigrades, moyenne de nos froids d'hiver, quoiqu'elle soit descendue jusqu'à — 12 et — 15 degrés et au delà. L'intensité de la sensation du froid dépend principalement des caractères de la transition qui s'est opérée d'une température à l'autre. Les mois d'avril et d'octobre présentent en nos climats la même moyenne thermométrique ; cependant, au sortir de l'hiver, nous trouvons la température d'avril très douce, tandis qu'après les chaleurs d'août et de septembre le mois d'octobre nous paraît plus que frais. Dans le fort de l'été, nous sommes très sensibles à l'abaissement de température qui succède à une pluie d'orage ; dans le Midi, les belles soirées d'été produisent une impression de froid après les ardeurs de la journée. On s'explique ainsi comment le capitaine Ross et les gens de son équipage ont pu ressentir une agréable impression de chaleur par une température de — 24 à 29 degrés centigrades, le thermomètre étant remonté brusquement à ce degré de — 47 degrés centigrades qu'il avait indiqués la veille. Il ne peut être question ici que des degrés inférieurs au terme de la glace fondante ; car au-dessus de zéro il existe encore dans l'air une trop grande proportion de vapeur aqueuse pour que la constitution atmosphérique soit au froid sec.

L'action du froid sec sur l'économie diffère suivant deux ordres de causes, dont les unes sont extérieures et les autres propres au sujet qui y est soumis. Ces dernières sont la constitution, le tempérament, l'âge, le sexe, l'état moral, le régime, le repos ou le mouvement. Les constitutions fortes, caractérisées par la prédominance du système sanguin, par la fermeté des chairs, par la coloration de la peau, par la souplesse des mouvements et la gaieté de l'esprit, résistent beaucoup mieux à l'influence du froid que les individus dont les tissus sont pâles et flasques.

l'aspect lymphatique, les allures lentes, l'humeur mélancolique. Cette observation, faite par Larrey (1), a été confirmée plus récemment par le capitaine Ross dans son voyage au pôle : « J'ai remarqué, dit l'illustre chirurgien en chef de la grande armée, que les sujets bruns et d'un tempérament bilioso-sanguin, presque tous des contrées méridionales de l'Europe, résistaient plus que les sujets blonds, d'un tempérament phlegmatique et presque tous du nord, aux effets de ces froids rigoureux, ce qui est contraire à l'opinion généralement reçue... Ainsi nous avons vu les Hollandais du 3e régiment des grenadiers de la garde, composé de 1,787 hommes, périr presque tous sans exception, car il n'en était rentré en France, deux années après, que 41, tandis que les deux autres régiments de grenadiers, composés d'hommes presque tous nés dans les provinces méridionales de la France, ont conservé une assez grande partie de leurs soldats. » Les médecins restés à Wilna ont assuré à Larrey que le froid avait tué plus d'individus de la coalition que de Français, quoique les premiers eussent plus de moyens de protection contre cette influence funeste que nos malheureux compatriotes, dépouillés par les Cosaques et forcés souvent de passer d'un lieu à un autre dans un état de nudité plus ou moins complète; mais le courage et l'industrie leur tenaient lieu d'autres ressources. Les Français, les Portugais, les Espagnols et les Italiens, sont encore ceux qui supportèrent le mieux les vicissitudes du froid et du feu des bivouacs, ainsi que la transition des frontières de la vieille Prusse au fond de la Sibérie : nouvel argument, ajoute Larrey (page 136), contre l'assertion de l'auteur de l'*Esprit des lois*, nouvelle preuve que les habitants de ces contrées méridionales ont plus d'énergie et de moyens de résistance à l'action du froid que les peuples du nord. Quant à l'âge, W. Edwards a démontré d'une manière positive que le pouvoir calorifique est moindre chez les enfants et chez les vieillards que chez les adultes ; néanmoins, si les adultes supportent mieux des températures très basses, les enfants se rétablissent plus complétement après avoir été refroidis, pourvu que la soustraction de calorique ne soit point portée trop loin. Le régime modifie puissamment

____

(1) *Mémoires et campagnes de chirurgie*, tome IV, page 125.

les effets du froid. Tout le monde sait que les naturels des pays froids mangent beaucoup ; les Esquimaux, en butte à la température la plus rigoureuse, se font remarquer par la voracité de leur appétit, par l'énormité de leurs repas et l'énergie de leurs digestions. Le capitaine Ross a vu la santé de son équipage varier en proportion des provisions dont il pouvait disposer; aussi prescrit-il d'augmenter considérablement les rations de vivres pour les expéditions polaires, et de régler en partie le choix des matelots sur la vivacité de leur appétit et l'étendue de leurs forces digestives. Dans la retraite de Russie, le froid faisait périr en plus grand nombre les personnes amaigries par l'abstinence et privées d'aliments nourrissants. (Larrey, *loc. cit.*, page 133.) A défaut d'alimentation substantielle, un peu de vin ou de café contribuait à soutenir les forces et calmait la soif et la faim ; c'est dans ces circonstances que Larrey, épuisé par trois jours de privation presque absolue et en proie aux tortures de la faim, confirma sur lui-même la vérité de l'aphorisme : *Famem vini potio solvit.* (Hippocrate, sect. 2, *aph.* 21.) Mais l'abus des spiritueux est fatal ; à Kowno, l'armée française perdit beaucoup de jeunes gens par l'ivresse (page 111). Le capitaine Ross attribue à son abstinence des liqueurs alcooliques, d'avoir échappé aux maux d'yeux qui affectèrent tous les hommes de son équipage. La neige et l'eau glacée, prises dans le but d'apaiser la soif ou la faim, hâtaient la mort chez nos soldats dans la retraite de Russie, en absorbant le peu de chaleur qui restait dans les viscères. Les chevaux mêmes, après avoir mangé de la neige, périssaient promptement ; il fallait, pour les conserver, leur faire boire une petite quantité d'eau provenant de neige ou de glace fondue dans des vases au feu des bivouacs. Le danger du repos tient au ralentissement de la circulation du sang, véhicule de la chaleur animale : « Quiconque s'assied, s'endort ; et qui s'endort ne se réveille plus. » Cet avertissement laconique a été donné par Solander à ses compagnons de voyage. « L'exercice habituel, dit Larrey (page 91), prévenait l'engourdissement des membres, entretenait la calorification et le jeu des organes, tandis que le froid, saisissant les individus portés sur des chevaux ou dans des voitures, les jetait bientôt dans un état de torpeur et d'engourdissement paralytique qui les portait à s'approcher d'autant plus des feux des bivouacs, qu'ils ne sentaient pas les effets de la chaleur sur les parties gelées; c'est ce qui provoquait la gangrène dont j'ai eu le bonheur de me préserver en marchant continuellement à pied, et en me privant entièrement du plaisir de me chauffer. » L'exercice doit être général : chez les cavaliers, la congélation menace pieds et jambes; chez les piétons, mains et bras. Il est remarquable que tant que notre armée avait été en marche, malgré l'excès du froid, les fatigues et les privations, il ne s'était point déclaré de maladies internes; les soldats n'étaient obligés de s'arrêter en chemin que pour des congélations partielles; mais arrivés dans la vieille Prusse, où l'armée eut quelques jours de repos, des aliments à discrétion et des asiles chauds, elle fut frappée par une épidémie que Larrey désigne sous le nom de *méningite catarrhale de congélation* (page 139), et qui, parvenue au troisième degré, devenait contagieuse, surtout quand elle se compliquait de gangrène des extrémités.

Les causes extérieures qui font varier l'action du froid sont, indépendamment de sa durée et de son intensité, la pureté de l'air, les courants d'air, l'élévation du sol. Plus l'air est transparent, plus le rayonnement de la terre vers les espaces célestes s'opère avec énergie; c'est pendant la nuit, le ciel étant pur et l'air peu agité, qu'il atteint son maximum; les corps placés à la surface de la terre perdent par cette voie la chaleur qu'ils possèdent : aussi Larrey, chez qui l'esprit d'observation suppléait souvent la science, a-t-il noté qu'hommes et animaux succombaient en plus grand nombre pendant la nuit au bivouac. Le capitaine Ross avait appris, par des observations réitérées, à redouter un ciel clair et brillant. L'expérience populaire, précurseur des découvertes scientifiques, a signalé de tout temps la rigueur des nuits d'hiver sereines et lumineuses par la scintillation stellaire; ce n'est point que le rayonnement nocturne des corps soit plus considérable en hiver qu'en été; les recherches de Melloni (1) ont prouvé qu'un corps exposé pendant la nuit à l'action d'un ciel également pur et serein se refroidit toujours de la même quantité, quelle que soit la température de

____

(1) *Annales de chimie et de physique*, février 1848, page 160.

l'air; mais cette déperdition est plus sensible par les temps froids. Si les brouillards augmentent la conductibilité de l'atmosphère pour le calorique, ils s'opposent au rayonnement et à la transpiration du corps, ce qui dépasse la compensation. Les courants d'air augmentent le danger des basses températures; Parry et ses compagnons n'ont pas souffert d'un froid de — 42 degrés, grâce à la tranquillité de l'air; le capitaine Ross et les gens de son équipage ont pu faire des excursions hors du navire par un froid calme de — 41 degrés, tandis qu'ils furent forcés de se renfermer par un froid de — 29 degrés accompagné d'une légère brise. Sur les hauteurs, les effets du froid redoublent, et c'est là que surviennent plus particulièrement certains accidents, tels que l'émission spontanée des urines, des hémorrhagies nasales, observées par Larrey sur les hauteurs de Mieneski, l'un des points les plus élevés de la Russie.

Le mécanisme de l'action du froid est éclairé par les belles expériences de M. Poiseuille (1); il a constaté que les vaisseaux sont enduits à l'intérieur d'une couche mince de liquide dont l'épaisseur augmente à mesure que la température s'abaisse; de telle sorte qu'il en résulte un obstacle toujours croissant à la progression des globules sanguins. On savait déjà que le cours des liquides se ralentit dans les tubes capillaires, sous l'influence de la diminution de la chaleur. Mais on ne peut attribuer à ces causes physiques tous les effets produits par le froid; M. Guérard, auteur d'un excellent article sur ce sujet (*Dictionnaire de médecine*), est tombé dans l'exagération opposée à celle de Larrey et de Georget, qui rapportent presque tous les phénomènes, l'un aux propriétés sédatives du froid sur le cerveau, l'autre aux sensations perçues par ce viscère. Le froid agit tout à la fois d'une manière physique et vitale; mais, suivant son intensité et les dispositions individuelles, il produira plus ou moins rapidement des phénomènes de l'une ou de l'autre espèce.

(1) *Recherches sur les causes du mouvement du sang dans les vaisseaux capillaires. Mémoires des savants étrangers, Académie des sciences*, tome VII, 1835. — *Recherches expérimentales sur le mouvement des liquides dans les tubes de très petits diamètres*, tome IX; *Savants étrangers, Académie des sciences*, 1841.

Bernouilli dans la Newa, et le prince Poniatowski dans la rivière du Heister, périrent de convulsions ; de vives douleurs se font sentir parfois dans les membres engourdis par le froid ; Georget a remarqué que le froid et toutes les variations brusques de la température agitent un grand nombre d'aliénés (1) ; un médecin de l'hôpital de Wilna a rapporté que beaucoup de nos compatriotes perdirent la raison dans la retraite de Russie. Voilà des effets qui mettent en évidence l'influence du froid sur le système nerveux. Les observations de M. Poiseuille rendent compte de la stase du sang à l'extérieur, et, par suite, de l'engorgement des vaisseaux dans les organes internes ; il a prouvé que le dernier phénomène n'est point consécutif au resserrement des vaisseaux périphériques ; quel que soit le degré indiqué par le thermomètre, il n'a jamais vu les vaisseaux capillaires changer sensiblement de volume ; leur diamètre restait constant, et le repos des globules était dû à l'augmentation, par le froid, de l'épaisseur de la couche immobile de sérum qui tapisse intérieurement les vaisseaux, et peut-être de l'atmosphère de sérum qui entoure chaque globule ; les refoulements du sang sur les viscères profonds, les hypérémies pulmonaires et encéphaliques sont donc la conséquence de la gêne croissante de la circulation périphérique. Quand le froid est intense, ce dernier effet est immédiat et la peau se décolore instantanément ; la circulation tend alors à s'arrêter et la congélation est imminente. La congestion suivie de stase paraît s'opérer d'abord sur le cerveau, quand la tête est dégarnie de cheveux ou n'est point protégée par des bonnets fourrés (Larrey) ; mais alors même qu'elle porte simultanément sur les poumons et le cerveau, les symptômes partent surtout de ce dernier viscère ; son action s'affaiblit, les opérations intellectuelles s'embarrassent, la conscience diminue, les sens se troublent, les mouvements deviennent de plus en plus difficiles ; dans cet état, quelques uns de nos infortunés soldats de 1812 marchaient encore conduits par leurs camarades ; mais bientôt, l'engourdissement cérébral faisant des progrès, ils chancelaient comme des hommes ivres et finissaient par tomber sur le sol dans un état d'insensibilité complète : « La

____

(1) *De la physiologie du système nerveux.* Paris, 1821, tome I, page 370.

marche non interrompue et rapide des soldats réunis en masse obligeait ceux qui ne pouvaient la soutenir à quitter le centre de la colonne pour se porter sur les bords du chemin et le côtoyer; séparés de cette colonne serrée et abandonnés à eux-mêmes, ils perdaient bientôt l'équilibre et tombaient dans les fossés remplis de neige, d'où ils pouvaient difficilement se relever; ils étaient frappés aussitôt d'un engourdissement douloureux, passaient ensuite à un état d'assoupissement léthargique, et en peu de moments ils avaient terminé leur pénible carrière (page 127)." La brusque élévation de la température, qu'elle soit artificielle ou spontanée, devient une cause d'accidents funestes, ou précipite les effets du froid, au lieu d'y porter remède. Les soldats qui, déjà frappés d'un commencement d'insensibilité périphérique, s'approchaient de trop près d'un grand feu de bivouac ou entraient dans une chambre chauffée, couraient risque de gangrène aux extrémités ou mouraient asphyxiés (Larrey, page 134); d'autres tombaient roides morts, comme par sidération, ou se précipitaient en délire au milieu des flammes (Desgenettes). Ainsi succomba le pharmacien en chef de l'armée, M. Sureau, qui, affaibli par le froid et l'abstinence, reçut l'hospitalité dans une chambre très chaude de l'hôpital de Kowno; au bout de quelques heures, ses membres, qu'il ne sentait pas à son arrivée, se tuméfièrent, et bientôt après il expira, sans avoir proféré une parole. Pendant la campagne d'Eylau, la température monta subitement de — 19 degrés centigrades à + 6 degrés, et beaucoup de nos soldats, qui avaient passé impunément cinq jours et une grande partie des nuits dans la neige, furent atteints de douleurs vives dans les pieds, d'engourdissement, de fourmillement, de phlyctènes, de gangrène, et les plus maltraités furent ceux qui s'étaient exposés à l'action du feu (Larrey, tome III, page 62).

Ce qui précède se rapporte à l'atteinte prolongée du froid sec porté à un degré rigoureux. S'il agit passagèrement, avec moins d'intensité, il excite les tissus d'une manière non équivoque; mais cette excitation, quoique en rapport avec la durée et l'énergie de la réfrigération, dépend surtout de la réaction individuelle; elle est un effet secondaire et peut s'exalter jusqu'à l'irritation; elle peut se développer, sous différentes nuances.

dans les organes mêmes qui n'ont pas subi l'action directe du froid, et en considérant toutes les circonstances où le froid peut irriter l'organisme, on arrive à poser les cas suivants : 1° il provoque une réaction excessive dans les parties mêmes qu'il a frappées directement ; 2° il refoule le sang d'un organe et l'accumule dans les vaisseaux d'un autre plus ou moins éloigné ; 3° le rhumatisme produit directement par le refroidissement des parties s'explique par l'arrêt de la circulation capillaire, dû lui-même au froid que détermine l'évaporation de la transpiration cutanée (Poiseuille) ; 4° le froid suspend la fonction d'un organe sécréteur et détermine dans un autre, par voie de solidarité fonctionnelle, une supersécrétion, ou bien à cet arrêt de sécrétion succède l'irritation d'un organe sécréteur ; 5° il peut supprimer un écoulement de sang physiologique ou morbide, mais devenu habituel et lié à un état du corps qui fait de sa brusque suppression un danger ; 6° une irritation existant sur un point, le froid peut l'y faire cesser ; mais elle se reporte sur un autre organe, et constitue ce que l'école appelle une *métastase*. Ces différents modes d'action du froid, bien compris en partie par M. Rulh (*Thèse*, Paris, 1836, n° 77), résument l'imminence morbide qui en résulte. Quant à la fréquence hivernale des inflammations, si rares dans les saisons chaudes, on est porté à la rattacher, avec M. Poiseuille (*Mémoire cité*, page 65), aux difficultés plus grandes de la circulation capillaire sous l'influence d'une température basse.

4. *Humidité*. Le degré d'humidité de l'air indiqué par l'hygromètre est, après la température, la condition extérieure qui influe le plus sur les fonctions de l'économie ; en effet, la quantité de vapeurs actuellement contenue dans l'air est une des causes principales qui modifient la transpiration pulmonaire et cutanée.

Des grenouilles ont perdu, terme moyen, 0,0023 du poids de leur corps quand l'hygromètre marquait 100 degrés, et 0,0178 quand il marquait de 54 à 58 degrés (Edwards, *op. cit.*, page 189). Des cochons d'Inde ont éprouvé une perte de 0,0013 par heure dans l'air humide, et de 0,0025 dans l'air sec. Mais aux effets de l'humidité ou de la sécheresse de l'air s'ajoutent nécessairement ceux de sa température : il faut donc les étudier ensemble.

Air chaud et humide. Cet air a perdu de sa pesanteur, de son élasticité ; il est raréfié et par le calorique, et par l'interposition de la vapeur aqueuse : aussi présente-t-il, sous un volume donné, le moins d'air respirable. Hippocrate en a résumé les effets dans l'aphorisme 17, section 3. L'air chaud et humide exerce sur l'ensemble des fonctions une action débilitante ; il émousse l'appétit, il ralentit les élaborations digestives ; les contractions du cœur sont faibles, le pouls moins vif, moins fréquent ; la circulation capillaire devient languissante et favorise les hypérémies passives des organes ; la respiration s'exécute péniblement, le sang artériel semble moins vivifiant ou renouvelé dans une proportion insuffisante ; le poids du corps augmente par l'absorption pulmonaire (expériences de Fontana et de Keil) : on a évalué à une livre l'augmentation de poids que le corps acquiert en une heure, en passant d'un air sec dans un air humide ; les appareils de sécrétion et d'exhalation perdent de leur activité, et la somme totale des produits qu'ils éliminent éprouve une forte diminution ; les urines augmentent, il est vrai, mais pas assez pour compenser le ralentissement de la transpiration ; la peau laisse s'accumuler dans les vaisseaux périphériques une partie des fluides qu'elle est chargée d'éliminer ; l'air, saturé d'eau, s'oppose à l'évaporation de la sueur, qui se réunit en gouttelettes et finit par inonder la surface du corps ; celui-ci, ne se débarrassant plus par cette voie de l'excès du calorique, paraît dans un état de gonflement, produit par la force expansive du calorique et par l'afflux, dans les tissus sous-cutanés, des fluides qui ne sont point excrétés en quantité normale. Le volume apparent du corps pourrait faire croire à l'activité de la nutrition ; mais cette fonction participe à l'atonie générale ; il est vrai que chez l'homme, comme chez les animaux, l'humidité chaude favorise la séparation de la graisse ; mais l'accumulation de ce produit dans le réseau du tissu cellulaire ne traduit point l'énergie de la réparation organique ; elle se lie en général à un état de faiblesse de toute l'économie, et l'on sait que les animaux que l'on veut engraisser promptement sont soumis à des saignées répétées. L'air humide et chaud exerce sur les centres nerveux une influence dépressive qui se manifeste, non-seulement par l'état du moral et de l'intellect, mais encore par la lenteur et la pesanteur des mouvements : aussi dit-on alors que l'air est lourd, quoique en réalité il ait perdu en se raréfiant une partie de sa pesanteur spécifique.

L'air humide et chaud agit encore sur l'organisme par les principes délétères dont il est le conducteur par excellence. La chaleur réunie à l'humidité provoque dans les substances organiques privées de vie un mouvement de fermentation putride, et, par suite, le dégagement d'effluves et de miasmes toxiques. Une fois formés, ces principes trouvent dans la vapeur d'eau qui sature l'air un véhicule que les courants atmosphériques lancent au loin dans des directions variables suivant les localités. Dans les villes, en été, s'il survient une douce pluie après une longue sécheresse, le pavé répand une odeur fétide presque aussitôt qu'il est humecté : c'est que la poussière dont il était couvert contenait des matières végétales et animales qui, longtemps triturées, divisées, se décomposent rapidement aux premières gouttes d'une pluie chaude. Les faits relatifs à la viciation miasmatique de l'air se présenteront plus bas. Remarquons seulement que les causes d'insalubrité se rencontrent au maximum dans l'air chaud et humide ; par son action directe, il débilite, il détend les ressorts de l'organisme et le livre désarmé aux atteintes morbifiques ; puis il favorise la putréfaction des matières organiques, et il se charge de leurs produits gazeux dont l'absorption détermine une véritable intoxication. C'est donc avec raison qu'Hippocrate a dit : « Quant aux constitutions de l'année, les temps secs sont, en général, plus salubres et causent moins de mortalité que les temps pluvieux. » (Sect 3, aphor. 15).

Air froid et humide. Cet air enlève plus de chaleur au corps que l'air froid et sec, parce que l'eau qu'il contient augmente sa conductibilité pour le calorique ; de là l'incommode sensation de froid pénétrant que déterminent les brouillards par une température basse : il semble que l'air humide s'applique plus exactement à la surface cutanée ; il produit des effets qui n'ont lieu par un froid sec qu'à une température beaucoup plus basse : le givre qui glace les parties découvertes, la pluie qui se convertit en verglas par le contact d'un sol plus froid que l'atmosphère, occasionnent des engelures et des congélations partielles. L'humidité froide réduit à son minimum la transpiration cutanée ; elle ne produit point sur les organes les effets toniques d'un froid modéré ; elle relâche les tissus et déprime toutes les fonctions, excepté les sécrétions des membranes muqueuses et celle des urines, lesquelles sont augmentées. L'appétit diminue, les digestions sont lentes et pénibles, les selles abondantes et moins sèches ; la circulation moins active, la respiration semble moins efficace par la transmutation du sang veineux en sang artériel ; l'humidité extérieure est absorbée, la perspiration cutanée est presque nulle ; aussi le poids du corps augmente, circonstance qui, jointe à la diminution de la contractilité musculaire et de la force d'innervation, explique le sentiment de pesanteur générale : « *Fibræ laxantur, non roborantur, et pondus perspicabilis retenti lædit et sentitur.* » (Sanctorius, aph. 8, sect. 2.) Le phénomène le plus notable que présente l'organisme sous l'influence passagère d'un air humide et froid, c'est un malaise déterminé par la soustraction rapide du calorique et par l'irrégularité des actes fonctionnels. Il est difficile de préciser la modification intime que subit chaque appareil ; mais on peut dire que l'action combinée du froid et de l'humidité est essentiellement perturbatrice de l'ordre naturel des mouvements organiques ; et quand elle sévit d'une manière habituelle, comme il arrive dans certaines localités, elle finit par altérer l'hématose et la complexion des tissus ; elle développe alors une condition organique qui prédispose aux affections catarrhales, scorbutiques, rhumatismales, vermineuses, aux engorgements des viscères, aux hydropisies, etc. Cette forme de constitution se propage par voie d'hérédité et caractérise des populations entières : aussi les effets de l'état atmosphérique dont il s'agit ressortent-ils mieux de l'étude des endémies de certaines localités que d'une analyse fonctionnelle. Il n'est pas démontré, malgré l'opinion de Baudelocque, que l'air humide et froid joue un rôle marqué dans la production des scrofules. M. Lebert lui objecte, entre autres données statistiques, la fréquence de cette affection dans les cantons de Vaud et de Genève. (*Traité pratique des maladies scrofuleuses et tuberculeuses,* page 74.)

En résumant les influences météorologiques que nous venons

d'étudier, disons que l'électricité agit sur le système nerveux, la lumière sur l'hématose et la plasticité, la chaleur sur la peau, l'appareil hépatique dont elle suractive la sécrétion et sur le cerveau qu'elle agace jusqu'à l'irritation ; que le froid favorise l'hypérémie par l'activité de la digestion et de la nutrition ; que l'humidité modifie le tissu cellulaire et les membranes muqueuses et fait prédominer les fluides blancs ; que la sécheresse entretient le ton de la fibre musculaire, facilite l'évaporation cutanée et contribue à l'harmonie de l'action nerveuse. Ces influences se croisent, se mêlent, se combinent, et à l'observation de leurs résultats organiques et fonctionnels doit s'ajouter constamment celle de l'état des forces vitales.

5. *Pression.* On a calculé que la pression atmosphérique, supportée par l'homme adulte, équivaut à 33,600 livres ; et c'est ce degré de pression représenté sur le baromètre par une colonne mercurielle de 28 pouces $\frac{9}{10}$ de ligne (75 centimètres), qui convient le mieux à sa santé. Loin de fléchir sous le poids énorme de l'atmosphère, il n'en a pas conscience, et il exerce en toute liberté les mouvements nécessaires à la vie ; la raison de cet équilibre est dans l'égale distribution de la pression atmosphérique sur tous les points de la surface du corps, de telle sorte que la colonne d'air qui pousse de haut en bas un membre étendu, est contre-balancée par celle qui le pousse de bas en haut ; de plus, les organes sont pénétrés de liquides incompressibles ou contiennent des fluides élastiques dont la tension égale celle de l'air extérieur. C'est par le bénéfice de ces conditions que des poissons vivent dans la mer à 3,000 pieds au-dessous de la surface de l'eau et qu'ils s'y meuvent avec autant d'agilité que dans la couche d'eau la plus superficielle, quoiqu'ils soient chargés d'un poids 78 fois plus lourd que le poids de l'atmosphère.

La pression atmosphérique agit immédiatement sur l'enfant dès qu'il sort de l'utérus ; il est même probable qu'il commence à la sentir directement aussitôt que, par la rupture de la poche des eaux, il cesse d'être plongé dans le liquide amniotique. La tête une fois sortie, tandis que la poitrine reste encore engagée dans le vagin, la respiration s'établit et la pression se fait sentir dans les poumons, par conséquent aussi dans l'appareil circulatoire ; le cœur est refoulé de haut en bas par l'abaissement du diaphragme, et à gauche par l'ampliation plus considérable du poumon droit.

Suivant Mende, l'air se précipite, dès la naissance, dans l'estomac et même dans la partie supérieure du duodénum ; il est porté avec le sang dans toutes les parties et jusque dans l'épaisseur de certains os (frontal, ethmoïde, sphénoïde, apophyse mastoïde). En même temps, la pression atmosphérique agit à la surface extérieure du nouveau-né, elle réduit presque instantanément l'afflux sanguin qui s'opérait vers la peau pendant la vie fœtale et que l'accouchement avait encore augmenté ; la rougeur se dissipe en quelques jours ; la bouffissure de la peau, l'enflure des téguments de la tête disparaissent vingt-quatre heures après la naissance. Pendant la vie extra-utérine, la pression de l'air retient les fluides dans les vaisseaux et les empêche de s'en échapper; elle joue un rôle dans la circulation veineuse; l'influence des mouvements respirateurs sur la circulation avait fait penser à un médecin anglais, M. Barry, que la pression atmosphérique était à la fois la cause qui faisait mouvoir le sang dans les veines et celle qui préside aux absorptions : L'inspiration, dit-il, produit dans la poitrine un grand vide qui a pour effet l'afflux énergique de tout le sang veineux, et comme le système de ce nom présente un canal partout continu, cette action aspiratoire s'exerce non seulement sur les troncs veineux les plus rapprochés du cœur, mais encore jusque sur les radicules de ce système : or à quelle cause attribuer cet appel du sang veineux, si ce n'est à la pression de l'atmosphère sur la surface du corps, pression qui cesse alors d'être contrebalancée? Déjà cet appel du sang au cœur avait été indiqué par Haller et démontré expérimentalement par M. Magendie, qui le nomme inspiration du sang veineux; l'état anatomique des veines du thorax, signalé par M. Bérard aîné (1), vient à l'appui des conclusions de M. Barry. Toutefois elles vont trop loin ; M. Poiseuille a démontré que la pression atmosphérique et les mouvements respiratoires sont des causes accessoires au cours du sang et dans les veines et dans les ar-

______

(1) *Archives générales de médecine.* Paris, 1830, tome XXIII, page 169.

tères (1); ses expériences l'ont conduit à admettre, avec M. Barry, que la poitrine aspire au moment de l'inspiration, dans les gros troncs veineux qu'elle contient, le sang des veines qui s'y rendent ; mais il a prouvé que cette aspiration n'est point la cause principale du mouvement du sang veineux, car elle diminue graduellement à mesure que l'on s'éloigne de la poitrine ; à peine sensible dans les veines brachiales, elle devient tout à fait nulle à une certaine distance de la poitrine, même dans les plus grands efforts d'inspiration et d'expiration; enfin la circulation se maintient, lors même qu'on ouvre la poitrine et qu'on entretient la vie par une respiration artificielle. Une expérience de M. Magendie infirme en apparence tous les résultats observés quant à l'influence de la pression : une grenouille est fixée dans le porte-objet pneumatique de M. Poiseuille, et soit qu'on y fasse le vide, soit qu'on y accumule plusieurs atmosphères, la circulation ne s'interrompt pas un instant dans les vaisseaux pulmonaires ; mais cette expérience, ainsi que M. Londe le fait judicieusement remarquer, ne permet aucune induction pour l'organisation humaine; la grenouille ne respire pas, comme nous, en dilatant sa poitrine ; elle avale l'air par une véritable déglutition ; elle vit même après l'arrachement de ses poumons, et W. Edwards, ayant scellé dans le plâtre quelques-uns de ces animaux, les y trouva vivants après plusieurs heures d'incarcération. Un des résultats les plus intéressants des recherches de M. Poiseuille, c'est l'explication de l'intégrité de la circulation, toutes choses égales d'ailleurs, chez les animaux qui, par la nature du milieu qu'ils habitent, supportent une pression plus ou moins considérable ; la couche immobile de sérum qui revêt les parois capillaires, ne varie point d'épaisseur, et les contractions du cœur conservent leur rhythme normal, quelle que soit la pression ambiante.

Des expériences plus directes, puisqu'elles portent sur l'homme lui-même, ont mis en évidence les effets physiologiques que détermine l'augmentation ou la diminution de la pression atmosphérique. On connaissait peu jusqu'en ces derniers temps les phénomènes qui résultent de l'augmentation de densité de l'air

(1) *Mémoire sur la circulation veineuse.* Paris, 1839, in-4.

ambiant; l'observation vulgaire avait constaté une coïncidence entre l'élévation du baromètre et une sensation de bien-être et d'énergie vitale. W. Edwards a fait voir que l'altération de l'air expiré augmente en général avec la pression de l'air et le froid, et diminue avec la chaleur et la dilatation qu'elle détermine; des oiseaux, emprisonnés dans un volume d'air limité, en consomment plus l'hiver que l'été. Crawford, ayant placé des cochons d'Inde dans de l'air à 8 degrés et à 55 degrés, a recueilli, après le même laps de temps, plus d'acide carbonique dans le premier cas. D'après ces faits, on peut affirmer que par une forte pression, mais qui ne dépasse point 28 pouces $\frac{9}{10}$, la respiration devient plus grande, plus aisée, plus efficace pour la sanguification ; de là pour tous les organes un surcroît d'incitation et de force, une réparation plus prompte des pertes qu'ils éprouvent, une plus grande aptitude aux mouvements, une énergie supérieure de réaction. Mais comment agit une colonne d'air plus pesante que celle qui élève la colonne barométrique à 28 pouces et quelques lignes? C'est là ce qu'on ignorait avant les recherches de MM. Junod et Tabarie; car dans les mines et autres localités situées au-dessous du niveau de la mer, où l'air, plus comprimé, devrait présenter, sous un volume égal, un plus riche aliment à la respiration, les avantages de la densité du fluide atmosphérique sont annihilés par un certain nombre d'influences délétères.

Lorsqu'on augmente de moitié la pression naturelle de l'atmosphère sur le corps de l'homme placé à l'intérieur du récipient de l'appareil inventé par le docteur Junod, on observe les phénomènes suivants : la membrane du tympan, refoulée vers l'oreille interne, devient le siége d'une pression incommode qui se dissipe graduellement à mesure que l'équilibre se rétablit, sans doute par la pénétration de l'air condensé dans la caisse du tympan à travers la trompe gutturale. La respiration s'exécute avec une facilité nouvelle ; les inspirations sont grandes et moins fréquentes que dans l'état ordinaire ; au bout de quinze minutes, on éprouve dans la poitrine une chaleur agréable ; on dirait que les vésicules pulmonaires, qui depuis longtemps étaient devenues étrangères à l'air, se dilatent de nouveau pour l'admettre, et toute l'économie puise dans chaque inspiration une nouvelle dose de vigueur. Toutefois, d'après les recherches de M. Paul Hervier (1), l'exhalation de l'acide carbonique dans le bain d'air comprimé, ne s'élève au-dessus des proportions de l'état normal que jusqu'à la pression de 773 millimètres ; au-dessus de cette limite, le poumon exhale moins d'acide carbonique qu'avant le bain ; mais au sortir du bain d'air comprimé, l'acide carbonique est expiré en quantité plus forte qu'à l'état normal, et avec cet effet qui dure pendant plusieurs heures, coïncident l'exaltation de la puissance musculaire et une remarquable augmentation de l'appétit. La circulation est modifiée d'une manière notable ; le pouls est plein, résistant, fréquent ; le calibre des vaisseaux veineux superficiels diminue et peut même s'effacer complétement, de sorte que le sang, dans son retour vers le cœur, suit la direction des veines profondes ; il se porte en plus grande abondance vers le système artériel, ainsi que vers les principaux centres nerveux, notamment au cerveau, qui est soustrait par la résistance de sa boîte osseuse à toute pression directe de l'atmosphère : aussi les fonctions intellectuelles sont-elles excitées ; l'imagination est vive, et chez quelques personnes il se manifeste une sorte de délire, d'ivresse. Les mouvements sont faciles, énergiques et semblent plus assurés. Les actes de la digestion, toutes les sécrétions, et particulièrement celles de la salive et de l'urine, s'accomplissent avec aisance. On dirait que le poids du corps est diminué de beaucoup : telle est du moins la sensation qu'éprouve la personne renfermée dans l'appareil.

Pour épuiser les eaux d'un puits de mine établi au milieu des alluvions de la Loire, l'ingénieur Triger a dû faire opérer les ouvriers dans un air comprimé à *trois atmosphères ;* voici les phénomènes qu'il a observés : dès les premiers coups de piston des pompes, douleur dans les oreilles, qui cesse quand le mercure atteint seulement dans les manomètres une hauteur de 3 centimètres ; elle cesse immédiatement par des mouvements de déglutition qui font arriver dans l'oreille moyenne, par la trompe d'Eustache, une certaine proportion d'air ; sensation de froid vif, produite par la détente de l'air intérieur, quand on

____

(1) *Sur la carbonométrie pulmonaire dans l'air comprimé* (*Gazette médicale de Lyon,* 1849). — *Annuaire de chimie.* Paris, 1849, page 598.

rend la communication avec l'air extérieur, et brouillard très froid d'autant plus épais, que la capacité de la boîte où travaillent les hommes est plus grande ; tous parlent du nez et ne peuvent plus siffler à trois atmosphères ; après un séjour de sept heures, deux ouvriers ont ressenti, une demi-heure après leur sortie du puits, de vives douleurs en plusieurs articulations, mais qui se sont dissipées (1).

Que si l'on diminue d'un quart d'atmosphère la pression de l'air dans l'appareil de M. Junod, voici les phénomènes qui se déclarent : la membrane du tympan est distendue ; d'où résulte nne sensation passagère analogue à celle qui est causée par la compression ; la respiration est gênée, les inspirations sont courtes et fréquentes au bout de quinze à vingt minutes ; à cette gêne de respiration succède une véritable dyspnée. Le pouls est plein, dépressible et fréquent ; tous les ordres des vaisseaux superficiels sont dans un état d'évidente turgescence ; les paupières et les lèvres sont distendues et boursouflées ; assez fréquemment il survient des hémorrhagies avec tendance à la syncope ; une chaleur incommode se fait sentir à la peau, la perspiration est abondante. Les sécrétions glandulaires semblent suspendues ; on éprouve un sentiment de faiblesse générale et d'apathie complète. Si l'on fait alterner à diverses reprises la compression avec la raréfaction de l'air sur le même individu, tous les phénomènes produits par ces deux opérations contraires deviennent de plus en plus manifestes. La voix subit des modifications particulières, soit par la condensation, soit par la raréfaction de l'air. A mesure que la pompe joue pour raréfier l'air, la voix perd de son intensité et acquiert, sous l'influence de la paroi vibrante qu'elle traverse, un caractère étrange. Dans le cas de condensation, elle prend au contraire un éclat, un timbre métallique non moins prononcés (2). Il faut ajouter que la transpiration cutanée augmente dans l'air raréfié. Des grenouilles transpiraient par heure, en moyenne, 0,0020 du poids de leur corps à l'air, et 0,0076 sous le récipient de la machine pneumatique (3).

(1) *Annales d'hygiène publique*, tome XXXIII, page 463.
(2) *Rapport à l'Académie des sciences.*
(3) **Edwards**, *Influence de la vie*, page 584.

Ces résultats coïncident avec ceux qui ont été recueillis, soit sur le sommet des hautes montagnes ou dans les ascensions aérostatiques, soit dans les mines profondes ou sous la cloche à plongeur. Toutefois nous reviendrons plus bas sur les phénomènes que produit la raréfaction progressive des couches atmosphériques de plus en plus élevées.

Le caractère essentiel de l'organisation humaine, au point de vue hygiénique, est de s'adapter à une grande variété d'influences extérieures et de se familiariser par l'habitude avec les conditions les plus opposées en apparence à sa conservation : c'est ainsi que des masses d'ouvriers vivent et travaillent dans les galeries de mines très profondes, sous une pression beaucoup plus forte que celle de l'atmosphère ; c'est ainsi qu'à une hauteur de 1,600 toises au-dessus du niveau de la mer, Cuença et Quito présentent des populations florissantes, et que des observateurs ont vécu longtemps sur la crête du Pitchincha dont l'élévation est de 2,471 toises et demie. A part les différences tranchées de pression atmosphérique que l'homme s'accoutume à supporter d'une manière permanente, ses fonctions continuent de s'exercer avec régularité sous l'empire des variations barométriques qui s'observent dans notre atmosphère pendant les phases du jour et de l'année. Il est même probable que ces oscillations sont liées à une loi conservatrice des êtres organisés et que pour les fonctions influencées directement par l'air, comme pour les fonctions nutritives, la règle est dans une certaine variété de modifications. La sensation de malaise et d'accablement, la gêne de la respiration que l'on éprouve aux approches des orages, sont attribuées, à tort, tantôt à l'augmentation, tantôt à la diminution de la pression atmosphérique. M. Guérard, qui a souvent suivi la marche du baromètre dans cette circonstance, a pu se convaincre que ces phénomènes dépendent de l'influence de l'électricité. Quand le baromètre subit une dépression brusque et forte, les fluides font effort contre les parois des vaisseaux, les veines de la périphérie se gonflent, une fausse pléthore se prononce, il y a menace de congestion vers la tête, abattement et pesanteur du corps ; ce qui fait dire vulgairement que l'air est lourd, quoiqu'il soit rare et par conséquent plus léger ; si la variation affecte plusieurs degrés barométriques, des accidents peuvent survenir; au mois de décembre 1747, Duhamel vit en moins de deux jours le baromètre tomber de 1 pouce 4 lignes, ce qui équivalait à une diminution de 1,400 livres dans le poids de l'atmosphère; aussi y eut-il beaucoup de morts subites.

Quand la diminution de pression est peu considérable et habituelle, comme sur les montagnes d'élévation moyenne, la respiration s'accélère sans perdre de son ampleur; une circulation plus active entretient dans les organes l'excitation nutritive et fonctionnelle et donne au visage de vives couleurs; l'appétit est énergique, la digestion facile; mais le besoin de l'activité et la promptitude des mouvements restreignent l'embonpoint. Les montagnards présentent ces caractères: leur agilité, leur souplesse, leur courage, leur esprit remuant, inquiet, ardent à l'indépendance, sont autant de traits historiques qui les distinguent des habitants des plaines, en général timides et civilisés; ces différences proviennent sans doute de plusieurs causes, notamment de la configuration et des productions du sol; mais la plus considérable de ces causes est l'air plus sec, plus froid, plus pur et par conséquent plus riche de principes vivifiants, quoique relativement moins dense que l'air des plaines, chargé de vapeur aqueuse et d'émanations de toute nature. Beaucoup de faits prouvent que les vicissitudes ordinaires de pression agissent d'une manière presque insensible sur l'organisme: les chasseurs de chamois passent le même jour et alternativement des vallées aux sommets des Alpes sans en être incommodés. De Sixt aux Fonds, la différence de pression est d'environ 22 lignes; or les femmes d'un village voisin de Sixt vont, pendant l'été, passer la nuit aux Fonds pour y traire leurs vaches et redescendent chaque matin pour assister leurs maris dans les travaux d'agriculture: elles subissent donc chaque jour et sans inconvénient le maximum et le minimum de pression qui s'observent à de longs intervalles de temps dans le même lieu. Burdach fait ressortir le peu d'influence qu'exercent à nos latitudes les variations de pression atmosphérique, et il ajoute: « Quiconque est au courant des résultats récents de la météorologie sait que le baromètre n'est point, dans les zones tempérées, l'instrument propre à indiquer la marche régulière des phénomènes du temps pendant le cours de la journée et de l'année (1).

Il n'en est plus de même quand on s'élève brusquement, soit par le moyen des aérostats, soit par l'ascension des montagnes, dans les couches supérieures de l'atmosphère ; il survient alors des phénomènes qui, malgré certaines différences qu'y introduisent des causes particulières, traduisent l'influence directe de la diminution progressive de la pression. M. Gay-Lussac, dans son voyage aérostatique (29 fructidor an XII), s'est élevé à 7,000 mètres, le baromètre ne marquant plus que 32 centim. 88, = 12 pouces 2 lignes : c'est la plus grande hauteur qu'on ait jamais atteinte : elle égale environ la dixième partie de la hauteur totale de notre atmosphère. Dans ce mode d'ascension, l'exercice musculaire est à peu près nul, et le corps subit passivement les effets de l'élévation progressive. M. Gay-Lussac sentit le froid, surtout aux mains, une accélération de la circulation et de la respiration ; il avait le gosier si aride, qu'il lui était pénible d'avaler du pain ; la sécheresse de l'air était telle qu'elle faisait éclater le bois de ses instruments ; mais il ajoute : « J'étais loin d'éprouver un malaise assez désagréable pour m'engager à descendre. » Quant à l'ascension des hautes montagnes, elle a été tentée par un grand nombre de savants et de gens du monde qui nous ont laissé l'histoire discordante de leurs sensations et beaucoup moins d'observations exactes (2). Rapide, elle détermine, comme toute série d'efforts, une grande fréquence dans les battements du pouls, une disposition aux nausées (mal des montagnes), un sentiment général de malaise, une lassitude telle que la force de marcher manque ; il faut s'ar-

(1) *Traité de physiologie considérée comme science d'observation*, traduit de l'allemand sur la 2ᵉ édition, par J.-A.-L. Jourdan. Paris, 1839, tome V, page 310.

(2) *Voy.* de Humboldt, *Nouvelles annales de voyages*, 3ᵉ série, tome XX. — D'Orbigny, *Voyage dans l'Amérique méridionale*, tome II. — Roulin, *Fréquence du pouls dans les montagnes* (*Journal de Magendie*, tome VI, page 1). — Jacquemont, *Correspondance*, tome I. — De Saussure, *Voyage dans les Alpes*, tome II à IV. — Shervill, *Bibliothèque universelle*. — Desor et Agassiz, *Relation d'une ascension à la Jungfrau*. — Rey, *Influence sur le corps humain des ascensions sur les hautes montagnes* (*Revue médicale*, décembre 1842). — Lepileur, *Mémoire sur les phénomènes physiologiques dans les Alpes* (*Ibid.*, 1845.)

rêter souvent pour respirer, et si l'on s'arrête quelque temps on s'endort. Suivant MM. Weber (1) et de Humboldt (2), cette lassitude musculaire provient en partie de ce qu'une moindre pression extérieure de l'air soutient moins la cuisse dans l'articulation coxo-fémorale. Le bourrelet orbiculaire et ligamenteux fait office de soupape ; aussi la jambe, que la section des muscles et de la membrane capsulaire ne fait point tomber sur un cadavre, tombe aussitôt que la cavité cotyloïde reçoit l'air extérieur, sans que le ligament rond ni la membrane capsulaire aient été intéressés. Les phénomènes mentionnés surviennent à des hauteurs qui varient suivant les dispositions individuelles et les circonstances de l'ascension ; la fatigue, l'émotion des périls qui se révèlent y entrent pour une part. De Saussure, qui n'éprouvait un commencement de malaise qu'à 11,400 pieds, a eu des guides, d'ailleurs très robustes, qui souffraient déjà à 9,000 pieds, d'autres à 7,000, quelques-uns même à 5,000. MM. Agassiz et Desor, qui gravirent la Jungfrau le 28 août 1841, n'ont éprouvé aucun accident pendant plusieurs semaines qu'ils vécurent à une hauteur de plus de 8,000 pieds. Un voyageur anglais, Moorcroft, un peu au-dessous du Niti-Ghôt, dans l'Himalaya, sentit sa respiration s'accélérer à 15,600 pieds, et il était contraint de s'arrêter de cinq pas en cinq pas. Sur le col de Ghôt, la difficulté de monter redoubla ; il succombait au besoin de dormir ; enfin, une forte angoisse l'obligeait à respirer fréquemment et profondément. Le capitaine Web, dans les mêmes lieux, ressentit les mêmes symptômes et une tendance à l'apoplexie, et il a observé que les chevaux et les yaks (taureaux du Thibet) ne sont point exempts de ces troubles. Une fatigue extrême, une grande faiblesse, de violents maux de tête, voilà ce qu'éprouvèrent le lieutenant Gérard et ses gens dans trois expéditions en trois endroits différents de l'Himalaya, à 15,600, à 17,500 et à 18,500 pieds. Dans leur tentative d'ascension à la cime du Chimborazo (juin 1803), MM. de Humboldt et Bonpland, après avoir grimpé une heure en partant d'un point dont la hauteur avait été déterminée à 17,160 pieds, commencèrent à sentir une envie de vomir accompagnée

(1) *Encyclopédie anatomique.* Paris, 1843, tome II, pages 237 et suiv.
(2) *Académie des sciences,* 23 janvier 1837.

de vertiges et beaucoup plus pénible que la difficulté de respirer ; ils avaient en même temps les lèvres et les gencives saignantes, la conjonctive oculaire gorgée de sang. Une fois, sur le volcan de Pitchincha, élevé seulement de 13,800 pieds, M. de Humboldt avait ressenti, sans hémorrhagie, un si violent mal d'estomac avec vertiges, qu'on le trouva étendu à terre sans connaissance au moment où il venait de quitter ses compagnons pour faire des expériences électro-métriques. Dans une nouvelle tentative pour atteindre la cime du Chimborazo (1831), M. Boussingault et le colonel Hall s'arrêtèrent à une hauteur de 18,500 pieds, par une température de + 7°,8 et le baromètre indiquant 13 pouces 8 lignes et demie : obligés de s'asseoir, ils se relevaient presque aussitôt et ne souffraient que pendant le temps qu'ils étaient en mouvement. De même, au Mont-Blanc, Saussure ne pouvait avancer de quinze pas sans s'asseoir pour reprendre haleine. Au repos, il ne lui restait qu'un peu d'oppression précordiale ; mais le moindre mouvement ou la simple contention de l'esprit l'obligeait à s'arrêter de nouveau et à haleter pendant quelques minutes encore, la face tournée au vent. Mêmes symptômes éprouvés plus récemment au Mont-Blanc par le capitaine Sherwill, le docteur Barry, M. Atkins et mademoiselle Dangeville, à 4,500 mètres, et à 4,660 mètres d'élévation, MM. Martins, Bravais et Lepileur, faisaient d'abord, sans reprendre haleine, 80 pas ; puis 70 et enfin, entre les Petits-Mulets (4,660 mètres), et la cime du Mont-Blanc (4,811 mètres), seulement 30 à 40 pas. Il importe de considérer que sur le sommet du Mont-Blanc, à 14,700 pieds, ces explorateurs se trouvaient plus haut que M. de Humboldt à 18,200 et M. Boussingault à 18,500 dans les Cordilières, et que Moorcroft et Gérard à 18,500 dans l'Himalaya, puisqu'en Europe les limites de la neige fondante sont à 8,000 pieds environ au-dessus des mers, tandis qu'elles commencent à 14,600 pieds en Amérique et à 15,700 pieds en Asie. Sur le col du Géant, à 687 toises au-dessous de la cime du Mont-Blanc, Saussure et ses compagnons éprouvèrent une excitation du système nerveux qui les rendait irritables, impatients :

« Près de la cime, l'air est si rare, que je ne pouvais faire que quinze à seize pas sans reprendre haleine ; j'éprouvais même de temps en temps un commencement de défaillance qui me forçait à m'asseoir. Tous mes guides, proportion gardée de leurs forces, étaient dans le même état.... Arrivé sur la cime, quand il fallut me mettre à disposer mes instruments et à les observer, je me trouvai à chaque instant obligé d'interrompre mon travail pour ne m'occuper que du soin de respirer.... Toute observation faite dans cet air rare fatigue, parce que sans y penser on retient son souffle, et, comme il faut suppléer à la rareté de l'air par la fréquence des inspirations, cette suspension me causait un malaise sensible.... Le genre de fatigue qui résulte de la rareté de l'air est absolument insurmontable; quand elle est à son comble, le péril le plus imminent ne vous ferait pas faire un pas, etc. » MM. Lepileur, Martins et Bravais, sur la cime du Mont-Blanc, n'ont point éprouvé ces sensations en observant leurs instruments, et ils n'y ont souffert que du froid. Martins eut quelques nausées, il vomit quelques grains de raisin sec pris une heure auparavant : il compara son malaise avec le mal de mer; leur appétit n'était pas complétement nul : M. Lepileur ne recouvra complétement le sien qu'en descendant à la hauteur de 3,046 mètres, et sa soif devint alors plus vive qu'au Grand-Plateau. M. Rey rapporte, d'après le témoignage du capitaine Sherwill, qu'après les rochers nommés *les Grands-Mulets* (3,046 mètres), la soif devint intolérable pour sa nombreuse escorte. On ne pouvait plus parler sans prendre de la neige mêlée à du raisin sec pour se rafraîchir la bouche et s'humecter le gosier, tandis que le besoin de manger fut à peu près nul. M. Lepileur et ses compagnons avaient tous la langue blanche; celle des guides l'était moins. En 1837, M. Atkins emmena avec lui, au sommet du Mont-Blanc, le chien de son guide; cet animal partagea les souffrances de ses maîtres; il tombait pour s'endormir aussitôt; il regardait autour de lui avec une expression d'inquiétude; à la différence des hommes, il ne perdit point l'appétit, mais il eut des vomissements continus. MM. Sherwill, de Tilly et Atkins parlent d'une sensation de légèreté extraordinaire qu'ils ont éprouvée en descendant ou à l'état de repos; MM. Lepileur, Bravais et Martins ne l'ont point éprouvée. Sur le sommet du Mont-Blanc, le pouls de trois personnes, de Saussure, de son domestique et de son guide,

donnait pour moyenne 100,3 pulsations par minute : le jour
suivant, à Chamouni, la moyenne fut de 60,3 : la différence
est donc de 40 pulsations pour une différence de pression atmosphérique égale à 7,176 livres. M. Lepileur (trente-quatre ans)
a observé sur lui-même la marche suivante du pouls : à 802 mètres au-dessus de la mer, 63 pulsations ; à 1,050 mètres,
60 pulsations ; à 2,069 mètres, 82 pulsations ; à 3,046 mètres,
92 pulsations ; à 3,911 mètres, 90 pulsations ; à 4,811 mètres,
88 pulsations. A Guaduas, situé à 1,032 mètres, M. Roulin a
constaté les moyennes suivantes chez lui-même et deux compagnons : 86, 81, 102 ; à Santa-Fé (2,643 mètres), 96, 86, 100.
Ainsi, l'accélération du pouls est l'effet constant de l'ascension
à partir d'un certain niveau. Quant aux hémorrhagies, M. Guérard les attribue à l'expansion des gaz qui, en raison du rac-
courcissement de la colonne barométrique, ne restent plus en
dissolution dans le sang et s'échappent en chassant le sang hors
de ses vaisseaux ; explication plausible, si l'influence de la
pression ambiante sur la circulation capillaire était démontrée ;
explication inutile, car on n'a guère observé dans les ascensions
que des saignements de gencives et de lèvres par gerçures, par
sécheresse extrême ; l'injection de la face et des conjonctives
provient de la congestion que détermine vers les téguments la
réverbération du soleil par les neiges. Quant à la température
du corps, MM. Breschet et Becquerel se sont assurés qu'elle
est la même au Saint-Bernard et dans la plaine, fait déjà signalé par Saussure à une élévation presque double. On sait
enfin que sur les très hautes cimes, la détonation d'une arme à
feu est à peu près nulle, et qu'au Mont-Blanc aucun bruit ne
peut trouver d'écho ; mais le son se propage assez loin : à
300 mètres de distance, M. Lepileur et ses compagnons en-
tendirent les voix de leurs guides qui causaient entre eux, et
le bruit du crayon qui frappait le vernier du baromètre était
perçu à 15 et 20 pas.

Les phénomènes qu'on observe à de grandes hauteurs sur le
globe ont une origine complexe, et quelques uns se rapportent
aux dispositions individuelles (saignement scorbutique des gencives observé par Bouguer, imminence d'hémoptysie chez le
docteur Clark et d'apoplexie chez Moorcroft, épistaxis de

M. d'Orbigny, etc.) ; d'autres à des circonstances accessoires :
tels sont la somnolence, un peu de congestion vers la tête,
l'état pâteux de la bouche, qui résultent d'un exercice musculaire
violent avec privation de sommeil pendant une ou deux nuits ;
l'abus des alcooliques chez les guides, et souvent chez les voyageurs, ajoute aussi ses effets à ceux de la raréfaction de l'air.
Mais, déduction faite de ces influences, il reste un ensemble de
phénomènes qui constitue le mal des montagnes. Bouguer l'attribue à la fatigue, oubliant qu'elle provient elle-même de la
difficulté de respirer dans un air raréfié ; de Saussure, au relâchement des vaisseaux par suite de la diminution de la pression
atmosphérique ; M. Rey, au mouvement plus pénible et moins
habituel des membres abdominaux pendant l'ascension ; d'après
M. Brachet (*Revue médicale*, nov. 1844), les muscles en contraction désoxygénant le sang qui les traverse plus que pendant
le repos, la respiration est accélérée par le mouvement dans un
air raréfié ; pendant les haltes, le sang demande moins d'oxygène aux poumons et en laisse moins dans les muscles locomoteurs, et comme ceux-ci ne se peuvent contracter que sous l'influence du sang artériel, il s'ensuit qu'arrosés 'pendant les
haltes par un sang presque veineux, ils sont moins aptes au
mouvement : ainsi s'expliquent et l'anhélation et la lassitude,
éléments principaux du mal des montagnes. M. Lepileur objecte
à cette théorie que tel s'arrête par essoufflement, tel autre par
fatigue, et que l'anhélation presque toujours permettrait encore quelques pas, quand déjà les jambes défaillent ; dans la
production de cette fatigue douloureuse, il fait intervenir la congestion sanguine des muscles en action, congestion proportionnelle à leurs efforts et qui s'opère d'autant plus rapidement que
le pouls s'accélère lui-même dans un air raréfié ; aussi bien le
repos rétablit l'équilibre, et les hommes qui ont le plus exercé
leurs muscles sont aussi les derniers à ressentir la fatigue locale des montagnes. Quant à la disposition nauséeuse avec
inappétence, à l'imminence syncopale, à la céphalalgie violente pendant la marche et cédant au repos, ces troubles succèdent à toute série d'efforts non interrompus, à un exercice
gymnastique de six à huit minutes, à l'ascension rapide d'un
escalier, etc.; et pour peu que les efforts continuent, on ob-

serve le trouble de la vue , des vertiges , une lassitude douloureuse dans les membres , la prostration des forces ; que si l'on
s'arrête pour prévenir les effets de l'hypérémie cérébrale et pulmonaire , le sang reflue vers le cœur, la face pâlit et la défaillance s'annonce. Sur les hauteurs, mêmes phénomènes à marche
plus rapide , l'afflux considérable du sang vers le cerveau com-
primant les forces motrices et sensitives , comme son reflux
trop brusque les laisse dans un état de collapsus : de là mal de
tête , battement des carotides , impuissance à se mouvoir, inclinaison instinctive du corps et de la tête en avant , et syncope
imminente , lorsqu'en érigeant la tête on facilite le reflux du
sang vers le cœur. Le malaise de l'estomac , très analogue au
mal de mer, est sans doute sympathique de l'hypérémie encéphalique , à moins qu'il ne soit dû à un effet de la tension gazeuse de l'estomac et des intestins , augmentée sous une pression décroissante de l'atmosphère (1).

Le mal des montagnes ne se fait sentir qu'à la limite des
neiges perpétuelles , quelle qu'en soit la hauteur absolue. Cette
règle ne s'applique qu'aux régions situées en deçà du 55e ou du
60e degré de latitude , et , malgré les exceptions dont elle est
passible , on peut l'admettre d'après la plupart des relations de
voyages dans les Andes, l'Himalaya et les Alpes. M. Lepileur
l'explique naturellement en rappelant que le voyageur, parti
des pays les moins élevés , séjourne toujours un peu dans la
région de la grande végétation, parallèle à celle des neiges
persistantes , avant de s'élever dans le désert de la montagne ;
il a donc eu le temps de s'habituer graduellement à l'air plus
ou moins raréfié que l'on respire à la limite du séjour de l'homme ;
mais de cette limite à une nouvelle hauteur de 12 à 1,500 mètres , la transition est brusque , et l'on atteint un point où les
effets de la raréfaction atmosphérique se prononcent.

Les vents , considérés d'une manière générale , agissent sur
l'homme : 1° par la quantité de mouvement qu'ils communiquent
aux couches d'air ébranlées ; 2° par les qualités météorologiques

(1) *Voyez* Maissiat, *Mémoires de physique animale.* Paris, 1843, pages 259
et suivantes. — Les mémoires V et VI, si riches d'idées neuves et hardies,
contiennent les éléments d'une théorie physique des effets de la raréfaction
de l'air ambiant.

de cet air; 3° par les propriétés qu'ils empruntent aux surfaces qu'ils ont parcourues; 4° par les matières qu'ils lancent dans une direction déterminée; 5° par leurs variations. Les courants d'air, qui se brisent dans une atmosphère médiocrement agitée, peuvent être comparés aux vagues de la mer quant aux percussions qu'ils exercent sur les corps; modérés, ils sont des douches d'air. On connaît peu les effets de ce choc répété; on a dit qu'ils sont toniques; le bain d'air, comme dit Hufeland (1), ne doit pas seulement son utilité à l'action mécanique de l'air en mouvement; on comprend sans peine qu'elle fortifie les tissus cutanés et y favorise peut-être la circulation. Les vents plus forts compriment comme si le poids de l'air était augmenté; les vents, qui ont une grande impétuosité, produisent une commotion dans les parties qu'ils frappent brusquement : celles-ci, indépendamment d'une rapide soustraction du calorique et d'humidité, subissent une atteinte véritablement traumatique; plus la percussion est violente, plus la réaction secondaire aura d'intensité. Le sang, brusquement refoulé, revient avec force dans les parties frappées, et, suivant la délicatesse de leur texture et leur sensibilité, il s'y manifestera des phénomènes d'irritation plus ou moins grave. Les qualités météorologiques de l'air sont en quelque sorte exagérés par la vitesse du mouvement qui lui est transmis; l'air froid, mais en repos, nous impressionne beaucoup moins que ce même air agité par le vent; même par une température douce, nous sentons les moindres courants d'air ; cela tient à ce que le vent met incessamment en contact avec notre corps des masses d'air nouvelles qui lui enlèvent de nouvelles quantités de calorique. Cette déperdition s'accroît encore quand le vent est humide; l'air chaud semble faire exception, car la ventilation en tempère les effets; mais ce phénomène ne diffère point du précédent quant à sa cause; si l'air chaud et stagnant nous paraît étouffant, c'est que la même couche d'air, restant en contact avec notre peau, ne tarde point à se saturer de vapeur, et cesse alors de pomper à notre surface les produits de la transpiration; tandis que le plus faible courant nous apporte au contact de la peau de nouveaux volumes d'air, avides d'eau, et

(1) *La macrobiotique, ou l'art de prolonger la vie de l'homme,* traduit de l'allemand par A.-J.-L. Jourdan. Paris, 1838, page 459.

qui nous rafraîchissent en activant la vaporisation cutanée. Des grenouilles, placées à l'embrasure d'une fenêtre fermée, éprouvèrent par heure une perte moyenne de 0,0167 du poids de leur corps ; d'autres grenouilles, placées à l'embrasure d'une fenêtre ouverte, perdirent 0,0520 ; des lézards transpirèrent dans le premier cas, 0,0041, et dans le second, 0,0087 (Edwards, pages 590 et 608). Dans un air calme et chargé d'humidité, la transpiration se trouve réduite à son minimum, c'est-à-dire qu'elle devient cinq à dix fois moins abondante que dans l'air sec et en mouvement (*Ibid.*, page 93). Lorsque les vents ont une certaine durée, la nature des terrains et l'espèce des climats qu'ils traversent, leur communiquent des propriétés caractéristiques : ainsi dans notre France, les vents du nord-est sont froids et secs ; ils ont parcouru la Sibérie, la Russie et une partie de l'Allemagne ; ils doivent donc participer à la température de ces contrées, et ils deviennent d'autant plus secs que, passant sur des zones de moins en moins froides, ils restituent à l'état latent la petite quantité de vapeur qu'ils contenaient. Les vents du sud et du sud-est soufflent de l'intérieur de l'Afrique ; en roulant sur la Méditerranée, ils se chargent de vapeurs abondantes : ainsi, lorsqu'ils atteignent les côtes de Provence, ils possèdent au plus haut degré les propriétés de l'air chaud et humide ; les habitants de cette partie du Midi en connaissent la faculté énervante ; tant qu'ils soufflent, la prostration est universelle ; ils les appellent généralement *sirocco*. En Algérie, ce vent est justement redouté ; M. Félix Jaquot, qui l'a enduré pendant trois jours dans le désert, en a vivement retracé l'effet : l'air est aride, lourd, énervant, la respiration saccadée et sonore. La poitrine oppressée et aspirant, par des efforts d'ampliation, le plus grand volume de cet air dilaté ; barre frontale, éblouissement, bruissement d'oreilles, constriction à la gorge et à l'épigastre, lèvres et narines crevassées par la poussière ardente que fouette le vent, marche chancelante ; par intervalles, bouffées de chaleur à la face, suivies quelquefois de vagues frissons et d'un surcroît de défaillance voisin de la syncope ; visage d'ailleurs vultueux, lèvres cyanosées, pouls fort et rebondissant, ou faible et irrégulier, parfois plein, souple et lent ; intelligence obtuse, sens paresseux et peu sûrs ; répugnance au mouvement, anxiété, agitation : on étouffe sous la tente ; en plein air, la rafale brûlante suffoque ; on ne peut se tenir debout, et l'on craint de se coucher, à cause de la température plus forte des couches inférieures de l'atmosphère échauffées par le sable ; le contact du sol brûle la main, la sueur coule à flots, la soif est insatiable, et quand l'estomac est distendu par l'eau in-gérée, la dyspnée augmente avec le malaise général et l'anxiété épigastrique. C'est avec raison que M. F. Jaquot rapproche ces accidents de la calenture, et qu'il les explique par l'hypérémie cérébrale, souvent compliquée d'un état semi-asphyxique. (*Ga-zette médicale*, 1846, pages 715 et suiv.) Les vents de l'ouest, saturés des vapeurs qu'ils balaient sur l'Océan, sont ordinaire-ment pluvieux, surtout quand ils surviennent par une tempé-rature froide qui précipite leurs vapeurs en pluies. On conçoit d'ailleurs que ces effets sont subordonnés aux conditions et aux rapports des localités très étendues : ainsi, dans le Dau-phiné et sur les côtes de la Méditerranée, le vent du nord-est, appelé *tramontana,* est proportionnellement plus froid que pour les autres parties de la France , différence qui provient du voi-sinage des Alpes ; le vent du nord-ouest est sec en Provence, où on le nomme *mistral ;* il est humide sur les côtes de l'Océan voisines de l'Espagne : c'est que dans ce dernier cas il souffle immédiatement au-dessus de l'Océan, tandis qu'il n'atteint la Provence qu'après avoir traversé l'Angleterre et la France. La différence des régions intermédiaires que traverse le même vent peut influer sur la moyenne annuelle de la température dans les contrées où il arrive ; c'est ce qui fait que l'Afrique occidentale est beaucoup plus chaude que l'Afrique méridionale, quoique le soleil leur déverse une égale quantité de chaleur ; mais le vent d'est qui règne dans l'une et dans l'autre leur vient par une région différente ; tandis qu'il souffle de la mer sur l'Afrique occidentale, il traverse, pour arriver à l'autre Afrique, la plaine méridionale du Grand-Désert, et tant qu'il règne, du Sénégal à Podhor, l'air est obscurci par des nuées d'insectes, les campa-gnes se couvrent de sauterelles, les plantes se flétrissent, les verres se fendillent, les meubles s'écartent, une poussière très fine pénètre de toutes parts ; la sécheresse est excessive, et la chaleur qui embrase l'atmosphère semble le rayonnement d'un four incandescent. Ainsi le même vent est très froid au Malabar où il se précipite des hautes montagnes qui l'avoisinent : il est brûlant au Sénégal et sur la côte de Coromandel, qui le reçoit de longues plaines sablonneuses (1). Les vents agissent encore par les matières dont ils sont les véhicules ; ceux qui rasent les déserts de l'Afrique se chargent d'une poussière sablonneuse et brûlante qu'ils déposent sur tous les objets et chassent souvent à de grandes distances ; cette poussière s'insinue dans les habitations par toutes les ouvertures, et contribue au développement des ophthalmies endémiques. Suivant le témoignage des voyageurs, les vents du nord emportent une poussière de glace qui fatigue douloureusement les yeux et déchire le visage ; quelques uns assurent qu'elle est une cause de congélation des pieds et des mains. Ailleurs, les vents servent de véhicule aux émanations délétères qui se dégagent des eaux stagnantes, des terres humides et incultes, des foyers pestilentiels que développent certaines industries. Le marais de la Djalowa est distant d'environ deux lieues de Navarin (Morée); chaque fois que le vent se levait dans la direction des marais, les fièvres intermittentes et rémittentes apparaissaient parmi les troupes françaises qui occupaient le fort de cette petite ville. C'est par le transport des miasmes que l'on s'explique le développement des fièvres intermittentes dans des localités très élevées de la Grèce et de la Corse (voy. *Marais*). Enfin, les vents deviennent nuisibles quand ils se remplacent brusquement ; les variations soudaines agissent, mais avec plus d'intensité, comme les alternatives instantanées de chaud et de froid qui ont lieu dans le même jour. Mais les vents ont aussi leur utilité et elle est immense ; sans parler du transport et de la répartition des nuages qui fertilisent en s'épanchant les terres des différents climats, sans mentionner leur rôle dans la fécondation des végétaux unisexuels, n'ont-ils point pour effet général de modérer les chaleurs, de brasser l'atmosphère et d'en maintenir l'uniforme composition sur tous les points du globe, de la dépouiller des vapeurs et des miasmes ; les ouragans même les plus désastreux sont des ventilateurs puissants qui brassent l'atmosphère, divisent et propulsent au loin dans l'abîme océanique les produits qu'elle reçoit incessam-

(1) Thévenot, *Maladies des pays chauds*. Paris, 1840, page 56.

ment par l'évaporation du globe et par le commerce des deux règnes organiques. On a dit avec raison que l'air immobile est aux êtres qui vivent à la surface du sol ce que l'eau bourbeuse des marais est aux poissons de rivière (Tourtelle, tome I, page 303). La succession régulière des vents n'est pas moins nécessaire. Elle correspond aux besoins des divers climats, et, en prononçant l'effet des températures, elle exerce plus énergiquement la puissance de réaction de l'économie animale ; cette influence ne se borne point au corps, elle s'étend au moral : « Les secousses fréquentes que donne le climat mettent dans le caractère la rudesse, et y éteignent la douceur et l'aménité. C'est pour cela, je pense, que les habitants de l'Europe sont plus courageux que les habitants de l'Asie (1). »

6. *Composition chimique.* La respiration dépend essentiellement de la composition chimique de l'air : or la respiration imprime aux matériaux importés dans l'économie par la digestion les propriétés qui les rendent aptes à se combiner avec nos tissus : par le rôle qu'elle joue dans la formation du sang, elle domine les fonctions de la vie animale et de la vie plastique. D'un autre côté, le degré d'altération que subit l'air inspiré est en rapport, comme nous l'avons vu, avec l'âge, le sexe, la constitution ; il l'est encore avec l'état de repos ou l'exercice, avec l'activité de la digestion et de la plupart des sécrétions, notamment de la peau, des reins et du foie. Enfin, il varie suivant la température et la pression. A tous ces titres, il importe de déterminer la nature et la quantité des échanges qui s'opèrent entre l'homme et l'air atmosphérique. Cette donnée nous sera encore indispensable pour la solution des questions qui se rattachent aux habitations publiques et privées.

Le phénomène capital de la respiration, sous le rapport de la composition chimique de l'air, consiste dans l'absorption d'une certaine quantité d'oxygène et dans l'exhalation d'une quantité à peu près équivalente d'acide carbonique ; les expériences qui ont été faites pour déterminer le rapport des gaz expirés s'accordent sur ce point (Magnus, *loc. cit.*, page 186). Quelle est donc la proportion de carbone consommée par la respiration ?

(1) *OEuvres complètes d'Hippocrate,* traduction nouvelle avec le texte en regard par E. Littré. Paris, 1840, tome II, page 85.

D'anciens observateurs l'ont portée à 14 grammes par heure, ce qui ferait 340 grammes par jour. M. Dumas a expérimenté sur lui-même (1) : chacune de ses inspirations introduisant un tiers de litre d'air dans ses poumons, et chaque minute donnant quinze à dix-sept inspirations, l'air expiré renfermait de 3 à 5 pour 100 d'acide carbonique ; il avait perdu de 4 à 6 pour 100 d'oxygène. Ces bases fournissent pour chaque jour de 24 heures :

16 inspirations + 1/3 litre =   5 litres, 3 air expiré par minute.
318   — — air expiré par heure.
7,632   — — air expiré par jour de 24 h.

En admettant comme moyenne 4 pour 100 d'acide carbonique dans cet air, on aurait 12 litres, 7 acide carbonique à l'heure, 305 litres, 8 par jour ; ce qui donne en poids 166 2/3 grammes de carbone brûlé par jour ; 55 5/9 grammes de carbone qui représenteraient l'hydrogène brûlé par jour ; total brûlé en 24 heures : 212 2/9 de carbone, = 9 grammes par heure, soit de carbone, soit de son équivalent en hydrogène. M. Dumas considère la consommation de 10 grammes à l'heure comme la plus près de la vérité pour la masse commune des hommes, et il l'estime à 15 pour les individus qui font exception par leur stature, par le développement de leur poitrine, par leur appétit, etc. MM. Andral et Gavarret, qui ont prolongé chacune de leurs expériences pendant une heure, ont fixé la consommation du carbone, pour l'âge de 20 à 30 ans, à 12 grammes à l'heure, proportion qui varie peu de 30 à 40 ans. On voit que le calcul a fourni à M. Dumas une approximation qui peut être acceptée comme moyenne générale.

En effet, MM. Andral et Gavarret ont fait voir que la consommation du carbone par la respiration virile est portée progressivement de 5 à 12 grammes à l'heure, de l'âge de cinq à dix ans, pour revenir ensuite de 12 à 5 dans la période de quarante à cent ans ; de plus, les femmes les mieux constituées ne consomment que 6^{gr},4, jusqu'à l'époque de la ménopause. Le chiffre 9, posé par M. Dumas, résume donc les inégalités de la consommation suivant les âges, les sexes, les constitutions, l'état des santés, etc., et il peut servir de base à des évaluations qui portent sur les masses. Étant admis, d'après cette donnée

(1) *Essai de statique chimique*, page 82.

numérique, que chaque inspiration épanche un tiers de litre d'air dans les poumons, il reste à discuter la quantité du mouvement respiratoire; Séguin évalue le nombre des respirations de 11 à 20; Laënnec de 11 à 15, Dalton à 20, Davy à 26, Allen et Pepys à 19, M. Magendie à 15, M. Dumas de 15 à 17 (sur lui-même); ce qui donne une moyenne de 18. — On trouvera donc, d'après ces bases, que

						m. c.		
15 resp. par minute	=	21,600 resp. par 24 h.	=			7,200 d'air respiré en 24 h.		
16	—	—	23,040	—	—	7,68	—	—
17	—	—	24,480	—	—	8,16	—	—
18	—	—	25,920	—	—	8,64	—	—
19	—	—	27,360	—	—	9,12	—	—
20	—	—	28,800	—	—	9,60	—	— (1).

L'azote est-il absorbé ou exhalé? Est-il tour à tour rejeté ou puisé dans l'atmosphère suivant les besoins de l'individu? Les expériences de MM. Dulong et Desprez présentent une exhalation d'azote notable et constante; deux expériences seulement sur dix-sept, faites par M. Dulong, n'ont donné ni exhalation ni absorption; l'exhalation d'azote a été constatée dans deux cents expériences au moins par M. Desprez, qui en a fait une loi générale. Ainsi l'on ne peut affirmer que la respiration enlève de l'azote à l'air; mais il est certain qu'elle en dégage; Berthollet, Nysten, Treviranus avaient été conduits à cette opinion par leurs expériences avant M. Desprez, et elle est confirmée indirectement par les recherches de M. Boussingault qui ont prouvé qu'on ne retrouve pas dans les excréments ni dans les

(1) Les auteurs sont loin de s'accorder sur la quantité d'air consommé dans chaque respiration. Nous avons cru devoir adopter la donnée de M. Dumas, puisqu'elle confirme par le calcul le résultat des recherches de MM. Andral et Gavarret, recherches dont M. Gavarret nous a démontré l'exactitude sur l'appareil même qui a servi à les faire. Davy évalue la quantité d'air inspiré et expiré dans chaque respiration de 10 à 13 pouces cubes d'air $= 0^{m.c.},000198$ à 257; Dalton, à 30 pouces cubes $= 0^{m.c.},000594$; Allen et Pepys, à 16 1/2 $= 0^{m.c.},000326$; Menzies, à 40 $= 0^{m.c.},000782$. Burdach (*Traité de physiologie*, tome IX, page 498) explique ces différences par celles des sujets mis en expérience; ce qui nous paraît forcé, car les différences d'âge, de force musculaire, etc., ne peuvent faire varier le résultat de 10 à 40. Lui-même s'arrête au terme moyen de 18 pouces cubes $= 0^{m.c.},000356$; calculée d'après cette moyenne, la respiration ferait passer en 24 heures à travers les poumons 466,000 pouces cubes d'air $= 9^{m.},226800$.

urines la totalité de l'azote fourni par les aliments. Les belles recherches de MM. Regnault et Reiset (1) sont venues confirmer l'opinion d'Edwards, qui admet que le dégagement et l'absorption d'azote coïncident toujours pendant la respiration , et que l'on n'observe jamais que la résultante de ces deux effets contraire; les deux expérimentateurs ont vu que les mammifères, soumis à leur régime alimentaire habituel, dégagent toujours de l'azote, mais en très petite quantité, presque toujours moins d'un centième du poids de l'oxygène total consommé ; sous l'influence de l'inanition, l'absorption d'une proportion équivalente d'azote s'observe presque constamment chez les oiseaux, très rarement chez les mammifères. Si après plusieurs jours d'inanition, l'animal passe à une alimentation très différente de son régime habituel, il absorbe souvent encore de l'azote pendant quelque temps ; le fait, constaté chez des poules, se répète chez l'animal souffrant par suite du régime auquel il est soumis.

Tels sont les changements principaux que subit par l'acte de la respiration le mélange d'oxygène, d'azote et d'acide carbonique qui constitue l'air atmosphérique. Respirés isolément, ces trois gaz sont impropres à l'entretien de la vie : 1ª l'oxygène peut être respiré par l'homme pendant près de dix minutes ; il accélère la circulation et procure une sensation de bien-être et de chaleur dans la poitrine ; les animaux y meurent plus tardivement que dans l'air non renouvelé. La théorie porte à supposer que l'exhalation d'acide carbonique doit augmenter quand la respiration a lieu dans l'oxygène : c'est ce qui résulte en effet des premières expériences de Spallanzani et de MM. Allen et Pepys ; mais ces mêmes observateurs sont arrivés depuis à des résultats différents. Davy, après une expiration prolongée et faite avec effort, respira pendant une demi-minute et par sept inspirations profondes, 102 pouces cubes de gaz oxygène ; il expira 5,9 pouces cubes d'acide carbonique, tandis qu'après une seule inspiration ordinaire de 100 pouces cubes d'air atmosphérique, il expirait 4,5 pouces cubes du même acide. La respiration des animaux des diverses classes, dans une atmosphère renfermant deux ou trois fois plus d'oxygène que l'air normal, ne présente aucune différence avec celle qui s'exécute dans l'atmosphère

1 *Annales de chimie et de physique.* 1849, tome XXVI, page 510.

terrestre; même consommation d'oxygène, même rapport entre l'oxygène contenu dans l'acide carbonique et l'oxygène total consommé; même exaltation d'azote : que deviennent, à côté de ces faits constatés par un expérimentateur tel que M. Regnault, les spéculations hygiéniques et thérapeutiques de M. Deslandes (1) sur l'emploi hygiénique et thérapeutique d'un air plus chargé d'oxygène que l'air ordinaire? 2° les expériences de Spallanzani, de MM. de Humboldt et Provençal, Collard de Martigny, Nysten et Coutanceau, prouvent que, par la respiration du gaz azote, il s'exhale de l'acide carbonique ; ces deux derniers, après avoir respiré de l'azote pur, ont toujours trouvé dans l'air qu'ils expiraient 0,04 à 0,05 (2 à 2,5 pouces cubes) d'oxygène. Néanmoins la mort arrive promptement dans le gaz azote; et quelques gorgées seulement de ce gaz peuvent être respirées sans péril ; les chiens y périssent au bout de cinq minutes (Nysten) ; 3° le gaz acide carbonique, lorsqu'il est inspiré pur, entraîne promptement l'asphyxie; de plus, les expériences de Nysten ont fait voir qu'il renverse les phénomènes chimiques de la respiration ; en effet, ayant asphyxié au bout de deux minutes un chien avec 1,056 centimètres cubes de ce gaz, Nysten trouva que 346,08 avaient été absorbés, qu'il avait été exhalé au contraire 9,86 d'oxygène et 266,22 d'azote. Si l'on inspire de nouveau de l'air qui vient d'être expiré, et qui est par conséquent chargé d'acide carbonique, l'exhalation de ce dernier gaz diminue (expériences de Davy, Allen, Pepys et Nysten). Conclusion : le mélange de ces gaz dans les proportions indiquées plus haut est indispensable à l'entretien de la respiration: l'homme meurt dans l'azote et dans l'acide carbonique, moins par l'action de ces gaz que par l'absence de l'oxygène (2); car, quand même l'acide carbonique est absorbé au fur et à mesure de sa production, la gêne de la respiration augmente en raison inverse de la quantité d'oxygène qui reste (Edwards, page 200) ; mais l'oxygène lui-même doit être divisé par l'interposition des molécules d'azote

(1) *Dictionnaire de médecine et de chirurgie pratiques*, tome XII, art. OXYGÈNE.

(2) Toutefois les expériences de M. Collard de Martigny ont confirmé l'opinion de Lavoisier sur les effets délétères du gaz acide carbonique ; ces effets se font sentir par le simple contact avec la surface de la peau, les organes respiratoires recevant d'ailleurs de l'air pur.

qui lui sert d'excipient, comme l'eau sert de véhicule à l'air nécessaire à la respiration des poissons, comme les principes alimentaires qui sont ingérés dans l'estomac, ont besoin d'être enveloppés et divisés par une juste proportion de matières non nutritives.

Le sang subit à son tour des modifications essentielles : de noir il devient vermeil ; phénomène qui paraît avoir son siége dans les globules dont la quantité augmente dans le sang artériel (Lecanu) ; il en est de même de la fibrine qui s'accroît et s'élabore par la respiration ; le sang artériel contient moins d'eau proportionnellement à ses matériaux solides ; il présente moins d'albumine, d'extractif, de matière grasse et de sels (Lecanu, Denis) : diminution qui toutefois n'a pas lieu d'une manière constante. Le sang artériel diffère encore du sang veineux quant à la proportion des gaz que l'on en peut retirer (acide carbonique, oxygène et azote). D'après M. Magnus (1), le gaz, fourni par le sang veineux, donne 1 oxygène et 3 à 4 acide carbonique ; tandis que le gaz tiré du sang artériel se compose d'oxygène pour un tiers et presque pour la moitié. M. Collard de Martigny a constaté chez des animaux qui avaient respiré librement, deux fois plus d'acide carbonique dans le sang veineux que dans le sang artériel ; mais quand l'élimination de cet acide était suspendue par la ligature de la trachée-artère, il abondait en proportion égale dans les deux sangs (2). Ces faits ont conduit à penser que l'acide carbonique ne se produit point dans les poumons, et que la respiration avait pour seul effet de le séparer du sang ; l'oxygène inspiré serait absorbé par les poumons, entraîné avec le sang artériel dans les différentes parties du corps, et après avoir servi, dans les vaisseaux capillaires, peut-être à une oxydation (M. Magnus), mais certainement aux actes les plus importants de la nutrition, il reviendrait s'exhaler sous

(1) *Annales de chimie*, tome LXV, page 185. Il est intéressant aujourd'hui de rappeler que, dans son *Essai sur la physiologie du sang*, publié en 1823, Krimer signalait dans le sang l'existence d'une vapeur composée de 52,7 de gaz oxygène, de 27,3 de gaz acide carbonique et de 20,0 de gaz hydrogène ; la première de ces évaluations s'éloigne peu de celle de Magnus pour l'oxygène du sang artériel. (*Versuch einer Physiologie des Bluts ;* s. p. 177-185. Leipzig, 1823.)

(2) *Journal de Magendie*, tome X, page 27.

forme d'acide carbonique dans l'air expiré. On s'explique ainsi comment la respiration dégage de l'acide carbonique même en s'effectuant dans un gaz qui ne contient pas d'oxygène, et comment la quantité d'eau et d'acide carbonique expirés peuvent augmenter dans l'air raréfié et chaud qui renferme moins d'oxygène.

Chez les animaux inférieurs, la peau est la surface de respiration ; chez les poissons, les batraciens et les sauriens, cette fonction s'accomplit et par la peau et par les poumons : de là l'opinion qu'il s'opère à la surface cutanée de l'homme un échange de gaz analogue à celui qui s'effectue par la respiration. Une foule d'expériences ont été faites pour démontrer l'exhalation gazeuse de la peau. Jurine, ayant emprisonné son bras dans un cylindre hermétiquement fermé, y trouva au bout de deux heures 0,08 d'acide carbonique. Abernethy tint pendant cinq heures sa main plongée dans l'air d'une cloche placée sur la cuve à mercure, et s'assura qu'au bout de ce temps 1/6 de l'oxygène de cet air avait disparu; les observations de Cruikshank, Gattoni, Nysten, etc., ne paraissent pas moins concluantes et sont confirmées par celles que M. Collard de Martigny a faites plus récemment. Lorsqu'on se met au bain ou que l'on tient sa main sous du mercure, il se dégage d'abord des bulles provenant de l'air qui adhérait à la peau et que ces liquides en détachent par le frottement. Après quelque temps de séjour dans l'eau, surgissent d'autres bulles, formées par des gaz que la peau exhale; leur composition varie suivant le régime adopté par l'individu; il se dégage de l'azote ou de l'acide carbonique, selon qu'il use d'une nourriture animale ou végétale. Toutefois, et M. Collard le reconnaît lui-même, cette exhalation n'a pas lieu constamment ; aussi a-t-elle été niée par Gordon, Woodhouse et par M. Adelon. De même que la respiration d'un air déjà respiré dégage moins d'acide carbonique par les voies pulmonaires, ainsi l'exhalation gazeuse de la peau diminue dans l'air renfermé; d'après Abernethy, elle augmente quand la circulation s'accélère modérément, et elle diminue quand, par le mouvement du corps, la transpiration aqueuse de la peau devient plus abondante; cette remarque a été faite aussi par M. Collard de Martigny. Enfin, cet expérimentateur assure que la peau expire plus d'acide carbonique par une température élevée qu'au froid. La présence des gaz atmosphériques dans le sang, démontrée par M. Magnus, complète, ce nous semble, la démonstration de l'exhalation gazeuse par le tégument général, et justifie le conseil donné d'exposer à l'air libre le corps nu des noyés.

7. Nous avons vu que les phénomènes météorologiques sont soumis pour la plupart à une loi de périodicité diurne ; beaucoup d'actes organiques présentent également des alternatives régulières d'augmentation et de décroissance, une sorte de flux et reflux qui n'est peut-être point sans liaison avec les marées aériennes et océaniques. Les phénomènes pathologiques suivent nécessairement les vicissitudes des fonctions auxquelles ils se rapportent. Pendant la nuit, la digestion se fait plus lentement; la respiration est plus faible, plus rare ; sa fréquence peut tomber de vingt à quinze inspirations par minute; d'après Proust, c'est de dix heures du matin à deux heures après midi qu'il s'échappe le plus d'acide carbonique par les voies respiratoires, et c'est la nuit qu'il s'en dégage le moins : de là le soulagement que la nuit procure dans les affections inflammatoires des poumons. D'après MM. Hervier et Saint-Léger (1), il existe dans l'exhalation de l'acide carbonique, des variations horaires coïncidant avec celles du baromètre, ayant, comme ces dernières, deux maxima, l'un vers neuf heures du matin, l'autre à onze heures du soir, et deux minima, l'un vers trois heures du soir et l'autre à cinq heures du matin. Le maximum du matin est plus grand que celui du soir. M. Collard de Martigny a constaté que c'est le matin que la peau exhale le plus de gaz (2). Le pouvoir calorifique augmente dans la matinée ; il atteint son maximum vers le soir pour diminuer pendant la nuit ; la température humaine baisse alors de plus d'un demi-degré Réaumur. Chossat (3) a constaté que cette oscillation de la chaleur animale ne se rattache ni à une variation dans la température de l'air ambiant entre le jour et la nuit, ni au refroidissement général de l'atmosphère, qui résulte du changement des saisons. Les mouvements respiratoires subissent une variation analogue à celle de

(1) *Annuaire de chimie*, 1849, par Milon et Reiset, page 599.
(2) *Journal de Magendie*, tome X, page 166.
(3) *Recherches expérimentales sur l'inanition*. Paris, 1843, page 103.

la chaleur animale. Suivant Robinson, le pouls a son minimum de fréquence (65 à 70 pulsations) vers huit heures du matin, et son maximum (77 à 84) de quatre à six heures du soir ; Pélissier rapporte le minimum de fréquence à huit heures du matin (70 pulsations), et le maximum de fréquence à quatre heures du soir (81 pulsations). Les exacerbations des maladies, caractérisées essentiellement par l'accélération du pouls et par l'accroissement de la chaleur, doivent donc coïncider avec les heures du soir, et c'est ce qui a lieu. Vers le matin, les affections pyrétiques et inflammatoires présentent une rémission ; à mesure que le soleil monte sur l'horizon, le cours du sang s'accélère et les maladies vont s'aggravant jusqu'au paroxysme du soir qui correspond au maximum de vitesse du pouls. La nutrition prédomine pendant le sommeil de nuit ; non qu'elle ait acquis plus d'énergie ; mais la dépense est réduite et la décomposition interstitielle est ralentie. L'activité des sécrétions dépend en général de celle de la circulation sanguine ; elles augmentent le matin et diminuent la nuit. La transpiration est plus abondante le matin, ordinairement vers sept heures du matin; elle atteint son maximum avant midi ; elle est alors deux ou trois fois plus abondante qu'après midi ; ensuite elle va un peu en diminuant, augmente de nouveau vers le soir et se ralentit enfin aux approches de la nuit : son minimum correspond vers minuit (C. Reil, cité par Burdach). La quantité d'urine rendue pendant la nuit, comparée à celle qui est éliminée le jour dans le même espace de temps, est, terme moyen, pour toute l'année, de 1 : 1,20, selon Keill, et de 1 : 1,07, suivant Linning. La sécrétion de mucosités dans les voies aériennes, suspendue pendant la nuit, devient plus abondante vers le matin. On a remarqué depuis longtemps que c'est le soir et pendant la nuit que le corps subit plus rapidement l'atteinte des émanations délétères, telles que les principes odoriférants des fleurs, la vapeur de charbon, les miasmes des marais, sans en excepter les diverses causes de contagion ; il ne faudrait pas en conclure que l'absorption est plus active à cette époque : tout au contraire ; mais la force de résistance organique et d'élimination est moindre. Pratiquées le soir, les frictions médicamenteuses produisent moins d'effet que lorsqu'on les fait le matin, époque où l'absorption a plus d'énergie. La périodicité diurne n'exerce pas moins d'influence sur les fonctions encéphaliques ; le matin les sens sont plus ouverts, les facultés de perception plus vives : « Les traits heurtés sous lesquels la lumière du jour nous faisait apercevoir la réalité, s'adoucissent et se fondent à la lueur incertaine du crépuscule ; les sens externes reçoivent moins du dehors ; la faculté créatrice passe au service du sens interne, et l'imagination enfante ce qui doit être mûri dans la matinée suivante ; l'esprit tourne à la poésie, les affections deviennent plus vives, les désirs prennent une teinte plus passionnée, la convoitise s'allume, l'amour s'exalte et l'hypochondriaque ou le mélancolique s'enfonce plus avant dans sa tristesse. La nuit ramène le sentiment de l'isolement et affaiblit l'énergie de la vie ; mais au milieu du calme qu'elle amène, l'œil plonge dans l'immensité des mondes, et l'âme se trouve entraînée vers les idées religieuses (1). » L'instinct génital s'éveille le matin et le soir, aux deux époques où la circulation augmente de vitesse. Enfin la forme générale présente des différences dans ses diamètres, suivant qu'elle est mesurée le jour ou la nuit ; elle perd de sa turgescence pendant la nuit, et regagne progressivement du matin au soir ; chacun sait, par le degré de compression qu'exercent les diverses pièces de l'habillement, que le volume des parties est plus considérable au déclin du jour. On a constaté, à l'aide d'une mensuration souvent répétée, que la poitrine se rétrécit d'environ huit lignes pendant la nuit, après un sommeil tranquille ; la veille produit un résultat inverse.

Nous ne voudrions pas exagérer ces relations de coïncidence entre les vicissitudes diurnes de l'atmosphère et celles de l'économie vivante, considérée dans sa fonctionnalité ; mais elles offrent, dans une certaine limite, autant de réalité que d'intérêt. De même que les phénomènes météorologiques suivent une marche ascendante et reviennent ensuite, par une gradation ménagée, à leur plus faible expression, ainsi l'on peut établir, d'après le mouvement et la coordination des actes organiques, une échelle d'oscillations comprises entre deux points extrêmes qui correspondent aux deux termes extrêmes de la périodicité

---

1) Burdach, *Traité de physiologie,* tome V, page 244.

extérieure. Les changements fonctionnels que l'organisme déroule pendant le jour, se résument dans un mouvement d'expansion, et ceux qu'il offre la nuit, dans un mouvement de concentration; midi et minuit sont dans les deux phases les points stationnaires ; le matin et le soir présentent les transitions de l'une à l'autre phase, et le passage s'opère avec une certaine acuité : c'est à ces deux époques que la circulation augmente de vitesse et que les principales fonctions de la vie plastique et de la vie de relation redoublent d'intensité. L'hygiène doit profiter de ces indications.

8. La périodicité mensuelle ou, pour parler plus exactement, quadriseptimanaire (de quatre semaines) a peu de liaison avec l'état fonctionnel de l'organisme. La menstruation survient indistinctement à toutes les phases de la lune ; l'influence attribuée aux néoménies sur l'écoulement du sang cataménial chez les vierges, est de pure imagination ; on peut en dire autant de celle des pleines lunes sur les attaques d'apoplexie, d'épilepsie, de manie, etc. Laissons Schnurrer énumérer complaisamment les faits de coïncidence plus ou moins démontrée entre les vicissitudes d'aggravation et de mortalité des épidémies et les phases de la lune, afin de faire ressortir l'influence de cet astre sur la marche des maladies contagieuses. C'est en ce sujet qu'on a fréquemment abusé du sophisme : *Post hoc, ergo propter hoc*. Nous avons parlé plus haut (page 122) des dérangements mensuels qui, suivant Sanctorius et Gall, surviennent dans la santé des hommes d'un certain âge. La température et l'état hygrométrique de chaque mois sont des causes plus réelles de modifications fonctionnelles.

ARTICLE II. — DES EAUX.

L'air et l'eau sont les deux fluides universels de la nature, et leur étude est d'une égale importance pour l'hygiène. L'état de l'un est intimement lié avec celui de l'autre ; ce que l'air recèle, l'eau peut l'absorber; et ce que l'eau peut absorber ou dissoudre, elle peut aussi l'abandonner à l'air. L'hydrologie fournit les renseignements les plus certains sur la salubrité des climats et des localités, et, tandis qu'un grand nombre de causes qui altèrent la constitution de l'air, échappent encore à nos moyens

d'analyse, nous parvenons à nous rendre compte assez exactement du mode d'action des eaux sous le double rapport de leur
composition et de leur distribution à la surface du sol. La quantité des pluies annuelles qui se déchargent sur une région du
globe, le mode suivant lequel elles lui sont dispensées, le système d'irrigation naturelle qui en résulte, le parcours des eaux
et leur écoulement, les réservoirs qu'elles forment, la surface
totale d'évaporation qu'elles présentent, les matières qu'elles
charrient ou qu'elles déposent, etc., exercent l'influence la plus
directe et la plus énergique sur la fécondité de la terre, sur la
variété et les qualités de ses productions, sur l'aspect extérieur
et la santé des races animales qui l'habitent. Hippocrate a dit :
Οὐ γὰρ οἷόν τε ἕτερον ἑτέρῳ ἐοικέναι ὕδωρ, une eau ne ressemble point
à une autre eau (*op. cit.* tome II, page 38) ; ajoutons qu'à ces
différences de la nature des eaux correspondent des différences
profondes dans la nutrition et la vitalité des êtres organisés qui
s'en abreuvent ; aussi le médecin de Cos, s'il a parfois erré dans
l'explication des causes, a largement compris les effets produits
par les diverses espèces d'eaux.

L'homme en particulier subit l'influence des eaux par plusieurs voies : 1° en imprimant les qualités spéciales aux produits du règne végétal et du règne animal, elles modifient consécutivement sa nourriture et par conséquent la composition
de son fluide nourricier ; 2° ingérées sous forme de boisson,
elles passent directement dans la masse liquide de son organisme ; 3° épanchées dans l'air sous forme de vapeur, elles sont
en contact avec sa surface tégumentaire qui s'en imprègne, et
elles agissent sur l'absorption pulmonaire et cutanée. De toutes
ces manières elles établissent entre le sol et lui une circulation
jamais interrompue. Enfin, leurs cours naturels, les rivières,
les fleuves, les mers qu'elles forment par leur répartition sur le
globe, servent aux communications des hommes réunis en société ; elles ont été les premiers conducteurs des échanges du
commerce, les moteurs de l'industrie et les artères naturelles
de la civilisation.

Répandue dans les trois règnes, l'eau constitue à l'état solide les masses éternelles de glaces acccumulées sur les régions
polaires, et les neiges qui, de l'équateur aux pôles, couron-

nent, à des hauteurs inégales, les sommités de notre planète. Liquide, elle remplit le vaste bassin des mers ; et les dernières recherches de M. Rigaud, à Oxford, ont montré que l'étendue de la surface du sphéroïde terrestre non recouverte d'eau est à l'étendue que baignent les mers dans le rapport de 100 à 270. L'eau est, de plus, le principal agent des changements qui s'accomplissent incessamment dans la croûte solide de notre globe, changements dont les uns sont le résultat de son action mécanique et dont les autres sont dus à sa puissance chimique. La semence jetée dans le sol ne peut devenir plante avec fleurs et graines sans le secours de l'eau, dont elle fixe l'hydrogène pour la production des matières grasses ou des huiles volatiles ; la masse presque entière de la charpente du végétal, formée par du tissu cellulaire, du tissu ligneux, de l'amidon ou des matières gommeuses, se représente par 12 molécules de charbon unies à 10 molécules d'eau (Dumas). La présence de l'eau dans les tissus de la plante et de l'animal leur communique la plupart de leurs propriétés physiques ; elle est l'excipient de leurs principes nourriciers, la base de la sève et du sang, le véhicule par lequel s'opèrent les échanges de décomposition et de recomposition : elle-même entre comme élément essentiel dans la formation de la trame organique.

S'il est vrai que l'état de la surface du globe influe, suivant sa transparence ou son opacité, sur la distribution de la chaleur solaire, s'il est vrai que deux fluides, l'air et l'eau, contribuent à rendre cette distribution plus uniforme, et à compenser les inégalités des pouvoirs absorbants et des pouvoirs émissifs du calorique qui différencient les continents, on comprend tout de suite le rôle immense que doit jouer l'eau dans la détermination des températures et des climats. Les eaux du globe présentant à l'action du soleil une aire trois fois plus étendue que les terres soulevées au-dessus du niveau maritime, la température totale de l'atmosphère, que l'on peut regarder comme le résultat de toutes les températures partielles de la surface du globe, est plus puissamment modifiée par le bassin des mers que par les parties solides ou continentales (1). Non seulement la portion

(1) De Humboldt, *Asie centrale, Recherches sur les chaînes de montagnes et la climatologie*, tome III, Paris, 1843.

liquide du globe influe, en raison de son étendue, par un plus grand nombre de points sur la répartition de la chaleur solaire ; mais encore l'action qu'elle exerce est plus uniforme, grâce à l'homogénéité de sa surface et à l'égalité de courbure qu'elle conserve à l'état d'un équilibre stable ; aussi le navigateur qui parcourt l'immensité des mers a-t-il à supporter des transitions de température moins brusques que le voyageur qui explore les terres intérieures ; ou, pour nous servir du langage de M. de Humboldt, à travers la surface d'une vaste mer qui sépare deux continents, les inflexions des lignes isothermes sont moins prononcées, moins irrégulières et elles s'écartent moins de la coïncidence primitive avec les parallèles à l'équateur que dans l'étendue des continents.

Dans l'exploration hygiénique des climats et des localités, il est donc essentiel de déterminer le rapport de surface entre le sol et les eaux, entre la masse solide, opaque, et la masse liquide et diaphane. Plus ce rapport est inégal, plus la température habituelle et la marche des saisons en seront modifiées. La proximité d'une grande collection d'eau tempère par son action sur les vents les ardeurs de l'été et le froid de l'hiver ; en été la vaporisation qui s'opère incessamment à sa surface, absorbe une partie du calorique dont l'atmosphère est imprégnée ; en hiver elle conserve une quantité considérable de la chaleur qu'elle a acquise pendant l'été. Comme les températures des mers ne varient que dans une médiocre limite, il en résulte que la chaleur tend à s'y distribuer d'une manière égale entre les différentes saisons de l'année ; de là l'opposition entre le climat qui règne dans l'intérieur de vastes continents et le climat dont jouissent les îles, les contrées littorales et les continents péninsulaires, opposition dont les phénomènes variés influent sur la force de la végétation, sur la transparence du ciel, sur le rayonnement du sol et sur la hauteur où se porte la courbe des neiges perpétuelles. L'Europe présente un exemple remarquable des effets qui proviennent de la proportion des eaux et des terres, abstraction faite de ceux de l'orientation des côtes ou de leur exposition à tel ou tel vent prépondérant : à cette cause seule sont dus la différence minime des températures moyennes de l'année et le décroissement extrêmement lent de la chaleur depuis Orléans et Paris jusqu'à Londres, Dublin, Édimbourg et Franecker en Hollande, malgré l'augmentation de latitude de plus de 4 à 6 degrés, tandis qu'un seul de ces degrés détermine dans le système de climats exclusivement continentaux de l'Europe, entre les parallèles de 45 et 55 degrés, un changement de température annuelle de 0°,62 (Humboldt).

La mer est l'inépuisable réservoir où sont puisées les eaux qui sillonnent le sol ou s'y rassemblent en lacs et en marais ; l'évaporation immense dont elle est le siége, activée par le soleil et par les courants atmosphériques, engendre les nuées, que les vents dispersent dans toutes les directions et qui s'épanchent en pluies, infiltrent les terres, alimentent les sources, jaillissent en fontaines, se réunissent en ruisseaux, coulent en rivières, et, par une circulation nécessaire, retournent sous forme de fleuves dans le bassin océanique.

§ I. Des différentes espèces d'eaux et de leur atmosphère.

1. *Eaux pluviales.* Les pluies, soit qu'elles proviennent des combustions électriques qui s'opèrent par les temps d'orage dans les régions élevées de l'air, soit que, par un simple effet de condensation, elles précipitent les quantités de vapeur aqueuse qui excèdent la mesure de saturation de l'atmosphère, agissent directement sur la salubrité des climats, sur l'état du sol, sur la marche de la végétation, etc. Cette influence dépend à la fois et de leur quantité et de leur mode de dispensation. Quant à la quantité des eaux pluviales, elle est proportionnelle à la latitude et à la hauteur ; elle augmente des pôles à l'équateur, parce que la capacité de l'air pour l'eau est en raison directe avec la température moyenne des climats ; c'est ce qui ressort du tableau suivant, où l'on a indiqué les quantités moyennes de pluie que reçoivent annuellement différentes parties du globe :

	Centim. cubes.		Centim. cubes.
Cap Français (Saint-Domingue).	308	Lyon.	89
La Grenade (Antilles).	204	Liverpool.	86
Bombay.	208	Manchester.	84
Calcutta.	205	Venise.	81
Kendal (en Angleterre).	156	Lille.	76
Gênes.	140	Utrecht.	73
Charlestown.	130	La Rochelle.	66
Pise.	124	Londres.	53
Naples.	95	Paris.	53
Douvres.	95	Marseille.	47
Milan.	94	Pétersbourg	46
Viviers.	92	Upsal.	43

La hauteur semble agir comme la latitude, car il tombe plus d'eau sur les montagnes que dans les plaines, et cette différence s'explique par l'attraction qu'exércent les lieux élevés sur les nuages, par la température basse qui y règne et y favorise la formation de la pluie; néanmoins, dans une même localité, la quantité de pluie diminue suivant l'élévation : ainsi l'udomètre placé dans la cour de l'Observatoire de Paris a recueilli plus d'eau pluviale que l'udomètre établi sur la terrasse; le même fait a été vérifié par M. Boussingault en Amérique, et par MM. Heverden et Philips en Angleterre. Ce dernier, par une série d'observations, est arrivé aux conclusions suivantes : 1° le volume des gouttes de pluie augmente dans leur chute par la condensation des vapeurs qu'elles rencontrent ; 2° l'augmentation suit une progression plus rapide que la distance entre le sol et le point d'où part chaque goutte ; 3° la proportion de cette augmentation varie suivant les saisons. Plus un continent s'élance au-dessus du niveau des mers, plus il s'éloigne de la sphère d'évaporation des mers ; aussi les sommets des montagnes très élevées sont-ils le siége d'une sécheresse extrême, et les nuages qui roulent sur leurs flancs, les vapeurs promenées par les vents dans les couches inférieures de l'atmosphère, ne troublent point la sérénité des hauteurs où surgissent les pics chargés de neiges éternelles.

Les autres circonstances qui déterminent l'état hygrométrique des localités, sont le voisinage ou l'éloignement des forêts et des grandes masses d'eau, la direction des vents et les espaces intermédiaires qu'ils parcourent ; c'est ainsi qu'il tombe plus d'eau météorique sur les côtes que dans l'intérieur des continents ; c'est ainsi que le département de l'Ain, côtoyé par le Rhône et la Saône, reçoit par an 45 pouces de pluie, tandis que Paris n'en reçoit que 22. Les vents de sud et d'ouest entraînent sur l'Europe les vapeurs de l'Océan et de la Méditerranée. La Norwége, les côtes orientales et occidentales de l'Afrique doivent à la double proximité des forêts et des montagnes leur ceinture de brouillards et l'abondance de leurs pluies. Madrid, assis sur un plateau élevé et loin de la mer, se fait remarquer par sa sécheresse.

Le mode d'après lequel les pluies sont dispensées aux différentes contrées du globe permet de les distinguer en pluies climatériques ou régulières et en pluies accidentelles ou irrégulières ; ces dernières appartiennent plus particulièrement aux zones tempérées, et dépendent en grande partie de la versatilité des saisons et de l'action des conditions locales. En général, il tombe une plus grande quantité d'eau dans les saisons chaudes que dans les saisons froides. Sous la zone torride, les pluies commencent lorsque le soleil passe par le zénith en s'avançant vers le solstice d'été ; elles se terminent quand il repasse par la même verticale ; modérées encore en juillet, elles redoublent en août et septembre pour se ralentir en octobre qui est le dernier mois pluvieux. Généralement c'est en automne que les pluies se montrent le plus abondantes : en Egypte, elles tombent depuis le mois d'octobre jusqu'au mois de décembre. Du 33ᵉ au 45ᵉ degré de latitude (Grèce, Italie, Espagne, Provence), c'est encore en automne qu'il pleut le plus ; mais les chaleurs intenses du printemps et de l'été sont tempérées par de copieuses rosées. Du 45ᵉ au 50ᵉ (France, Autriche, Hongrie), le printemps amène les pluies les plus fortes ; mais du 50ᵉ au 55ᵉ (Belgique, Allemagne septentrionale), c'est encore l'automne qui est la saison des pluies et des brouillards. Du 55ᵉ au 68ᵉ (Danemarck, Suède, Norwége, etc.), la plus grande quantité d'eau tombe au printemps, dont la durée est d'ailleurs très courte. Enfin, du 60ᵉ au 70ᵉ (Laponie, Spitzberg, Kamtschatka), les pluies et les brouillards surviennent pendant l'été. En Europe, il tombe plus d'eau le jour que la nuit ; le contraire a lieu dans les régions équinoxiales. Nous appelons ces pluies *climatériques*, parce qu'elles caractérisent par leur apparition et par leur durée l'ordre des saisons suivant les latitudes; mais on observe encore des pluies accidentelles, c'est-à-dire survenant hors de la saison pluvieuse ; très rares sous le tropique, elles sont beaucoup plus communes dans les zones tempérées ; c'est pourquoi celles-ci comptent annuellement un nombre plus considérable de jours de pluie que les régions intertropicales, encore qu'elles reçoivent une moindre quantité moyenne d'eau par an. Or, les pluies ménagées, quoique moins abondantes, impriment à la constitution atmosphérique un cachet d'humidité durable et pénétrante, tandis que les pluies torrentielles de la zone torride, accumulées sur un petit nombre de jours, constituent une phase passagère de l'année. Toutefois l'influence décisive des localités se fait sentir encore ici. Les observations faites au Sénégal pendant deux ans par M. Thévenot (*loc. cit.*, page 76), prouvent qu'il y pleut beaucoup moins que dans des pays plus éloignés de la ligne; d'un autre côté, il pleut huit à neuf mois de l'année à Cayenne, qui reçoit par an 108 pouces d'eau; à Bourbon, qui en reçoit 39; aux Antilles, qui en reçoivent 78 ; mais la plus grande masse d'eau tombe dans la plus courte portion de l'année ; aussi les pluies de la bonne saison, ou pluies accidentelles, ne sauraient se comparer aux averses diluviales de l'hivernage.

Voici comment les quantités moyennes d'eau qui tombent à Paris se distribuent sur les différents mois de l'année :

	Millim. cubes.		Millim. cubes.
Janvier.	38	Juillet.	69
Février.	41	Août.	51
Mars.	28	Septembre.	51
Avril.	53	Octobre.	37
Mai.	60	Novembre.	47
Juin.	61	Décembre.	38

L'eau de pluie est douce, limpide, légère ; elle contient en dissolution, à + 10 degrés centigrades et à 76 centimètres de pression, environ la 25ᵉ partie de son volume d'un mélange d'azote et d'oxygène (azote, 60, oxygène, 40); l'eau distillée et qu'on agite à l'air, n'en contient que 33 oxygène; l'eau de Seine n'en a que 31,9. Par l'élévation de la température ou, ce qui revient au même, par la diminution de la pression, ce mélange gazeux va diminuant ; d'où il résulte que les eaux pluviales, comme les eaux courantes, en retiendront des proportions variables suivant la hauteur des lieux qu'elles sillonnent. M. Boussingault a constaté qu'au niveau des mers l'eau renferme 35 d'azote et d'oxygène mêlés dans la proportion mentionnée ci-dessus ; à Santa-Fe-de-Bogota, situé à 2,640 mètres au-dessus du niveau des mers, l'eau n'en offrait plus que 14 ; au torrent de Basa (3,000 mètres), la proportion se trouvait réduite à 11. Le gaz acide carbonique varie de même suivant les hauteurs, dans les eaux pluviales ; elles fournissent des traces de chlorure de sodium dans le voisinage des lacs salés et des mers. Quand elles sont précipitées sur un sol desséché par des chaleurs de longue durée, elles entraînent des matières pulvérulentes, des larves d'insectes, des animalcules, des débris végétaux qui nuisent à leur conservation : aussi peut-on garder plus longtemps l'eau de pluie recueillie en pleine mer. M. Smith (l'*Institut*, n° 779, page 378), qui a recueilli et analysé de grandes quantités de pluie, est convaincu qu'il tombe avec les eaux de pluie les plus pures une poussière variable dans sa composition suivant les localités ; en Angleterre, elle consiste en cendres de houille. On s'explique ainsi la quantité de sulfites et de chlorures que contient l'eau de pluie ; celle-ci est souvent alcaline, probablement à cause de l'ammoniaque de la houille brûlée, et qui neutralise l'acide sulfurique que l'on y rencontre si fréquemment ; à Manchester l'eau de pluie est environ de $2\frac{1}{4}$ moins pure que celle qui provient des collines environnantes, différence qui résulte des corps étrangers qu'elle emprunte à l'atmosphère de la ville. Un fait plus important encore, c'est la présence constante de la matière organique dans ces eaux météoriques, même après une pluie qui a duré plusieurs jours (Smith).

2. *Mer*. La mer occupe plus de deux tiers de la surface du globe ; dans l'hémisphère boréal, elle est à la terre comme 1,000 à 419, et dans l'hémisphère austral comme 1,000 à 129. Limpide et légèrement verdâtre près des rivages et sur les bas-fonds, elle prend un aspect bleu-noir là où elle offre le plus de profondeur ; elle n'a point d'odeur ; celle que l'on perçoit sur les rivages provient des varechs. L'eau de mer a une saveur à la fois

salée, amère et nauséeuse ; sa pesanteur moyenne , plus forte
que celle de l'eau douce, est, d'après M. Gay-Lussac, de 1,0286 ;
selon M. de Humboldt, sa densité augmente depuis les côtes de
la Galicie jusqu'aux îles Canaries, puis elle diminue du 22ᵉ au
18° degré de latitude ; l'évaporation augmentant avec la température, on admet généralement que la pesanteur spécifique de
la mer va croissant du pôle à l'équateur. Ses eaux s'échauffent
moins à leur surface que le sol, parce que les rayons solaires
qui la frappent avant de s'éteindre entièrement, pénètrent à une
plus grande profondeur. L'eau possède un pouvoir rayonnant
très considérable, et la surface de la mer se refroidirait à la fois
par rayonnement et par évaporation, si en raison de la mobilité
de leurs molécules, les couches d'eau ne tendaient sans cesse
à se diriger vers le fond de la mer, à mesure que leur densité
augmente par le refroidissement. La température de l'eau de
mer est plus élevée que celle de l'eau ordinaire ; elle varie suivant les latitudes ; et là où il n'existe ni courants ni bas-fonds,
elle indique à peu près la température moyenne de la latitude
où l'on se trouve. L'océan équinoxial atteint très rarement le
maximum de 28 degrés ; on ne l'a pas vu jusqu'ici au-dessus de
36°,6. Dans de larges bandes de la zone équinoxiale, la surface
de la mer perd une partie de sa température à cause des courants qui amènent de l'eau froide de latitudes plus élevées ;
cette perte est telle que dans l'océan Atlantique, à l'ouest et au
sud-ouest des côtes de Guinée, l'eau de la surface s'abaisse jusqu'à 20°,6 et 22 degrés, et le long des côtes péruviennes, jusqu'à 15°4, et 19 (Humboldt). Sur les bas-fonds, la mer est plus
froide qu'au large. La température de la mer, prise à la surface, est plus faible à midi que celle de l'atmosphère observée à
l'ombre ; elle est plus élevée à midi ; le matin et le soir, l'une et
l'autre sont à peu près égales (Davy). Vers le 50ᵉ degré de latitude, les eaux de la mer se congèlent près des rivages ;
vers le 60°, la glace se présente au large, de plus en plus
abondante ; enfin les glaces fixes apparaissent vers le 80ᵉ. De
l'équateur au 45ᵉ de latitude, la température de l'Océan décroît
régulièrement jusqu'à une profondeur de 1,000 brasses ; limite
des explorations tentées jusqu'à ce jour et où le thermomètre
centigrade marque 2°,2. L'analyse des eaux de mer, faite par

un grand nombre de chimistes, offre quelques différences suivant la latitude, la profondeur, etc., dans l'Océan et dans la Méditerranée; celle de M. Marcet a donné le résultat suivant : chlorure de sodium, 26,600; chlorure de calcium, 1,232; chlorure de magnésium, 5,154; sulfate de soude, 4,660, total : 37,646 de sels desséchés obtenus sur 1 kilogramme d'eau qui avait été recueilli au milieu de l'océan Atlantique nord. Outre ces principes, on a signalé dans l'eau de mer la présence du brome (Balard), le chlorhydrate de potasse, d'alumine et d'ammoniaque (Gay-Lussac, Ch. Gmelin), le chlorure de potassium (Wollaston), et autres substances admises par les uns, niées par les autres.

L'iode, qu'aucune recherche n'a pu encore démontrer dans l'eau de la mer, doit certainement y exister, puisque tous les corps organisés de la mer en contiennent (1); l'analyse la plus récente, faite par M. J. Usiglio (*loc. cit.*), a donné, pour 1 litre d'eau de mer :

Oxyde ferrique.	0,003
Carbonate calcique.	0,118
Sulfate calcique.	1,392
Sulfate magnésique	2,541
Chlorure magnésique	3,302
Chlorure potassique	0,518
Bromure sodique	0,570
Chlorure sodique	30,182
Eau	987,175
Poids total du litre. . . .	1,025,800

M. Lewy a récemment démontré (2) que l'eau de mer, à sa surface, contient sur 4 lit.,45, en moyenne, à peu près 92 centimètres cubes de gaz à la pression de 0m,76. Ce gaz est, en moyenne, un mélange de 14 centimètres cubes d'acide carbonique, 26 d'oxygène et 52 d'azote, plus un peu d'hydrogène sulfuré; l'oxygène se montre un peu plus fort le soir que la nuit, et l'acide carbonique marche en sens inverse; l'action de la lumière sur les matières organiques joue le principal rôle dans ces variations.

(1) *Annales de physique et de chimie*, septembre 1849, page 107.
(2) *Ibid.*, 3ᵉ série, tome XVII, page 5.

Nous ne faisons que mentionner le phénomène de la phosphorescence de la mer, due probablement à des myriades de mollusques presque microscopiques, ainsi que les courants littoraux ou sous-marins. Les mouvements de la mer n'ont que des relations secondaires avec notre sujet : on ne croit plus, comme au temps d'Aristote, que la mortalité augmente avec le reflux ; mais on comprend que le retrait des eaux, laissant à nu des plages marécageuses et recouvertes de substances organiques en putréfaction, peut exercer quelque influence sur la production des maladies. Les fluctuations qu'impriment aux mers les vents et les courants particuliers, les remous, les moussons, corrigent en partie les effets du rayonnement, et compensent, sous la zone torride, l'accroissement de la température. Enfin, le grand courant qui se dirige continuellement, entre les tropiques de l'est à l'ouest, contre le mouvement de rotation diurne de notre planète, est cause que les mers accumulent des sables et des limons sur les côtes orientales des continents, tandis que les côtes occidentales sont la plupart creusées à pic, escarpées et profondes : ici des atterrissements, là des érosions ; ce travail séculaire des flots semble indiquer une tendance de l'Océan à déplacer son lit ; des villes jadis baignées par la mer, s'en trouvent éloignées aujourd'hui de plusieurs lieues (Aigues-Mortes) : c'est ainsi que le temps transforme les localités et fait mentir les topographies anciennes.

Atmosphère maritime. Les différences qui existent entre l'air maritime et l'atmosphère terrestre sont purement négatives. Les plus récentes analyses ont montré qu'il contient un peu moins d'oxygène (*voy.* page 327) ; il n'est point chargé des effluves qui se dégagent des matières animales et végétales, des eaux stagnantes, des innombrables foyers d'infection dont la terre est couverte : aussi est-il plus pur que l'air de la terre ; la lumière s'y répand en liberté, tandis qu'elle ne pénètre dans les couches inférieures de l'atmosphère terrestre que brisée, réfléchie par des obstacles naturels du sol ou par ceux qu'élève la main des hommes. M. Forget (1) remarque avec raison que, relativement à la pesanteur, l'air marin présente les meilleures

(1) *Médecine navale.* Paris, 1832, tome 1, page 164. Excellent livre auquel nous empruntons quelques détails.

conditions, la hauteur normale du baromètre étant basée sur le niveau de la mer. Sous la même latitude, la température est d'une moindre intensité à terre que sur mer ; dans la région tropicale, l'air qui repose sur les terres fermes est plus chaud de $+ 2°,2$, que l'air qui, loin des côtes, couvre l'Océan ; l'air continental marque $+ 27°,7$ centigrades, l'air océanique $25°,5$ (de Humboldt). La mer, incessamment remuée à sa surface, a moins de pouvoir rayonnant que le sol ; la plupart des rayons solaires sont absorbés par elle, et tandis qu'ils n'échauffent point la terre au delà de 20 pieds, limite où la glace se conserve, leur chaleur est encore accusée par le thermomètre immergé dans la mer à 150 pieds de profondeur. L'agitation des eaux de la mer, le roulement perpétuel de leurs molécules, les mouvements du vaisseau, l'action des voiles qui réfléchissent la brise, sont autant de circonstances qui contribuent à tempérer la chaleur ; il est rare qu'en pleine mer elle s'élève au-dessus de 30 degrés centigrades. La température du jour contraste beaucoup moins avec celle de la nuit en pleine mer que sur terre ; les différences vont décroissant à mesure qu'on se rapproche de l'équateur ; elles augmentent au contraire à terre. La mer occupe la région la plus basse du globe ; de là la densité de l'air maritime, et comme la capacité de l'air pour le calorique est en raison de sa densité, c'est une raison de plus pour que le froid se fasse moins sentir à latitude égale à la mer que sur terre. L'air maritime renferme-t-il un principe balsamique, comme le pensait Gilchrist? une substance délétère, comme l'admettait Walther? La chimie n'y a démontré rien de semblable, pas plus qu'elle n'a démontré la vaporisation des matières salines, annoncée par Mead : cette dernière erreur est sainement expliquée par M. Forget : « Lorsqu'on se promène sur le pont d'un navire sous voile, on perçoit, en se passant la langue sur les lèvres, une saveur salée ; les objets environnants se couvrent d'une poudre blanchâtre, saline ; les phénomènes que l'on pouvait attribuer à la précipitation des molécules volatilisées, sont dus simplement aux gouttelettes d'eau de mer que le vent ou les secousses du navire font rejaillir sur le pont. » Les qualités hygrométriques des vents qui soufflent de la mer, indiquent que l'air maritime est humide ; néanmoins beaucoup de localités terrestres le sont davantage, notamment les vallées circonscrites par des montagnes boisées qui arrêtent les vapeurs aqueuses et les condensent en pluies; en pleine mer, la brise les disperse dans toutes les directions et les répartit d'une manière uniforme dans l'espace : aussi la sérénité du ciel est-elle la même au large que sur le continent, et l'hygromètre s'y maintient au même degré.

3. *Des eaux courantes* (sources, rivières, torrents, canaux). Les eaux pluviales, produits d'une sorte de distillation naturelle, se précipitent annuellement sur les continents dans une proportion qui varie avec la latitude. En France, elles suffiraient pour couvrir le sol d'une couche liquide de 20 pouces de hauteur. Pour les dissiper, la nature emploie trois moyens : l'évaporation, l'écoulement et l'infiltration. Repompées par l'atmosphère, elles retournent grossir, sous forme de vapeurs, le trésor des provisions météoriques ; déversées par les pentes compactes et rapides du globe dans les bassins inférieurs, elles forment des torrents plus ou moins éphémères, vont augmenter les cours d'eau et renouveler périodiquement le fléau des inondations ; absorbées par les couches perméables des terrains secondaires et tertiaires qui se montrent à nu sur les flancs et les sommets des collines, elles en parcourent les déclivités et font marcher au-devant d'elles, par l'effet de leur pression, l'eau qui s'y est infiltrée antérieurement, comme elles seront chassées à leur tour, dans des directions horizontales, par de nouvelles colonnes de liquide. Ce dernier mode d'épuisement des eaux météoriques donne lieu à la formation des rivières souterraines : épanchées en nappes sur des étendues variables, étagées les unes sur les autres à différentes profondeurs, stationnaires ou courantes, isolées ou communiquant entre elles, ces collections d'eaux occupent les intervalles que laissent entre elles les stratifications des massifs minéralogiques ; comprimées par les colonnes d'eaux supérieures qui agissent sur elles parfois avec un poids énorme, refoulées dans toutes les directions, elles se fraient des voies multiples entre les couches de terrains impénétrables, s'insinuent par les fissures, et courent produire, à la surface du globe, cette infinie variété de sources dont les unes sont froides, parce que, issues d'une médiocre profondeur, elles

n'ont acquis que la température moyenne du climat, et dont les autres présentent le caractère thermal, parce qu'elles ont enlevé du calorique aux couches plus centrales de la terre, ou parce qu'elles ont provoqué sur leur passage des réactions chimiques, comme cela arrive dans des terrains pyriteux, etc. Quant à leur composition chimique, elle est influencée par leur trajet souterrain; en pénétrant dans le sol, les eaux pluviales rencontrent l'acide carbonique qu'elles dissolvent, leur pouvoir dissolvant augmente avec leur force de pression et leur température; elles se chargent de carbonates terreux et métalliques, rendus solubles par l'excès d'acide carbonique; elles se chargent encore de chlorures, de sulfures alcalins, de sulfates, de silice même. Lorsqu'elles reparaissent à la surface du globe, elles restituent à l'air leur acide carbonique, et, par le triple effet du refroidissement, de la diminution de pression et de l'action chimique de l'air, une partie des sels terreux qu'elles contiennent se précipite en couches plus ou moins épaisses et leur communique le caractère des eaux *dures* ou *séléniteuses* (décomposant le savon et ne pouvant servir à la cuisson des légumes); elles se purifient par une exposition plus ou moins prolongée à l'air, à moins que les matières qu'elles tiennent en dissolution ne puissent être modifiées, quant à leur solubilité, par l'abaissement de la température, par la diminution de la pression, par la puissance chimique de l'air : tels sont le carbonate de soude, le sulfate de chaux, de magnésie ou de soude, etc.

Les sources, en se réunissant, donnent naissance aux ruisseaux et aux rivières : aussi ces derniers participent-ils, à leur origine, aux propriétés et à la nature des sources ; mais, dans leur trajet, les eaux acquièrent un degré de pureté qui leur manquait à l'état de source ; elles perdent les gaz acide carbonique et sulfurique, se dépouillent des carbonates terreux, absorbent de l'oxygène, se mélangent avec les eaux d'autres rivières et se saturent réciproquement par la précipitation d'un certain nombre de leurs principes minéraux ; les eaux de pluies qu'elles reçoivent directement contribuent à les sanifier ; mais il ne faudrait pas admettre, avec M. Motard (tome I, page 446), que les rivières finissent par ne plus contenir que des traces variables de sels solubles ; M. Dupasquier a montré que si, grâce à l'agitation et au contact de l'air, les eaux de rivière contiennent peu de carbonate de chaux, elles peuvent retenir des quantités assez considérables de sulfate de chaux et de chlorure de calcium et de magnésium ; d'après les analyses de M. Colin, les eaux de la Beuvronne, rivière des environs de Paris, et celles de la Bièvre, avant son entrée dans cette ville, sont dans ce cas ; souvent même, lorsque deux rivières confondent leurs eaux, on y peut reconnaître encore sur un assez long trajet les éléments qui distinguent chacune d'elles ; les deux rives de la Seine fournissent un exemple de ce fait ; sur la rive gauche les sels calcaires dominent ; sur la rive droite les sels magnésiens, mélangés avec une partie des matières que la Marne entraîne de son lit formé par un terrain meuble. La proportion de matière terreuse que contiennent les eaux varie suivant la nature des fleuves ; dans la Seine, à Paris, elle est d'environ 1 partie sur 2,000 ; ainsi, celui qui ingère dans son estomac 3 litres de cette eau, le charge en même temps de 1 gramme 1/2 de limon. A Bordeaux, l'eau de la Garonne n'est pas encore clarifiée au bout de dix jours. Les recherches de M. Dupasquier (*loc. cit.*, page 185) prouvent que les eaux courantes sont plus chargées de sels terreux en hiver qu'en été, et qu'à Lyon, l'eau de source en contient une quantité plus considérable que l'eau du fleuve. Au reste, les eaux courantes abandonnent dans leur parcours une partie de leurs matières salines ; il en est ainsi particulièrement des eaux de source qui, amenées de distances plus ou moins considérables, déposent insensiblement, dans les canaux où elles coulent, une matière calcaire qui peut devenir pour des conduits de très petit diamètre une cause d'obstruction totale. Les circonstances qui influent sur la salubrité des rivières sont la masse du liquide, la vitesse du courant, la qualité des terrains sur lesquels elles roulent, le degré d'agitation qu'elles reçoivent des accidents de leur lit et du libre accès des vents, la disposition des rivages, les débris des végétaux qu'elles y balaient, les plantes qui croissent sur leur fond, les déjections qui les souillent dans leur passage par les centres des populations, leur aérage, leur insolation (1). L'eau de rivière, selon MM. de Hum-

____

(1) *Des eaux de source et des eaux de rivière comparées*, etc. Paris, 1840, pages 65 et suiv.

boldt et Provençal, renferme tout au plus 0,0287 d'air ; mais cet air est plus riche en oxygène que celui de l'atmosphère, car il en contient jusqu'à 0,315; en général, l'air qui est en dissolution dans l'eau, contient 32 pour 100 d'oxygène. Hippocrate attachait une grande importance à l'exposition des eaux ; pour lui, celles dont la source regarde le levant sont les meilleures ; les pires sont celles qui sont tournées au midi et celles qui regardent entre le lever et le coucher d'hiver ; les vents du midi, ajoute-t-il, en augmentent les mauvaises qualités; les vents du nord les atténuent (1). Sous le rapport climatologique, les cours d'eau, fleuves et rivières, agissent : 1º par leur température ; 2º par leur surface d'évaporation ; 3º par leurs inondations ; 4º par les effluves qui s'en dégagent ; 5º par la direction qu'ils impriment aux vents accidentels ou de localité ; 6º enfin, par leurs rapports avec la fertilité du sol et les genres de culture.

Les torrents, nés de la fonte des neiges ou des pluies périodiques, roulent des eaux dont les qualités diffèrent suivant les lieux qu'ils ravinent et dégradent; descendus des montagnes, ils entraînent la terre végétale qui en recouvre les pentes, surtout si leur impétuosité n'est pas amortie, brisée par les tiges des arbres et des arbustes qui servent encore à fixer le sol par l'entre-croisement de leurs divisions radicellaires. Le limon, charrié par les torrents, se dépose sur leur passage à travers les champs ; ils sèment ainsi sur leur route des foyers de décomposition putride. Quand ils se versent dans les fleuves, ce limon va former à leurs embouchures des atterrissements successifs qui finissent par constituer des îlots, des barrages au milieu desquels les eaux sont retenues et se changent en véritables marais; même phénomène le long des rivages de la mer qui se laisse envahir, à ses bords, par le dépôt croissant des eaux bourbeuses que lui envoient des côtes en pente, naturellement arides ou dévastées par le déboisement ; de là ces plages par alluvion, entrecoupées d'eaux croupissantes qui forment une partie de notre littoral sur l'Océan et sur la Méditerranée, et dont la côte de Naples à Gênes déroule aussi de funestes échantillons.

Les canaux marquent en quelque sorte la transition entre les

____

(1) *OEuvres d'Hippocrate,* trad. de M. Littré, tome II, page 31.

eaux courantes et les eaux immobiles. Ce sont des cours d'eau artificiels, creusés par la main des hommes pour faciliter à des distances plus ou moins considérables les échanges du commerce et de l'industrie. Prolongés dans une direction à peu près horizontale, ils sont alimentés par l'eau d'une ou plusieurs rivières, laquelle ne tarde point à y perdre son impulsion initiale, et se rapproche, quoique incomplétement, de la condition des eaux stagnantes ; de plus, tout canal reçoit les substances en suspension ou en solution dans les eaux qui y affluent ; de là l'exhaussement graduel de son fond, de là des envasements et des atterrissements qui finissent par porter obstacle à la navigation ; les crues des eaux, charriant une quantité considérable de terre, accélèrent ce résultat ; l'exploitation commerciale y contribue à son tour par le mouvement des bateaux qui apportent avec eux des matières propres à augmenter l'envasement, par le déchirage des trains, par le lavage des bois, par le déchargement des tourbes, houilles, charbons de terre, pierres, etc. A ces causes d'engorgement de canaux, il faut ajouter les déjections des mariniers pendant le trajet, et qui se composent des cendres provenant de la cuisine, du détritus des chargements appelés fonds de bateaux, etc. M. Chevallier (1) et M. Gaultier de Claubry (2) se sont livrés à des recherches fort exactes sur l'état et la nature des envasements du canal Saint-Martin et de ses différents bassins. Ce dernier a examiné en détail les substances extraites au moyen de la drague ; elles se partagent en substances grossières formées de sable, gravier, charbon de terre, coquillages, fragments de bois, de pierres, etc.; en substances végétales et en matières divisées, noires, boueuses, exhalant une forte odeur, quelquefois celle de marécage et perdant de 8 à 38 pour 100 par calcination. M. Chevallier a trouvé en plusieurs endroits du canal une boue noire très fétide, communiquant à l'eau une couleur noirâtre et une odeur des plus infectes lorsqu'elle est mise en mouvement soit par le passage des bateaux, soit par l'agitation des orages et des pluies ; ayant fait extraire une partie de cette matière, il y reconnut une odeur dominante d'hydrogène sulfuré. Il n'hésite point à considérer cet état du canal comme dange-

(1) *Annales d'hygiène et de médecine légale*, tome **VII**, page 59.
(2) *Ibid.*, tome **XXI**, page 295.

reux pour la santé publique, et il attribue l'impureté des eaux à l'amoncellement des boues qui recouvrent le fond et qui, par leur fermentation, laissent échapper des gaz infects ; le savonnage du linge qui s'effectue sur le bord, à défaut de lavoirs publics, et la putréfaction des cadavres d'animaux qui sont jetés dans les eaux, concourent à les rendre délétères. Tous les canaux n'offrent point ces causes d'insalubrité qui se produisent ordinairement sur leur trajet à travers les villes ; et le même canal, s'il se déroule sur une étendue de plusieurs lieues, peut en être exempt dans une grande partie de son parcours. En général, il faut considérer la nature de leur lit, la masse des eaux, le degré d'impulsion qui leur est communiqué, la proportion de leur renouvellement par le moyen des écluses. Une couche sableuse transforme le fond d'un canal en une sorte de lit de rivière ; il importe que, sous la couche de sable ou de gravier, le radier ait un revêtement assez compacte pour résister au choc des instruments de navigation ; le bétonnage employé pour le canal Saint-Martin prévient les dégradations, qui seraient promptement suivies de l'infiltration des eaux. La stagnation des eaux favorise la décomposition des matières animales et végétales qui y sont immergées, et, par suite, le dégagement d'émanations qui exercent sur l'économie une influence morbide spécifique ; mais s'il existe un courant assez rapide, les substances en question sont entraînées, ou les produits de leur altération putride, dispersés incessamment dans une grande masse de liquide, perdent de leur activité délétère : or l'eau se renouvelle dans les écluses, et l'on peut calculer l'opération de telle manière que la totalité de l'eau se trouve remplacée dans un nombre déterminé de jours. Enfin, la situation plus ou moins élevée des canaux relativement aux lieux qu'ils traversent influe beaucoup sur la nature de leurs effets hydrologiques ; creusés à mi-côte, ils dominent la partie la plus basse des vallées et n'ont avec elles aucune solidarité ; mais si leur cours a été tracé dans la partie la plus déclive des terres, aux dépens du sol des prairies, il peut arriver que les eaux naturelles qui submergent celles-ci se trouvent de niveau avec les eaux du canal, circonstance qui se rencontre en beaucoup de localités ; et quand le canal est mis à sec, les eaux qui couvrent le sol circonvoisin, n'étant plus retenues par la pression latérale des eaux du canal, affluent dans son lit et laissent à nu des champs vaseux, couverts de tous les éléments d'une fermentation putride qui n'attend que le rayon incitateur du soleil ; il survient alors ce que l'on observe en abaissant les eaux des étangs, en laissant évaporer des flaques d'eaux croupissantes: la production d'une cause spéciale de maladies se manifestant avec rapidité sous forme d'endémie.

4. *Des eaux stagnantes*. Nous comprenons sous cette dénomination toutes les variétés d'eaux plus ou moins immobiles qui peuvent nuire à la santé de l'homme par les produits de leur évaporation, lacs, étangs, marécages, marais salants, marais salés, ports, fossés, mares, lais et relais. Les détails dans lesquels nous allons entrer sont justifiés par le rôle immense que jouent les eaux stagnantes de différentes espèces dans la pathogénie des pays chauds et tempérés, et par les larges indications d'hygiène publique qui en découlent.

Peu de régions du globe échappent complétement à cette funeste influence ; là même où la civilisation semble avoir atteint son apogée, les marais couvrent une vaste étendue du sol; celle qu'ils occupent en France est évaluée à 450,000 hectares, non compris les étangs qui abondent dans beaucoup de départements ; on porte à 60,000 le nombre de victimes que fait annuellement la fièvre des marais dans les États romains, dans les maremmes de la Toscane et sur tout le littoral de l'Italie ; les maladies qui dominent dans les possessions françaises de l'Afrique, dans les Antilles, au Sénégal, dans les Indes, etc., sont dues en grande partie à l'action des marais ; le seul hôpital de Bone a reçu, du 16 avril 1832 au 16 mars 1835, 22,330 malades, dont 2,513 ont succombé ; le docteur Annesley assure que la mortalité des Européens dans les contrées tropicales résulte, pour plus des deux tiers, de l'influence des marais. L'existence des marais est donc à la fois l'une des causes pathogéniques les plus répandues et les plus redoutables ; la médecine est appelée à combattre les manifestations aussi variées qu'insidieuses de cette cause toujours la même, soit qu'elle développe en Hollande de simples fièvres d'accès , en Afrique, des fièvres rémittentes et continues avec des exacerbations pernicieuses, la fièvre jaune dans les Antilles, le choléra dans le Delta du

Gange ; mais c'est à l'hygiène à renouveler le prodige mytho-
logique en étouffant cette hydre à mille têtes qui décime les populations du globe. C'est ici surtout qu'on a meilleure chance à
prévenir qu'à guérir ; car le nécrologe des contrées à marais
prouve combien est erronée l'opinion que les fièvres pernicieuses
sont facilement curables, et si le quinquina agit héroïquement
contre le danger des accès, il ne peut rien contre les effets lents
de l'atmosphère marécageuse, contre les effets consécutifs des
fièvres qu'elle développe : l'hygiène seule peut arrêter la dégénérescence des populations qui y vivent plongées, et leur restituer le bénéfice de la moyenne ordinaire de longévité.

L'Asie paraît moins infestée de marais que d'autres parties
du globe ; ses principaux sont le lac Elton, à l'est du Volga et
dont l'exploitation fournit les deux tiers du sel employé en
Russie ; la mer d'Aral, le lac d'Urmia en Perse ; le lac Balkali-
nor, le lac Lopnor ; la mer Caspienne est cernée de lacs salins ;
le Gange circonscrit par ses atterrissements des marais nombreux ; du Tanaïs à la mer de Crimée s'étendent les Palus-
Méotides ; la Crimée elle-même ne déroule qu'une steppe marécageuse ; au fond de la mer Noire se trouve la Mingrelie où se
traîne le Rion, autrefois appelé le Phase : « Αὐτός δὲ ὁ Φάσις στα-
σιμώτατος πάντων τῶν ποταμῶν καὶ ῥέων ἠπιώτατα, le Phase lui-même
est de tous les fleuves le plus stagnant, et celui qui coule avec
le plus de lenteur (1). » Les pluies tropicales, qui tombent en
Afrique pendant l'hivernage, gonflent périodiquement les fleuves
et les cours d'eau, et produisent des débordements. Le Sénégal,
dont les sources circonscrivent, sous le 11e degré de latitude, un
domaine de 50 lieues en largeur, et qui reçoit dans son cours
supérieur un grand nombre d'affluents, parcourt, après avoir
formé les cataractes de Jovina, celles de Felow et beaucoup
d'autres, un trajet de plus de 200 lieues jusqu'à son embouchure. Ses eaux, sans cesse repliées, s'égarent en méandres si
multipliés qu'il ne fait jamais 5 lieues en ligne droite, jusqu'aux
lacs de Cayar et de Panié-Foule, à 60 lieues de la mer. Quand,
après le solstice d'été, les eaux tombées dans le haut pays ont
fait grossir le fleuve, il se précipite avec fracas du haut des ca-

____

(1) Hippocrate, trad. de Littré, tome II, page 61.

taractes, enfle ses eaux à 38 et 40 pouces au-dessus de son niveau ordinaire et les épand au loin sur les terres; les deux lacs s'emplissent; les bassins latéraux jusqu'alors à sec, se transforment en canaux dits marigots qui propagent les eaux dans l'intérieur; c'est alors le même spectacle que dans le Delta du Nil, inondé par le débordement du lac Mœris; mêmes conséquences après la crue, quand le manque d'inclinaison du sol contrarie l'écoulement des eaux et convertit le pays entier en un vaste marais; tout le littoral, du cap Vert à Sierra-Leone, présente pendant quatre mois cet aspect. Les eaux du Nil laissent en se retirant des marais infects, des amas de matière organique en putréfaction qui infestent le Delta. Les bords du Niger sont mortels aux Européens par leurs émanations. Les côtes de l'Algérie et des Régences barbaresques sont entrecoupées d'eaux stagnantes. Le défaut de culture, l'absence d'un système d'irrigation, les torrents dont les eaux se perdent dans les terres, le cours irrégulier des rivières et leurs débordements contribuent à entretenir à l'état marécageux une grande partie de nos possessions en Afrique, notamment la plaine de la Mitidja qui a une longueur de 22 lieues sur une largeur moyenne de 4 à 5 lieues et que l'Harrach et la Chiffa rendent marécageuse dans presque toute son étendue.

Les marais de l'Amérique ont inspiré une admirable page à Buffon; il dépeint ces fleuves d'une largeur immense, l'Amazone, la Plata, l'Orénoque débordant en toute liberté et envahissant les terres, les savanes, les plages alternativement sèches et noyées, servant de repaire aux reptiles, aux insectes, « à toute cette vermine dont fourmille la terre, etc. » Le Mississipi offre à son embouchure une île de 20 lieues couverte par les eaux stagnantes; tous les fleuves de l'Amérique du sud donnent lieu à ce phénomène des atterrissements, cause inévitable du croupissement des eaux. Dans l'Amérique septentrionale existent un grand nombre de lacs qui tendent à décroître et dont les bords sont marécageux, le lac Raines, le lac des Bois, le lac Winipig, le lac de l'Esclave, le lac Supérieur, appelé par les Indiens le père des lacs, etc., gigantesques réservoirs d'eaux dormantes, exhaussés au-dessus du niveau des mers. La Guadeloupe, la Martinique, ont leurs palétuviers; tout est marais autour de Cayenne; la Guiane, qui attend encore la hache des pionniers, présente au fond de ses forêts vierges un sol fangeux qui fermente incessamment, et sur le bord de ses cours d'eau, une dangereuse série de marécages.

L'Europe nous présente une quantité considérable de marais en Danemarck, aux environs de la mer Baltique; presque toutes les provinces de Russie en renferment; de Pétersbourg à Moscou, la route est souvent pontée et côtoyée par des plaines marécageuses. Il existe des marais en Sibérie, dans la Finlande, dans la Lithuanie; la Poméranie, le Hanovre, la Hollande, sont constituées par des terres basses, semées de lacs et de marais; la Hollande semble une création de l'homme qui en dispute le sol aux inondations par les digues, par les canaux, sans réussir à empêcher la formation d'un grand nombre de marais; Amsterdam, la Haye, Rotterdam, construits sur pilotis, sont infestés pendant la saison chaude par l'évaporation de leurs canaux dont les eaux sont vainement fatiguées par des moulins; les polders qui avoisinent les bouches de l'Escaut, l'Over-Issel, l'île de Walcheren, sont fameuses entre toutes les localités à marais. L'agriculture a délivré l'Angleterre de la plus grande partie de ses marais; mais le nord de l'Écosse possède des lacs et des flaques d'eau; l'Irlande voit encore une étendue de 11,000 acres couverte par les marais de Sloggau. Les lacs de Neuchâtel, de Bienne et de Morat, en Suisse, sont séparés par des plaines marécageuses. Au midi de l'Europe existent quelques marais sur le littoral de la Sardaigne, sur celui de la Morée (marais de la Djalowa); en Italie, ceux de Sienne (Grotanelli, Palmi), ceux que forme l'Arno dans la Toscane; les marais de Mantoue, les lagunes de Venise, les lacs de Como, d'Isco, d'Idreo, le lac Majeur, le lac de Garda, enfin les marais Pontins qui couvrent de Cisterna à Terracine une étendue de 42,000 de long sur 18,000 de large. L'Espagne n'a guère de marais; il en existe près de Cadix, Malaga et Gibraltar.

La France est désolée par des marais aussi nombreux qu'étendus : celui de la Courche, dans l'Aisne, a 5,500 hectares d'étendue; celui des Echils dans l'Ain, 1,150; celui de Marans dans la Charente-Inférieure, 4,900; celui de Blaye (Gironde), 4,600; celui de Sarguinet (Landes), 5,000; celui de Saint-

Joachim (Loire-Inférieure), 7,700; celui de Berre dans les Bouches-du-Rhône, 13,517; celui de Mariano en Corse, 3,000, etc. On en rencontre sur notre littoral de l'Océan, depuis les Landes jusqu'à la Somme; sur notre littoral de la Méditerranée, depuis Aigues-Mortes jusqu'aux bouches du Rhône, où le dépôt limoneux de ce fleuve a formé l'île marécageuse de la Camargue, type des formations géologiques de cette espèce; nos départements se classent dans l'ordre suivant quant à l'étendue de leurs terrains recouverts par les eaux stagnantes :

	Hectares.		Hectares.
Bouches-du-Rhône . . .	53,700	La Manche.	12,800
Vendée.	49,600	La Corse	12,500
Charente-Inférieure . .	44,800	La Somme.	8,000
Gironde.	37,000	Les Deux-Sèvres . . .	700
Loire-Inférieure . . .	29,500	L'Oise.	700
Ain.	19,500	L'Hérault et les Basses-Al-	
Landes.	19,000	pes	6,500
Le Gard.	18,000	L'Isère, la Marne. . .	5,500
L'Aude et le Morbihan .	15,000	Maine-et-Loire	5,000
Le Cher	13,700	Le Loiret et le Calvados.	3,500
L'Aisne.	13,500	L'Eure, le Finistère. . .	3,500

L'Allier, l'Ardèche, les Ardennes, l'Ariége, l'Aveyron, les Côtes-du-Nord, la Creuse, la Haute-Garonne, le Gers, la Mayenne, le Puy-de-Dôme, la Sarthe, le Tarn, la Haute-Vienne, les Vosges, l'Yonne sont à peu près exempts de marais.

Les causes productrices des marais sont : 1° le défaut d'écoulement des eaux naturelles, provenant des sources ou des pluies; le peu d'inclinaison du sol, les dépressions qu'il présente en forme de bassin ou de réservoir naturel, empêchent les eaux météoriques de se déverser sur les pentes inférieures et de se dissiper en torrents ou ruisseaux qui affluent dans les cours d'eau réguliers; 2° l'existence de bassins naturels au voisinage des fleuves ou de la mer, et au-dessous du niveau de leurs eaux; quand celles-ci viennent à déborder, elles sont recueillies et conservées par la disposition du sol qui ne peut plus s'en débarrasser, que par voie d'infiltration ou d'évaporation; 3° la disproportion de la surface évaporatoire du sol avec la quantité d'eau qu'il reçoit; l'excédant du liquide formera des flaques ou des marais; 4° l'imperméabilité plus ou moins complète du sol; telle est l'origine des marais Pontins; le tuf imperméable qui forme le sol de Rome et de la campagne environnante, arrête à des profondeurs inégales les eaux des pluies et celles qui ont été détournées de leur cours par l'oblitération de nombreux canaux et aqueducs; tel est l'état de la Brenne (Indre), bassin sans déclivité dont le fond est un mélange de débris organiques et d'argile; 5° les atterrissements qui s'effectuent à l'embouchure des fleuves, la résistance que la mer oppose aux eaux affluentes ayant pour effet la précipitation des matières que celles-ci charrient dans leur cours. Les fleuves et les rivières dissolvent dans leurs eaux les éléments solubles qu'ils rencontrent, corrodent certains terrains qu'ils parcourent, entraînent des débris qu'ils abandonnent ensuite, quand des obstacles ralentissent leur vitesse; ils apportent donc continuellement à la mer des matériaux solides, débris des continents, et de là des atterrissements qui finiraient par niveler la surface du globe, si les révolutions, les mouvements de la croûte terrestre, l'action des vagues et des courants ne refoulaient çà et là les dépôts solides et ne modifiaient, par des élévations successives, la configuration des rivages. On a déterminé la proportion de substances solides que roulent les grands cours d'eau; on admet en moyenne 1/60° pour le Pô, 1/160° pour le Nil, 1/100° pour le Rhin, etc. La plupart des grands fleuves ont leur delta formé par le dépôt successif du limon qu'ils entraînent; ainsi s'est formé, à l'embouchure du Rhône, l'île de la Camargue dont la surface, évaluée à 72 lieues carrées, sauf un sixième de bonnes terres, ne présente que marais pestilentiels et pâturages salés. Le déboisement des côtes élevées qui envoient leurs eaux à la mer contribue à l'exhaussement progressif du fond de la mer au voisinage du littoral auquel s'ajoute une nouvelle bande de sol marécageux. 6° Quand les cours d'eau n'ont à leur embouchure qu'une pente médiocre ou presque nulle et sont d'un niveau très inférieur à celui de la mer, ils s'y dégorgent difficilement et tendent à déborder en amont; le Tibre, qui ne décharge qu'à peine ses eaux vaseuses dans la Méditerranée, en inonde souvent les terres voisines de son cours. 7° Si la disposition du littoral est telle qu'il s'abaisse par une ondulation insensible et semble de niveau avec la surface de la mer, celle-ci, battue par les vents et les tempêtes, se rue avec violence sur le rivage, le couvre au loin de ses vagues dont le retrait ne se fait point complétement ; de là, le long de certaines côtes, des flaques d'eau stagnantes qui se dessèchent à l'époque des fortes chaleurs, par un calme prolongé, et qui se renouvellent pendant les gros temps, quand la mer déferle avec furie. La Corse déroule ainsi sur son littoral, aux yeux du voyageur, une ceinture de marais qui abondent particulièrement de Calvi à Saint-Florent et que la mer approvisionne de son tribut périodique. 8º Enfin, dans l'intérêt du commerce, de la navigation, de la défense territoriale ou seulement de son plaisir, l'homme creuse ici des ports, des docks, des canaux ; là des fossés, des citernes, des étangs, des bassins d'arrosage, des égouts, etc. (1), et, par ces travaux variés, il circonscrit des masses d'eau sans mouvement continu, qui ne se renouvellent point ou se renouvellent dans une mesure insuffisante ; souillées par les déjections ou viciées par la fermentation spontanée des végétaux qui s'y développent et y meurent, elles se rapprochent plus ou moins des conditions générales des marais, et deviennent comme eux des foyers d'insalubrité dont la sphère est plus ou moins étendue.

Les marais se partagent en deux grandes catégories, suivant qu'ils sont constitués par l'eau douce, provenant des pluies, des sources, des rivières, ou par l'eau de la mer ; ces derniers sont encore distingués en marais salants et en marais salés ; également entretenus par la mer, ceux-ci sont dus à la disposition basse et déclive du sol qui reçoit l'eau des hautes marées ; ceux-là sont créés généralement par l'industrie et consistent en de vastes bassins dont le fond est nivelé et battu avec la terre glaise pour s'opposer à l'infiltration de l'eau salée qu'on y livre à la vaporisation du soleil ; tels sont les marais salants qui existent sur les côtes du Languedoc et sur celles de l'Océan dans le Bas-Poitou, la Bretagne et la Normandie ; l'étang des Martigues, entre Marseille et le Rhône, offre sur ses bords des marais salants naturels. Le marais salant (salin, saline) se compose d'une série de compartiments que l'eau parcourt en se concentrant de plus en plus ; à 15 ou 16 degrés, elle dépose les

____

(1) A. Chevallier, *Notice historique sur le nettoyage de la ville de Paris* (*Annales d'hygiène*, Paris, 1849, tome XLII, page 262).

carbonate et sulfate calciques; à 25 degrés, le chlorure de sodium; vers 23 degrés environ, elle prend une teinte d'abord rosée et qui se prononce par degrés jusqu'au rouge de sang ; elle exhale alors une odeur de violette. M. Joly s'est assuré que ces phénomènes sont dus au développement d'un infusoire (*monas Dunalii*) qui prend naissance aussi dans certains lacs et dans quelques mers. M. Mêlier (1) se demande si cet animalcule joue dans les salines le même rôle que les substances végétales et animales dans les marais ordinaires en favorisant la décomposition des sulfates. Les marais salants de l'Ouest exigent une plus grande complication de pièces et d'opérations, et l'extraction du sel, qui, sur le littoral de la Méditerranée, s'opère par le seul contact prolongé de l'air et des eaux marines, exige ici les soins d'un art laborieux, quoique très imparfait encore. Il résulte des recherches de M. Mêlier que les marais salants bien entretenus, loin d'être un foyer d'insalubrité, assainissent les localités en submergeant des plages plus ou moins basses, inégales, vaseuses, parsemées de flaques d'eaux pluviales et d'excavations qui s'emplissent d'un liquide saumâtre et de débris organiques. Un marais salant dont les eaux sont incessamment renouvelées, est bénéfice d'hygiène quand il se substitue à un marais ordinaire ; deux communes situées près de Montpellier ont dû à une transformation de ce genre une sensible diminution de maladies et de mortalité. On objecte la coïncidence de l'apparition des fièvres avec le levage du sel qui met à nu la sole des marais ; c'est imputer à cette opération ce qui est le produit de la saison, car elle a lieu vers la fin de l'été ; les ouvriers qui effectuent le levage et qui, toujours sur les tables, en piétinent du matin au soir la vase, fébricitent moins que les douaniers postés autour des marais salants, sur les bords du fossé d'enceinte, presque partout mal entretenu. Dans les salines de l'Est, alimentées par des sources ou des puits salés, il n'y a point de fièvres ; la santé des ouvriers est excellente et leur longévité remarquable. Ce

(1) *Voy.*, pour de plus amples détails sur l'importante question des marais salants, l'étude si complète, si lucide qu'en a faite M. le docteur Mêlier, et qui rappelle les beaux travaux de Parent-Duchâtelet sur l'hygiène publique. (*Rapport sur les marais salants*, etc., avec 4 planches gravées, dans *Mémoires de l'Académie nation. de médecine*. Paris, 1847, tome XIII, page 611 et suiv.)

n'est point sur la saline même, mais aux alentours de l'établissement, au voisinage des eaux croupissantes, que règnent les fièvres. Des marais salants bien établis, bien exploités, bien entretenus, sans chômage, seront plus souvent une création utile qu'une cause d'insalubrité; mais l'État ne préside point à leur création, ne dirige point leur exploitation, n'assure point leur activité; on les construit aujourd'hui comme aux VIIIᵉ et IXᵉ siècles, temps d'ignorance et d'essais; l'intérêt privé règle l'exploitation, détermine le chômage et souvent l'abandon des marais; quand ils communiquent entre eux, le délaissement de l'un entraîne la ruine de l'autre : alors, canaux de circulation, fossés d'écoulement, réservoirs, rigoles, tables de cristallisation, tout se détériore, s'envase, s'encombre; eaux douces et salées se mêlent, la fermentation se développe et l'infection règne. Les marais mouillés sont ceux qui ne se dessèchent jamais, par opposition aux marais qui, à certaines époques, perdent leurs eaux par évaporation; les premiers sont moins nuisibles, et si leur vase est constamment noyée par une grande masse d'eau, ils n'exercent guère d'influence. Il en est ainsi d'un grand nombre d'étangs; on appelle de ce nom les pièces d'eau plus ou moins considérables, entretenues par les soins de l'homme et qui sont si multipliées dans la Bresse. Le danger des étangs est en raison directe de leur surface et en raison inverse de leur profondeur. Plus leur masse d'eau est considérable, moins les rayons solaires en échauffent le fond; celui-ci n'est pas toujours vaseux, et dans beaucoup de bassins de la Bresse, une eau limpide, quoique lourde et désoxygénée, séjourne sur un sol imperméable, parfois revêtu d'une couche mince de terre végétale. Le desséchement partiel par évaporation ou par la retraite des eaux, rapproche les étangs de l'état de marais; aussi, quand ils présentent une surface fangeuse en contact presque immédiat avec l'air, ils développent les mêmes effets pathologiques; dans ces conditions, ils sont appelés *grenouillards* dans la Bresse. Les grands étangs du département de l'Hérault sont des bassins naturels, peu profonds, entrecoupés de marais, de vastes fossés pleins d'eau, de terres grasses et couvertes de joncs, fréquemment noyées par le retour des pluies ou par l'élévation plus grande des eaux de la mer; retenues par les digues naturelles et par les sables que la mer accumule sur ses bords, leurs eaux tendent à envahir les terres voisines dont le niveau se confond avec celui des étangs (1).

Les étangs, comme les marais, sont formés par l'eau douce ou par l'eau de mer ; ces derniers, inondés en hiver, se dessèchent généralement en été. Les étangs qui sont définitivement convertis en marais sont les plus dangereux ; ceux de Candillargues (Hérault) infectent les environs ; Frontignan et le village de Vic doivent à pareille cause l'atmosphère délétère qui les enveloppe.

La constitution physique des marais varie suivant les climats ; ils ne se ressemblent ni par leur aspect, ni par la nature de leur fond ; leur caractère commun est de favoriser le développement d'une certaine végétation et de servir de réceptacle aux doubles produits d'une pullulation organique sans fin et d'une incessante putréfaction : mystérieux laboratoires de la vie et de la mort, ils servent à la fois de berceau et de sépulture à d'innombrables générations de plantes et d'animalcules, ils présentent le contraste de l'immobilité de leurs eaux dormantes avec l'agitation de tant d'êtres divers qu'ils abritent, et comme pour protéger l'orgie d'une création immonde, ils repoussent l'homme et font autour de leurs bords la solitude par l'infection et la maladie. Les eaux stagnantes reposent en général sur un sol argileux, alumineux, à nu ou tapissé par une couche plus ou moins épaisse de terre végétale ou recouvert par un lit de vase, mélange de matières terreuses et de détritus organiques ; la structure argileuse du sol est peut-être la cause la plus universelle de la stagnation des eaux. Dès lors on comprend que ce terrain tertiaire doit servir de substratum au plus grand nombre de marais : tel est le fond des marais du bas Poitou, du Mantouan, de la Hongrie, etc. Les étangs du département de l'Ain présentent pour fond, sous une couche d'humus de quelques centimètres d'épaisseur, une argile compacte, jaunâtre, dure, mélangée d'oxyde de fer ; quelques uns ont un fond bitumeux. M. Ribond a trouvé dans les marais de Vial, en Bresse, une couche de tourbe d'inégale épaisseur, une seconde couche semblable, mais pétrie avec du sable fin, une troisième composée de cail-

(1) Monfalcon, *Histoire médicale des marais*, 2ᵉ édit. Paris, 1826, page 148.

loux et d'une terre légère, une quatrième de terre mélangée plus compacte, le tout assis sur des bancs d'argile ou de marne. D'après Buffon, beaucoup de marais de la Hollande, de la Frise, de la France, de la Savoie et de l'Italie, siégent sur un sol où se trouvent enfouis une énorme quantité d'arbres. Dans les Maremmes toscanes, les marais malsains se dénotent par la proportion considérable de sels qu'ils tiennent en solution et qui proviennent, soit des eaux de la mer, soit du terrain même anciennement occupé par les eaux marines ; ce sont pour la plupart d'anciens petits golfes d'abord changés en bas-fonds par les atterrissements des fleuves, puis plus ou moins séparés de la mer par des barrages de sables amoncelés par les vents et les flots ; d'autres, sans aucune communication avec la mer, ont un fond formé de boues marines ; leur origine se reconnaît aux coquilles et aux feuilles d'algues que l'on y rencontre en creusant ; en été, ces marais sont à sec et leur sol se couvre d'efflorescences salines (1). La tourbe qui couvre le fond de la plupart des marais est le produit de la décomposition de plantes herbacées agglomérées en masse ; la sphaigne à larges feuilles, qui se multiplie outre mesure dans les eaux stagnantes, et qui s'y développe par masses compactes, contribue plus que toute autre plante aquatique à la production de la tourbe et à l'exhaussement de la vase. Celle-ci sert de litière à une autre végétation, toujours inondée, et dont le détritus formera à son tour la couche d'une végétation d'un nouvel ordre : ainsi naissent les joncs, les scirpes, les roseaux, les ménianthes ; puis les ombellifères, les lysimachies, les salicaires, les laîches, les renoncules, les alismacées, qui sollicitent un peu moins d'inondation ; sur le dépôt limoneux qui résulte de la décomposition de ces plantes, s'étage une autre végétation, composée d'arbustes à racines submergées, des ledums, des airelles, des myrica, qui fournissent leur contingent de débris fermentescibles à cet immense magasin de vase et de détritus organiques. Parmi les végétaux des marais, quelques uns ont des propriétés toxiques ou caustiques, la renoncule scélérate, l'iris, l'arum, la ciguë, etc.;

(1) Savi, *Considérations sur l'insalubrité de l'air dans les maremmes*, mémoire lu au congrès scientifique de Pise en octobre 1839. (*Nuovo Giornale dei litterati*, nᵒˢ 106 et 107, et *Annales de chimie*, 1841, tome III.)

d'autres sont alimentaires, telles que la châtaigne d'eau (trapa natans, onagrées, *Juss.*), la zizanie des marais (zizania palustris, graminées, *Juss.*). Si quelques individus de la flore des marais semblent révéler une influence malfaisante par leur aspect sinistre ou leur odeur repoussante, comme l'arum, les glaïeuls, l'hellébore fétide, etc., il en est qui charment les yeux ou l'odorat, tels que plusieurs typhas, le nénuphar, appelé le lis des étangs, la sagittaire, la parnassia palustris, etc. Nous signalons cette opposition entre les productions des marais, parce que nous aurons à discuter la valeur de quelques inductions que leur nature a suggérées : elles ne sont pas les mêmes, d'ailleurs, dans les eaux qui stagnent dans les lieux bas ou élevés, dans celles qui sont douces ou salées, situées sous les climats chauds ou froids.

La zoologie des marais diffère, comme leur flore, suivant les circonstances précitées. Il serait long d'énumérer les légions d'infusoires, de zoophytes, de vers, de mollusques, de reptiles, de poissons, d'oiseaux, qui vivent et pullulent dans ce milieu, et dont les cadavres s'y ajoutent par myriades à la masse des substances en décomposition ; les marais ont pour habitants fidèles les vers annélides, helminthides, au nombre de cinq cents espèces au moins, les trois quarts des mollusques nus, univalves ou bivalves, presque tous les crustacés dont on connaît plus de mille espèces, beaucoup d'espèces de batraciens, des raines, des protées, des salamandres, des sirènes, des tritons, des tortues, des lézards aquatiques, des serpents pythons, etc. Le microscope a surpris dans l'eau des marais une multitude de ces êtres infusoires dont le professeur Ehrenberg a constaté la prodigieuse force de génération, des monas termo, atomus et uva, le cercaria cyclidium, l'enchelis ovulum, le trichoda comata, le trichoda cimex, le proteus diffluens, le volvox vegetans, l'enchelis farcimes, etc. Telle est la multiplicité de ces animalcules, que Virey les envisage comme la cause principale, sinon unique, de l'insalubrité des eaux stagnantes.

La surface des marais offre le plus souvent une croûte formée par l'entrelacement des débris végétaux qui confond leurs bords avec les prairies environnantes, ou un tapis verdoyant composé de conserves, d'une multitude d'infusoires appelés monas pulvis-

culus, de lenticules auxquelles on a attribué, à tort, la propriété
de purifier l'atmosphère des eaux stagnantes. Ailleurs, comme
dans les Dombes, elles déroulent leurs nappes grisâtres jusqu'aux lignes extrêmes de l'horizon, entrecoupées d'espace en
espace par des forêts humides, par des terres fangeuses dont
les limites se perdent, indécises, dans celles des étangs. Mais,
quel que soit leur aspect, limpides ou troubles, dépourvues de
leur ceinture habituelle d'aunes et de saules, ou déguisées sous
le luxe perfide d'une verdure exubérante, les collections d'eaux
stagnantes sont toujours le foyer d'une fermentation putride dont
les produits n'échappent point entièrement à l'analyse.

Alexandre Volta, agitant avec un bâton la surface du lac Majeur, observe le dégagement abondant de bulles d'un gaz inflam-
mable; c'est le gaz des marais, formé par l'hydrogène proto-
carboné, mêlé de 14 à 15 centièmes d'azote et d'une proportion
variable d'acide carbonique, d'hydrogène sulfuré, parfois avec
des traces d'hydrogène phosphoré qui, provenant de la putréfaction des matières animales, s'enflamme et donne lieu aux phos-
phorescences nocturnes des marais. Thenard et Dupuytren voient
le gaz des marais déposer dans l'eau par laquelle on le fait passer une matière particulière très putrescible. Moscati condense,
au moyen de globes de verre déposés à trois pieds du sol, les
vapeurs d'une rizière; le liquide obtenu laisse surnager, au bout
de quelques jours, une substance muqueuse d'une odeur cadavérique, analogue à celle que fournit la condensation de la vapeur
répandue dans la salle du grand Hôtel-Dieu de Milan. Brocchi
trouve des flocons albumineux dans l'eau qu'il recueille de la
même manière aux lieux les plus signalés par leur insalubrité.
Rigaud de l'Isle, par un appareil très simple qu'il établit sur les
marais Pontins, condense la vapeur qui s'en exhale, et il se
procure ainsi deux bouteilles d'un liquide que Vauquelin analyse:
ce chimiste y constate une matière animale qui s'est séparée dans
les bouteilles mêmes sous forme de flocons; la liqueur donne une
réaction alcaline, quelque peu ammoniacale et un résidu jaune
qui noircit au feu. En agitant la vase du lac de Rimigliano, Savi
(1839) détermine le dégagement d'émanations fétides qui, d'a-
près l'analyse, se composent de gaz hydrogène sulfuré et d'une
substance organique particulière (*putérine*).

L'analyse de l'air qui repose sur les marais (aria cattiva, malaria) n'a point fourni jusqu'en ces derniers temps des résultats aussi notables que celle de leurs vapeurs condensées par réfrigération. L'eudiomètre, manié avec la plus sévère exactitude par Jules-César Gattoni, a montré l'air des marais pestilentiels du fort de Fuentès aussi pur que l'air pris sur le sommet neigeux dn mont Legnone, élevé de 1,440 toises au-dessus du niveau de la mer ; même résultat fourni par l'analyse de l'air recueilli dans onze autres localités à marais et comparé avec celui de montagnes couvertes de végétation. M. Julia, dont l'Académie de Lyon a couronné les recherches, proclame l'absolue pureté de l'air des marais, aussi bien que de l'air des égouts, des latrines, des étables, etc. Hâtons-nous d'ajouter que ces expériences ont eu lieu sur des quantités d'air très limitées et exprimées en volume, non en poids ; les procédés de MM. T. de Saussure, Boussingault, etc., comportent plus de précision ; ce dernier, opérant sur l'air des marais en Amérique, y a démontré: 1° par le sulfate hydrique, la présence d'une matière organique; 2° par la combustion des miasmes, l'existence d'une forte proportion d'hydrogène, converti en eau dans le procédé employé; F. Daniell (1) a démontré le dégagement de l'hydrogène sulfuré dans les eaux de la côte occidentale d'Afrique et d'autres localités; avant lui, Chevreul et Savi (2) avaient fixé l'attention sur la production du même gaz par l'action réciproque des sulfates et des matières organiques, et avaient signalé cette réaction comme une des causes les plus influentes de la malaria. Ainsi donc, outre les gaz que l'on dégage abondamment par l'agitation de l'eau des marais, et dont on retrouve des traces dans l'air, il est incontestable qu'une matière organique s'échappe par volatilisation des eaux stagnantes, et se mêle à leur atmosphère, soit directement (Humboldt), soit en suspension dans la vapeur aqueuse (Moscati, Brocchi, Rigaud). Animale ou végétale, c'est sans nul doute cette émanation qui détermine l'odeur spécifique de marécage qui dénonce la proximité des eaux dormantes; odeur variable suivant les climats, la nature des marais, etc. Probablement le gaz des marais entraîne avec lui les miasmes organi-

(1) *Annales de chimie et de physique*, 1841, tome III, page 331.
(2) *Ibid*.

ques dont la production coïncide avec la sienne, et s'opère dans le même milieu ; l'expérience de Thenard et Dupuytren conduit à l'admettre, et si la chimie isole les produits de la fermentation des marais, on ne peut concevoir cet isolement dans la nature : on sait d'ailleurs que l'acide carbonique qui s'obtient par la fermentation des matières sucrées emporte de l'alcool.

Pour rassembler toutes les données qui peuvent éclairer sur l'action des eaux stagnantes, il faut considérer les objets placés dans leur sphère ; ce que les plantes et les animaux y deviennent fournira des probabilités d'induction pour l'homme. Si la végétation inhérente aux marais y prospère et s'y développe avec vigueur, il n'en est pas de même de la végétation extérieure ; celle-ci languit, les arbres sont rabougris, leurs fruits mûrissent difficilement, et manquent d'arome et de saveur ; la Bresse, la Brenne, la Sologne sont pauvres de végétaux ; elles ont peu de froment, d'orge et de maïs ; les céréales s'y montrent de qualité inférieure ; les plantes légumineuses sont gorgées de sucs aqueux, froides et moins nutritives ; les rares vignobles qu'on y rencontre donnent un vin sans force et sans goût. Les terrains desséchés des maremmes toscanes, efflorescents de sel marin en été, se refusent à la végétation de la plupart des plantes qui réussissent dans les terrains sains, et lorsqu'ils s'étendent, la végétation des terrains contigus devient languissante et se détruit. « Les fruits que la contrée (du Phase) produit viennent tous mal, et sont de qualité imparfaite, sans saveur, à cause de l'abondance de l'eau qui les empêche de mûrir complétement, et qui, en outre, répand sur le pays des brumes continuelles (1). » Dans la province de Bone, l'influence des émanations marécageuses se prononce dans la constitution des animaux comme dans celle de l'homme : les bœufs, les chevaux, tous les quadrupèdes, sont grêles, maigres, chétifs ; ils ont peu de vivacité dans les mouvements, peu d'élasticité dans les allures. Les quadrupèdes de grande espèce dépérissent dans les contrées marécageuses ; dix ans suffisent au renouvellement des races, dit M. Monfalcon (2), et elles s'abâtardissent dès la première génération ; le bœuf, la

(1) *OEuvres d'Hippocrate*, trad. par E. Littré (*Des airs, des eaux et des lieux*). Paris, 1840, tome II, page 61.

(2) *Histoire des marais*, page 113.

vache, le mouton languissent et se détériorent par le pâturage
des marais; leur chair devient insipide, aqueuse, moins nour-
rissante. Le poisson même, seule richesse des étangs de la
Bresse, y contracte un goût de vase, et livre à la consommation
une chair moins savoureuse, moins digestive. Que devient
l'homme lui-même, triste roi de cette nature dégénérée? C'est
ce que nous allons examiner.

§ II. De l'action des modificateurs hydrologiques.

1. *Eaux pluviales.* Le degré de sécheresse ou d'humidité des
climats et des localités dépend en grande partie de la quantité
des eaux météoriques qu'ils reçoivent, et du mode d'après lequel
elles leur sont départies; ces deux conditions sont elles-mêmes
subordonnées à la latitude, à la hauteur et à l'exposition des lieux.
Par l'époque de leur précipitation et par leur ordre de succession,
les pluies différencient les climats entre eux, et servent avec la
température à caractériser la marche des saisons. Soit qu'elles
grossissent les fleuves et les collections d'eaux immobiles, soit
qu'elles s'infiltrent dans le sol et déterminent sur une étendue
plus ou moins vaste le régime des eaux courantes, elles influent
notablement sur la salubrité des pays, et leur communiquent ou
leur ôtent ce que l'on peut appeler la tolérance pour l'espèce humaine. Leur durée, leur intermittence ou leur continuité impriment à l'atmosphère des qualités stables ou passagères qui
modifient transitoirement le jeu physiologique des organes, ou
transforment l'ensemble de l'économie. Indépendamment de ces
effets généraux, elles ont une action particulière suivant les saisons et les climats; les averses d'été répandent une fraîcheur
agréable, et procurent aux individus surexcités par les chaleurs
une sensation de détente; aux individus énervés par les sueurs,
une diminution d'activité cutanée; les pluies froides de l'automne
portent rapidement l'atmosphère à son maximum d'hygrométrie, et produisent tous les effets du froid humide. Les eaux pluviales rendent une activité funeste aux marais temporaires qui
tour à tour, secs et mouillés, sont le siège d'une fermentation
plus énergique; sous l'influence des chaleurs d'été, leur flaque
centrale se rétrécit, s'amincit par évaporation, et laisse à nu
une zone périphérique formée d'un opulent terreau, de détritus

végéto-animaux, et recouverte le plus souvent d'une végétation vivace et spéciale où pullulent les innombrables espèces d'une faune éphémère ; ailleurs, les thalwegs, seuls indices du cours des ruisseaux desséchés, les lits d'anciens torrents présentent des conditions plus ou moins analogues ; d'immenses terrains recouverts d'une litière végétale, brûlés par les chaleurs caniculaires, accumulent à leur surface les débris de plantes et d'animaux momifiés ; la sécheresse torride de l'été arrête leur décomposition ; viennent des pluies alternées avec des jours de soleil, et tous ces foyers à l'état d'attente, toutes ces surfaces de dégagement miasmatique entrent en activité ; l'on voit alors, dans des régions qui semblent exemptes de marais, l'apparition des fièvres coïncider avec les pluies chaudes ; celles du printemps n'ont pas la même efficacité, les foyers étant encore noyés par suite des pluies d'hiver, et les bandes de terrains ambiantes n'étant pas encore pourvues du détritus fermentescible. C'est en automne que la putréfaction végéto-animale acquiert son maximum d'intensité, et c'est alors que la terre fermente sous l'action des eaux pluviales, et que l'insalubrité se révèle dans les gorges des montagnes et jusque sur leurs rampes par la condensation nocturne des brouillards miasmatiques.

2. *Mer, atmosphère maritime.* Nous avons déjà indiqué (page 394) l'influence climatologique qui résulte de la position relative des continents et des mers. Kirwan a signalé le premier la différence de constitution atmosphérique entre les pays coupés de mers et de rivières, en rapport avec une grande masse pélagique libre de glaces, ouverts aux vents d'ouest, et les pays qui, dépourvus de golfes et de méditerranées, s'élargissent vers les pôles ou se prolongent au loin en une croûte solide. « Après l'élévation partielle du sol au-dessus du niveau des mers, dit M. de Humboldt, la cause la plus puissante qui fait varier la température des lieux placés sous une même latitude, est la position relative des masses continentales et des mers, c'est-à-dire des parties de la surface du globe qui, fluides et diaphanes, ou solides et opaques, diffèrent également par leurs pouvoirs absorbants et émissifs, par la quantité de lumière qu'elles absorbent, par la quantité de chaleur qui résulte de cette absorp-

tion, comme par les pertes sensibles que le rayonnement leur fait éprouver. Les rapports d'étendue et de configuration entre les masses opaques continentales et les masses fluides océaniques déterminent le plus les inflexions des lignes isothermes, non seulement en modifiant la température là où elle se développe localement, mais aussi en influant sur les courants atmosphériques » Quant aux modifications particulières que l'atmosphère maritime imprime à la santé des individus, il faut les étudier chez les marins qui exécutent des voyages de long cours et qui passent la plus grande partie de leur vie à bord des navires; mais d'autres causes croisent ici leur action avec celle de la mer, telles que l'habitation spéciale des marins dans les profondeurs méphitiques des vaisseaux, le régime, les travaux, les excès, les habitudes propres à leur état, influences variées et complexes dont nous examinerons ailleurs le résultat (tome II). Néanmoins l'on peut répéter d'une manière générale, avec la plupart des médecins navigateurs, que l'atmosphère océanique est plus salubre que celle des continents et des rivages : « *docet experientia nautas melius se habere in mari quam in terra* (1). »

En raison de la pression atmosphérique, nous absorbons sur mer, par le même nombre d'inspirations, une plus grande quantité d'oxygène que sur le haut des montagnes, car les quantités d'oxygène inspiré et d'acide carbonique exhalé par les poumons varient suivant la pression barométrique. Riche de lumière, ventilé presque incessamment par les brises, pur de toute espèce d'émanations délétères, moins chaud en été et moins froid en hiver, l'air maritime doit peut-être à l'humidité saline qui imprègne ses couches inférieures, des propriétés particulières, jusqu'à présent mal appréciées; il est certain qu'il agit favorablement sur les constitutions molles et lymphatiques, et préservativement contre quelques affections, fait qui ressort de leur fréquence relative à terre et sur mer, toutes autres conditions d'ailleurs égales. Quel médecin, s'il a vécu dans les ports de mer et s'il a été souvent embarqué, n'a été frappé de la rareté des maladies tuberculeuses parmi les gens de la flotte mar-

____

(1) Rouppe, *De morbis navigantium*. Leyde, 1764.

chande et militaire? La dysenterie fait peu de ravages à bord
des navires de guerre qui visitent le Sénégal, les Antilles, etc.,
tandis que cette cruelle maladie moissonne dans ces contrées nos
garnisons de terre. D'autres immunités leur sont acquises par
le seul fait de leur éloignement de la terre : les dangers d'un climat funeste sont permanents pour l'habitant sédentaire, passagers pour le marin ; les foyers d'infection miasmatique qui résultent de l'agglomération des hommes dans des villes mal
construites et sans police sanitaire, les effluves des eaux stagnantes, les vapeurs qui s'élèvent sous le feu d'un soleil tropical
des campagnes sans culture et des savanes à demi noyées par
les pluies, n'ont aucune prise sur la population nomade des
vaisseaux, ou ne l'atteignent qu'accidentellement par la propagation des vents. Dans nos colonies, en Morée, sur le littoral
de l'Algérie, on a remarqué le contraste que présente, aux
époques d'épidémie, l'état sanitaire des troupes qui occupent les
côtes ou l'intérieur des terres, et celui des matelots qui navi-
guent à une certaine distance des rivages, ou qui sont au mouillage dans une rade spacieuse. La mortalité des équipages de
nos stations est très inférieure, dans les pays chauds, à celle
des garnisons permanentes ou même des indigènes. Le seul déplacement de la terre sur un vaisseau a suffi pour amender,
quelquefois pour guérir des états morbides qui s'aggravaient
progressivement dans leur marche; en s'éloignant du sol, on
s'éloignait de la cause du mal; et dans beaucoup de circonstances, fuir est le seul remède. Frappé de ces avantages de l'atmosphère maritime, Lind a proposé d'établir à l'embouchure
du Sénégal un navire destiné à recevoir les convalescents de
Saint-Louis, et même les hommes valides ; M. Thévenot, qui
a pratiqué aux mêmes lieux (1) a renouvelé avec autorité ce salutaire conseil ; il veut que, pendant l'hivernage, les militaires
soient placés en dehors de la barre, dans un grand navire disposé à cet effet, et que le service de la colonie soit confié pendant cette saison aux noirs, qui sont alors peu sujets à maladie.
Au rapport de Lind, un régiment débarqué à Pensacola y perdit 120 hommes et 12 officiers de la fièvre, tandis que les équi-

____

(1) *Traité des maladies des Européens dans les pays chauds*. Paris, 1840,
page 375.

pages des navires, qui se tenaient seulement à la distance d'un mille n'eurent pas un malade. Dans des climats différents, le séjour à la mer procure encore même immunité : Blane assure que les navires mouillés à 6,000 pieds de Walcheren, durent à cette faible distance d'être épargnés par les fièvres qui ravageaient la garnison de cette île. Pringle remarque aussi que, durant le règne des maladies parmi les troupes qui étaient dans la Zélande, l'escadre de l'amiral Mitchel, mouillé à quelque distance du rivage, jouissait d'une parfaite santé.

3. *Fleuves, rivières*, etc. Tous les cours d'eau, les lacs, les marais même exercent sur la température moyenne des localités une influence proportionnelle à la masse de leurs eaux (page 334); leur évaporation est une cause frigorifique ; une grande profondeur des eaux diminue le froid de l'hiver aussi longtemps que la glace ne se forme point (Humboldt); dans les latitudes où la température moyenne de l'hiver dépasse 3°,5 centigrades, les rivières ne se prennent que lorsque le thermomètre exposé à l'air est descendu pendant quelques jours à —8 degrés ou — 10 degrés centigrades; au contraire, au delà des parallèles de 58 et 60 degrés, le dégel tardif des rivières, des lacs et des marais rend le printemps plus froid. Nous avons mentionné (page 406) les relations climatologiques des différentes espèces d'eaux courantes avec les lieux qu'elles traversent; nous ajouterons qu'elles communiquent à l'air un mouvement d'autant plus étendu, que leur lit offre plus de largeur et leur cours plus de rapidité. La direction des fleuves détermine souvent celle des vents, et par conséquent le transport des miasmes : c'est ce qui explique la propagation continentale de certaines maladies qui, telles que la fièvre jaune, semblent attachées au littoral de la mer ; en 1798 on a vu cette affection, suivant le Potomak, pénétrer dans la Virginie jusqu'à Alexandrie et Pétersbourg ; en 1805, elle a rayonné dans le Canada jusqu'à Québec ; en 1812, dans la province de Murcie jusqu'à Ziescar; en 1819, en Andalousie jusqu'à Séville, parce que le fleuve Saint-Laurent, la Segura et le Guadalquivir étendent vers l'intérieur de ces contrées les limites ordinaires de l'atmosphère maritime. Les fleuves, les rivières, les ruisseaux, favorables à la salubrité des habitations, parce qu'ils entraînent les immon-

dices et facilitent les soins de la propreté domestique et publique, peuvent nuire par les inondations, par les infiltrations, par l'abaissement de leurs eaux, par la déposition vaseuse qu'ils opèrent sur leurs rives, etc. C'est ainsi que le Gange, le Mississipi, l'Amazone et le Nil transforment, par des atterrissements boueux, leurs rivages en de vastes marais, d'où s'épandent, comme d'une coupe empoisonnée, les fièvres pernicieuses, la fièvre jaune et la peste. Dans les pays chauds, le mouillage dans les fleuves est une cause formidable de mortalité, parce qu'en général, ils présentent sur leurs bords les conditions funestes que nous venons de signaler. M. Thévenot a calculé que dans les voyages à la mer il périt 1 homme seulement sur 31, tandis qu'il en meurt 1 sur 2 dans les voyages sur les fleuves du Sénégal. Dans nos climats, le séjour sur les eaux courantes ne paraît nuire à la santé ni à la longévité ; les pêcheurs, les bateliers, sont, en général, robustes, et ne fournissent pas un contingent plus fort de malades que les autres classes ouvrières ; il y a plus : Parent-Duchatelet (1), qui s'est enquis minutieusement de l'état sanitaire des débardeurs, a vu que ces hommes, qui vivent pour ainsi dire dans l'eau, sont peu sujets aux fièvres d'accès, et qu'à part la maladie qu'ils appellent *grenouille*, ils jouissent en général d'une santé excellente. On peut donc conclure que les eaux courantes exercent une influence constante sur la température moyenne annuelle des lieux, et une influence particulière sur les hommes, laquelle varie d'après la conformation de leurs rives, leurs phases périodiques, et principalement d'après la latitude.

4. *Eaux stagnantes*. On peut assimiler l'action des marais aux effets d'une intoxication spéciale comme l'a fait M. Audouard. Nous renvoyons, pour l'étude détaillée des états morbides qui en sont le produit, aux monographies et notamment à l'excellent mémoire de Fournier-Pescay et Bégin, lequel, publié en 1818, présente la substance de la plupart des idées et développements qu'a reçus de nos jours la question de la pathologie paludéenne. Dans cette étude, il faut le dire, on s'est préoccupé trop généralement de l'intermittence, et même de l'état fébrile ou pyrétique. Pour beaucoup de médecins, la fièvre inter-

______
(1) *Annales d'hygiène publique*, tome III, page 245.

mittente proprement dite est encore l'expression complète de l'action des marais ; la rémittence et la sub-continuité sont considérées comme une aggravation accidentelle du type primitif et universel, qui est l'intermittence. Cette manière d'envisager les effets des eaux stagnantes, a faussé souvent la pratique médicale des pays chauds, et consolidé l'erreur par le langage traditionnel de la science. Il convient de faire entrer dans un seul groupe nosologique toutes les maladies engendrées par les marais, quels que soient d'ailleurs leur type et leur forme : ainsi se trouveront rapprochées pour leur traitement, comme elles le sont par leur origine, les fièvres intermittentes, rémittentes, sub-intrantes, larvées, pernicieuses, certaines fièvres continues des pays chauds, etc.; sans oublier toutefois, que même dans les pays chauds, on rencontre des fièvres continues de leur nature, intermittentes par accident, et qui procèdent d'une étiologie mixte. Torti rappelle fréquemment le passage de l'intermittence, non seulement au type rémittent, mais à la continuité (1) ; Monro (2) fait remarquer que la fièvre rémittente, quand elle devient mortelle, se change pour l'ordinaire en fièvre continue. J. Clark (3) a signalé judicieusement le rap-

(1) Cas. Broussais fait remarquer avec raison que toute fièvre rémittente a l'apparence de la continuité et pourrait recevoir la qualification de *pseudo-continue*, traduction hybride de *spuria continens* (Torti); après avoir étudié en Afrique les rémittentes sous toutes leurs formes, il déclare qu'il n'y a lieu d'installer dans la pyrétologie paludéenne une troisième catégorie de fièvres sous le nom de pseudo-continues. « Toutes les fois qu'une maladie, par » son origine, son aspect ou sa marche, tenait à l'influence endémo-épidémi- » que, elle offrait quelqu'un des symptômes que nous avons dit appartenir à » l'ordre des intermittentes, quelque chose de paroxystique qui nous mettait » sur la voie, malgré l'apparence de continuité. Si nous avions voulu former » de ces sortes d'affections une troisième catégorie, la seconde aurait disparu ; » il n'y aurait plus eu de fièvre rémittente. » (*Notice sur le climat et les maladies de l'Algérie*, etc., *Mémoires de médecine militaire*, tome LX, page 86). Qui donc, ayant connu le talent d'observation et l'impartialité de notre regrettable ami, n'attacherait une valeur réelle aux remarques qu'il a consignées dans cette notice, prodrome d'une publication plus étendue dont il avait recueilli les matériaux ; il est mort avant d'avoir pu les rédiger : ... *Nemini flebilior quam mihi.*

(2) *Médecine d'armée*, traduction de Le Bègue de Presle. Paris, 1769, tome II, page 320.

(3) *Obs. on the diseases in long voyages to hot countries.* London, 1773.

port de l'intermittence et de la continuité des fièvres avec l'intensité de la cause morbifique. « Les maladies observées dans les contrées marécageuses, disent Fournier et Bégin, peuvent être rangées sous deux divisions : les unes sont exemptes de réaction fébrile, les autres sont caractérisées par l'état de fièvre. Parmi les premières se rangent quelques diarrhées, des dysenteries, et dans plusieurs cas le choléra-morbus; les fièvres intermittentes et rémittentes simples ou pernicieuses et les fièvres dites ataxiques continues, sont les plus remarquables parmi les secondes. » Bailly remarquait, en 1825 (1), que si l'intermittence constituait à elle seule le fond de la maladie, l'expérience n'aurait jamais donné aux médecins qui pratiquent dans les pays marécageux, l'idée qu'une maladie dont les symptômes sont continus, peut cependant avoir le fond des *fièvres à quinquina*, et il aime mieux donner cette dénomination que celle d'intermittente à une affection qui peut ne pas l'être. M. Roux (2) ne distingue pas dans la pratique les fièvres intermittentes, rémittentes et continues. Les affections qui résultent de l'intoxication des marais diffèrent, non seulement par le mode de succession de leurs symptômes, mais encore par leur physionomie propre, et par l'ensemble de leurs phénomènes. Qui ne sait sous quelles formes variées se produisent les fièvres des pays chauds et marécageux, formes qu'il nous arrive parfois d'observer sporadiquement dans nos climats pendant la saison des fortes chaleurs! De là, les fièvres dysentérique, tétanique, cholérique, comateuse, algide, délirante, etc. On peut voir dans les épidémies d'Hippocrate, que les résultats de l'intoxication des marais n'ont jamais varié ; et M. Littré, qui a rétabli les descriptions hippocratiques dans leur véritable signification, après avoir démontré l'identité des fièvres que les observateurs modernes constatent aujourd'hui dans la Grèce, avec celles qui ont été décrites par le médecin de Cos, s'écrie avec raison : « La Grèce antique et la Grèce moderne sont, à vingt-deux siècles de distance, affligées par les mêmes fièvres; et cela prouve que les conditions climatologiques n'y ont pas essen-

(1) *Traité anatomo-pathologique des fièvres intermittentes simples et pernicieuses.* Paris, 1825, in-8.

(2) *Histoire médicale de l'armée française en Morée*, 1829.

tiellement changé ; car l'homme, qui en est un des réactifs les plus sensibles, y donne aujourd'hui, comme alors, la même réaction (1). » En parcourant les ouvrages des épidémistes qui ont observé dans les pays à marais, on rencontre une foule de cas qui, par leurs symptômes, se rapprochent, les uns de la fièvre jaune, les autres du choléra, d'autres encore de la peste. Dans les fièvres qui attaquèrent les troupes françaises en Morée, M. Roux observa souvent la douleur à l'hypochondre droit, et la coloration ictérique. La fièvre jaune, dit M. Monfalcon (page 330), est l'extrême degré des fièvres pernicieuses ; elle naît des mêmes modificateurs, et affecte les mêmes organes. La fièvre jaune, dit Gilbert (2), n'est autre chose que le maximum des fièvres rémittentes bilieuses, qui n'entraînent que successivement dans les fonctions, les désordres qui sont produits tous ensemble par la fièvre jaune. Chervin a consacré sa vie à la démonstration de l'identité de nature de la fièvre jaune et des fièvres paludiques ; et dans son rapport sur le mémoire de M. Rufz (3), il l'a renouvelée avec une force de conviction irréfutable. Il est certain que la fièvre jaune sévit avec prédilection à proximité des plages marécageuses et de l'embouchure des fleuves; on l'a observée particulièrement à Pensacola, à la Vera-Cruz, à la Havane, sur les rives de Rio-Morte, à Carthagène, à Saint-Pierre de la Martinique et dans toutes les localités désolées par des eaux stagnantes; il est certain que, précédée presque toujours ou accompagnée de fièvres intermittentes, elle apparaît aux mêmes époques que celles-ci, et se développe sous les mêmes conditions ; et tandis qu'elle moissonne les Européens transplantés, les fièvres intermittentes se montrent parmi les indigènes comme une expression atténuée de la même cause; M. Rufz a vu la fièvre jaune passer du type continu au type rémittent et intermittent dans l'épidémie qui régna à la Martinique de 1839 à 1840 ; enfin, ce qui achève l'assimilation de de cette maladie terrible à celle que produisent les émanations des marais, c'est qu'il suffit, suivant l'observation de M. de

(1) *OEuvres d'Hippocrate*, trad. par E. Littré, tome II, page 563.

(2) *Histoire médicale de l'armée de Saint-Domingue*. Paris, an XI.

(3) *Bulletin de l'Académie royale de médecine*. Paris, 1842, tome VII, pages 1045 et suiv.

Humboldt, de passer quelque temps aux environs de la Vera-Cruz pour en contracter le germe, tant l'influence des eaux stagnantes, combinée avec celle d'un climat de feu, s'y fait sentir avec une pénétrante énergie. La peste paraît se rattacher également, par son étiologie, à la famille des maladies de marais ; quand le Nil inonde l'Égypte, elle disparaît comme par enchantement, de même qu'on voit cesser les fièvres intermittentes par la submersion des marais ; mais lorsque la retraite des eaux laisse les terrains couverts d'un limon fangeux, les émanations qui s'en élèvent ne tardent point à ramener le fléau ; le peu de profondeur des sépultures, attaquées par les infiltrations du fleuve débordé, ajoute à son intensité. D'après l'observation de M. Pugnet (1), l'apparition de la peste coïncide toujours avec l'époque où la vase du Nil est mise en contact avec l'air et le calorique, et la gravité de l'épidémie se proportionne à l'étendue de l'inondation : ainsi elle sévit plus sur les côtes que dans le reste de la basse Égypte, où elle diminue en progressant vers le Delta ou haute Égypte, qui n'en offre plus de traces. Le choléra est, aux plaines du Bengale inondées par le Gange, ce que la peste est aux bords du Nil et la fièvre jaune à ceux du Mississipi, c'est-à-dire une forme d'intoxication palustre ; hors des régions tropicales l'on voit éclater sporadiquement, sous cette forme redoutable, l'affection des marais ; les accès cholériques algides sont fréquents en Algérie (2).

Ce n'est point ici le lieu de rappeler les épidémies qui se sont développées sous l'influence des émanations marécageuses, et qui ont été observées par Ramazzini, Lanzoni, Lancisi, Flacci, Sennert, Dekkers, le Boë, Blane, Pringle, etc. Les marais ont fait périr plus d'hommes qu'aucun autre fléau ; ils ont détruit plus d'une armée, dépeuplé plus d'un pays, effacé du sol et presque de la mémoire des hommes plus d'une ville jadis florissante. Des épidémies décrites par François le Boë, la seconde (1669-1670) enleva les deux tiers de la population de Leyde ; en 1762, 30,000 nègres et 800 Européens succombèrent au

---

(1) *Mémoire sur les fièvres de mauvais caractère du Levant et des Antilles,* 1804.

(2) *Mémoire de médecine, chirurgie et pharmacie militaires,* tome XXXV, page 36.

Bengale, à l'atteinte pernicieuse des marais (Lind) ; en 1741, 12,000 Anglais, sous le commandement de l'amiral Vernon, furent réduits au tiers par la même cause ; Pringle raconte que, pendant l'année 1747, en Zélande, les troupes anglaises eurent tellement à souffrir des fièvres de marais que peu de corps avaient conservé cent hommes valides ; à la fin de la campagne, *le Royal* ne comptait que quatre hommes qui se fussent toujours bien portés. L'île de Walcheren fut deux fois funeste, en 1806 et en 1809, aux troupes anglaises et françaises (Blane, Hamilton) ; en dernier lieu, les deux tiers des deux armées furent mis hors de combat par les fièvres. De semblables désastres se sont fréquemment renouvelés en Afrique ; en 1837, une compagnie du 11e de ligne, stationnée à Bouffaric, et composée alors de 82 hommes, passa tout entière à l'hôpital, excepté un sous-officier et l'officier qui la commandait, et qui est mon frère. Coutanceau a décrit l'épidémie de fièvres intermittentes qui ravagea Bordeaux en 1805, lors des travaux de desséchement du marais de la Chartreuse : en cinq mois, 12,000 personnes en furent atteintes, et 3,000 succombèrent. Les marais du Brouage ont affligé de vingt épidémies la population de Rochefort, où il mourait, il y a cinquante ans, 1 individu sur 15, tandis que pour la France la proportion générale de mortalité est de 1 sur 40. Il est inutile de multiplier les exemples des ravages épidémiques qu'exercent les marais, et auxquels s'ajoutent des épizooties non moins meurtrières. Hippocrate fournit encore ici son témoignage toujours vrai ; après avoir dépeint la constitution de ceux qui vivent près des marais : « Cet état maladif leur est habituel, tant en été qu'en hiver ; en outre, les hydropisies y sont très fréquentes et très dangereuses ; car, pendant l'été, les habitants sont affligés par des dyssenteries, par des diarrhées, par des fièvres quartes de longue durée, maladies qui, prolongées, se terminent, dans de pareilles constitutions, par des hydropisies et par la mort (1). » L'observation des siècles s'accorde donc à reconnaître que dans les contrées à marais sévissent des maladies différentes de celles qui appartiennent aux localités exemptes de cette source d'insalubrité ; que ces maladies, malgré leur dissemblance symptomatique,

(1) *Opere citato*, tome II, page 29.

malgré la diversité de leurs types et de leurs formes, accusent la même origine, et cèdent au même traitement ; que leur apparition, leur aggravation et la durée de leur règne coïncident avec l'époque, l'abondance et la période du dégagement miasmatique des marais ; d'où l'on conclura avec raison, qu'entre la présence des eaux dormantes et l'état pathologique de la population, il existe une relation de causalité.

S'il importe de noter cette échelle de manifestations morbides, qui succèdent à l'absorption du miasme, et qui s'élèvent du simple accès fébrile jusqu'à la sidération, de la diarrhée légère jusqu'aux fièvres pestilentielles, l'hygiéniste doit peutêtre s'attacher avec plus d'attention encore à l'altération lente et graduelle que subissent les individus dont la vie se passe au milieu des marais, soit qu'elle ait été précédée ou non d'accidents fébriles. Telle est la transformation qui s'opère insensiblement en ceux qu'elle atteint, qu'on serait tenté de les considérer comme une variété misérable de notre espèce. Un voyageur, visitant les pâles habitants du bassin Pontin, demandait à l'un d'eux comment ils y pouvaient vivre : « Nous ne vivons pas, nous mourons. » Cette lugubre réponse peint d'un trait l'état des populations si nombreuses sur le globe, qui languissent en proie au fléau permanent des émanations palustres (1). « Les habitants du Phase, dit le maître immortel de Cos, que nous ne nous lassons pas de citer, occupent une contrée marécageuse, chaude, humide et boisée ; les pluies y sont, dans toutes les saisons, aussi fortes que fréquentes. Ils passent leur vie dans les marais ; leurs habitations de bois et de roseaux sont construites au milieu des eaux ; ils ne marchent que dans la ville et dans le marché ouvert aux étrangers ; mais ils se transportent dans des pirogues faites d'un seul tronc d'arbre, montant et descendant les canaux, qui sont nombreux. Ils font usage d'eaux chaudes, stagnantes, corrompues par la chaleur du soleil et alimentées par les pluies.... c'est pour cela que les habitants du Phase diffèrent des autres hommes ; ils sont en effet d'une haute taille et d'un embonpoint si excessif, qu'on ne leur voit ni articulation ni veine ; leur coloration est aussi jaune que celle des ictériques ; leur voix est plus rude que partout ailleurs.... ils

(1) Comparez E. Carrière, *Le Climat de l'Italie*. Paris, 1849, pag. 292 et suiv.

sont peu propres à supporter les fatigues corporelles » (*loc. cit.*, page 61); et en parlant des eaux dormantes : « Ceux qui en font usage ont toujours la rate volumineuse et dure, le ventre resserré, émacié et chaud, les épaules et les clavicules décharnées. Les femmes sont sujettes aux œdèmes et à la leucophlegmasie; elles conçoivent difficilement, et leur accouchement est laborieux. Les nouveaux-nés sont gros et boursouflés; mais pendant la nourriture, ils maigrissent et deviennent chétifs.... de sorte que la longévité est impossible avec de pareilles constitutions; la vieillesse arrive avant le temps » (page 29). Ce tableau a conservé sa vérité; seulement, les localités en modifient quelques traits. Ce qui contribue le plus à nuancer la physionomie toujours spéciale des populations établies sur les bords des marais, c'est le degré de chaleur inhérent aux climats; mais si elles représentent, suivant les lieux, des individualités distinctes dont les caractères ne peuvent se fondre dans une description générale, elles ont cela de commun, que partout l'ensemble des phénomènes propres à chacune d'elles se résume dans une détérioration profonde de l'économie, dans la décadence prématurée des facultés physiques, intellectuelles et morales. Les habitants de la basse Bresse sont de petite stature, souvent affectés de déformations, soit du tronc, soit des membres; une peau fine et blafarde, des formes molles et sans reliefs musculaires; des tissus sans vigueur et sans élasticité, abreuvés de fluides aqueux, et qui gardent l'empreinte du doigt qui les presse, des cheveux plats et une teinte claire, une barbe rare, un œil terne et dont le regard tombe avec tristesse, une expression d'idiotisme et d'apathie, le cou maigre et allongé, la poitrine resserrée, le ventre gros et saillant, le pouls mou et petit, une peau toujours sèche ou couverte d'une transpiration habituelle qui débilite, une démarche lente et pénible, une voix gutturale et rauque, et dont les sons sont paresseusement articulés : tels se présentent à la fleur de l'âge les habitants d'une partie du département de l'Ain; frappés au berceau par une cause d'insalubrité qu'ils endurent avec une résignation inerte, ils n'ont connu ni l'enjouement de l'enfance, ni l'alacrité de la jeunesse; valétudinaires jusqu'à la tombe, qui pour eux s'ouvre de bonne heure, ils restent étrangers aux passions généreuses.

aux jouissances vives comme aux douleurs aiguës de l'âme ; également incapables de regrets et d'espérances, enfants déshérités de la nature qui ne leur a donné qu'un air délétère et des aliments sans force, il faudrait les plaindre entre tous, s'ils avaient conscience de leur misère. Les habitants de la Sologne et de la plaine du Forez se rapprochent des Bressans : même retard dans le développement, même caducité avant l'âge, même indolence, même débilité radicale, même hébétude du cœur et de l'intelligence ; à leur maigreur, à leur teint plombé, jaunâtre ou verdâtre pendant l'automne, on dirait des squelettes ambulants ; vieux à quarante ans, décrépits à cinquante, ils parviennent rarement à la soixantième année ; chez eux nulle sensibilité, et, comme dit Fodéré, on ne rit point sur le berceau de celui qui naît, on ne pleure point sur le cercueil de celui qui meurt. L'habitant de la Brenne apporte en naissant le stigmate de la cachexie de ses parents : « A peine a-t-il quitté le sein de sa nourrice, qu'il languit et maigrit ; une couleur jaune teint sa peau et ses yeux, ses viscères s'engorgent, il meurt souvent avant d'avoir atteint sa septième année. A-t-il franchi ce terme, il ne vit pas, il végète ; il reste cacochyme, boursouflé, hydropique, sujet à des fièvres putrides, malignes, à des fièvres d'automne interminables, à des hémorrhagies passives et à des ulcères aux jambes qui guérissent fort difficilement » (Monfalcon, page 119). Sa vie est une longue agonie ; dès sa vingtième ou trentième année, il penche vers le déclin ; ses facultés se dégradent, et communément la mort vient fermer à cinquante ans cette carrière de souffrances. Au centre des marais Pontins, le spectacle différait peu avant les travaux exécutés par ordre du pape Pie V, et depuis, il s'est médiocrement amélioré. Dans nos possessions d'Afrique, l'action lente des miasmes conduit quelquefois les malades, sans accident notable et par une pente insensible, à la cachexie et au marasme, qui, dans les circonstances ordinaires, clôturent une longue série de récidives pyrétiques. Cet état est caractérisé par l'affaiblissement général, la pâleur cutanée, l'infiltration et l'épanchement séreux dans les cavités des viscères et les lames du tissu cellulaire, et l'appauvrissement marqué du sang ; la peau est terreuse, écailleuse ; le moindre mouvement épuise les

forces et détermine des suffocations, les facultés sont engourdies, les sens obtus, l'appétit seul persiste. La cachexie dite
africaine, décrite par le docteur Craigie (*Gaz. méd.*, 1836,
page 280), et qui décime la race noire dans les Indes occidentales, principalement dans l'Amérique du Sud, a-t-elle quelque
parenté avec celle que l'influence des marais occasionne dans
les contrées extra-tropicales? L'analogie de causes, de symptômes et d'altérations anatomiques porte à croire que cette affection est, aux nègres des régions équatoriales, ce que la
traîne est aux riverains des marais de la Bresse et de la Sologne. La cachexie africaine survient après plusieurs rechutes
de fièvre : elle se caractérise par un état de langueur qui dégénère en une insensibilité complète, par l'appauvrissement du
sang, par la décoloration des lèvres, de la paume des mains et
de la plante des pieds, par l'empâtement des tissus cutanés,
particulièrement de la face et des extrémités ; à une époque
avancée, l'appétit se déprave, les fonctions digestives se troublent, la diarrhée s'établit, le foie et la rate se tuméfient, ainsi
que les glandes lymphatiques ; plus tard encore, les malades
rejettent les aliments inaltérés peu d'heures après leur ingestion, etc. La cachexie africaine sévit parmi les nègres esclaves
ou libres qui travaillent sur les plantations, c'est-à-dire qui
remuent une terre riche en débris organiques, à la surface de
laquelle naissent et périssent de nombreux produits, et que l'on
voit tour à tour convertie en limon par des pluies diluviales et
desséchée par les chaleurs.

Tels sont les effets aigus et lents de l'intoxication des marais.
Dans quelles bornes se manifestent-ils? L'expérience a-t-elle
permis de circonscrire avec quelque précision la sphère d'activité des eaux stagnantes? Le dégagement des effluves peut avoir
lieu dans un air calme ou mobile : dans le premier cas, et pour
les pays tempérés, on évalue, en général, à quatre ou cinq cents
mètres cubes le diamètre vertical, et à trois cents mètres le rayon
horizontal de la sphère dans laquelle ils se propagent ; mais une
pareille détermination ne peut avoir rien de rigoureux ; les variations hygrométriques et barométriques de l'air influent nécessairement sur l'extension des miasmes ; elle est surtout subordonnée à la température, qui diffère suivant les saisons et les

climats. Comment assigner, d'ailleurs, à l'action des marais des limites presque mathématiques , quand on n'a pour les fixer que les réactions variables de l'organisme? Tel s'exposera impunément à des distances que tel autre ne pourra franchir sans accuser par une perturbation fonctionnelle le voisinage d'une eau stagnante ; l'air, faiblement vicié au delà de trois ou quatre cents mètres, ne pourra rien sur des corps robustes ou acclimatés, tandis qu'il produira chez des individus nouveau-venus ou affaiblis des maladies dont le caractère et l'allure ne permettront aucun doute sur leur étiologie. On ne peut énoncer ici que deux propositions constamment vérifiées par le fait : 1° l'intensité de l'infection miasmatique est en raison inverse de la distance du foyer ; 2° excepté les circonstances où les mouvements de l'air ambiant chassent les miasmes dans une direction déterminée, leur pesanteur spécifique les entraîne vers le sol ; le danger est donc d'autant plus grand que l'on séjourne dans des couches d'air inférieures : c'est là , au rapport de Rigaud de l'Isle, ce qui rend les gorges d'Ardée inhabitables ; c'est là ce qui justifie le conseil hygiénique de ne se coucher jamais à terre au voisinage des eaux dormantes ; dans les contrées marécageuses, ceux qui vivent dans les endroits bas, encaissés, dépourvus de ventilation, sont plus maltraités que les habitants des coteaux et des lieux élevés. Cette observation s'applique aussi à toutes les villes qui se composent d'une partie basse et d'une partie située sur une hauteur ; le chiffre de la mortalité est constamment moindre dans la partie élevée de Genève ; nous avons constamment observé moins de fièvres dans les citadelles de Bastia, de Corte, de Calvi, de Navarin, dont la position est élevée, que dans les quartiers bas de ces villes. Dans certains quartiers de Rome, la fièvre atteint inévitablement les habitants de la partie inférieure des maisons ; on s'y soustrait en montant d'un étage. En arrivant en Corse, on est frappé de voir les classes les plus aisées de la population se loger de préférence dans les étages les plus élevés : mais en se familiarisant avec la pathogénie de ce pays, on ne tarde point à sanctionner cet usage. La même sagesse a voulu qu'en Afrique les pièces situées au rez-de-chaussée fussent généralement converties en magasins. Faut-il s'étonner si les épizooties les plus funestes et les plus nombreuses ont paru dans les pays marécageux, pendant les chaleurs de l'été, après des brouillards épais, ou dans le voisinage de mares dont les eaux étaient croupissantes (1)? Plongés dans les couches infimes de l'atmosphère, où s'accumulent les particules miasmatiques, les animaux les absorbent plus abondamment par les voies respiratoires ; elles pénètrent encore en eux avec les substances dont ils se nourrissent dans les champs, et qui en sont imprégnées. Et comme la gravité des maladies est en raison directe de la quantité de matière miasmatique qui s'insinue dans l'organisme, on comprend que les animaux qui en absorbent beaucoup, et dont le tégument, recouvert de plumes, de laine ou de poil, n'élimine point le poison, présentent, comme expression d'une plus grande intensité de cause, le type continu de l'affection endémique ; dès lors il devient inutile d'agiter la question de savoir si les animaux sont susceptibles de contracter la fièvre intermittente. Le professeur Metaxa, de Rome, n'accorde cette propriété qu'au cheval ; M. Bailly croit les animaux peu sujets à la fièvre d'accès ; M. Dupuy, au contraire, a vu périr un grand nombre de bêtes après avoir pâturé dans des marais. Cette discussion peut se traduire autrement : les animaux qui offrent une maladie dans sa forme la plus grave peuvent-ils l'éprouver à un moindre degré quand la cause agit elle-même avec moins de force? On le voit encore ici : bien poser la question, c'est souvent la résoudre.

Quand l'atmosphère est agitée, les émanations des marais peuvent être transportées à de grandes distances : elles suivent alors la direction du courant atmosphérique, et ne laissent dans tous les autres sens qu'une viciation légère de l'air ; ce courant dangereux se heurte, se divise, s'arrête, se réfléchit sur les obstacles qu'il rencontre, tels que montagnes, coteaux, forêts, habitations : ceux-ci se chargent des miasmes dont il est le véhicule, dans les points où ils supportent l'effort du courant ; alors, se produit un effet généralement constaté : c'est l'insalubrité remarquable de la partie moyenne et inférieure de certaines collines, tandis que, entre les élévations et le marais, et plus près de ce dernier, le séjour est infiniment moins périlleux ; c'est que la couche d'air dont le déplacement produit le vent n'est pas

______

(1) *Dictionnaire des sciences médicales*, tome XIII, page 6.

celle qui confine au sol, et les couches qui sont au-dessous ne se pénètrent, à certaines distances du foyer, que d'une minime proportion d'effluves. Des faits nombreux prouvent la dissémination des miasmes par les vents ; trente personnes de Rome, se trouvant par promenade vers l'embouchure du Tibre, le vent vint à souffler du midi sur des marais infects, et vingt-neuf d'entre elles furent prises de fièvre tierce (Lancisi). Fodéré a été témoin de semblables accidents dans le Mantouan, dans le Ferrarois, aux environs de Montpellier. Aux Indes occidentales, des vaisseaux mouillés à 1,500 toises des rivages marécageux furent infectés de fièvres par l'effet du vent. Lancisi attribue l'insalubrité de Rome à la coupe d'une forêt qui l'abritait contre le vent qui souffle des marais Pontins. En 1826, les fièvres de marais, après avoir désolé épidémiquement la Hollande, passèrent la mer à la faveur des vents d'est, et firent subitement invasion en Angleterre, où elles sévirent avec intensité. L'hôpital de Wolwich, où la fièvre intermittente est excessivement rare, en reçut alors jusqu'à 300 cas ; la seule commune de Marston compta 25 décès sur une population de 300 âmes. Il importe de se rappeler l'effet propagateur des vents en présence des fièvres d'accès développées dans des lieux qui, par leur situation élevée ou isolée de tout foyer d'infection, sembleraient devoir en être entièrement affranchies. Il y a des localités en Corse qui, malgré leur éloignement des marais, sont visitées par les fièvres intermittentes sous l'influence de certains vents ; et M. Raymond Faure, avant d'imputer à la chaleur solaire la production des fièvres intermittentes qu'il a rencontrées dans quelques parties de la Grèce situées loin des marais, avait à prouver qu'elles n'étaient dues ni à des foyers locaux, ni au transport des émanations palustres par l'intermédiaire des courants atmosphériques, ni à l'action des eaux pluviales sur des terrains desséchés d'une certaine nature. C'est ainsi que l'eau stagnante du lac d'Agnano dégage des effluves délétères qui s'étendent jusqu'au couvent des Camaldules, éloigné d'une lieue, et situé sur une haute montagne, et c'est ainsi que, malgré l'absence de tout marais, la *malaria* règne avec une pernicieuse intensité, non seulement dans les vallées basses des environs de Volterra, mais encore sur le flanc des collines, et même à une certaine

élévation ; le terrain de ces localités est constitué en grande
partie par des marnes argileuses grises, altérées et imprégnées
de gypse et de sel marin, soulevées par des roches ignées qui
forment les cimes des monts ; desséchés en été, ces terrains fermentent par l'action des eaux pluviales, et dégagent les miasmes fébrifères, ce qui fait dire communément que la terre bout;
Brocchi (1) et Savi insistent sur la vérité de cette étiologie populaire des fièvres dans certaines contrées, bien confirmée par
l'observation de nos médecins d'Afrique. Suivant M. Carrière (2),
la matière organique qui existe dans l'eau stagnante, à la surface du sol humide et gras, dans l'épaisseur de la litière végétale
dont les champs se couvrent en automne, jouerait un rôle dans
les conditions de composition de quelques-uns des vents qui
prédominent sur la lisière occidentale de l'Italie ; là existent,
à peu d'exceptions, des marécages d'une puissance morbigène
plus considérable, qu'il impute à la prépondérance de la ventilation occidento-méridionale ; il y a prééminence miasmatique,
dit-il, toutes les fois que le sol est exposé aux influences plus
ou moins directes de cette ventilation ; ainsi s'expliquerait la
nocuité variable d'un même bassin marécageux suivant le repos
ou la translation violente des masses aériennes ; et c'est aux
vents qui soufflent sur certains marécages qu'est due l'inutilité
de tous les travaux exécutés pour les assainir : la terre est soumise au bras de l'homme ; l'atmosphère est son maître.

La latitude et la hauteur modifient le rôle pathogénique des
marais. On peut appliquer à ces deux conditions climatériques ce
que Lancisi a dit de la saison des chaleurs : « *Adaucto vero
æstu, febres continuæ, atque etiam exitiales urgent.* » Cet
axiome est vrai, soit que l'accroissement de la chaleur dépende
de la saison ou de la progression climatérique du pôle à l'équateur : les fièvres de marais augmentent, en effet, de nombre et
de gravité, du nord au midi, mais en suivant moins la direction
des parallèles que celle des lignes isothermes : il en doit être
ainsi, en raison des conditions du dégagement et de la disper-
sion des miasmes fébrifères; ceux-ci ne peuvent s'élever que par
l'abaissement des eaux lacustres et marécageuses ; la chaleur

(1) *De l'état physique du sol romain*, page 276.
(2) *Le Climat de l'Italie*, etc. Paris, 1849, page 308.

produit ce résultat en activant l'évaporation jusqu'à mettre la vase en contact avec l'air ; elle a pour triple effet la fermentation vaseuse, la volatilisation de la matière qui constitue le miasme et la formation d'une certaine quantité de vapeur aqueuse, véhicule ordinaire du miasme. L'influence de la latitude se subordonne donc ici aux inflexions des lignes isothermes ; c'est pourquoi les fièvres intermittentes, rares à Saint-Pétersbourg, qui est cerné de marais et situé par le 59e degré de latitude N., ne se montrent plus en Asie vers le 57e, tandis qu'elles règnent en Suède au delà du 63e de même latitude, et, d'après Mackensie, atteignent même un peu plus à l'ouest les îles Shetland. La limite boréale des fièvres intermittentes se confond donc avec la ligne isotherme que représente une température moyenne annuelle de 5 degrés centigrades avec une moyenne de zéro en hiver et de 10 degrés en été. Entre les limites extrêmes où leur règne expire, les fièvres paludiques se manifestent avec une fréquence et une intensité proportionnelles à la chaleur atmosphérique : c'est une règle qui, d'après Fournier et Bégin, souffre peu d'exceptions : elle ressort de l'histoire des endémies des différents pays de marais. En Hollande, les fièvres intermittentes quartes, tierces ou quotidiennes attaquent un grand nombre d'individus, mais leur marche est lente, et permet à l'art de les combattre presque à loisir. La forme dite pernicieuse est assez rare dans la basse Alsace, où les fièvres intermittentes abondent annuellement. Passez en Hongrie, et vous verrez déjà ces maladies revêtir fréquemment la forme rémittente, et se compliquer des symptômes de la dysenterie dite putride. Dans le voisinage des marais Pontins, à Rome, et dans les maremmes de la Toscane, l'intermittence tend à s'effacer de plus en plus, les fièvres continues et rémittentes éclatent souvent avec l'appareil phénoménal de l'ataxie. L'Espagne nous laisse voir, dans ses endémies, comme un reflet du fléau qui désole les côtes de l'Afrique et de l'Amérique, vomissements de matières noires, couleur ictérique de la peau, délire violent, etc. Enfin, dans les contrées plus voisines de l'équateur, qui subissent, à certaines époques de l'année, le maximum du dégagement miasmatique, sous la double influence de l'humidité et de la chaleur excessives, c'est la fièvre jaune, c'est la peste, c'est la dysenterie putride, c'est le choléra : masques effrayants qu'impriment à la même maladie un certain nombre de conditions spéciales, inhérentes aux localités, mais dont la première est sans contredit l'exubérance du principe toxique des marais. Il n'échappera point aux observateurs que, dans cette progression des pays tempérés vers les zones brûlantes, les phases de la végétation deviennent à la fois plus puissantes et plus rapides, les races animales plus variées, et surtout la génération des insectes et des reptiles de toute espèce plus abondante. La circulation de la matière est plus rapide dans les régions tropicales : il en résulte que les foyers de fermentation organique y sont plus multipliés et empruntent peut-être à la nature de leurs matériaux une activité plus délétère.

Dans une même contrée, la succession des saisons répète jusqu'à un certain point les effets de la progression climatérique du pôle à l'équateur : ainsi, dans les climats tempérés de l'Europe, l'hiver frappe les marais d'impuissance en les couvrant d'une croûte de glace ; alors leur voisinage est sans péril. Au printemps, noyés par les eaux qui proviennent des pluies abondantes ou de la fonte des neiges, ils ne peuvent nuire que par l'humidité qu'ils communiquent à l'air. Mais par les fortes chaleurs de l'été, la plus grande partie de la masse liquide s'évapore, le fond vaseux est mis à nu ; les plantes, les insectes, les animaux aquatiques de toute espèce qui y pullulent, meurent et se putréfient ; les émanations qui s'échappent de ce foyer de décomposition plus ou moins étendu, se répandent dans l'atmosphère, et c'est ce moment, c'est-à-dire la fin de l'été et le commencement de l'automne, que signale l'explosion des endémies propres aux pays marécageux de l'Europe. Dans nos possessions de l'Afrique, en Corse et en Italie, la période de salubrité atmosphérique s'étend du mois de janvier au mois de juin ; dans cet intervalle, on y observe les maladies propres aux pays tempérés et exempts de marais ; pendant le reste de l'année, et surtout depuis juin jusqu'à la fin d'octobre, on y voit les maladies s'aggraver en proportion de la température, passer de l'intermittence à la rémittence et à la continuité, et simuler les formes pathologiques qui appartiennent aux climats de l'Amérique et de l'Orient. La plus grande mortalité correspond dans les pays marécageux à la période des chaleurs, et dans les localités qui en sont depourvues, aux mois les plus humides et les plus froids de l'année. Les nombreuses statistiques que nous avons faites de notre service au Val-de-Grâce nous ont toutes fait voir que, du mois de mai au mois d'octobre, le chiffre des maladies et de la mortalité se tient constamment en baisse, et se relève dans une proportion notable depuis novembre jusqu'à la fin de mars ; le contraire a lieu, comme nous l'avons dit, dans nos possessions africaines et généralement dans les pays chauds.

L'élévation du sol agit, comme la latitude, sur le type, sur la forme et sur la fréquence des fièvres paludiques. Et de même que, dans les deux hémisphères, elles disparaissent au delà d'une certaine latitude, ainsi on les voit s'éteindre complétement à une hauteur très considérable. La ville de Sezza, située à 306 mètres au-dessus du niveau de la mer, brave le voisinage des marais Pontins, et n'offre point de fièvres intermittentes : dans certaines régions marécageuses de l'Afrique, et sur des plages situées au niveau de la mer, les fièvres se développent en été sous le type continu, puis à des hauteurs croissantes elles deviennent successivement rémittentes, puis intermittentes, quotidiennes, tierces, jusqu'à ce qu'elles cessent entièrement à une certaine limite. D'après M. Carrière (1), la limite où le mauvais air n'a plus de traces est entre 120 et 150 mètres de hauteur, et les Italiens indiquent, comme il suit, la série décroissante des effets de la *malaria : aria pessima, cattiva, sospetta, sufficiente buona, fina* ou *ottima*. L'influence de l'altitude ressort bien de la statistique du département de l'Ain ; M. Bossi, ancien préfet de ce département, a constaté, pour les années 1802, 1803 et 1804, la progression suivante de mortalité :

Dans les communes de la montagne.	.	.	**1 décès annuel sur**		**38,3 habit.**
—	—	de rivage.	—	—	26,6 —
—	—	de la plaine emblayée.	—	—	24,6 —
—	—	d'étangs et de marais .	—	—	20,8 —

Toutefois des foyers marécageux se rencontrent jusque sur les plateaux et dans les anfractuosités des montagnes; Humboldt en a vu dans les Landes ; sur les sommets les plus élevés des

(1) *Le Climat de l'Italie sous le rapport hygiénique et médical.* Paris, 1849, page 311.

Vosges existent de véritables marais sous forme de tourbières. En Afrique, M. F. Jacquot (1) a trouvé des nappes stagnantes dans les montagnes, près d'Aïn-Temouchent, etc. A défaut de marais, les concavités plus ou moins étendues que présentent les flancs des montagnes servent à recueillir les eaux pluviales, et les transforment en menus foyers d'intoxication.

La fièvre jaune et la peste diminuent aussi de fréquence et d'intensité en s'élevant dans les couches supérieures de l'atmosphère ; à un niveau déterminé, elles expirent comme les fièvres de marais. D'après M. de Humboldt, la ferme de l'Encéro, située à 928 mètres au-dessus du niveau de la mer, marque la limite verticale de la fièvre jaune sur les côtes de la Vera-Cruz. Une observation de Blane, rapportée par M. Boudin, prouve qu'à Sainte-Lucie les ravages de la fièvre jaune furent réduits de moitié à une hauteur de 277 mètres. Le docteur Brayer assure qu'un village bâti à cinq lieues de Constantinople, sur la montagne d'Alem-Daghe, à une hauteur d'environ 500 mètres au-dessus du niveau de la mer, n'a jamais été atteint par la peste. Dans la peste qui frappa notre armée d'Égypte, la citadelle du Caire fut épargnée ; dans celle de 1835, elle jouit de la même immunité (Clot-Bey). Pariset, Bally et François, lors de l'épidémie de fièvre jaune qui désola Barcelone, ont remarqué que la citadelle de cette ville jouissait d'un privilége analogue. La hauteur à laquelle commence l'immunité, est déterminée par la loi de décroissement du calorique dans le sens vertical ; elle ne peut donc être la même pour les divers climats. Le fait mentionné par Blane semble indiquer qu'aux Antilles la fièvre jaune ne dépasse point une élévation de 550 mètres, tandis qu'aux environs de la Vera-Cruz elle ne s'arrête qu'à 928 mètres. Une seule maladie du groupe nosologique des marais, le choléra indien, se joue de cette loi de propagation suivant la latitude et la hauteur ; il a atteint le 65ᵉ degré de latitude boréale ; en 1822, il sévissait à Erzeroum, dont l'élévation, d'après le voyageur Brown, est égale à celle de l'hospice du mont Saint-Gothard, c'est-à-dire, de 2,128 mètres au-dessus du niveau des mers.

L'époque de l'année qui favorise le plus l'action des marais,

____

(1) *Recherches sur les fièvres à quinquina*, etc., 1848, page 44.

est celle qui produit leur desséchement: cette époque a lieu dans nos climats, en juillet, août, septembre et octobre, surtout vers le midi, où ces mêmes mois deviennent alors ordinairement le temps de la plus forte mortalité, tandis qu'ils offrent très peu de décès dans les cantons parfaitement salubres. Dans nos huit départements les plus marécageux, le maximum des décès occasionnés par les marais pèse sur le mois de septembre pour les jeunes enfants, et pour la masse des individus qui ont touché au moins leur cinquième année, sur celui d'octobre. L'époque du desséchement des marais, et par conséquent celle des maladies et de la forte mortalité qu'elles déterminent, avance dans le midi de notre hémisphère, et retarde dans le nord. Lorsque la marche des saisons se précipite ou se trouve retardée, lorsque le desséchement des marais se prolonge ou bien est abrégé, les maladies et la mortalité qu'elles produisent se déclarent plus tôt ou plus tard, et se continuent dans l'automme longtemps après les chaleurs, ou disparaissent pendant que celles-ci durent encore. Les années les plus malsaines sont, dans les localités sèches, celles qui sont pluvieuses, et dans les localités humides, celles qui se font remarquer par des chaleurs intenses ou par une sécheresse opiniâtre. Dans les pays chauds, les premières ondées de l'hivernage, succédant à une longue sécheresse, font naître des maladies d'intoxication miasmatique, qui s'éloignent ensuite par la continuité et l'abondance des pluies. Dans les contrées équinoxiales et dans les zones méridionales de l'Europe l'influence des marais sévit le plus à l'époque de l'année où l'hygromètre indique pendant le jour le minimum d'humidité; dans les régions septentrionales, au contraire, c'est lorsque l'hygromètre marche de nouveau vers l'humidité. Quant aux phases nycthémères de l'activité des marais, on sait qu'elle atteint son maximum aux heures du soir, pendant la nuit et le matin, c'est-à-dire, à l'époque diurne du refroidissement et de la plus grande humidité de l'air; tant que le soleil est au-dessus de l'horizon, leurs émanations sont moins à redouter; au milieu du jour, en l'absence de tout brouillard, leur innocuité est à peu près complète (1).

(1) Villermé, *De l'influence des marais sur la vie* (*Annales d'hygiène et de médecine légale*, tome II, page 345).

Les effets fébriles de l'impaludation ne se manifestent quelquefois que longtemps après l'introduction des miasmes dans l'économie. M. Ferrus (1) a cité un exemple remarquable de cette sorte d'incubation ; beaucoup de militaires qui ont séjourné en Afrique ont eu leurs premiers accès de fièvre à leur retour en France ; nous avons eu sous les yeux des faits de ce genre, notamment chez un chirurgien sous-aide. Les phénomènes d'intoxication antimoniale, si bien étudiés par M. Millon, expliqueraient d'une manière satisfaisante ces apparentes anomalies, ainsi que les rechutes à long intervalle en des pays salubres, s'il était permis de conclure d'un genre d'intoxication à un autre de nature très différente. La distribution du poison dans les divers organes ferait dépendre de leur degré de sensibilité et de leurs affinités sympathiques le mode et l'énergie de la réaction fébrile ; l'imprégnation toxique de tout l'organisme donnerait la clef des cachexies de marais. Les accès ou les rechutes tardives seraient l'expression des efforts d'élimination tardive de l'économie. N'a-t-on pas retrouvé l'émétique dans plusieurs organes et tissus de chiens tués trois mois et demi, quatre mois après l'ingestion de cette substance ? L'apparente immunité serait-elle autre chose que la concentration des miasmes absorbés sur des parties moins réactionnaires, comme il advient de l'antimoine accumulé particulièrement dans le tissu cellulaire, le foie, les os des chiens, trois et quatre mois après la cessation du régime antimonial ? Enfin, le rôle de l'hérédité dans l'état cachectique des populations riveraines des marais est éclairé par la constatation d'une forte quantité d'antimoine dans le foie de petits chiens dont la mère avait pris de l'émétique quinze jours avant de mettre bas.

L'action des marais diffère encore suivant leur nature ; les marais d'eau salée, et ceux qui sont formés par un mélange permanent d'eaux douces et salées, paraissent plus nuisibles. Le mélange accidentel des eaux douces et des eaux salées donne lieu au dégagement le plus énergique d'effluves : ainsi, l'étang de la Valduc et celui d'Engrenier, près de Martigues (2),

(1) *Dictionnaire des sciences médicales*, loc. cit.

(2) C'est à Martigues qu'expérimentant les succédanés du quinquina, Fodéré fit usage des préparations arsenicales, préconisées d'abord par Fowler

viennent-ils à mêler leurs eaux, les endémies les plus funestes ne tardent point à rayonner dans les localités environnantes. M. Gaetano Giorgini a publié en 1825 plusieurs faits relatifs à des localités d'Italie, et qui montrent les maladies endémiques s'aggravant ou diminuant suivant que les marais d'eau douce communiquaient avec les eaux de la mer, ou en étaient séparées par des écluses. L'influence pernicieuse du mélange des eaux d'origine diverse n'avait point échappé à Hippocrate : « Les unes sont douces, les autres salées et alumineuses; d'autres proviennent de sources chaudes; dans le mélange, leurs propriétés sont en lutte. » Ce passage contient la mention d'un fait perdu de vue et que Savi vient de restituer à l'histoire de l'impaludation, à savoir, l'influence nocive du mélange des eaux minérales (sources chaudes) avec les eaux marécageuses; le lac de Rimigliano, avant 1832, en offrait un exemple : il recevait par la *fossa calda* les eaux minérales et thermales de Caldana, contenant des bicarbonates et des chlorures calciques et magnésiques; sur son fond formé d'une couche noire d'origine marine végétait une seule plante, le *chara hispida,* et sa vase dégageait du gaz hydrogène sulfuré avec une matière organique. Les eaux minérales détournées et le lac épuisé par écoulement, une végétation florissante a rapidement couvert le sol de cet ancien marais (*Ann. de chim.,* 1841). Les recherches du chimiste anglais Daniell sur les eaux de la côte occidentale d'Afrique, celles de MM. Haüy et Balard sur les eaux du port de Marseille (1), et précédemment celles de M. Caventou (2), prouvent que dans le mélange des eaux douces et des eaux salées, la décomposition des sulfates par la matière organique donne lieu au dégagement de l'hydrogène sulfuré, lié sans doute à des émanations de nature organique. M. Mêlier remarque à cette occasion (3) que beaucoup de marais ordinaires, renfermant aussi des sulfates, présentent au même degré que les marais mixtes ou saumâtres, la double condition à laquelle paraît se lier la production des fièvres intermittentes, décomposition des sulfates et destruc-

(1) *Comptes rendus de l'Académie des sciences,* 1845, page 89.

(2) *Considérations chimiques sur les eaux de Seltz,* etc., 1826.

(3) *Rapport sur les marais salants,* dans *Mémoires de l'Académie nationale de médecine.* Paris, 1847, tome XIII, page 694.

tion de la matière organique : peut-être le danger ou l'innocuité des marais est-elle en proportion des éléments qu'ils fournissent à la production de ces deux séries de phénomènes combinés. Il est intéressant de rapprocher de ces données les inductions que fournit la chimie actuelle sur la fermentation spontanée d'un liquide par l'addition d'un autre liquide (catalyse). M. Gaultier de Claubry, expérimentant sur les eaux d'une féculerie, les a vues produire par leur mélange avec les eaux et la vase de l'étang de la Briche, une décomposition putride extrêmement forte.

Les maladies qui règnent autour des marais sont-elles dues aux émanations de la végétation spéciale qui s'y développe? Question posée en 1832 par Savi (1), effleurée par M. Monfalcon (pages 71 et 105), renouvelée par M. Motard (2) et par M. Boudin. Suivant cet écrivain, la stagnation de l'eau et la matière végétale décomposée ne produisent le miasme que d'une manière médiate, en favorisant le développement d'une végétation spéciale dont les émanations seraient les causes directes et réelles de l'intoxication des marais. C'est à la diversité de cette végétation dans les différentes parties du monde qu'il est disposé à rapporter la diversité des manifestations pathologiques, peste, choléra, fièvre jaune. Il s'appuie sur l'opinion populaire qui attribue à la flouve (*anthoxantum odoratum*), plante très commune dans la basse Bresse, la production des fièvres intermittentes : cette plante fleurit pour la seconde fois au commencement de l'automne, et répand alors une odeur très infecte ; quelques algues, dit encore M. Boudin, notamment le *chara vulgaris*, sembleraient douées de la propriété fébrifère ; même observation quant au rhizophore et au calamus. Enfin il cite M. de Humboldt, qui voit une cause de la fièvre jaune dans la décomposition d'une grande quantité de fucus, d'ulves et de méduses, mis à découvert par la marée descendante. M. Boudin revendique ce fait pour son hypothèse, en écartant les effets de la putréfaction de ces substances. Cette manière de raisonner ne détruit point la signification qu'un observateur qui a nom de Humboldt attache au même fait, tel qu'il le présente lui-même;

(1) *Recherches physiques et chimiques sur le chara*, 1832.
(2) *Opere citato*, tome 1, page 180.

quant à l'action pathogénique de certaines algues, elle s'explique par la vase qui y adhère ou par leur putréfaction. Elle rappelle un fait intéressant observé en Algérie, savoir, la production de fièvres intermittentes parmi des militaires qui avaient couché dans une cabane improvisée avec des joncs encore souillés du limon des marais. Savi signale des localités, telles que le port de *Vada*, le *Porto nuovo de Piombino*, l'ancien port de *Talamone*, etc., où les fièvres intermittentes et pernicieuses se développent par suite de la putréfaction des amas d'algues baignés par des eaux douces en communication avec celles de la mer ; il remarque, à cette occasion, que l'algue ne se putréfie point dans l'eau pure, la présence des sulfates dans l'eau étant nécessaire au dégagement de l'hydrogène sulfuré. Le préjugé relatif à la flouve est sans fondement : ainsi pensent des médecins qui ont vécu et observé dans la Bresse même, MM. Nepple et Monfalcon ; cette graminée, une des plus répandues dans l'Europe, n'est accusée qu'en Bresse de propriétés malfaisantes. Toutefois nous reconnaissons avec tout le monde qu'il existe des principes toxiques tout formés dans un certain nombre de végétaux palustres, comme dans les renoncules, les ombellifères, les champignons, etc. Les effets spécifiques de ces plantes, et d'autres qui sont étrangères à la flore des marais, ne peuvent être niés, soit qu'ils résultent de l'absorption de particules vénéneuses, soit qu'ils aient lieu par impression nerveuse ; mais il y a loin de ces effets accidentels, instantanés, fugaces, aux manifestations morbides, périodiques ou continues, qui constituent les maladies des marais, et qui se déroulent sur la presque totalité du globe avec tant de constance et d'uniformité. Ce qui achève de ruiner l'hypothèse précitée, c'est la propriété qu'ont certains terrains desséchés (*voy.* page 464) de produire, sous l'action des eaux pluviales, des émanations fébrifères ; c'est encore le fait si connu de la lente bonification des maremmes de Toscane ; ces terrains, même après l'écoulement de leurs eaux marécageuses et déjà recouverts par des atterrissements artificiels, restent encore un foyer d'insalubrité, jusqu'à ce que la couche saine superposée ait acquis assez d'épaisseur et de compacité pour soustraire entièrement le terrain marécageux aux influences atmosphériques.

Cette discussion nous conduit à examiner la cause prochaine de l'action délétère des marais. L'influence pernicieuse des marais est hors de doute : « Avec des degrés plus ou moins grands et des différences dans l'intensité des effets, elle est la même dans tous les pays et n'a pas varié depuis les premiers documents que nous fournit l'histoire (1). » Mais quelle en est la cause matérielle? Sans parler des insectes et des animalcules invisibles, admis les uns par Vitruve et Varron, les autres par Lancisi, pour expliquer la production des fièvres, il n'est possible de ne les attribuer ni à l'humidité ni à la chaleur, isolées ou combinées. Au rapport de Lind et de Sinclair, Madère, les îles Canaries, les îles Saint-Antoine, Saint-Nicolas, contrées chaudes et humides, mais sans marais, sont affranchies du tribut des fièvres, et possèdent un climat sain ; il en est de même des Barbades, des Bermudes. L'Écosse, surtout au voisinage du lac Lomond, les îles Orcades, le Canada, pays humides et froids, présentent des populations saines et de fréquents exemples de longévité. Le gaz que l'on recueille sur les marais, quand il est préparé artificiellement, peut être respiré souvent dans des proportions considérables et pendant un temps fort long ; rarement il détermine des accidents, lesquels n'ont rien de commun avec les fièvres de marais (Orfila et Parent-Duchâtelet, *loc. cit.*, page 303). Le gaz hydrogène sulfuré existe en forte proportion dans les émanations des *solfatares* et des *lagoni* du Siennois et du Volterrano, et cependant elles ne déterminent point les maladies des Maremmes ; même innocuité de l'air des lagunes de Venise (Savi). Mais le gaz des marais, nous l'avons dit, ne se produit pas isolément ; sa formation semble liée à la cause même de leur insalubrité : avec lui se dégagent des émanations organiques qu'il entraîne, comme elles sont entraînées par la vapeur d'eau qui se forme simultanément à la surface des marais. Le gaz préparé dans les laboratoires ne lui est donc pas identique, et son innocuité ne prouve rien. Le principe qu'il accompagne s'échappe par la volatilisation des substances végétales et animales d'espèces particulières, les-

(1) Orfila et Parent-Duchâtelet, *Influence des féculeries et des émanations marécageuses.* (*Annales d'hygiène et de médecine légale.* Paris 1834, tome XI, pages 251 et suiv.

quelles gisent en putréfaction dans la vase des marais : ce principe , M. Boussingault a pu le saisir dans l'air des plaines dangereuses de l'Amérique, et il en a démontré la nature organique. Sans doute l'analyse de ce chimiste, celle de Vauquelin , l'observation de Dupuytren et Thenard ne témoignent que d'une chose, de la présence d'un principe organique dans l'atmosphère de certains lieux ; et il n'en résulte pas que cette matière soit positivement celle qui, par son introduction dans l'organisme, y développe les phénomènes si singuliers des fièvres intermittentes. Mais l'induction est ici légitime : toutes les probabilités , tous les faits observés, une somme de coïncidences invariables , autorisent à considérer le principe organique qui s'exhale des eaux stagnantes comme le miasme fébrifère. Ajoutons qu'en raison de la constitution même des marais et de la spécialité de leurs effets pathologiques, il est impossible de refuser aux émanations qui s'en élèvent un caractère spécifique.

Parmi les conditions individuelles, celles qui font le plus varier l'action aiguë ou lente des marais, sont l'âge, l'état de faiblesse primitive ou acquise, le régime, l'habitude. M. Villermé (*loc. cit.*) a démontré, par des recherches statistiques, le fait ignoré jusqu'alors, savoir que les jeunes enfants succombent en énorme proportion par l'influence des marais. En comparant la mortalité des enfants dans les cantons salubres et dans les huit départements les plus marécageux de la France, il est arrivé à la proportion de 1,000 : 1,546. Les enfants qui n'ont pas achevé leur première année fournissent moins de décès que les enfants nés depuis un an jusqu'à quatre, sans doute parce qu'ils sont tenus dans l'intérieur des maisons, et sont ainsi moins exposés aux émanations. Après l'âge de dix ans, l'influence des marais est moins à redouter qu'avant ; elle l'est moins encore depuis l'âge de quinze à dix-huit ans jusqu'à celui de vingt-cinq ; depuis trente-cinq ou quarante ans jusqu'à cinquante ou cinquante-cinq, cette influence se prononce davantage, mais jamais autant que chez les jeunes enfants. Ce sont les vieillards qui paraissent résister le plus à l'action nuisible des marais, peut-être aussi parce qu'ils sont sédentaires ; en outre ils ont acquis le bénéfice de l'habitude. L'air marécageux fait périr un grand nombre d'enfants, non seulement par une sorte d'inoculation de maladies spéciales, mais encore en aggravant les maladies ordinaires de cet âge ; il semble aussi que leur organisation délicate et spongieuse s'imprègne des moindres doses du principe toxique des marais, car leurs émanations affectent ces petits êtres à des distances où elles sont trop mélangées avec l'air salubre pour agir sur les adultes. Quoi qu'il en soit, la diarrhée, la dysenterie, une affection gastro-intestinale aiguë, et en tout temps le carreau, sont les formes morbides que l'empoisonnement palustre revêt chez eux de préférence. D'après quelques médecins, il est très difficile de conserver des enfants en Afrique, et, en général, l'élève des jeunes animaux y est soumise à de nombreuses difficultés. Les constitutions débiles, usées par les excès, par les souffrances physiques ou morales, résistent moins à l'action des eaux stagnantes ; la nostalgie, l'épuisement consécutif aux privations, aux déplétions sanguines, aux fatigues de tous genres, etc., y prédisposent de même. C'est surtout en temps de guerre que l'influence des marais est fatale aux troupes qui exécutent des marches de nuit, et qui ont une nourriture insuffisante, de mauvaise qualité, ou irrégulièrement distribuée. Nos médecins militaires en ont acquis l'expérience dans les campagnes de l'Empire, et récemment dans quelques localités de l'Algérie (Bone, Bougie), où les maladies décimèrent nos soldats. Grâce aux travaux d'assainissement exécutés en Afrique, et à une bonne organisation des services administratifs, la mortalité a diminué là, comme elle diminuerait dans tous les pays marécageux, par de semblables améliorations, dont la plus essentielle doit consister dans une alimentation substantielle et tonique. Dans nos cantons les plus infestés par les émanations palustres, on constate une grande différence, quant à la santé et à la longévité, entre les classes mal logées, mal nourries, mal vêtues, et les classes favorisées par l'aisance ; le seul usage d'une boisson fermentée suffit pour atténuer le danger de l'intoxication miasmatique. Le même contraste se reproduit en Afrique et dans les colonies, entre les soldats et les officiers : dans les expéditions, au milieu des camps, les uns et les autres sont soumis aux mêmes influences du sol et de l'atmosphère ; mais le bien-être relatif des officiers, comparé

aux privations de la troupe, explique la disproportion du tribut
que ceux-ci paient aux maladies locales. En outre, les officiers
commettent moins d'excès, et savent mieux se défendre des affections morales, qui detruisent toute force de réaction. Indépendamment du degré de résistance organique qui résulte de la
constitution, du régime, etc., il est des dispositions individuelles
qui modifient les effets des miasmes marécageux. Lind rapporte,
et ces cas sont nombreux, que plusieurs personnes ayant été
soumises pendant le même espace de temps au souffle infect
d'un marais, l'une est morte le premier jour comme par sidération, l'autre, le second jour, d'un accès pernicieux; quelques-
unes ont donné des inquiétudes durant quatre à cinq jours;
d'autres n'ont éprouvé qu'une fièvre simple ou un malaise passager. Enfin il est d'une observation constante que les endémies
des contrées insalubres exercent moins de ravages sur les indigènes que sur les nouveaux-venus; et tandis que ceux-ci meurent en grand nombre, les autres ne sont atteints que légèrement.
Ces différences sont dues à l'habitude : elle préserve rarement,
mais elle amortit l'influence fébrifère. En Afrique, quand le
dégagement des miasmes est encore faible, l'Arabe se porte
bien, tandis que le Français nouvellement débarqué commence
à fébriciter. Quand le dégagement s'active, les fièvres pernicieuses règnent parmi nos troupes, et les fièvres intermittentes
simples parmi les Arabes qui sont au service français. Toutefois il ne faudrait pas croire que les indigènes jouissent à un
haut degré de cette immunité relative. Dans les saisons épidémiques, la fièvre envahit les tribus, des peuplades entières, et
mal combattue, elle laisse sur elles, après d'interminables récidives, la trace certaine de ses ravages. On rencontre sous la
tente de l'Arabe, comme chez nos soldats, les grosses rates, les
foies volumineux, diverses formes d'hydropisie, les lésions profondes des fonctions digestives, les diarrhées rebelles, le marasme qui en est la suite. Chargé du service sanitaire de la direction des affaires arabes à Alger, souvent appelé à pratiquer
dans les tribus, M. Périer a vu des indigènes des deux sexes et
de tout âge, affligés de cette cruelle série de symptômes, sans avoir
jamais ingéré la moindre dose de quinine; ce qui, soit dit en
passant, juge les préventions encore populaires dans l'armée

contre le précieux fébrifuge (1). Les personnes acclimatées aux marais doivent en craindre d'autant plus les effets que le climat qu'elles ont quitté diffère plus de celui qu'elles abordent. L'émigration d'un pays marécageux dans un autre plus méridional renforce l'imminence morbide. Déjà Lind avait remarqué qu'il est dangereux de quitter un canton marécageux de l'Europe pour le Sénégal; et M. Thévenot a vu les fièvres intermittentes contractées à Rochefort, se réveiller sur le sol d'Afrique et se compliquer rapidement d'affections graves, telles que dysenterie, hépatite.

ARTICLE III. — DU SOL.

L'influence du sol se combine avec celle de l'air et des eaux pour modifier profondément le produit de deux règnes organiques : l'espèce humaine la subit à son tour, et, pour en apprécier l'efficacité, il suffit de comparer, dans leurs caractères physiologiques et dans leurs allures sociales, les populations groupées sur les hauteurs du globe et celles qui vivent dans les vallées, le pâtre des Pyrénées et le pêcheur des côtes de la Bretagne. La nature et la disposition des terrains indiquent les végétaux qui s'y plaisent, les animaux qui s'y établissent ; et comme les uns et les autres fournissent à l'homme sa nourriture, les conditions du sol concourent indirectement à la détermination de son type héréditaire ; elles gouvernent d'ailleurs, si l'on peut ainsi dire, les agents atmosphériques et hydrologiques ; les reliefs du terrain, sa configuration, l'état de sa surface, ses rapports avec les continents et les mers, son orientation, décident la direction des vents, donnent lieu à des courants accidentels, et, en modifiant la pression de l'air, influent sur les qualités hygrométriques de ce fluide, font varier la tension électrique, suscitent ou contrarient les divers hydro-météores, de telle sorte que l'ensemble de ces causes perturbatrices entretient, entre le climat solaire et le climat réel d'un lieu, une différence tranchée. La plus puissante des circonstances météorologiques, celle qui sert de base à la division des climats, la température, dépend essentiellement de la conformation du sol et de ses qualités

______

(1) *De l'infection paludéenne en Afrique* (*Journal de médecine de M. Beau*, mars 1844, page 72).

physiques. L'exhaussement de sa surface en montagnes et en plateaux imprime aux lignes isothermes leurs plus fortes déviations ; en raison de l'opacité et de la cohésion des matériaux solides qui constituent sa croûte, la terre réagit à l'impression du calorique solaire tout autrement que l'air et l'eau, fluides diaphanes, perméables à la lumière, et dont les molécules ont une excessive mobilité ; aussi la position relative des masses compactes et des masses liquides du globe exerce-t-elle sur la marche des lignes isothermes une influence prépondérante.

Les circonstances géologiques ont cela de particulier, qu'à la différence des modificateurs atmosphériques, elles sont stables, permanentes ; elles agissent sans relâche. Sans doute, il est donné à l'homme de modifier la surface du globe dans certaines limites : il fait tomber les arbres des forêts ; il tyrannise le cours des rivières ; il distribue à son gré les eaux météoriques ; l'industrie vomit par mille bouches des masses énormes de vapeurs et de substances gazeuses qui se mélangent avec l'air des cités : mais ces changements, excepté les desséchements et les défrichements de bois, marquent peu dans l'immense variété des causes qui règlent le type général des climats.

L'action puissante que le sol exerce sur l'économie à l'état de santé s'étend à ses manifestations pathologiques. S'il y a quelque exagération à supposer que les maladies sont groupées sur le globe comme les espèces animales et végétales, il est certain que plusieurs semblent confinées dans la sphère où elles prennent naissance ; d'autres, quoique ayant plus d'expansion , ne franchissent point une certaine limite dans leur propagation suivant la latitude, ni dans leur marche ascendante. Il en est qui se transforment dans leur type, et qui se déroulent du nord au midi comme sur une échelle progressive de fréquence et de gravité : un rôle étiologique semble dévolu à la nature du terrain ; enfin, ce qui achève l'intimité du sol avec la pathogénie, les produits qu'il donne sont à la fois la substance alimentaire de l'homme et la matière de ses excès.

Est-ce à dire que, malade ou sain, l'homme appartient tout entier aux influences externes, et cette parole d'Hippocrate, dont Montesquieu s'est inspiré : « Tout ce que la terre produit · est conforme à la terre elle-même, » faut-il l'interpréter comme l'école sensualiste, dont Cabanis s'est fait le physiologiste éloquent? Non, l'homme n'est pas soumis fatalement à des influences dont il ne saurait surmonter aucune. Le Créateur l'a pourvu d'une force d'initiative qui le met en état de réagir sur la nature. S'il ne peut transformer le type général des climats, si ses facultés se brisent contre des obstacles grandioses, s'il ne peut abaisser les cimes alpestres et les découronner de leurs neiges éternelles, il est le maître du terrain qu'il foule, le régulateur des influences de localité; il peut corriger beaucoup de causes nuisibles, se soustraire à celles qui sont réfractaires à son industrie; par son intelligence et par son travail, il réussit à conquérir ses droits imprescriptibles à la vie et au bien-être là où la nature marâtre a prodigué sous ses pas et sur sa tête comme un luxe d'insalubrité et de mort.

§ I. Des modificateurs géologiques.

1. *Température et électricité du sol.* La terre possède une température propre; de plus, elle est chauffée à sa surface par l'émission du calorique solaire; mais les variations annuelles de la température, dans les régions inférieures de l'atmosphère, n'affectent pas de la même manière les couches du globe. Elles vont en décroissant à mesure qu'on s'éloigne de sa superficie dans la direction d'une même verticale; on arrive enfin à une couche où la température est constante. Au delà, elle augmente proportionnellement à la profondeur, mais dans des limites assez étendues (1 degré centigrade d'augmentation pour 14 ou 15 mètres de profondeur jusqu'à 50 ou 60 mètres), suivant la nature du sol et d'autres causes moins connues. Les expériences faites par MM. Arago et Walferdin, pendant le forage du puits de Grenelle, portent l'accroissement successif de la température à 1 degré par 32 mètres, et ce résultat a été rigoureusement confirmé par la thermalité de l'eau qui jaillit aujourd'hui de 550 mètres. Néanmoins la chaleur terrestre est à peu près sans influence sur la température de sa surface, vu l'excessive lenteur du refroidissement du globe, que Fourrier évalue à moins de 1/57600° de degré centésimal pour un siècle; aussi n'ajoute-t-elle pas 1/30° de degré à la température de la croûte extérieure du globe : celle-ci est donc presque entièrement le résultat

de l'insolation. Pendant le jour, la surface du sol s'échauffe par l'action directe du soleil. Entre les tropiques, elle marque très communément jusqu'à 52°,3′; près des cataractes de l'Orénoque, M. de Humboldt a trouvé le sable graniteux blanc à gros grains couvert d'une belle végétation de graminées et de mélastomes à 60°,3′ de température, l'air étant, à l'ombre, de 29°,6′. L'astronome Nouet a vu le sable, en Égypte, près Philæ, à 67°,5′. Pendant la nuit, la terre se refroidit par le rayonnement vers l'espace. Dans la saison chaude, la température du sol va diminuant jusqu'à la couche où elle se maintient invariable. Le contraire a lieu dans la saison froide : nous avons dit que la profondeur de la couche à température constante varie dans chaque localité, suivant la conductibilité du terrain. En somme, la température de la surface de la terre est plus élevée que la température moyenne de l'atmosphère, et celle-ci est supérieure à la température de l'espace. La terre possède la cause des phénomènes appelés électriques; comme tout globe électrique au milieu d'un espace libre, elle a sa tension à la surface. Tout corps qui s'y trouve posé partage sa tension résineuse, laquelle augmente d'autant plus qu'il forme une plus grande saillie dans l'espace ; aussi les montagnes, les monuments, les arbres, et, en général, les êtres organisés, ont-ils des tensions résineuses plus fortes que le sol qui les supporte (1).

2. *Structure et composition du sol.* Les mouvements ondulés du sol, les flancs abrupts des montagnes, les rochers amoncelés comme des ruines, les crevasses des volcans, etc., sont autant de témoignages des révolutions qui ont bouleversé la surface du globe. En examinant de près ce chaos apparent de la nature, on reconnaît que les catastrophes qui l'ont remuée jusque dans les entrailles se sont accomplies dans un certain ordre, et que ses forces mises en jeu à chaque époque de crises ont agi dans une même direction. Les escarpements qui bordent les vallées se montrent le plus souvent constitués par des dépôts de substances diverses, en couches parallèles, d'autant plus relevées à l'horizon, qu'elles sont plus près des hautes chaînes; dans les plaines, au contraire, ces couches s'étendent horizontalement ;

(1) Peltier, *Annales de chimie et de physique*, 1842, pages 408 et 429.

sur les versants opposés, même effet, mais en sens inverse : quelle plus forte preuve que la croûte terrestre s'est soulevée à différentes époques pour former les chaînes de montagnes dont elle est parsemée. Dans les excavations naturelles ou produites par la main des hommes, que voyons-nous? des terrains résultant de dépôts d'origine aqueuse, stratifiés en couches horizontales, recélant des débris de végétaux et d'animaux composés de cailloux roulés, de sable, de diverses espèces de limon et de calcaires ; à de plus grandes profondeurs, les traces de générations animales et végétales qui s'éloignent de plus en plus des types actuels ; les débris dispersés d'une création entièrement différente, et par ses formes, et par ses dimensions, de celle qui encadre aujourd'hui l'homme dans son plan ; enfin, des masses granitiques, des roches, des terrains primitifs, et, dans ce dernier ordre de formations, partout l'empreinte du feu, partout les traces de la haute température dont l'action, jadis agrandie et multipliée, a pu donner aux contrées voisines des pôles un climat de palmiers, de bambousiers, de fougères arborescentes et de coraux lithophytes (Humboldt). Aussi les terrains les plus anciens ne présentent-ils aucun vestige d'êtres organisés ; l'apparition de ces derniers coïncide avec la formation des terrains de transition : à cette époque la vie entre en lutte avec la nature morte, lutte tantôt convulsive, tantôt lente, et qui la conduit à dérouler la série de ses transformations dont l'homme paraît être le terme.

Le médecin doit connaître la structure de la croûte superficielle du globe; mais, pour ne pas usurper sur une autre science, nous devons nous borner à donner ici l'indication des terrains qui la constituent ; ils sont divisés en quatre classes, composées chacune de plusieurs formations. Voici leur ordre de superposition, en commençant par les plus récents :

1° **Terrains de transport.** (Récents.
   Terrains d'alluvion. . .) Moyens.
   Terrains meubles . . . (Anciens.

2° **Terrains tertiaires** . . .
   / Faluns.
   | Meulière.
) Grès de Fontainebleau.
   | Gypse.
   (Calcaire grossier.
   \ Argile plastique.

3° Terrains secondaires.		Craie.	
		Grès vert.	
		Terrain jurassique.	
		Grès bigarré.	
		Grès rouge.	
4° Terrains de transition.	Supérieurs	Terrain houillier.	
		Calcaire métallifère.	
		Vieux grès rouge.	
	Inférieurs.	Calcaire de transition.	
		Ancien.	
		Grauwacke (calcaire bleu noir).	
5° Terrains primitifs		Schiste argileux.	
		Schiste talqueux.	
		Micaschiste.	
		Roches amphiboliques.	
		Gneiss.	
		Granite.	
		Syénite.	

Ce tableau ne comprend pas les terrains de position variable et les terrains volcaniques. C'est un fait remarquable que l'affinité des végétaux pour les divers terrains ; quoique les animaux et l'homme aient des relations moins intimes et moins stables avec le sol, la nature de sa composition ne peut manquer d'agir en quelque chose sur leurs manifestations vitales. Les terrains détritiques nourrissent dans leur tourbe fangeuse une végétation particulière, dans laquelle on remarque les salix, ledum, scirpes, eriophorum, acra, tamarix, etc. Un fond crayeux se décèle par les réséda, les giroflées, les campanules, les scabiées, etc. Suivant l'observation de De Candolle, les terres argileuses sont, après les rochers, celles qui se montrent les plus réfractaires à la végétation ; leur compacité s'oppose à l'action de l'oxygène atmosphérique ; le sable est également contraire aux plantes par sa mobilité et la sécheresse qu'il acquiert sous un ciel ardent : telle est en grande partie la structure du Delta d'Afrique, mélange d'argile et de sable que dessèchent un soleil implacable et les vents du désert. Sur les dunes formées par les alluvions sablonneuses, végètent les carex, les lymus, le triglochin, etc. Les terrains pierreux se couvrent de sedum, d'asclepias, de cymbalaires, de clinopodes, etc.

C'est l'humus, constitué par un détritus végéto-animal, qui sert à la nutrition des végétaux ; sous cette couche existent les éléments minéralogiques du sol provenant de la décomposition des roches : les premiers sols se sont formés aux dépens des

roches ignées, du granit, du micaschiste, de la siénite, etc.;
les sols formés ensuite, l'ont été aux dépens des terrains de sédiment. Les roches primitives, en se décomposant sous l'atteinte
des actions météoriques, fournissent des galets, du sable, de
l'argile, etc. L'eau qui s'infiltre dans les fissures de ces roches,
se dilate en se congelant et finit par rupturer violemment les
masses dont les débris, entraînés par les cours d'eau, produisent sur leurs bords et à leurs embouchures, des atterrissements
dont s'empare la végétation. L'intervention des agents météoriques suffit pour décomposer le feldspath, le mica, l'amphibole,
le protoxyde ferrique, principes constituants de ces roches ; les
deux premières de ces substances, devenues terreuses, friables,
se convertissent en une espèce d'argile appelée kaolin; l'amphibole et le pyroxène subissent une altération analogue par la sur-
oxydation du fer ; moins dures, les masses calcaires cèdent
plus facilement aux actions mécaniques et se dissolvent dans
les eaux chargées d'acide carbonique. La désagrégation et la
décomposition de ces matières fournit des dépôts de cailloux,
de sable et d'argile où se montrent d'abord des plantes qui vivent plus de l'atmosphère que du sol, cactus, mimosas, lichens,
mousses, fougères, etc. L'accumulation de leur détritus annuel
crée un terrain propre à la culture. Les terrains de cette origine
ont pour principes constituants, outre les matières organiques,
de la silice, de l'alumine, de la chaux, de la magnésie, de la
potasse ou soude, des oxydes de fer ou de manganèse, de l'eau et
quelquefois de l'acide fluorhydrique (1). Les terres de culture sont
assez meubles pour que l'eau s'y infiltre sans séjourner, pour
que l'air y circule sans les dessécher, pour que les racines puissent s'y plonger et s'y ramifier ; cette quantité dépend des proportions de sable et d'argile ; les phosphates et les sels terreux
sont nécessaires pour la production de la fibrine et de la caséine
végétales : on a doublé en Angleterre la fertilité des champs en
y semant des débris d'ossements.

On appelle terres fortes celles qui sont tenaces, peu perméables, lentes à sécher, c'est-à-dire les terres où l'argile domine:
un sol est dit argileux quand il en contient 40 pour 100 de sable.

(1) Boussingault, *Économie rurale considérée dans ses rapports avec la
chimie, la physique, la météorologie*, tome I.

Les terres légères contiennent beaucoup de sable ; la végétation s'y développe rapidement ; l'engrais leur profite moins parce qu'il s'y dissout et s'y dissipe facilement par les eaux pluviales; ces terres se dessèchent vite. A 75 de sable sur 100 parties de terre, celle-ci est encore propre à la culture de l'avoine : quand la proportion de sable monte à 90 pour 100, la sécheresse lui ôte toute cohésion, et dans nos climats il devient très difficile de l'utiliser. La science agricole a réussi toutefois à fixer un sol mouvant en le couvrant de plantations productives. Des forêts de pins et de genêts couvrent aujourd'hui, dans le bassin d'Arcachon, les dunes formées aux dépens des sables rejetés par l'Océan. Les sables mouvants, siliceux ou calcaires qui couvrent de grandes étendues dans l'intérieur des continents, peuvent eux-mêmes être rendus à la culture au moyen d'irrigations, et au milieu des déserts arides, comme dans le Sahara algérien, quelques filets d'eau, qui jaillissent du sol, suffisent pour créer ces oasis où la végétation se développe avec force et qui nourrissent des tribus entières.

3. *Configuration du sol.* Il faut considérer : 1° la forme des limites entre le sol et les masses liquides ; 2° entre le sol et l'atmosphère. Dans le sens horizontal, la terre est diversement configurée par rapport aux fleuves et aux rivières : tantôt ceux-ci roulent leurs eaux dans des lits profondément encaissés et dont les bords sont taillés à pic ; tantôt la disposition des terres riveraines livre un vaste domaine aux inondations : c'est ainsi qu'entre Huningue et Lauterbourg, sur une ligne de 48 lieues, plus de 250,000 arpents sont envahis par le cours du Rhin, ou sans cesse exposés à ses incursions. Les formes que les continents affectent dans leurs points de contact avec les mers offrent la même variété, et n'influent pas moins sur le résultat d'ensemble des influences climatériques. L'ouest de l'Europe, l'Italie, la Grèce et l'Inde, en deçà et au delà du Gange, se terminent par des côtes sinueuses, pour ainsi dire articulées, offrant de nombreux étranglements et des prolongements péninsulaires dans leurs contours ; au contraire, toute l'Afrique, le nord de l'Asie, le nord-est de l'Europe et la Nouvelle-Hollande, ont une configuration en masses continues, à contours très simples, non interrompus par des sinuosités profondes. L'étendue litto-

rale des continents les ouvre, dans une mesure proportionnelle, à l'influence de l'atmosphère maritime, et leur fait en partie leur régime météorologique. M. de Humboldt a comparé les continents, quant au développement de leurs côtes. Voici la proportion qu'il établit entre elles:

Europe.	1:3,03	Nouvelle-Hollande.	1:1,44
Asie.	1:2,41	Amérique du Sud.	1:1,69
Afrique.	1:1,35	Amérique du Nord.	1:2,89

Dans le sens vertical, la croûte solide du globe est sillonnée par des ondulations, par des élévations qui dépassent plus ou moins le plan normal, représenté par le niveau de l'Océan. Ces reliefs, sortes de rescifs qui s'avancent dans l'océan aérien, présentent aux regards de l'homme un spectacle imposant par l'agglomération bizarre de leurs masses, par la rapidité de leurs pentes, par la hauteur de leurs cimes. Ils ne paraîtront néanmoins que de légères rugosités par rapport au globe, si l'on considère que le plus élevé de tous, le Chimboraço, ne dépasse point de plus de 3,350 toises le niveau de la mer. Les continents représentent une série de plateaux qui s'élèvent progressivement au-dessus du niveau de la mer; leurs centres sont parcourus dans toutes les directions par des chaînes de montagnes qui diversifient les sites et nuancent singulièrement le caractère climatérique des localités par l'inégalité de chaleur, d'hygrométrie, de météores électriques et aqueux, etc. Parmi ces exhaussements qui forment de vastes plateaux, les plus remarquables sont le plateau des Cordilières qui partage inégalement l'Amérique méridionale, et le plateau de la haute Tartarie, qui, portant le Thibet au centre de son sommet, sépare, d'orient en occident, toute l'Asie dans son milieu.

4. *Propriétés du sol.* La densité d'un terrain étant connue, on peut en déduire approximativement la nature des principaux éléments qui le constituent; de toutes les matières minérales qui entrent dans la composition de la terre arable, les sables calcaires et siliceux sont les plus denses et l'argile la moins dense; l'humus l'est encore moins. Les terres s'imbibent, c'est-à-dire retiennent l'eau et l'empêchent de s'évaporer trop rapidement; les sables siliceux et calcaires, ainsi que le gypse, s'imbibent le moins; un litre d'argile pure, pesant $1^{kil},251$ à

l'état de complète dessiccation, absorbe 0^{gr},875 d'eau ; l'humus pèse, à l'état sec, 0,493 par litre ; mouillé, il retient 0^{gr},935 d'eau ; le calcaire, sous forme de poudre fine, absorbe 85 d'eau pour 100 parties de terre, tandis qu'à l'état de sable, il n'en prend que 29 pour 100 ; de ces recherches dues à M. Schübler (1), il résulte que la plus grande durée d'humectation appartient aux terres végétales riches en humus ; ce qui explique leur aptitude à dégager des effluves fébrifères

Le degré de cohésion ou d'adhérence des terres n'est point en raison directe de leur facilité d'imbibition ; l'humus et le calcaire en poudre, qui prennent plus d'eau que l'argile, ont moins de ténacité ; celle-ci, à l'état pur, a le maximum de ténacité, représenté en poids par 11^{kil},10 ; la terre argileuse 9^{kil},25, l'argile grasse 7^{kil},64, l'humus 0,97, le gypse 0,81 ; le sable siliceux, ainsi que le sable calcaire, 0,0 —. La tendance des divers éléments du sol à la dessiccation intéresse autant l'hygiène que l'agriculture ; elle détermine la rapidité de l'évaporation et le retrait des terres, d'où résultent les fissures et crevasses, réceptacles d'eaux pluviales et foyers souvent inaperçus de dégagements miasmatiques ; le sable et le gypse sont les substances qui laissent échapper le maximum d'eau dans un temps donné, et l'humus le moins ; mais celui-ci se rétracte le plus ; 1,000 parties cubes d'humus se réduisent par dessiccation à 817 ; l'argile pure à 846 pour 1,000. La porosité des terres et leur proportion de sels déliquescents donnent la mesure de leur propriété hygroscopique, différente de celle qui retient dans le sol l'eau qu'il a absorbée ; on peut voir, par les chiffres ci-dessous que nous empruntons à M. Schübler, que la faculté d'absorption décroît à mesure que les terres deviennent plus humides :

Désignation des terres.	500 centigr. de terre, étendus sur une surface de 36,000 millim. carrés, ont absorbé en			
	12 heures.	24 heures.	48 heures.	72 heures
Sable siliceux	0,0 centigr.	0,0 centigr.	0,0 centigr.	0,0 centigr.
Sable calcaire	1,0 —	1,5 —	1,5 —	1,5 —
Gypse	0,5 —	0,5 —	0,5 —	0,5 —
Argile maigre	10,5 —	13,0 —	14,0 —	14,0 —
Argile grasse	12,5 —	15,0 —	17,0 —	17,5 —
Terre argileuse	15,0 —	18,0 —	20,0 —	20,5 —
Argile pure	18,5 —	21,0 —	24,0 —	24,5 —
Calcaire en poudre fine.	13,0 —	15,5 —	17,5 —	17,5 —
Humus	40,0 —	48,5 —	55,0 —	60,0 —

(1) *Annales de l'agriculture française*, tome XL, 2e série.

L'absorption du gaz oxygène, condition essentielle de la végétation, s'effectue par l'intermédiaire de l'eau et des racines. Les argiles et terres argileuses ont la propriété d'absorber ce gaz, grâce à l'oxyde ferrique qui s'y trouve au minimum d'oxydation (Boussingault); l'humus en est également doué, et une partie de l'oxygène qu'il emprunte se change en acide carbonique; le sable et le gypse l'absorbent en très faible proportion. Les terres ne sont pas au même degré conductrices du calorique; voici les résultats de M. Schübler, qui a mesuré ce pouvoir par la méthode du refroidissement :

Désignation des terres.	Faculté de retenir la chaleur, celle du sable étant de 100.
Sable calcaire.	100,0
Sable siliceux.	95,6
Gypse.	73,2
Argile maigre.	76,9
Argile grasse.	71,1
Terre argileuse	68,4
Argile pure	66,7
Calcaire en poudre fine.	61,8
Humus.	49,0

On comprend, d'après ces données, pourquoi les terrains sablonneux conservent, en été, une température élevée même pendant la nuit. Au reste, l'échauffement du sol dépend de sa composition, de l'état de sa surface, de la proportion d'eau qu'il retient et de l'incidence des rayons solaires; pour la même incidence solaire, ce sont la couleur et l'humidité qui influent le plus sur la quantité de chaleur acquise par les terres dans un temps déterminé; les différences qu'elles entraînent vont jusqu'à 14 ou 15 degrés; l'état de la surface et la composition des terres influent beaucoup moins; l'obliquité des rayons solaires produit des différences qui s'élèvent à 25 degrés centigrades.

5. *État de la surface du sol.* On doit avoir égard, 1º à la nudité du sol; 2º à l'existence et à la spécialité de la végétation spontanée; 3º aux changements opérés par la culture; 4º à la présence ou à l'absence des forêts.

Dans les points où le sol, dépourvu de culture et de végétation naturelle, montre à nu les couches dont il est composé, la quantité des rayons solaires qu'il absorbe ou réfléchit, varie suivant l'état d'agrégation, la couleur et le poli de sa surface.

L'on comprend qu'il doit exister sous ce rapport des contrastes entre les formations blanches de calcaires secondaires ou tertiaires, de grès quartzeux avec les basaltes, les mélaphyres, les calcaires bleus ou noirs de transition, les micaschistes d'un reflet métallique, etc. « Quelle différence d'effets entre les déserts rocheux ou sablonneux, les savanes couvertes de gazon, les steppes ou plaines herbageuses, offrant des dicotylédonées non fructescentes de six à sept pieds de hauteur, les forêts, les marécages, et les pays d'ancienne culture. » (Humboldt, *loc. cit.*, page 192.) Il est remarquable que les déserts se trouvent presque tous dans la partie chaude et tempérée de l'ancien continent ; depuis l'extrémité occidentale du Sahara jusqu'à l'extrémité orientale du Gobi, sur un espace de 132 degrés en longitude, se déroule presque sans interruption une ceinture de déserts passant par le centre de l'Afrique, l'Arabie, la Perse, le Candahar, le Tehian-chan-Nanlou et le pays des Mogols ; plus des deux tiers de ces terrains arides appartiennent à la zone la plus voisine du tropique. Le seul Sahara d'Afrique se développe sur une étendue de 194,000 lieues carrées de 20 au degré, ce qui suréquivaut au double de la Méditerranée, dont la surface est évaluée à 77,300 lieues marines carrées.

Parmi les productions spontanées du sol, nous avons déjà signalé la végétation des marais différente suivant les climats ; il en est une qui, suivant l'observation de M. de Humboldt, caractérise l'Amérique : ce sont les savanes, appelées prairies, entre le Missouri et le Mississipi. Telle est la prodigieuse exubérance de ces graminées, qu'elles occupent, dans l'Amérique du Sud, 50,000 lieues carrées de plus que la chaîne des Andes, et que tous les groupes isolés des montagnes du Brésil et de la Parima. La Russie méridionale, la Sibérie, le Turkestan, ont deux formes de steppes : l'une à petites plantes, l'autre à grandes herbes de la famille des composées et des légumineuses. La Corse a ses makis. En général, le nombre des espèces végétales s'accroît depuis le pôle jusqu'à l'équateur ; mais cette progression est subordonnée aux ondulations des lignes isothermes ; sous le tropique, la nature répand avec profusion tous les germes de vie, et quoique les contrées tempérées et glaciales aient trois fois l'étendue de la zone torride, celle-ci

possède une variété plus grande de types végétaux. La même
gradation s'observe dans les climats superposés des hautes
montagnes : vers la lisière des neiges éternelles se montre par
endroits une végétation avare, composée de mousses, de lichens,
de bruyères, d'arbustes nains ; plus bas, des graminées réunies
en pelouses, des crucifères, des labiées, des ombellifères ; sur
une bande inférieure, des plantes et des arbrisseaux rosacés,
des arbres amentacés ; enfin les forêts hérissent les pentes situées au-dessous, et plus on approche de la base, plus on retrouve les produits du climat général. Dans les Alpes, la zone
des arbres verts et du bouleau est remplacée par celle des arbres
rabougris ; on arrive ensuite au rhododendron, puis aux plantes
alpines d'une autre espèce que celles des hautes latitudes, ou
plantes vivaces rasant le sol ; enfin les plantes alpines s'effacent
à leur tour, et l'on ne rencontre plus que des lichens qui naissent probablement partout où il y a de la matière. Cette intéressante échelle de végétation, qui a pour termes le type polaire
et le type équatorial, a été vérifiée sur le flanc des Cordilières
par MM. de Humboldt et Bonpland, à la Jamaïque par Schwartz,
et, avant ces observateurs, par Tournefort, sur le mont Ararat,
qui lui a offert à sa cime les plantes de Laponie ; puis successivement, de haut en bas, celles d'Allemagne, de France et
d'Italie, et enfin, à son pied, les végétaux propres à la terre
d'Arménie. L'influence des agents sur la végétation permet de
partager la surface du sol en quatre zones principales (1) :
1º zone équatoriale, étendue d'environ 15 degrés à gauche et à
droite de l'équateur, caractérisée par les palmiers et les scita-
minées ; végétaux ligneux en grand nombre, forêts vertes et
peuplées d'arbres gigantesques ; 2º zone tropicale, du 15ᵉ au
25ᵉ degré de latitude : fougères arborescentes, mélastomacées,
pipéracées ; dans les terrains siliceux, la végétation, arrêtée
par la sécheresse, se ranime avec force pendant la saison pluvieuse ; de là les campos du Brésil, les pampas du Paraguay,
les llanos de l'Orénoque ; 3º zone tempérée, des tropiques au
cercle polaire, et divisée en deux zones secondaires : *A*, zone
juxta-tropicale, de 24 à 36 degrés de latitude, parcourue en son

____

(1) **Ad. de Jussieu**, *Cours élémentaire d'histoire naturelle*, partie botanique,
page 691.

milieu par l'isotherme de 20 degrés ; bande de transition , elle mêle les plantes des tropiques avec celles de nos climats ; *B*, zone tempérée proprement dite, à trois zones tertiaires : I. Tempérée chaude, correspondant aux isothermes de 15 à 10 degrés (Provence, Roussillon) ; on y trouve encore le palmier, le dattier, le myrte, le grenadier, et en outre les crucifères et quelques espèces de conifères, les cyprès, les pins pignons, les pins d'Alep, les chênes verts, les liéges, les platanes, etc. II. Tempérée froide, de 10 à 5 degrés (Paris), à température moyenne 10°,8 centigrades ; on y trouve en grandes proportions les familles végétales de la zone chaude, mais représentées par d'autres espèces : les conifères, par le pin commun, les sapins, les mélèzes ; les amentacées par les chênes, coudriers, hêtres, bouleaux, aulnes, saules qui perdent leurs feuilles en hiver ; plus vers le Nord, le nombre absolu des espèces diminue ainsi que le nombre relatif de celles de certaines familles ; plus de malvacées, de cistinées ni d'euphorbiacées. Sur les côtes de la Scandinavie, le hêtre ne franchit point le 59e degré ; et le chêne s'arrête au 61e degré, à la limite de la zone tempérée. III. Tempérée sous-arctique, de 50 à 0 degré, peuplée d'arbres verts ; le sapin finit au 68e degré, le pin au 70e et le bouleau un peu au delà, où l'on ne rencontre plus que d'humbles arbrisseaux. 3° Zone polaire divisée en deux secondaires : *A*, arctique, commençant à l'extrémité de la Laponie, où il ne croît plus que des arbrisseaux très bas, le bouleau nain végétant jusqu'au 71e degré, le rhododendron ; *B*, polaire proprement dite, région des plantes alpines (Spitzberg).

Par la culture, l'homme transforme la surface du sol ; il dessèche les marais, il fertilise des landes, il défriche les forêts, il couvre de moissons des champs qui semblaient condamnés à une éternelle stérilité. L'insalubrité des terres abandonnées par la main de l'homme augmente en raison de leur richesse et de leur fécondité naturelles ; en les soumettant à une exploitation régulière, il assainit les contrées en même temps qu'il en tire des moyens de subsistance. L'agriculture exige une distribution bien entendue des eaux, circonstance qui profite à la salubrité des localités ; un bon système d'irrigation, en fertilisant les prairies naturelles, et en favorisant la multiplication des prairies artificielles, devient pour des nations entières une source d'abondance et de prospérité, partant de régénération physique et de vigueur héréditaire. Pour retirer du sol de grandes quantités de céréales, il faut des engrais ; sans bétail, point de fumier ; sans prairies, point de bétail. Ainsi, la viande et le pain, ces deux bases de l'alimentation, sont au prix de l'existence des prairies, qui dépendent à leur tour du mode d'arrosage et d'irrigation. D'après les récentes recherches de M. Nadault de Buffon (1), la France, malgré les innombrables cours d'eau qui la sillonnent, possède moins de prairies que les autres états de l'Europe ; la superficie totale de ses terres irriguées par des canaux de quelque étendue dépasse peu cent mille hectares, ce qui égale à peine le cinquième de la surface moyenne d'un département. En Prusse, en Autriche, en Danemark, les prairies naturelles sont dans la proportion d'un hectare contre trois et demi de terre labourable. En Wurtemberg et en Bavière, ce rapport monte à un contre deux et demi. En Angleterre et en Hollande, l'étendue des prairies égale, si même elle ne la dépasse, celle des terres consacrées au labourage. Le Piémont et la haute Italie sont desservis par un admirable système d'arrosement : c'est ainsi qu'entre l'Orco et le Tessin, à l'aide des canaux d'Ivrée, de Cigliano, de Saluggia, del Rotto, etc., des terrains, ceux-ci marécageux, ceux-là d'une aridité qui semblait incorrigible, ont été convertis en de fertiles campagnes, et rivalisent aujourd'hui avec les plus florissants cantons de l'Europe. Dans la Lombardie, où l'on pouvait disposer des grandes nappes d'eau situées au pied des Alpes, le lac Majeur, le lac Mineur et le lac de Côme, d'où s'épanchent de puissantes rivières, la plaine de douze mille hectares, comprise entre le pied des Alpes et le Pô, a été couverte d'eau dans ses parties arides, et desséchée par des saignées là où elle était marécageuse : en somme, cette contrée possède aujourd'hui 315,000 hectares supérieurement arrosés, dont 146,000 dans le Milanais proprement dit.

Le caractère cultural du sol, c'est-à-dire l'appropriation la plus complète de la culture au sol, fournit au médecin l'indication sommaire des qualités de la terre et des conditions météo-

_____

(1) *Traité sur les irrigations*, 1843.

rologiques moyennes du climat. M. de Gasparin admet en Europe cinq divisions agricoles.

1º La région des oliviers, Sardaigne, Corse, îles Baléares, Grèce, Dalmatie, Crimée, côte orientale de l'Espagne, où l'olivier ne remonte pas au delà du Portugal, tandis qu'il est au premier rang sur sa côte occidentale. Au nord des Pyrénées, ses limites sont, en France, à Arles, Carcassonne, Saint-Pons, Lodève, le Vigan, Saint-Jean-du Gard, Alais, Joyeuse, Nyons, Sisteron, Digne, etc. Dans les différentes vallées où il se montre, il atteint les latitudes suivantes : à Bargemont, 602 mètres ; Fayence, 622 mètres ; Grasse, 453 mètres, etc. Dans ces mêmes contrées, le chêne blanc s'arrête à 1,000 mètres de hauteur. Dans la région des oliviers, la température ne doit point descendre à 7 ou 8 degrés au-dessous de zéro, ou si elle est inférieure, elle ne doit pas durer plus de huit jours.

2° Région des vignes : elle exige un climat tempéré, et une température moyenne estivale et automnale qui permette la maturation du fruit ; sa limite à l'ouest s'arrête vers Nantes (latitude 47°,20), remonte vers Paris (latitude 49°) et plus haut, en Champagne, sur la Moselle et le Rhin, jusque vers le 51ᵉ latitude, puis passe en Silésie au même degré, redescend en Hongrie à 48°,49', se prolonge jusqu'en Crimée et au nord de la mer Caspienne, où elle disparaît entièrement ; sa limite méridionale se trouve, dit-on, aux Canaries vers 27°,48' latitude, suit le littoral de la Barbarie, et se montre ensuite en Perse par 29 et même 27 degrés. Sur les montagnes de l'Europe, la vigne monte à 300 mètres en Hongrie ; à 550 mètres en Suisse ; à 650 mètres sur le versant méridional des Alpes ; s'approche de 960 mètres dans l'Apennin méridional et en Sicile. A Ténériffe, elle s'élève jusqu'à 800 mètres.

3° Région des céréales : elle borne au nord et à l'est la région précédente et suit sa limite au midi ; au nord, elle confine à la région des pâturages ou des forêts ; elle laisse en dehors une partie des côtes du Poitou, de la Bretagne, de la Normandie et de la Picardie, qui par leur climat et leur sol, appartiennent à la région des pâturages ; elle exclut encore les côtes de la Belgique, la Hollande, certaines parties de la Westphalie, du Danemarck et de la Norwége ; le midi de la Suède et de la

Russie entrent dans la région céréale ; les îles Britanniques paraissent d'une destination douteuse à M. de Gasparin, en raison du haut prix de revient du froment. Près du cercle polaire, sous 70 degrés latitude, comme à Lyngen, près du cap Nord, des récoltes abondantes de blé s'obtiennent dans des lieux abrités des vents de mer, bien que la neige y persiste jusqu'aux premiers jours de juin; mais le jour dure un mois entier, la végétation parcourt ses phases en 72 jours et la moisson se fait à la fin d'août. En Amérique, les céréales vont jusqu'au 57ᵉ degré à l'ouest, et s'arrêtent entre 50 et 52 degrés latitude à l'est; la ligne qui délimite leur région au nord dans les deux continents, suit donc les mêmes inflexions que les lignes isothermes dans ces régions. Même marche des céréales suivant l'altitude ; l'orge est celle qui se montre dans les latitudes les plus élevées ; ensuite l'avoine.

4° Région des pâturages : elle comprend le pays où l'herbe qui nourrit le bétail croît spontanément, c'est-à-dire en France, les parties du Poitou, de la Bretagne et de la Normandie qui avoisinent les côtes ; en Angleterre, la moitié des provinces occidentales, l'Irlande, l'Ecosse, la Hollande. On distingue deux sous-régions ; celle des pâturages d'hiver (Landes, Basse-Camargue, littoral de la Corse et de la Sardaigne, maremmes toscans, plaines de l'Algérie, etc.) et celle qui, couverte de neige en hiver, contient, sous les cimes et les plateaux des montagnes, la Westphalie, le Danemarck, la Norvége, la Laponie, la Russie et une partie de la Sibérie jusque vers le 68ᵉ degré latitude. La terre des pâturages pérennes doit renfermer, après trois jours de pluie, plus de 0,23 d'eau; celle des pâturages d'hiver et d'été possède cette propriété pendant la saison des herbages.

5° Région des forêts : elle se compose des parties de toutes les autres régions qui ne peuvent être transformées en pâturages ; elle occupe les parties les plus élancées et les plus escarpées des montagnes, et dans le nord, elle s'étend à tous les pays où la longue durée des hivers empêche les habitants de nourrir avec profit les animaux.

Les végétaux de grande taille forment, par leurs associations, des massifs de verdure qui couronnent les crêtes des montagnes, en tapissent les pentes, se prolongent dans les vallées. Grande est l'influence climatérique des forêts, soit qu'elles exercent une action sur les vents et sur la température, soit qu'elles fonctionnent par leurs sommités comme de vastes appareils de condensation des vapeurs atmosphériques , et, par leurs troncs , comme modérateurs de l'écoulement des eaux torrentielles. Les forêts couvraient jadis la plus grande partie de la surface de l'Europe, comme elles encombrent encore plusieurs régions de l'Amérique et de l'Afrique ; elles occupaient en France, il y a quelques siècles, une étendue disproportionnée avec l'accroissement de la population. Tacite nous apprend que le sol de la Germanie n'offrait que forêts et marécages : « *Terra, et si aliquanto specie differt, in universum tamen aut sylvis horrida aut paludibus fæda* (1). L'histoire des défrichements se lie donc à celle de la civilisation ; l'état des terres a toujours été en rapport avec l'état des personnes. Fortifications naturelles des châteaux de la féodalité, les forêts s'éclaircirent plus tard par les déprédations des serfs , par les ravages de la guerre, surtout par l'augmentation progressive de la population ; mais deux causes ont exagéré l'œuvre du déboisement , bien au delà des besoins réels de l'agriculture : la spéculation et l'incurie. Au ixe siècle, quelques précautions d'intérêt public furent prescrites par les capitulaires : il existe des règlements forestiers qui datent du xiiie siècle ; mais ils restèrent inexécutés. Sous Louis XIV, Colbert, frappé de l'état de dégradation des forêts par suite des guerres civiles, de l'ignorance et de l'incurie des propriétaires, institua une enquête par le moyen d'une commission chargée de parcourir la France ; mais jusqu'à la fondation de l'école forestière, et à la promulgation du Code forestier de 1827, on a peu fait pour le repeuplement du sol, opération qui seule peut améliorer le régime des eaux, et défendre les vallées contre les éboulements et les inondations. La hache du défrichement a continué de dénuder nos montagnes ; les forêts communales, mal aménagées, dévas-

______

(1) *De moribus Germanorum*, V ; Tacite ajoute que le sol de la Germanie se refuse à toute espèce d'arbres fruitiers (*frugiferarum arborum impatiens*), que le bétail y est communément petit, et les bœufs dégradés, etc. Indices évidents de la détérioration des races animales dans les pays de marais. Comparez la riche et fertile Allemagne du xixe siècle avec celle qui arrachait encore à Tacite cette exclamation : *Quis porro Germaniam peteret, informem terris, asperam cœlo, tristem cultu adspectuque, nisi si patria sit?*

tées par la vaine pâture, au lieu de se régénérer, se transforment
en rochers nus, en landes stériles. Nos Pyrénées sont aujour-
d'hui dépouillées des bois séculaires qui faisaient leur ornement
et leur richesse; le roc se montre à nu dans les Cévennes, là où
la tradition rapporte que des arbres magnifiques déployaient
jadis leurs ombrages; dans les départements du Var et des
Basses et des Hautes-Alpes, les torrents causent tous les ans
des dévastations terribles depuis qu'on a ravi aux montagnes
les forêts tutélaires dont la présence ralentissait la fonte des
neiges et le cours des eaux. La voix des administrateurs s'est
élevée à différentes époques (Bosson, de Puymaigre, etc.) pour
signaler les conséquences de cet état de choses. Le gouvernement s'occupe à y remédier : fructueuse entreprise qui peut, dans
un demi-siècle, doubler le revenu des forêts de l'Etat, dont la
valeur est déjà de 50 millions par an; ses soins devront s'appliquer surtout au reboisement des terrains en pentes rapides,
qui sont en grande partie la propriété des communes.

§ II. De l'action des modificateurs géologiques.

1. *Température du sol.* Puisque la chaleur centrale de la
terre influe sur la température de sa surface dans une proportion
indifférente à la sensibilité cutanée, il n'y a lieu d'étudier que
les effets de l'irradiation solaire : or ils varient suivant l'état de
la surface, la configuration et la structure du sol.

2. *Structure du sol.* Les terrains d'une grande compacité,
comme ceux qui appartiennent aux formations primitives et secondaires, sont presque impénétrables à l'humidité; mais ils réfléchissent puissamment les rayons calorifiques, et contribuent à
élever la température de l'air ambiant. Cet effet a lieu principalement quand ces productions sont blanchâtres ou d'un aspect
poli. Nous avons dit à quel degré s'échauffent les terrains sablonneux; à Paris même, M. Arago a reconnu que, durant les
fortes chaleurs, le thermomètre marquant 33 degrés à l'ombre,
le sable s'échauffe jusqu'à 43, 50 et 53 degrés. Ce phénomène
influe nécessairement sur l'état climatérique d'une vaste région
du globe. La poussière de sable qui s'élève du sol par le frottement des vents s'échauffe plus que l'air, et contribue à l'exagération de la température dans les couches inférieures de l'at-

mosphère. Les terrains alluvions , constitués en grande partie
par les matériaux de la putréfaction organique , s'imprègnent
de l'humidité atmosphérique; l'évaporation dont ils sont le siége
a pour effet, suivant les saisons, de modérer la chaleur ou d'augmenter le froid. De même que les plantes, les espèces animales
affectionnent tel ou tel terrain , parce qu'elles y trouvent les
circonstances extérieures qu'exige leur organisation. Cette prédilection suscitée par l'instinct conservateur, l'homme la ressent aussi, mais tempérée par la conscience de son élasticité
organique. La nature géologique des terrains n'est pas sans
liaison avec la production des maladies. Nous avons indiqué
celles qui prennent naissance sur les territoires limoneux, par-
semés d'eaux croupissantes , encombrés par l'exubérance de la
végétation. M. Villermé a remarqué , en 1834 , la coïncidence
des maladies marécageuses avec la présence de l'argile dans le
sol (1); la Brenne, la plaine du Forez, la Bresse, la Sologne, etc.,
ont un sol argileux. On a vu, en 1826, une épidémie sévir dans
toutes les contrées de la Hollande qui reposent sur l'argile , et
épargner les terres limitrophes , dont le sol est sablonneux,
quoiqu'elles eussent été exposées aux inondations (2). Dans le
département de la Charente-Inférieure, les fièvres intermittentes cessent partout où le calcaire remplace accidentellement
l'argile, pour reparaître là où l'argile reparaît à son tour dans
la structure du sol. Les recherches de Brocchi sur la composition du territoire romain, ont prouvé que la superposition de l'argile à un terrain de nature volcanique, renforce
les conditions qui favorisent la production des fièvres intermittentes. Hors les cas d'inondation , il est rare, d'après
Pugnet, que la peste se montre dans les lieux sablonneux : cette
observation a été confirmée par M. Gaetani-Bey. M. Clot-Bey
a constaté, dans l'épidémie de 1835, que les régiments égyptiens campés dans le désert ont été presque entièrement épargnés, malgré l'absence de toute précaution d'isolement. Ces
faits, et d'autres que nous omettons, ont pour l'étiologie une
valeur réelle, mais qu'il ne faut pas exagérer par une induc-

(1) *Annales de médecine légale et d'hygiène*, tome XI, page 351.
(2) *Archives générales de médec.* Paris, 1828, tome XVII, pages 87 et 261.

tion entraînante ; surtout il ne faut pas oublier, dans la considération de ces faits, l'influence que peuvent avoir sur leur
production d'autres causes que celle de la structure géologique
des lieux où ils ont été observés.

3. *Configuration du sol.* Les différences de configuration des
côtes maritimes influent sur la douceur ou la rigueur du climat;
la quantité de chaleur annuelle et la distribution de cette chaleur entre les saisons varient suivant que les continents, par
leurs dispositions articulées ou en masses continues, ont plus ou
moins de contact avec les mers. Celles-ci conservent en hiver
une grande partie du calorique absorbé pendant l'été, envoient
vers le fond les molécules refroidies à leur surface ; de plus, en
deçà des 70° et 75° degrés de latitude, elles ne se couvrent pas
de glaces, ni, par conséquent, de neiges accumulées. Ces circonstances doivent nécessairement mitiger la température d'une
île, d'une langue de terre, d'une bande littorale. Une péninsule
offre des localités plus tempérées, des hivers plus doux, des étés
plus frais, et, en somme, une plus forte moyenne de chaleur
annuelle que l'intérieur des terres appartenant à des continents
prolongés. Dans le nord-est de l'Irlande, sur les côtes de Gle-
narm (latitude 54°,56′), situées sur le parallèle de Kœnigsberg en
Prusse, le myrte fleurit avec la même vigueur qu'en Portugal. Le
mois d'août, qui, dans l'est de l'Europe, par exemple en Hongrie,
est de 20 degrés centigrades, ne s'élève à Dublin, sur la même
bande isotherme, qu'à 16 degrés ; par compensation, le mois de
janvier atteint à Dublin jusqu'à +4°,3, tandis qu'il est de —2 degrés centigrades en Hongrie, et à peine de + 1 degré en Lombardie, située, avec Padoue, Pavie et Milan, sur une ligne
isotherme que représente une moyenne annuelle de 12°,5 à 12°,8.
Les montagnes agissent sur le climat des plaines voisines par
leur élévation, par l'inclinaison de leurs parties, diversement
exposées à l'irradiation solaire, par l'ombre qu'elles se portent
les unes aux autres aux différentes heures du jour et en différentes saisons de l'année, par les inégalités qu'elles déterminent dans le rayonnement nocturne, par l'abri qu'elles fournissent contre des vents prédominants. Leurs masses élancées,
opposant au soleil une surface opaque et réfléchissante, échauffent les couches d'air ambiant, et donnent lieu à des courants

descendants, qui sont très froids. Sous le tropique, et dans les pays tempérés, pendant l'été, on rencontre déjà, à 1,800 ou 1,500 toises de hauteur au-dessus des plaines, des couches d'air qui n'ont que 10 degrés centigrades au plus, et qui peuvent être refoulées par les vents obliques le long des pentes. En général, le climat se montre plus rigoureux à proximité des hautes chaînes de montagnes qu'à latitude égale dans les plaines libres et sur les plateaux très étendus, ce qui tient sans doute: 1° à la rareté de l'air, qui accélère le refroidissement nocturne du sol, surtout lorsque les montagnes s'élancent au-dessus de la région ordinaire des nuages, qui est de 3,000 mètres; 2° à la marche plus rapide de l'évaporation, que favorisent sur les montagnes la diminution de la pression, l'agitation de l'air et le développement des surfaces. Les plateaux situés même à une grande élévation s'échauffent davantage pendant le jour ; mais ils rayonnent aussi pendant la nuit avec plus d'intensité vers un ciel presque toujours dépourvu de brumes et de nuages : c'est pourquoi la comparaison des températures moyennes des villes bâties sur des plateaux et des villes qui sont étagées sur l'escarpement des montagnes n'a pas donné à M. de Humboldt une différence de plus de 1°,5 à 2°,3 en faveur des premières. Le rapport de l'ascension en ligne directe avec le décroissement de la chaleur atmosphérique ne suit pas une progression uniforme dans toutes les circonstances de saison, de lieux, de repos ou d'agitation de l'air, etc.; dans la zone boréale, le décroissement est beaucoup plus rapide par des vents ouest que par des vents sud-est. En écartant les causes accidentelles qui troublent la progression décroissante de la température suivant une ligne verticale, on trouve qu'en général une élévation d'environ 100 mètres équivaut, pour l'effet thermométrique, au déplacement vers les pôles de 1 à 2 degrés; que, sous la ligne, 1 degré de froid correspond à une ascension de 219 mètres ; dans la zone tempérée, à 174 mètres; en hiver, à 70 mètres de moins qu'en été; à sept heures du matin, à 60 mètres de moins qu'à cinq heures du soir : ainsi, l'élévation du terrain modifie les saisons et les climats. Par 46 degrés de latitude, une hauteur de 2,000 mètres réalise les conditions atmosphériques de la Laponie. La série de climats qui va se dégradant

de l'équateur au pôle se reproduit verticalement sur les grands
reliefs du globe. L'atmosphère où les individus des deux règnes
organiques peuvent éclore, vivre ou se multiplier, le champ des
évolutions de la vie se trouve resserré entre la surface du sol
et une coupole de glaces éternelles qui en recouvre les hautes
sommités, et qui va s'abaissant de l'équateur aux régions polaires.

4. *Propriétés du sol*. Leur influence se confond avec celle
de l'état du sol qui dépend essentiellement du degré de densité,
de cohésion, etc., des différentes matières dont se compose une
terre quelconque.

5. *État de la surface du sol*. Le règne végétal, composé des
produits spontanés du sol et des produits de la culture humaine,
n'a pas seulement pour objet de fournir aux animaux les matières nécessaires à leur recomposition organique ; il agit encore
sur la composition, la température et l'humidité du milieu général.
Il existe une grande différence, comme l'observe M. de Humboldt (1), entre les déserts, les savanes couvertes de gazon, les
steppes hérissées de grandes herbes légumineuses, les forêts, les
marécages et les pays cultivés ; les savanes appartiennent à
l'Amérique, les steppes à la Russie méridionale, à la Sibérie et
au Turkestan ; les solitudes de sable occupent donc la partie la
plus chaude de l'ancien continent, une étendue d'environ
132 degrés en longitude, depuis l'extrémité occidentale du
Sahara jusqu'à la lisière orientale du Gobi. Une si vaste surface de terrains nus, arides, où le sable s'échauffe jusqu'à
60 degrés centigrades sous l'irradiation solaire, doit intervenir
puissamment dans la répartition de la température sur une
grande portion du globe. Dans nos contrées, Wells et Daniell
ont vu, par des nuits sereines, le thermomètre, placé dans
l'herbe, baisser de 6, de 8 degrés, et même de 9°,4 centigrades
pendant le jour. Les terrains couverts d'herbages et de bruyères
s'échauffent beaucoup moins que le sol nu et desséché ; et, pendant dix mois de l'année ils subissent, sous nos latitudes, une
diminution de température qui peut aller jusqu'à la glace.
M. de Humboldt a constaté aussi le rayonnement extraordinaire de ces petites graminées qui tapissent en Amérique une

(1) *Asie centrale*, tome III, page 191.

si prodigieuse étendue de terrain : il attribue à cette cause et à la condensation de la vapeur, qui en est la conséquence, l'étonnante fraîcheur que la végétation conserve, après une longue sécheresse, dans les llanos de l'Amérique équinoxiale.

Ce que peut la culture pour l'amélioration des conditions telluriques et météorologiques d'un pays, Tacite nous l'apprend par sa peinture de l'antique Germanie. L'Allemagne lui paraîtrait aujourd'hui plus habitable, mieux cultivée et d'un climat moins âpre ; c'est la main de l'homme qui a opéré cette transformation. Fertiliser la terre, c'est l'assainir. Les cultures corrigent le sol en remplaçant une végétation sauvage, envahissante, souvent dangereuse, par des masses de plantes utiles qui épurent l'atmosphère ; elles nivellent, amendent de vastes surfaces de terrains ; elles incorporent au sol et dissipent dans ses couches le détritus de matières végétales et animales qui s'y est accumulé et qui, sous l'influence des chaleurs et de l'humidité, convertit d'immenses régions en laboratoires de miasmes fébrifères ; elles régularisent la distribution des eaux météoriques en les appliquant aux irrigations et en leur procurant des voies d'écoulement. L'Arabe laisse les causes d'insalubrité se multiplier et grandir ; il assiste, spectateur inerte, au débordement des cours d'eau, auxquels il n'oppose ni empierrage, ni fascines. Les torrents ravinent les terres, les eaux pluviales croupissent par vastes flaques, les rivières gonflées infiltrent au loin le sol de leurs rives, élargissent leur lit et vont former dans les bassins naturels un delta de marécages ; les sources s'épandent dans les fouillis de lauriers-roses, de joncs, de roseaux et de saules qui enchevêtrent leurs racines et mêlent leurs feuillages luxuriants ; tout est prêt pour une vaste fermentation de matières organiques, qui n'attend que l'excitation du rayon solaire. Voilà la plaine d'Afrique, la plaine de la Metidja ou celle d'Eghris, près Mascara, si bien décrite par M. F. Jacquot. Vient l'homme de la civilisation : il enlève les obstacles qui arrêtent le libre écoulement des eaux, il construit des digues, il creuse des canaux, il relève le sol et déverse par des pentes artificielles l'excès des eaux infiltrées. La terre se couvre de richesses, la vie et la santé fleurissent là où tout était poison, maladie et mort.

En visitant Guelma (1843), M. Bégin fut frappé de la coexistence des fièvres endémiques avec un ensemble de conditions d'apparente salubrité ; il crut en découvrir la cause dans les produits entassés de la putréfaction des plantes annuelles qui croissent sur ses pentes avec une luxuriante rapidité et y acquièrent de grandes dimensions. Ces dépôts de matières organiques fermentent par l'action combinée des chaleurs et des pluies, et forment de véritables marais artificiels. Non loin de ce camp, les débris d'anciens thermes et de constructions romaines, joints aux inégalités du sol, divisaient, ralentissaient, retenaient les eaux d'une source minérale abondante qui se jette dans la Seybouse ; une végétation puissante se développait dans les flaques et mares qui en résultent. La pathologie paludéenne comptait ainsi, à Ghelma et dans les environs, une station de plus, déjà amoindrie par les récents travaux de culture.

Mais si les cultures bien établies bonifient les conditions du sol et de l'atmosphère qui repose sur lui, les premiers travaux qu'elles nécessitent exposent à de graves dangers : les remuements d'un humus riche de débris organiques, surtout dans la saison chaude et humide, donnent lieu à un dégagement redoutable de miasmes. M. Bégin, qui a fait une sérieuse inspection médicale en Afrique, à une époque où nos troupes exécutaient de grands travaux de terrassements, a signalé le développement des fièvres à quinquina comme un fait de coïncidence constante avec les mouvements des terres vierges (1). 150 hommes des compagnies de discipline travaillèrent en 1843-44 à la fondation de Saïda, défrichant, remuant, nivelant, creusant des fossés ; au bout de six mois, les fièvres pernicieuses en avaient enlevé une cinquantaine (2). En 1842, le 56ᵉ de ligne et le 13ᵉ léger ont creusé et remué le sol pour établir les ponts de l'Isser et du Rio-Salado, et quoiqu'on relevât les travailleurs tous les quinze jours, presque tous furent atteints de fièvres graves, soit immédiatement, soit après avoir quitté le camp. Dans sa topographie de Philippeville, M. Gaudineau signale, comme la cause des épidémies qui sévissent sur la population militaire et civile, les effluves délétères d'un sol longtemps inculte et

(1) *Bulletin de l'Académie de médecine.* Paris, 1845, tome X, page 1069.
(2) Félix Jaquot, *Recherches sur les causes des fièvres à quinquina*, etc.

profondémeut remué à cette époque pour les constructions, pour les routes et pour la culture des jardins. Les travaux de desséchement et de défrichement à Staouëli, conduits d'abord avec rapidité, ont fait périr dans une année 8 trappistes sur 28, et 47 militaires sur les 150 mis à leur disposition. En 1848, les dépendances du couvent ont changé d'aspect : le sol est assaini, il est couvert de belles cultures, et sur 150 à 200 habitants, 2 seulement ont succombé en 18 mois. Accélérer les travaux de desséchement et de défrichement, c'est concentrer la mortalité sur une courte période et hâter l'époque de l'établissement définitif de la salubrité (1).

Au lieu d'assainir les localités, les travaux de culture ont quelquefois pour effet d'y développer ou d'y introduire des conditions nuisibles, d'y créer des sources de dégagement miasmatique. Tout le monde sait que les rivières présentent une nappe d'évaporation délétère, non seulement dans la presqu'île indo-gangétique, mais encore dans les contrées méridionales de l'Europe. En Afrique, on conduit les eaux sur les champs de maïs et de millet ; dans les oasis, on arrose même les céréales et les dattiers ; les jardins, multipliés, pressés autour des douars et des habitations, nécessitent les mêmes irrigations qui les transforment en autant de marais. Ces éléments moins saillants de l'étiologie des fièvres endémo-épidémiques de l'Algérie, ne sont bien appréciés que depuis les récentes observations de nos médecins militaires. Les barrages grossiers construits par les Arabes, dit M. Rodes (2), suffisent pour arrêter les eaux et les élever jusqu'au niveau d'un système de rigoles dont les ramifications, multipliées à l'infini, distribuent le liquide sur une vaste étendue de terrain. Une humidité constante se joint à l'action vivifiante du soleil, et imprime à la végétation une force prodigieuse. Mais cette pratique, si avantageuse pour l'agriculture, n'est point sans inconvénients au point de vue de l'hygiène publique. Ce qui active le développement du végétal devient pour l'homme une source de maladies, et trop souvent une cause de mort.

(1) *Recueil des mémoires de médecine militaire*, tome LII, page 217.

(2) *Essai topographique sur Sidi-bel-Affes* (*Recueil des mémoires de médecine militaire*, etc. Paris, 1847, tome LXIII, pages 1 et suiv.

Les arbres réunis en forêts refroidissent l'atmosphère : 1° en protégeant la terre contre l'irradiation solaire; 2° en entretenant, par la transpiration cutanée des feuilles, une forte évaporation des liquides aqueux ; 3° en multipliant, par l'expansion de ces lames foliacées, les surfaces qui sont susceptibles de se refroidir par rayonnement. Dans nos zones tempérées, l'effet physiologique de l'ombrage des arbres se prononce le plus au printemps et au commencement de l'été, où les neiges demeurent accumulées dans les forêts. Dans celles dont le fond est marécageux, l'interception des rayons solaires est cause que les marais, à demi couverts d'éricacées et de rosacées, gèlent complétement, et forment de petits glaciers longtemps réfractaires à l'action de la chaleur obscure : c'est ce qui arrive dans un grand nombre de forêts en Europe, dans l'Asie centrale et dans l'Amérique du Nord. Pour comprendre l'effet total de l'évaporation qui s'opère au-dessus des forêts, il faut se rappeler que Hales s'est assuré qu'un seul pied d'hélianthus de trois pieds et demi de hauteur développait, par la juxta-position de ses feuilles, une surface d'environ quarante pieds carrés : aussi des torrents de vapeur roulent sur les forêts des régions équinoxiales ; et dans les belles contrées de l'Amazone et du haut Orénoque, dont les bois occupent une étendue de 260,000 lieues marines carrées, le ciel est constamment brumeux, et des traînées de vapeur se laissent voir en plein jour entre les cimes des arbres (Humboldt).

La rareté ou l'absence des forêts augmente la chaleur et la sécheresse de l'atmosphère ; la sécheresse réduit l'étendue des nappes d'eau évaporantes, appauvrit la végétation du gazon et réagit secondairement sur la température du climat. On observe ces effets réunis sur la bande de terres presque entièrement arides qui borde le bassin de la Méditerranée, là du moins où l'industrie agricole ne les a point corrigées par l'irrigation. Quand le sol des forêts est marécageux, l'abri des arbres intercepte tous les rayons solaires ; ces marais gèlent profondément et forment ainsi de petits glaciers qui résistent longtemps à l'action de la chaleur rayonnante.

Les défrichements peuvent-ils opérer des mutations sensibles dans le climat d'une contrée? La climatologie historique a résolu cette question : « *Quod autem ejusdem terræ clima quoque mutari possit, non erit qui dubitet, dummodo ipsam nostram hodiernam Germaniam cum veteri, populares nostros cum majoribus nostris conferat. Tempus erat, ubi alce nunc ultimi septentrionis tantum accola, Rheni littora oberrabat, ubi ipsum hoc flumen frequentissimo gelu coïbat, ita ut Galli sacra ipsi facerent, ne vicinis proavis nostris dorsum præberet; ubi vastissimæ sylvæ totam fere tegebant patriam, nec ullus vitium proventus erat* (1). Les Gaules, comme la Germanie, jadis couvertes de bois, avaient un climat plus rigoureux, d'après Diodore de Sicile, César, Pomponius Méla, etc.; du temps d'Ovide, l'Euxin restait quelquefois gelé pendant deux ans. Pline le jeune ne pouvait élever des oliviers et des myrtes dans sa campagne en Toscane, où maintenant ces plantes croissent en pleine terre ; la Pensylvanie doit l'amélioration de sa température aux défrichements et à l'encaissement de ses rivières. Ailleurs, le déboisement a produit des effets différents : le département de l'Ardèche, où il n'existe plus aujourd'hui un seul bois considérable, a éprouvé depuis trente ans une perturbation climatérique, dont les gelées tardives, autrefois inconnues dans ce pays, sont l'un des effets les plus funestes (Bosson). La dénudation de plusieurs crêtes des Vosges permet aux vents de souffler sans obstacle sur la plaine et dans les vallées, où ils occasionnent de la pluie ou de la neige, et ramènent souvent l'hiver aux approches du printemps (Puy-maigre). Notre ami, M. Charles Boersch (2), a parfaitement démontré que le déboisement considérable de l'Alsace a eu pour résultat d'imprimer aux saisons de fréquentes irrégularités, de rendre la vallée du Rhin plus accessible en vent du nord, qui y est humide et glacial, d'agrandir, en un mot, l'échelle des variations thermométriques.

M. Boussingault attribue à la disparition de nombreuses forêts l'abaissement graduel de lacs situés sur les plateaux de la Nouvelle-Grenade, à une hauteur de 2 à 3,000 mètres, où la température moyenne est de 14 à 16 degrés centigrades ; de telle sorte que des terrains, submergés il y a trente ans, sont

(1) Blumenbach, *De generis humani varietate nativa.*
(2) *Essai sur la mortalité à Strasbourg.*

aujourd'hui livrés à la culture. M. Desbassyns de Richemond mentionne, dans l'île de l'Ascension, une source située au bas d'une montagne, tarie par l'effet du défrichement et dont les eaux ont reparu après le reboisement de la montagne. Les lacs de Bienne, de Morat et de Neufchâtel se sont abaissés à la suite de défrichements. Les montagnes dépouillées donnent lieu à des courants plus vifs, plus froids. Au sommet de deux montagnes, dont l'une est boisée et l'autre dégarnie, la température diffère souvent de 8 à 10 degrés ; les neiges qui tombent pendant l'hiver s'amassent plus facilement, et séjournent plus longtemps sur les cimes dénudées ; celles-ci communiquent leur froidure aux couches d'air qui roulent sur elles, tandis que les crêtes couronnées de forêts amortissent les vents et en brisent le cours. Sans l'attraction dès forêts, celle des sommets ne suffit point pour retenir les nuages que le vent porte ailleurs, jusqu'à ce qu'ils rencontrent des obstacles propres à les arrêter et à les résoudre en pluie ; en outre, le sol, en butte à l'irradiation solaire, se dessèche à une grande profondeur. Pour ces causes, on voit tarir graduellement les réservoirs intérieurs qui alimentaient les sources et qui entretenaient les rivières à un niveau constant. Que si les nuages condensés par les vents éclatent en torrents de pluie, ces eaux, n'étant plus retenues et ne pouvant plus s'infiltrer dans un sol dénudé, entraînent les restes de sa couche végétale et charrient jusqu'au lit des rivières un mélange de limon organique, de sables et de graviers qui étouffent le gazon des prairies et produisent l'atterrissement. Dans quelques localités défendues autrefois par des forêts contre l'effet frigorifique de certains vents, la destruction de ces abris naturels a compromis des cultures avantageuses. Plusieurs départements de la France ont dû renoncer à la culture de l'olivier, du maïs et de la vigne. Avant la révolution, le figuier réussissait dans le vignoble d'Argenteuil, aux environs de Paris ; il n'en est plus ainsi depuis la destruction d'un petit bois qui, situé à l'extrémité de la montagne de Sannois, alimentait plusieurs sources aujourd'hui taries (Tessier).

ARTICLE IV. — DES LOCALITÉS.

La connaissance des localités résulte de l'application des données relatives à l'air, aux eaux et au sol. Nous avons exposé, dans l'article précédent, les conditions générales de l'influence du sol : les localités les individualisent, les combinent diversement avec les éléments hydrologiques et météorologiques ; elles sont au sol, considéré d'une manière générale, ce que les tempéraments sont à l'organisme : manifestations infiniment variées d'un même ordre de causes. Et comme il est impossible de relever les caractères spécifiques de toutes les localités, nous devons nous borner ici à des indications collectives, établir quelques types génériques auxquels on puisse rapporter, par similitude ou par analogie, l'immense variété de sites et de stations où l'homme vit, se multiplie et meurt.

Les caractères hygiéniques des localités se déduisent de l'exposition, des circonstances météorologiques et géologiques, du régime des eaux, de la forme du terrain, des influences de proximité : les qualités de l'air et l'aspect du ciel sont nécessairement en rapport avec cette série de causes.

1º L'exposition modifie les effets de l'irradiation solaire, et par conséquent ceux des saisons. L'exposition au nord procure l'avantage d'une température peu variable, modérée en été, mais rigoureuse en hiver, et celui d'un air sec, élastique et transparent. Sous les exposititions méridionales, lumière et chaleur plus intenses et plus prolongées : toutefois l'évaporation, activée par la continuité des chaleurs, peut rendre humides les lieux qui regardent le midi, et leur donner un ciel brumeux : un autre inconvénient de cette exposition résulte des fluctuations, normales ou irrégulières, de la température aux différentes heures de la journée, et du jour à la nuit. Les expositions de l'ouest et de l'est tiennent le milieu entre celles du nord et du sud, avec cette différence que le levant se rapproche des expositions septentrionales, et le couchant des expositions au midi. Dans les lieux tournés à l'est, les brouillards et l'humidité du matin se dissipent rapidement ; ceux qui se prolongent à l'ouest subissent l'irradiation tardive du soleil, laquelle atteint son maximum vers trois heures de l'après-midi. Mais l'influence de l'exposition ne se borne point à corriger ou à favoriser l'obliquité des rayons solaires, à élever ou à abaisser la température moyenne des localités : elle ouvre ou ferme une contrée à l'action des différents vents ; elle fait à chaque pays ses vents habituels, dont les effets hygrométriques, calorifiques, etc., sont liés avec le point de l'horizon d'où ils soufflent ; enfin elle contribue à rendre une terre stérile ou féconde, par son influence sur la direction des cours d'eau et le mode d'irrigation.

2° Les circonstances météorologiques l'emportent sur l'exposition ; celle-ci est souvent annulée par l'influence des vents qui sont, dans toutes les localités, la cause la plus fréquente des intempéries. Suivant les régions qu'ils traversent, ils apportent avec eux la chaleur, le froid, la sécheresse ou l'humidité. Les côtes découpées en golfes et en baies conduisent les vents dans la direction de ces sinuosités ; il en est de même des gorges ou défilés de montagnes, au sortir desquels l'air s'échappe avec force et détermine des courants dangereux dans les plaines. Les aspérités du sol déterminent journellement un flux et reflux atmosphériques qui se font sentir par des brises ou des vents ascendants et descendants, connus de temps immémorial dans certaines localités, sous les noms de thalwind, pontias (Nyons, département de la Drôme), vent du Mont-Blanc, aloup de vent (vallée de la Brevenne), etc. A l'embouchure de la grande vallée de Munster, en Alsace, on observe. le soir, pendant les journées chaudes et calmes. un courant qui s'écoule toute la nuit, et répand la fraîcheur assez loin dans les plaines de Colmar ; les gens du pays l'appellent *thalwind* ou vent de la vallée. Ces courants se développent au plus haut degré dans les concavités des vallées ; mais ils se manifestent aussi le long des rampes, et le courant des vallées n'est que la résultante des ascensions et des cascades latérales et partielles (1). Les vents d'est, qui sont secs pour nos contrées d'Europe, parce qu'ils nous arrivent des grands continents d'Asie, jettent, après avoir passé sur la mer des Indes, les brouillards et l'humidité sur les côtes orientales de l'Afrique. Une localité bornée au sud par des monts

____

(1) **Fournet**, *Annales de physique et de chimie*, tome LXXIV, 1840, page 337.

neigeux, en recevra des brises glaciales ; les incessantes variations de la pression atmosphérique dans les lieux élevés, et l'attraction que les sommets exercent sur les nuages, y déterminent la fréquence des météores aqueux. Pour apprécier la salubrité des sites, il faut donc joindre à la connaissance des expositions celle des vents prépondérants et de leurs qualités, établir la moyenne des jours de sérénité, de brouillards, de pluie, de neige, de gelée, la température moyenne de chaque saison, la quantité d'eau tombée annuellement; en un mot, c'est par une série prolongée d'observations barométriques, thermométriques, hygrométriques et anémoscopiques, qu'il convient d'explorer la tolérance des localités pour l'homme en général, et pour les différentes catégories d'organisation en particulier. C'est ainsi que vingt et une années d'observations ont assigné au site de Paris, année moyenne, 47 jours de chaleur, 53 de froid, 12 de neige, 180 de brouillard, 142 de pluie, 45 jours de vent du nord, 63 vent sud, 23 est, 70 ouest, 40 nord-ouest, 23 sud-est, 67 sud-ouest.

3° Nous avons mentionné les effets de la structure géologique, de la culture, du déboisement, etc. L'influence de ces deux dernières causes commence toujours dans les localités avant de s'étendre au climat total d'une vaste région. On aura donc soin de constater, dans la localité que l'on examine, si le terrain est argileux, calcaire, siliceux ou sablonneux, etc.; si les productions qu'il donne sont de nature à bonifier l'alimentation publique, à fournir aux échanges du commerce, qui amènent l'aisance et réagissent heureusement sur la santé des habitants ; si les cultures en usage ne communiquent point au sol une influence délétère, etc. : ainsi, celle du riz nécessite l'inondation du terrain où croît cette substance alimentaire ; elle condamne les paysans à travailler, pendant une partie de l'année, les jambes dans une eau dormante ; de là, sur les rizières du Piémont, du Milanais et de la Caroline, cette population étiolée, sujette aux engorgements splanchniques, et décimée par la mort avant l'âge de quarante ans. Telle est encore la culture du chanvre, dont le rouissage dans les lavoirs, les mares ou les cours d'eau, détermine une fermentation putride aussi active qu'odorante, et qui dégage des émanations éminemment pernicieuses.

4° Le rapport de surface entre la masse du sol et celle des eaux (rivières, ruisseaux, canaux, ports, mares, etc.) est un élément essentiel de topographie : c'est la disproportion de la surface évaporante des eaux avec l'étendue des terrains qui imprime à tant de localités un caractère d'humidité permanente. Venise avec ses lagunes ; la Hollande, sillonnée par le Rhin, l'Escaut, la Meuse, l'Yssel, le Vahal, etc. ; Strasbourg, coupé de canaux, environné de fossés, de flaques d'eau, de prairies submergées, sont des exemples de cette influence. Étant connue la quantité de pluie que reçoit, année moyenne, une localité, il importe d'en déterminer le mode d'écoulement d'après la structure et la configuration du sol. La pente des cours d'eau, leurs divisions, leurs embranchements, le système d'irrigation établi par la nature ou par l'industrie, sont des circonstances importantes à connaître.

5° Les ondulations du sol multiplient les différentes espèces de localités, montagnes, collines, vallées, plaines. Ce que nous avons dit des effets de la diminution de pression atmosphérique et de l'abaissement progressif de la température suivant la hauteur, s'applique à l'habitation des montagnes : mais ces causes n'agissent pas seules, il faut y ajouter la fréquence et l'intensité des vents, les résultats de l'exposition, le voisinage ou l'éloignement de pics très élevés qui empêchent l'accès des vents chauds ou froids et de la lumière solaire, les difficultés que des terrains en pente rapide et diversement accidentés opposent à la progression de l'homme et au mouvement habituel de la vie, etc. Aussi les sommités très élevées sont-elles abandonnées par l'homme, comme elles le sont par la végétation. MM. d'Orbigny et Boussingault ont vu les chiens et les chevaux conduits à de très grandes hauteurs sur les Andes, surmonter, au bout d'un certain temps, la gêne de respiration qu'ils éprouvaient d'abord ; l'homme n'est point impropre à s'acclimater dans une atmosphère très raréfiée, mais c'est au prix de perturbations fonctionnelles qui durent plus ou moins longtemps. M. Breschet, consulté, lors de son passage par le Simplon et le Saint-Bernard, par les religieux de ces montagnes, apprit d'eux qu'ils devenaient presque tous asthmatiques et sujets aux maladies du cœur ; aussi ne s'engagent-ils que pour trois années : un seul d'entre eux séjournait depuis vingt ans au couvent du Saint-Bernard. A de moindres élévations, ces inconvénients cessent en grande partie : on y jouit d'un air pur, sec, moins dense, ventilé. Les collines à faible inclinaison ont une salubrité relative plus grande que les vallées et les enfoncements que le terrain présente entre les montagnes. Les vallées étroites et profondes recueillent et réfléchissent, comme dans le foyer d'une parabole, les rayons solaires et la chaleur diffuse ; abritées de toutes parts contre les vents par les adossements des montagnes, elles circonscrivent une atmosphère stagnante chargée de brouillards et d'émanations, et ne se renouvelant que par ses couches supérieures ; plus larges, plus étendues, balayées par des courants d'air, traversées par des rivières, exposées à la lumière, les vallées se rapprochent des conditions ordinaires des plaines. Celles-ci s'individualisent néanmoins par une foule de circonstances qui règlent leur degré de salubrité, telles que leur étendue, la sécheresse ou l'humidité du terrain, les vents dominants, l'orientation par rapport à des chaînons de montagnes, le voisinage de pics isolés qui causent fréquemment le long de leurs pentes des courants descendants nocturnes. La hauteur seule suffit pour nuancer à grands traits l'état climatérique des plaines, alors même qu'elles sont séparées par de courtes distances ; car il y a des plaines dont le niveau est celui de l'Océan, et d'autres qui s'étendent sur le sommet de plateaux très élevés.

Les Arabes (1) appellent les terrains bas *tiemma*, qui signifie fièvre, définition laconique de la valeur sanitaire de plaines basses, humides, situées sous une latitude méridionale, sillonnées par des cours d'eau mal encaissés, et qui s'infiltrent, comme les eaux pluviales, dans les terres meubles et poreuses ; plaines, vallées, bassins ouverts ou fermés, lieux déclives, si leur sol est imprégné d'une abondante humidité, se transforment sous le soleil d'été en surfaces d'évaporation délétère ; point n'est besoin alors du classique marais pour engendrer les fièvres épidémiques ; il en est de même des plaines et vallées des pays chauds, qui, crevassées, fissurées sous l'action des chaleurs, s'infiltrent des eaux pluviales et font l'office de bouches vomissant les miasmes

____

(1) Périer, *De l'hygiène en Algérie*, etc., 2 vol. in-8, tome I, page 238.

fébrifères (1). Dans le Sahara algérien, les eaux, dont le cours est très limité sur le sol, forment des rivières et des lacs souterrains à niveau presque constant ; il suffit de creuser dans les ravins ou de déblayer le sable au pied des dunes calcinées par le soleil, pour ouvrir de larges puits dont l'eau s'élève souvent jusqu'au sol des oasis ; ce sont ces nappes d'eau souterraines qui déterminent l'insalubrité périodique de beaucoup d'oasis ; et déjà Monro avait remarqué qu'un terrain sec en apparence peut être maléficié par les eaux qui gisent sous son écorce.

6° Les influences de proximité dérivent des montagnes, des masses ou cours d'eau, des forêts, des grands établissements de l'industrie. Les modifications que le voisinage des montagnes apporte au climat des localités ressortent assez de tout ce qui précède. Si le centre des forêts épaisses est un séjour défavorable à cause de l'humidité du sol et du défaut d'insolation et de ventilation, il n'en est point de même des contrées qui les avoisinent : les arbres, réunis en forêts, protégent contre la violence de certains vents, modèrent l'intensité des chaleurs estivales ; par leur action verticale sur les nuages, ils contribuent à l'entretien des sources et des cours d'eau : c'est ainsi que la basse Égypte, enrichie par le pacha actuel d'une plantation de 20,000,000 d'arbres, reçoit plus d'eau pluviale que la haute Égypte dégarnie de bois (duc de Raguse). Le déboisement a frustré Bourbon-Vendée des sources qui y abondaient auparavant. Ailleurs, les masses profondes de forêts servent d'écran contre les effluves des marais. Clément XI défendit l'exploitation des forêts situées aux environs de Cisterna et de Cermineta, qui servaient de barrrière contre le vent des marais Pontins. Nous ne reviendrons pas sur les dangers de la proximité des marais ; celle des étangs n'est guère moins redoutable, à moins qu'ils n'aient une certaine profondeur et des bords taillés à pic ; sinon, leur fond bourbeux, les végétaux qui y croissent, les feuilles d'arbres qui y tombent et s'y putréfient, les bains que les animaux y prennent, les lavages qui s'effectuent sur les bords, les envasements formés par les eaux qui y sourdent, l'a-

____

(1) Cambay, *De la dyssenterie et des maladies du foie*, etc., 1847, page 22.

baissement de leur niveau par les temps de sécheresse, sont autant de circonstances qui les confondent avec les marais. L'agglomération des hommes dans les localités riveraines des fleuves, des rivières, des lacs, des mers, est un fait général qui s'explique par des raisons d'utilité, mais qui ne prouve rien en faveur des conditions plus ou moins hygiéniques de ces régions. Le cours des eaux a réglé pour ainsi dire les migrations des peuples ; les facilités d'existence et de communications qu'ils ont trouvées sur leurs bords et sur le littoral de la mer ont déterminé les premières polarisations de l'espèce humaine, et placé le long des fleuves et sous le souffle de l'Océan le berceau des sociétés naissantes. Le contact de l'atmosphère maritime est généralement sain ; néanmoins, sur une limite qui se confond plus ou moins avec la ligne ondulée du littoral, elle entre en conflit avec l'atmosphère continentale, dont la température est moins constante, moins uniforme, et de là, en partie, la fréquence et la soudaineté des variations thermométriques et hygrométriques qui sont le fléau des ports de mer ; de là encore les vapeurs qui s'arrêtent et s'accumulent le long des rivages, sous forme de brouillards qui rendent insalubre la navigation sur les côtes, la plus froide des deux atmosphères, maritime et terrestre, condensant les vapeurs de l'autre. Le voisinage de la mer ne devient une cause d'insalubrité que par des circonstances particulières : tels sont les amas d'algues, de débris de plantes et d'animaux marins que les vagues rejettent, et dont la décomposition, accélérée souvent par un soleil ardent, vicie accidentellement l'air des rivages ; ailleurs, la disposition naturelle des côtes, interrompues par des sinuosités profondes ou par les travaux de l'homme, amène dans les bassins, les rades, les ports, etc., les eaux de la mer, qui, manquant de reflux, deviennent stagnantes et infectes. Quiconque s'est promené le soir sur le port de Marseille ou de Toulon a ressenti les effets de cette corruption des eaux maritimes servant d'émonctoire à toute une population, cloaque immense auquel on n'a appliqué jusqu'à présent que des moyens insuffisants de curage. La configuration des côtes influe principalement sur leur salubrité : les roches abruptes de l'Écosse, battues par des vents froids et humides ; les rivages de Naples, où l'on passe d'une chaleur d'Afrique à des vents brusques et froids; la côte de la Nouvelle-Orléans avec ses atterrissements marécageux, d'où s'échappe le miasme léthal de la fièvre jaune; Dieppe avec ses plages à galettes; Boulogne, dont le sable lisse et moelleux invite les pieds du baigneur, sont des localités aussi différentes que plaine et montagne. L'appréciation hygiénique des contrées voisines de la mer doit donc porter sur un ensemble de circonstances qui sont propres à chacune d'elles, et en font autant d'individualités topographiques.

La proximité des fleuves a ses avantages et ses inconvénients : leur atmosphère est humide, et devient par là meilleure conductrice des émanations nuisibles ; ils désolent les contrées riveraines, soit par leurs incursions, qui laissent après elles un dépôt fangeux, soit par l'abaissement annuel de leurs eaux, qui dénude leur bord, souvent une partie de leur lit, et livre ainsi aux réactions de l'air et des rayons solaires des foyers d'infection multiples. Dans les climats chauds, il n'en faut pas plus pour engendrer des endémies meurtrières; mais dans nos zones tempérées cette influence paraît peu active, d'après les recherches de M. Villermé, qui n'a point observé de différence de mortalité entre les quartiers voisins de la rivière et ceux qui en sont éloignés (1). La proximité de cours d'eau et la configuration des terrains favorisent, aux époques des crues annuelles, les inondations qui changent le caractère des localités ; c'est à cette cause que sont dues les fièvres endémiques des bords du Nil, du Gange, du Mississipi, du Sénégal, de la Gambie, du Niger, etc. Les côtes des terres équatoriales sont bordées d'une bande d'épais mangliers et de palétuviers, alternativement noyées par la mer et les torrents ; et dénudées par le retrait des eaux; de là l'atmosphère miasmatique qui ceint les Antilles, les rivages de Madagascar, etc. Le *morbus hungaricus* sévit dans les contrées basses de la Hongrie, fréquemment submergées par les eaux de la Dave et du Danube (Monro, tome II, page 369). MM. F. Jacquot, Rodde et Froussart ont fait ressortir le rôle des inondations dans la production des fièvres de quelques localités d'Afrique (2).

La salubrité des localités peut être compromise par le voisi-

(1) *Annales d'hygiène et de médecine légale*, tome III, page 294.

(2) *Recherches sur les causes des fièvres à quinquina*, etc. Paris, 1848.

nage des établissements que l'industrie crée aujourd'hui sur de grandes échelles : les fabrications dont ils sont le siége modifient l'atmosphère, dans un rayon plus ou moins étendu, par le mélange de poussières, de vapeurs, de gaz, d'exhalaisons animales ou végétales ; elles n'épargnent pas le sol, qui se laisse pénétrer par les eaux de fabriques. D'après les investigations de MM. Lombard, Benoiston, Johnson, Knight, les poussières minérales ont une action d'autant plus dangereuse qu'elles ont acquis un plus grand degré de division et de ténuité; plus grossières, comme celle du plâtre, elles paraissent moins nuisibles que ne l'ont pensé Ramazzini, Leblanc, Patissier et d'autres. On a remarqué que les individus qui vivent au milieu des poussières de nature organique sont plus exposés aux maladies de poitrine : tels sont les ouvriers qui battent le coton (Lombard, Johnson), les plumassiers, chez l'un desquels M. Patrix aurait trouvé des plumes dans les bronches (Patissier), etc. Les vapeurs métalliques, arsenicales, mercurielles, etc., ne tardent pas à se condenser à la température de l'air extérieur, ce qui les rend peu redoutables pour les localités où elles se dégagent; certains oxydes, certains sels en poudre, comme ceux de zinc, de plomb, etc., en raison de leur pesanteur, ne peuvent être entraînés au loin que par les vents. Les émanations putrides, qu'elles proviennent des substances animales ou végétales, ne sauraient avoir l'innocuité qu'on a cherché à leur attribuer en ces derniers temps ; cette question sera discutée en son lieu; bornons-nous pour le moment à signaler comme autant de foyers d'insalubrité directe ou secondaire, les lieux où s'accumulent les vidanges, les voiries, les buanderies, les fabriques de sel ammoniac et de noir animal, celles où se dégage de l'acide sulfureux, et surtout de l'huile pyrogénée. Le moindre inconvénient de ces établissements est de répandre au loin des odeurs infectes qui révoltent les personnes impressionnables, et vicient la pureté de l'air. Les eaux qui s'écoulent de certaines fabriques entraînent dans leurs cours des matières délétères ; on reproche à celles des féculeries, d'infecter les étangs, de faire mourir le poisson, de faire naître parmi les riverains des maladies analogues à celles qui résultent de l'impaludation. En pénétrant dans le sol, les eaux de fabriques peuvent fuser à travers des couches crayeuses ou sablonneuses, atteindre des nappes d'eau à des profondeurs plus ou moins considérables, altérer d'une manière plus ou moins grave les eaux des puits. Un équarrisseur de Montfaucon ayant conduit dans un grand puits les eaux de sa voirie, l'infection se communiqua aux puisards des habitations voisines ; à Bicêtre, les vidanges coulèrent jusqu'à un village assez éloigné, etc. De quelque manière qu'on envisage le mode d'influence des substances gazeuses, pulvérulentes ou liquides qui s'échappent des usines, fabriques, voiries, etc., quoique l'enquête scientifique ait produit des faits contradictoires, et oppose à d'anciennes appréhensions l'autorité d'observateurs éminents, il restera toujours acquis à l'hygiène : 1° que ces différents genres de modificateurs n'ajoutent rien à la salubrité des lieux où ils sont en action ; 2° qu'ils sont, en général, de nature à nuire à la santé ou au moins au bien-être des habitants; 3° que plusieurs d'entre eux entraînent des inconvénients et même des dangers manifestes. Ces conclusions, que nous énonçons par anticipation, trouveront leurs preuves dans l'étude des professions.

Les qualités de l'atmosphère propre à chaque localité dépendent des circonstances que nous venons de passer en revue : ainsi, une vaste surface de marais, la multiplicité des grandes fabriques, l'entassement des populations, versent dans le milieu local des principes étrangers : on trouve dans l'air de Paris du sulfhydrate d'ammoniaque ; dans celui de Londres, de l'acide sulfureux ; l'acide chlorhydrique se dégage abondamment, à Marseille, près des grandes fabriques de soude artificielle ; dans le voisinage des mines de mercure en voie d'exploitation, on saisit dans l'air des traces de vapeur mercurielle, etc. L'eudiomètre sert à déterminer la proportion d'oxygène que contient l'air ; pour la constater, le médecin peut recourir encore à d'autres méthodes plus commodes et suffisamment approximatives ; mais la stabilité des proportions d'oxygène et d'azote qui constituent le mélange atmosphérique de toutes les localités le dispense généralement de cette vérification. L'appareil suivant peut servir à la détermination de l'acide carbonique et de plusieurs substances qui n'entrent point dans la composition normale de l'air : on établit un écoulement d'air constant au moyen d'un gazomètre ou simplement de deux tonneaux, dont le premier, rempli d'eau, ne communique avec l'atmosphère qu'à l'aide d'un tube ouvert par les deux bouts et pénétrant à frottement jusqu'à quelques pouces du fond ; un tube à robinet, disposé au niveau de son fond, sert à conduire l'eau qu'il contient dans le second tonneau plein d'air. L'eau du premier tonneau, à mesure qu'elle coule dans le second, en expulse des quantités d'air égales dans des temps égaux ; cet air passe par un tube de communication dans un ou plusieurs appareils destinés à différentes espèces d'analyse. Pour déterminer la quantité d'acide carbonique, l'appareil doit consister dans un tube plein de chlorure de calcium, un tube à trois boules à moitié pleines d'une solution de potasse, et un second tube de chlorure de calcium ; l'air du tonneau, passant bulle à bulle dans l'appareil, cède son humidité au chlorure de calcium du premier tube, son acide carbonique, à la solution potassique des trois boules, et laisse dans le second tube à chlorure l'humidité enlevée à cette même solution ; l'excédant de poids acquis par le tube à boules et par le second tube à chlorure calcique, représentera rigoureusement le poids de l'acide carbonique dont l'air aura été privé. S'agit-il de vérifier dans l'atmosphère des traces d'hydrogène sulfuré, l'air du gazomètre sera dirigé à travers une solution d'acétate de plomb très légèrement acide ; la couleur brune et le poids de sulfure obtenu feront connaître la présence et la proportion de l'hydrogène sulfuré dans l'air. Pour la recherche des traces d'acide chlorhydrique, on mettra dans les flacons une solution acide de nitrate d'argent, et l'on dosera le chlorure au moyen du chlorure d'argent produit. L'existence de l'acide sulfureux dans l'air est constatée par une solution de chlore saturée qui fait passer ce gaz à l'état d'acide sulfurique, qu'il est facile de doser, en formant un sulfate de baryte. Les matières organiques qui se volatilisent dans l'air n'échappent point à l'analyse. Après avoir lavé l'air dans un premier flacon, où il se dépouille des corps en suspension, on le dessèche dans un tube à chlorure calcique ; puis on le fait circuler lentement par un tube rempli d'amiante humecté d'acide sulfurique concentré, qui se colore promptement par la carbonisation des particules de matière animale ou végétale. Plus cet effet de coloration sera rapide et prononcé, plus l'air aura contenu de matière organique volatilisée. Les substances organiques ou autres, qui sont solubles dans l'eau, peuvent se trouver en suspension dans l'air, en proportions minimes ; il suffit alors de faire passer cet air à travers une suite de vases d'une température très basse : la vapeur d'eau contenue dans l'air, et qui sert de véhicule aux principes étrangers, se condense sous forme de rosée ou de neige artificielle, et le liquide qu'on en obtiendra fournira des réactions caractéristiques ; en l'absence de moyens d'analyse chimique, on peut tirer de sa facilité à se putréfier des inductions touchant la salubrité d'un local. Cette expérience de laboratoire, la nature l'accomplit elle-même, en précipitant le soir avec la rosée les miasmes des marais. Dans le voisinage des fabriques de soude artificielle, les gouttes de rosée dissolvent l'acide chlorhydrique en quantité telle, qu'elles corrodent la végétation par le seul effet de leur contact.

La transparence du ciel varie nécessairement suivant l'exposition, la hauteur, la proximité de la mer, des montagnes, des forêts, etc. Or cette circonstance intervient activement dans le climat des localités : elle détermine, surtout dans les pays chauds, des contrastes de température diurne et nocturne ; des plateaux très élevés, et, sous un ciel presque toujours serein, accumulent pendant le jour le calorique solaire, et l'émettent rapidement pendant la nuit. Le magnifique plateau de Caxamarca au Pérou, dont M. de Humboldt évalue à 1,469 toises l'élévation au-dessus du niveau de la mer, jouit d'une température moyenne de 18 degrés centigrades, et néanmoins le froment y gèle souvent de nuit.

En somme, l'influence prépondérante dans la détermination des localités est la même que pour les climats, la température ; et celle-ci dépend de causes générales et de causes particulières :

I. Causes générales. { Latitude
Altitude.
Position relative des continents et des mers.

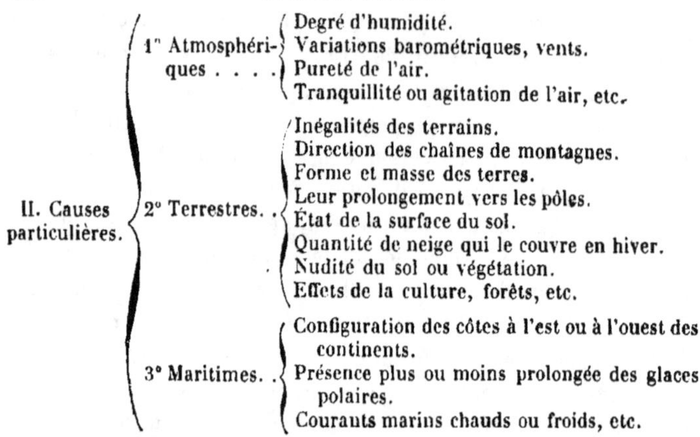

Les localités exercent sur l'homme une influence physiologique et une influence pathologique. La première se révèle dans les différences d'organisation et de fonctionnalité, si souvent signalées, depuis Hippocrate, entre les habitants des vallées et ceux des montagnes, entre les riverains des marais et les cultivateurs des plaines fertiles et bien exposées, etc.; la seconde s'exprime, soit par la forme que revêtent les mêmes maladies dans différents lieux, soit par l'existence des endémies, c'est-à-dire des maladies qui, propres à certains pays, dépendent de causes souvent inconnues, mais ordinairement locales et permanentes. Dans les contrées humides et froides, la forme catarrhale domine; dans les lieux élevés, secs, activement ventilés, c'est la forme inflammatoire. Tout praticien doit se rappeler le mot de Baglivi : *Scribo hæc in aere romano* (Praxis medica). Quant aux endémies, elles sont le produit de causes qui agissent à certaines époques de l'année, comme les foyers de matières animales soumis à un certain degré de chaleur et d'humidité, ou le résultat d'influences locales, dont l'action est constante et certaine, quoique ignorée dans son essence. Il sera question ailleurs des endémies (*Hygiène publique*), dont l'étiologie et le traitement relèvent entièrement de l'hygiène ; mais remarquons tout de suite qu'en les rattachant aux localités, nous sommes loin d'imputer leur génération à l'influence exclusive de tel ou tel modificateur hygiénique : c'est ici que s'agrandit la signification du terme *localité*. Il désigne non plus seulement l'air, les eaux et le sol, mais encore les aliments et les boissons qui composent le régime des différents groupes de populations, et jusqu'aux coutumes et aux mœurs qui les distinguent. Nous retrouvons ici l'entre-croisement de causes et d'effets qui complique un si grand nombre de problèmes de notre science. Toutefois le sol, l'eau et l'atmosphère dominent toujours les autres séries d'influences, et les expliquent en grande partie ; ils déterminent les qualités des productions, et, par conséquent, le régime alimentaire : le régime réagit, qui le nierait? sur les manifestations de l'intellect et sur le mode d'existence sociale. En hygiène comme en médecine pratique, la vérité gît souvent dans la connaissance d'un ensemble de causes dont les résultats convergent : le crétinisme et le goître affligent le Valais, la haute et la basse Maurienne ; on les trouve dans la Carinthie, la Tartarie chinoise, à Java, à Sumatra, à Mexico, etc. Quelle est donc l'origine de cette forme si répandue de la dégradation humaine? Les influences atmosphériques, dit l'un ; nourriture insuffisante et malsaine, dit l'autre ; celui-ci accuse la désoxygénation de l'eau, celui-là la nature des terrains ; M. Granger accuse la magnésie contenue dans les eaux, et promet la guérison moyennant l'usage prolongé, pendant une année, du sel ioduré à la dose maximum de 5/10000es (1). Réunissez plusieurs de ces causes, toutes peut-être ; car l'endémie des vallées subalpines est l'expression pathologique de la localité prise dans sa signification la plus large.

ARTICLE V. — DES CLIMATS.

Le mot climat (κλιμᾶ, région, κλίμαξ, degré) désignait autrefois et désigne encore dans le langage de quelques hygiénistes (2), une bande de terre comprise entre deux cercles parallèles à l'équateur. Les anciens géographes avaient partagé l'espace de l'équateur au pôle en trente climats, dits *astronomiques* ou *mathématiques*, dont vingt-quatre entre l'équateur et le cercle polaire, et six de ce cercle au pôle ; ils les avaient calculés d'après la longueur des jours comparée à celle des nuits, au solstice d'été : de là le nom de *climats de demi-heure* donné aux climats renfermés entre l'équateur et le cercle polaire, parce qu'au

______

(1) *Comptes rendus de l'Académie des sciences*, séance du 10 décembre 1849.

(2) *Traité d'hygiène*, par Tourtelle, avec notes de M. Bricheteau, 1838, page 188 ; Guérard, *Dictionnaire de médecine*, 2ᵉ édition, tome VIII, page 117.

solstice d'été le jour se prolonge, pour chacun d'eux, d'une demi-heure de plus ; et le nom de *climats de mois*, imposé aux climats situés entre le cercle polaire et le pôle, et dans chacun desquels le jour augmente d'un mois. Les géographes modernes partagent l'intervalle de l'équateur au pôle en 90 degrés, ce qui représente le quart de la circonférence du cercle. La division moderne, en multipliant les parallèles, augmente aussi, pour ceux qui l'ont appliquée à l'hygiène, le nombre des climats. Mais les influences dont l'ensemble caractérise un climat ne se distribuent point entre les diverses régions du globe avec autant de régularité, et ne se prêtent point à une classification mathématique. Les phénomènes météorologiques ni les conditions du sol ne sont identiques dans toutes les contrées placées sur le même parallèle ; en ne consultant que la latitude, on s'expose à embrasser dans un même système de climats des régions qui diffèrent complétement par leurs éléments et par l'action qu'elles exercent sur les êtres organisés. Or le mot *climat* emporte l'idée d'uniformité, ou au moins de similitude de conditions ; dans son acception la plus naturelle, il désigne une étendue plus ou moins vaste du globe qui offre sur tous ses points les mêmes conditions d'existence à l'homme. Il s'ensuit qu'il est impossible de déterminer les climats par des lignes purement géographiques.

M. de Humboldt a substitué, à la considération pour ainsi dire brute des parallèles, un tracé de lignes qui circonscrivent les contrées auxquelles est départie, par saisons et par année, une égale quantité de chaleur. Si la distribution du calorique solaire ne rencontrait aucune cause perturbatrice à la surface du globe, ni dans l'atmosphère qui l'enveloppe, les lignes d'égale température moyenne par année (isothermes), par été (isothères), et par hiver (isochimènes), se confondraient avec les latitudes géographiques, c'est-à-dire, que de l'équateur aux pôles on observerait un décroissement régulier et graduel de la chaleur ; mais en raison d'un grand nombre de circonstances que nous avons mentionnées en parlant des eaux et du sol, les courbes isothermes subissent des inflexions plus ou moins considérables, et ne conservent leur parallélisme que dans la proximité de la zone torride. Pour déterminer leur direction, M. de Humboldt a été conduit à analyser toutes les causes atmosphériques, géologiques, naturelles et accidentelles qui influent sur l'état thermique des lieux; ses recherches en ont suscité d'autres, et l'on connaît aujourd'hui numériquement les véritables rapports de la répartition de la chaleur à la surface du globe, rapports exprimés sur la sphère par les inflexions des lignes isothermes; par là des résultats d'un grand intérêt ont été mis au jour : la marche des lignes isothermes à travers les deux continents montre que les climats de l'Europe jouissent d'une température moyenne plus forte que ceux de l'Asie centrale et de l'Amérique; que l'hémisphère boréal reçoit plus de chaleur que l'hémisphère austral : la différence se manifeste dès le vingtième parallèle, et va croissant jusqu'à proximité du cercle polaire; entre zéro et 60 degrés de latitude, elle n'est pas moindre de 9 degrés centigrades. Dans le même hémisphère, et sous la même latitude, la chaleur annuelle diminue rapidement de l'ouest à l'est, dans l'intérieur des terres, tandis qu'elle suit une progression inverse de l'est à l'ouest vers les côtes. Il existe donc, entre les deux continents et dans le même hémisphère, entre les climats de l'est et ceux de l'ouest, une opposition qui résulte de l'influence contraire des masses continentales, et des masses liquides et diaphanes. Cette opposition se prononce encore davantage dans le partage de la chaleur entre les saisons : ainsi, à latitude égale, l'Amérique a des étés plus ardents, des hivers plus rigoureux, des saisons intermédiaires plus variables, que l'Asie et l'Europe; même contraste pour chaque continent, entre les régions de l'est et celles de l'ouest. Les lignes isochimènes, prolongées de l'ouest à l'est, en Europe et en Asie, peuvent traverser les pays dont la latitude diffère de 9 à 10 degrés de latitude, et plus; les lignes isothères rapprochent des contrées que séparent 11 degrés de latitude, etc.

Le système des isothermes conduit à distinguer sept espèces de climats :

1. Climat brûlant dans la zone torride de 27°,5 à 25° de températ. moyenne.
2. —   chaud dans la zone de   25 à 20   —   —
3. —   doux   —   —   20 à 15   —   —
4. —   tempéré   —   —   15 à 10   —   —
5. —   froid   —   —   10 à 5   —   —
6. —   très froid —   —   5 à 0   —   —
7. —   glacé   —   —   au-dessous de zéro.

Chacun de ces climats, ou bandes isothermes, peut se subdiviser en climats constants, climats variables et climats excessifs ; les premiers offrent dans le cours de l'année peu de différence entre les maxima et les minima de chaleur et de froid ; ces différences se prononcent dans les climats variables, et deviennent excessives dans les climats de ce nom. Voici des exemples de cette gradation climatologique :

Noms des localités.	Temp. moyenne de l'année.	Tempér. moyenne du mois le plus chaud.	Temp. moyenne du mois le plus froid.	Différence.
Climat constant. Funchal.	20°,3	24°,2	17°,2	7°
Climats variables. Saint-Malo	12,3	19,4	5,4	14
Paris.	10,8	18,5	2,3	16,3
Londres.	10,2	18,0	3,2	15,8
Climats excessifs. New-York	12,1	27,1	3,7	30,8
Pékin.	12,1	29,1	4,1	33,2

Il est évident que la climatologie acquiert une certaine précision en s'appuyant sur la connaissance des moyennes de température qu'offrent tous les lieux du globe annuellement, en été et en hiver ; nous accordons encore que la variation des températures auxquelles l'homme est exposé dans les différentes parties du globe est la plus puissante des causes qui tendent à diversifier les climats ; mais ceux-ci ne se résument pas entièrement dans la thermoscopie ; M. de Humboldt lui-même le reconnaît, car il entend par climat « toutes les modifications de l'atmosphère dont nos sens sont affectés d'une manière sensible, telles que la température, l'humidité, les variations de la pression barométrique, la tranquillité de l'air, ou les effets des hétéronymes, la charge ou la quantité de tension électrique, la pureté de l'air ou ses mélanges avec des émanations gazeuses plus ou moins insalubres, enfin le degré de diaphanéité habituelle, cette sérénité du ciel si importante par l'influence qu'elle exerce non seulement sur le rayonnement du sol, sur le développement des tissus organiques dans les végétaux, et la maturation des fruits, mais aussi sur l'ensemble des impressions qui, dans les zones diverses, sont excitées dans l'âme par les sens. »

Remarquez que l'isothermie, ou l'égalité de température moyenne estivale, hivernale et annuelle, ne confère point aux régions du globe l'aptitude à produire les mêmes végétaux, à faire vivre les mêmes espèces animales ; les températures extrêmes exercent sous ce rapport une influence décisive ; quelques degrés thermométriques de plus ou de moins font mûrir les fruits ou gèlent les plantes. Remarquons, en outre, que l'application de la doctrine des lignes isothermes crée des systèmes de climats scientifiques non réels, car ils ne présentent pas une surface continue : des régions séparées par des distances énormes font partie d'un même groupe isothermique ; leur liaison, non fondée en géographie, ne résulte que d'une opération de l'esprit, qui a le privilége d'effacer les intervalles et de circuler d'un hémisphère à l'autre pour recueillir les matériaux de sa synthèse : mais, en hygiène, les climats ne peuvent être envisagés idéalement, et l'unité de lieux ne peut être rompue ; pour nous, les deux conditions essentielles du climat sont, d'une part, la continuité du sol ; d'autre part, une influence approximativement la même sur ceux qui l'habitent ; il ne représente à la pensée qu'une agrégation de localités analogues quant aux modifications physiologiques et pathologiques qu'elles impriment à l'homme. La question des climats se résout donc dans celle des localités, comme le problème de la constitution individuelle se décompose en une série d'études qui ont pour objet le tempérament, l'idiosyncrasie, l'hérédité, etc. C'est pourquoi nous pensons, contrairement à M. Guérard (*loc. cit.*), que l'exploration des localités doit précéder celle des climats, qui généralisent et superposent les éléments si variés des topographies.

Le climat étant aux localités ce que le genre est à l'espèce, il arrive nécessairement qu'il encadre dans sa circonscription des climats partiels qui diffèrent par leurs phénomènes : ainsi l'île d'Otaïti, quoique située sous le tropique austral, jouit d'une température moyenne de 27 degrés centigrades ; dans les zones tempérées se trouvent des localités qui, par leur météorologie, se rapprochent, celles-ci des régions polaires, celles-là des contrées équatoriales ; mais un fait général justifie le partage de chaque hémisphère en de larges zones qui résultent de l'agrégation des localités : c'est que les circonstances qui modifient les effets de l'irradiation solaire, si nombreuses qu'elles soient, n'agissent en définitive que dans une mesure restreinte ; elles engendrent les dissemblances locales ; elles individualisent le sol dans de médiocres étendues ; elles altèrent l'égalité de la progression décroissante de l'influence solaire de l'équateur au pôle ; mais, de 10 en 10 degrés de latitude, on observe que les températures annuelles, hivernales et estivales s'élèvent en allant vers la ligne, et s'abaissent en rétrogradant vers les pôles. Il résulte de cette loi qu'en se plaçant au centre de vastes zones, et en négligeant les divergences qui naissent des localités, on voit les influences cosmiques et atmosphériques réaliser, sur de grandes échelles, un même type de végétation et d'animalité, les mêmes conditions de santé et de maladie pour l'homme ; sous la ligne, près du pôle, elles atteignent leur maximum d'opposition ; à distance égale du pôle et de la ligne, elles se balancent, elles se neutralisent ; dans les intervalles qui séparent ces points culminants de l'action climatérique, mélange, croisement, lutte, progression ou décroissance de causes et d'effets. La distinction des climats chauds, froids et tempérés, est donc un fait d'observation, mais soumis à la double restriction des nuances intermédiaires de climat et des singularités topographiques.

La série des climats chauds, tempérés et froids, que l'on parcourt de l'équateur au pôle, se répète suivant la hauteur, qui agit comme la latitude sur l'état du sol et des eaux, sur les qualités de l'air, sur la végétation, etc. Au pied des montagnes, on trouve la flore qui correspond au climat de la région ; à mesure qu'on s'élève, les végétaux de la plaine font place à ceux qui caractérisent des climats plus froids ; ainsi, s'élever dans l'atmosphère ou marcher vers le pôle, c'est traverser successivement des zones de plus en plus boréales qui ont une fixité remarquable pour les productions du sol. M. Ch. Martins a constaté que, même sur le versant méridional des Alpes, les rhododendrons, végétation intermédiaire entre les sapins et les plantes alpines, ne se rencontrent ni au-dessous de 1,517 mètres ni au-dessus de 2139 ; mais l'homme et le végétal ne sont point soumis aux mêmes limites : sur le sommet du Faulhorn, qui s'élève à 2,683 mètres, par une température moyenne annuelle de — 2º,33 centigrades, sous un climat plus froid que celui du cap Nord (71° de latitude), en butte à tous les vents, croissent près de 200 espèces de plantes dont 126 phanérogames qui fleurissent pendant l'été, un été de Spitzberg.

(Martins et Bravais)! Les hautes montagnes, telles que l'Himalaya, le Chimboraço, le Liban présentent des climats différents, étagés les uns sur les autres. On a calculé le rapport thermométrique de la superposition des climats à leur projection horizontale. Il est admis généralement qu'une ascension de cent mètres équivaut, pour l'effet thermométrique, au déplacement de 1 à 2 degrés vers les pôles. Sous la ligne, 1 degré de froid correspond à une élévation de 219 mètres ; dans la zone tempérée, à 174 mètres ; en hiver, à 70 mètres de moins qu'en été ; à 7 heures du matin, à 6 mètres de moins qu'à 5 heures de l'après-midi. Un grand nombre de causes accidentelles troublent le décroissement régulier du calorique suivant la hauteur ; mais celle-ci ne change pas moins, d'une manière complète, la physionomie des climats et des saisons. Par 46 degrés de latitude, on aborde à 2,000 mètres d'élévation le climat de la Laponie, et à 2,500 mètres au-dessus de nos têtes, passe la courbe des neiges éternelles, cercle polaire de la climatologie verticale.

Dans chacune des trois zones, dans chaque système de climats, l'observation des météorologistes a établi deux divisions, fondées sur le nombre et sur l'étendue des vicissitudes qui affectent l'atmosphère : 1º Toutes les régions qui avoisinent des masses d'eau considérables, comme celles qui se terminent par des côtes maritimes, ou qui sont baignées par de larges rivières, jouissent d'un état atmosphérique relativement très uniforme, c'est-à-dire qui varie peu d'un jour à l'autre, du matin au soir, de mois en mois : ce sont les climats insulaires, littoraux, maritimes. Ainsi, grâce au voisinage de la mer, on trouve dans la zone équatoriale, de zéro à 15 degrés de latitude, une température moyenne annuelle de 27 degrés centigrades, si l'on omet quelques localités exceptionnelles, telles que Pondichéry ; 2º une autre catégorie de contrées se distingue, au contraire, par des mutations brusques, fréquentes, considérables dans les qualités physiques de leur atmosphère, de telle sorte qu'elle contraste avec les régions maritimes ou insulaires, et par la multiplicité, et par l'étendue de ses variations météorologiques. Dans ce second ordre de climats, que M. de Humboldt indique après Buffon, sous le nom de *climats continentaux*, parce qu'ils se prolongent, loin des mers, dans l'intérieur des terres, les différences de température, d'hygrométrie, de pression barométrique, etc., sont tranchées entre le soir et le matin, du jour au lendemain, de mois en mois ; les maxima et les minima des qualités de l'air y déterminent une longue échelle de vicissitudes : aussi les a-t-on appelés encore *climats excessifs*. La capacité de l'eau pour la chaleur, et la grande quantité de calorique qui devient libre par la précipitation des vapeurs, et latent par leur retour à l'état aériforme, voilà les causes de la différence toujours croissante entre la température de l'été et celle de l'hiver, à mesure que l'on s'enfonce dans l'intérieur des continents. Dans les climats marins, les moyennes de l'hiver et de l'été diffèrent peu : les hivers sont doux en Angleterre, parce que les vents du S.-O., si communs en cette île, lui amènent l'air humide et chaud de la mer Atlantique ; les vapeurs qu'ils roulent dégagent du calorique en se précipitant et s'opposant en même temps au rayonnement du sol. Dans l'Allemagne occidentale, le voisinage de la mer réduit à 16 degrés centigrades la différence entre l'hiver et l'été, tandis qu'elle est de 20 degrés dans la partie orientale. A Dantzig même, on sent la faible influence de la proximité de la Baltique. Ce n'est que par exception que le thermomètre descend en Angleterre au-dessous de 10 degrés : or ce degré est la moyenne hivernale que l'on trouve, sous des latitudes à peu près égales, à l'intérieur du continent ; l'hiver est relativement très doux sur la côte occidentale de la Norwége ; franchissez la crête des Alpes scandinaves, et vous éprouverez toutes ses rigueurs. A latitude à peu près égale en Angleterre et en Russie, la température moyenne est très différente : dans les régions éloignées de l'Atlantique comme la Russie, un ciel sans nuages active le rayonnement du sol en hiver et le refroidit, tandis qu'il y rend les étés plus chauds qu'en Angleterre.

L'Europe peut se partager en cinq zones climatériques. Dans la première, où les glaces et les neiges subsistent en grande masse à l'ombre, sont compris l'Islande, la Laponie suédoise, danoise, russienne, le pays des Samoïèdes européens ; la deuxième, caractérisée par un été très chaud, par un hiver long et rude, sans saisons intermédiaires marquées, se compose de la Norwége, de la Suède, du Danemark, du nord de l'Écosse, de la partie septentrionale de la Pologne, de la Courlande, etc. La troisième, où l'hiver est court et rigoureux, l'automne et le printemps prolongés, et d'une température assez modérée, contient l'Irlande, l'Angleterre, les Pays-Bas, la Hollande, le nord de l'Allemagne, etc. La quatrième zone, située à peu près au milieu de l'hémisphère boréal, à distance égale du pôle et de la ligne, réunit les caractères du climat tempéré ; mais les saisons, quoique très distinctes, y sont très versatiles et fréquemment traversées par des intempéries : la France, Allemagne du midi, la Hongrie, la Moldavie, la petite Tartarie, la Russie méridionale, etc., en font partie ; enfin, la cinquième zone a le plus d'affinités avec les contrées tropicales, sans en reproduire néanmoins la turbulente météorologie : des printemps délicieux, des étés secs et brûlants, des hivers courts et presque toujours exempts de gelées et de neiges durables : tel est le climat de la France méridionale, de l'Espagne, de l'Italie, de la Grèce, de la Crimée, etc. Les sub-climats de la France peuvent être déterminés par quelques lignes principales de culture : de Saint-Jean-Pied-de-Port à Briançon, s'étend la ligne au-dessous de laquelle l'olivier croît et se multiplie ; entre la Rochelle et Toul, le sol se prête à la culture du maïs, qui s'arrête au 40°, au 45° degré de latitude ; enfin, Granville et Rocroy sont les deux limites extrêmes de la récolte du vin en France. Cette division des régions agricoles s'applique aussi à l'Europe, et correspond à celle qui, fondée sur l'arboriculture, est indiquée par Schouw (1) : 1° Région des arbres à feuillage toujours vert ; 2° celle du châtaignier et du chêne ; 3° celle du chêne et du hêtre ; 4° celle du pin et du bouleau. Il est entendu que ces divisions, empruntées à la géographie botanique, traduisent les effets complexes du climat suivant la hauteur et suivant la latitude.

Nous allons caractériser rapidement les trois grandes zones qui comprennent les climats chauds, les climats tempérés et les climats froids, sous le rapport de leur météorologie et de leur action physiologique et pathogénique sur l'homme, pour en déduire des règles d'acclimatement ; quant aux variétés intermédiaires de climats qui forment la transition d'une zone à l'autre, elles sont l'expression combinée des influences propres à toutes

______

(1) *Europa, physisch-geographische Schilderung.*

deux, comme les saisons intermédiaires dérivent de l'hiver et de l'été ; et de même que l'automne ou le printemps se partagent en plusieurs phases qui réfléchissent l'état météorologique de la saison qui précède ou qui suit immédiatement, ainsi les climats jetés sur la frontière de nos trois divisions empruntent de celle qu'ils avoisinent leur nuance caractéristique.

§ I. Des climats chauds.

Les climats chauds s'étendent entre les tropiques, et depuis les tropiques jusqu'aux 30ᵉ et 35ᵉ degrés de latitude australe et boréale ; ils comprennent : 1° presque toute l'Afrique et la plupart des îles africaines situées dans l'océan Indien, Madagascar, les Comores, les Séchelles, Socotora, Bourbon, Maurice, Rodrigue ; 2° en Asie, les régions du sud, la Syrie, l'Arabie, la Perse, l'Inde en deçà et au delà du Gange, le Tonquin, la Cochinchine, la partie méridionale de la Chine, les îles de Ceylan, Andaman, Nicobar, les Laquedives et les Maldives ; 3° la plus grande partie de la Nouvelle-Hollande et la presque totalité des îles qui, semées sur le grand Océan, composent l'Océanie ; 4° enfin, dans l'Amérique septentrionale, les contrées qui règnent depuis le golfe de Californie jusqu'à l'isthme de Panama ; et dans l'Amérique méridionale, toute la Colombie, les Guyanes, le Paraguay et la partie septentrionale de la Plata ; les Antilles, situées dans le golfe du Mexique et appelées autrefois Indes occidentales.

L'irradiation perpendiculaire du soleil accumule sur l'équateur le maximum de calorique ; la moyenne annuelle égale 27 à 29°,6 ; la moyenne de l'été, 28 à 32°,5 ; celle de l'hiver, 27°,6 et au-dessous ; celle du printemps, 28°,7 ; enfin, celle de l'automne, 26°,8 ; bien entendu que ces résultats sont obtenus à l'ombre. Les régions tropicales de l'ancien monde s'échauffent plus que celles du nouveau continent. D'après M. de Humboldt, les maxima de l'air continental oscillent à Pondichéry, à Madras, à Bénarès, dans la haute Égypte, entre 40 et 46°,8. Dans le voisinage de l'équateur, la chaleur décroît lentement, de zéro à 10 degrés de latitude. Cet abaissement ne s'exprime que par +1 degré, tandis qu'en France un progrès de 5 degrés de latitude vers le nord donne lieu à une dépression thermométrique de

3 degrés. Sous la zone torride, les transitions de température
sont rares et peu considérables pendant le jour ; elles ne dépassent guère 8 à 9 degrés ; leur fréquence et leur étendue sont
moindres dans le nouveau monde que dans l'ancien, près des
côtes que dans les terres, dans les régions de l'ouest que dans
celles de l'est. On retrouve d'ailleurs ici l'influence de l'élévation
et de la nature du terrain, de l'état de sa surface et de son orientation, etc. Ainsi le pays plat de la Guayra, exposé à une réverbération très forte et abrité des vents alizés, éprouve des variations de température moins nombreuses et moins tranchées que
Caraccas, situé dans la même zone, mais à plusieurs centaines
de mètres au-dessus de la mer ; au Sénégal, la différence atteint jusqu'à 26°,8 pendant la saison sèche (1), ce qui est excessif.
En général, la chaleur des plaines équinoxiales se maintient entre
18 et 39 degrés ; mais, du jour à la nuit, elle s'abaisse souvent
de 20 degrés thermométriques, tant le rayonnement nocturne de
la terre est activé dans ces climats par la pureté du ciel et par la
durée même de la nuit. L'évaporation est en proportion de la
chaleur ; de là les pluies diluviales qui tombent annuellement et
qui occupent toute une saison dite *humide* ou *d'hivernage*, par
opposition à la saison sèche, pendant laquelle il pleut très rarement. Le partage de l'année équatoriale en deux saisons n'est
pas très exact. A l'exemple de Johnson, M. Levacher et d'autres observateurs des pays chauds admettent quatre saisons :
la première, de novembre à février, a quelque analogie de température avec les deux derniers mois du printemps en Europe ;
elle représente l'hiver tropical, et conduit à la saison sèche, qui
se prolonge jusqu'en mai. Entre celle-ci et la saison des pluies,
on observe une période appelée le *renouveau* dans les Antilles,
et qui se caractérise par de brusques oscillations de température,
par des ondées petites et rares, mêlées d'éclairs et de tonnerre ;
enfin la saison humide se déclare et éclate en averses, précédées
de coups de vents qui amoncellent les nuages. Elle atteint son
apogée en août et ne finit qu'en novembre : l'atmosphère est
alors lourde et accablante, l'horizon s'illumine par de vastes
combustions électriques ; le tonnerre roule avec fracas, les nuages

(1) Thévenot, *Traité des maladies des pays chauds*. Paris, 1840, in-8.

fondent en torrents ; la mer bondit , le sol tremble souvent : on dirait l'imminence du chaos. Cependant la végétation a pris un rapide essor, la vie fermente dans les deux règnes , l'humidité imprègne et gonfle tous les corps ; les rivières grossissent et vont féconder par leurs inondations les champs environnants : c'est une époque de rénovation universelle que célèbrent avec des danses et des chants les indigènes des régions desséchées pendant huit mois de l'année par un soleil de feu.

Le baromètre, dont les variations périodiques sont presque nulles dans nos climats, monte et descend deux fois par jour dans les contrées équatoriales : terme moyen, l'ascension de la colonne mercurielle s'opère de 4 heures 13 minutes du matin à 9 heures 23 minutes ; puis elle s'abaisse jusqu'à 4 heures 8 minutes, pour monter de nouveau à 10 heures 23 minutes et redescendre finalement jusqu'au matin. La différence du maximum du matin au minimum du soir, ou grande période, est de 2 secondes 55 à 3 secondes ; la moyenne correspond à 1 heure de l'après-midi.

La zone torride a ses vents périodiques qui sont dus aux mouvements diurne et annuel de l'atmosphère ; les vents diurnes sont appelés brises, qui soufflent surtout avec régularité au voisinage des mers ; celle du matin se lève quelques heures après le soleil, et tombe vers 4 ou 5 heures du soir ; celle du soir commence après le coucher du soleil et dure jusqu'au retour de l'aurore. Les vents annuels, dits moussons, soufflent toujours vers l'hémisphère le plus échauffé, et changent par conséquent de direction avec le soleil ; leur durée est donc d'autant plus longue dans une localité donnée, que celle-ci est plus voisine de l'équateur. Loin des côtes règnent les vents alizés, qui sont la résultante des moussons et de toutes les brises. En outre, les contrées tropicales ont leurs vents extraordinaires dont les effets varient, et dont les plus ordinaires sont l'harmattan des côtes de Guinée, le simoun de celles de Barbarie, le chamsin d'Egypte, les collas de Manille, etc. L'harmattan (vent d'est) est le vent de la saison sèche; il souffle en décembre, janvier et février : un peu moins fort que la brise de mer, il se lève trois ou quatre fois par an, et dure chaque fois de un à quinze jours; sa température est de 29 degrés à l'ombre, et de 40 degrés au soleil ; il est précédé, le matin, d'un calme ou d'une petite brise de terre qui est froide ; la chaleur sèche qui le caractérise augmente jusqu'à midi, rarement jusqu'à quatre heures ; il produit des tourmentes ou tourbillons sans orages ; il s'accompagne d'un brouillard sablonneux très épais, qui dépose sur tous les objets une poussière blanche : il consume et flétrit tout ce qu'il touche ; sous son influence, les meubles et les boiseries se fendillent, se disjoignent, la peau se racornit, les orifices muqueux se dessèchent et se gercent ; néanmoins, avec son apparition, on voit coïncider la cessation des fièvres endémiques, et des affections contagieuses, telles que la variole, perdre de leur virulence. Le simoun règne dans le grand désert de Sahara ; il répand une telle chaleur, que dans les lieux abrités le thermomètre peut monter à 48 degrés; il soulève en colonnes les sables du désert et les accumule en montagnes de 20 pieds d'élévation; en s'écroulant, celles-ci donnent lieu à des nuages de poussière qui communiquent au soleil une teinte jaune ou bleue uniforme. Ce vent est connu en Italie sous le nom de sirocco; même après avoir roulé sur la mer, il fait sentir encore à Naples et à Palerme l'effet connu de son extrême sécheresse. Le chamsin, en Egypte, souffle cinquante jours, ainsi que son nom l'indique, vingt-cinq avant l'équinoxe du printemps, et vingt-cinq jours après. Pendant la saison sèche, les côtes du Malabar et du Coromandel, l'Arabie, la Perse, la Syrie, etc., sont désolés par des vents analogues aux précédents. Les collas des Philippines soufflent du sud-ouest, et amènent des pluies torrentielles, des inondations, de légers tremblements de terre au milieu d'un brouillard épais ; ces tempêtes furieuses appartiennent à la saison intermédiaire, qui aboutit ou plutôt qui prélude à l'hivernage; sur les côtes d'Afrique, elles sont appelées *tornades*, *typhons* dans la mer des Indes, *ouragans* dans l'archipel des Antilles. C'est aux régions tropicales que semblent réservés ces bouleversements, ces ouragans si justement redoutés : presque inconnus dans les zones tempérées, ces phénomènes y marquent presque inévitablement la transition de l'hivernage à l'été, et de l'été à l'hiver : ils résultent alors du choc des vents contraires du sud et du nord, et de l'est et de l'ouest; elles sont en même temps le théâtre des manifestations les plus énergiques de l'électricité, dont les fluctuations diurnes y sont faciles à observer, et qui joue un rôle certain, quoique inconnu, dans la production des orages et des catastrophes si fréquentes dans ces latitudes.

En résumé, l'année tropicale se caractérise par la permanence et l'intensité de la chaleur : six mois de sécheresse et de chaleur intenses ; six mois d'humidité avec un léger abaissement de température qui ne constitue pas un hiver réel ; entre la saison des pluies et celle des chaleurs arides, des saisons intermédiaires que signalent des perturbations atmosphériques ; l'automne et le printemps de la zone torride, remarquables par les brusques variations de la température et de l'humidité, et ressemblant, par cette versatilité météorologique, aux saisons équinoxiales de tous les climats : mais ces deux saisons sont fort courtes, et les mutations qu'elles déterminent dans la température n'affectent, comme celles de l'hivernage, que les degrés supérieurs de l'échelle thermométrique (1); car le terme extrême de l'abaissement général de la chaleur entre les tropiques ne dépasse pas moyennement 18 degrés : ainsi, le trait le plus constant, le plus invariable, le plus efficace, des climats équatoriaux, c'est la chaleur : cette influence souveraine, l'homme, réactif à double face, en témoigne et par sa modalité fonctionnelle et par ses manifestations pathologiques.

Nous avons étudié plus haut les effets de la chaleur (page 369). L'habitant des climats équatoriaux les éprouve dès sa naissance ; il les subit sans interruption jusqu'à sa mort : son organisation, composée des éléments d'une hérédité spéciale, est donc l'expression la plus vraie et la plus complète de la puissance de cet agent ; elle porte le cachet de l'action solaire comme tous les produits de la nature qui l'environne. Le propre de la chaleur est d'exalter les organes de la périphérie, de déterminer un mouvement centrifuge : exagération habituelle des fonctions extérieures, abaissement des fonctions centrales, tel est le rhythme de l'indigène de la torride. La chaleur aride resserre, crispe, irrite ses tissus cutanés ; la chaleur humide les détend par la sueur, et souvent par les éruptions ; dans l'un et l'autre

____

(1) Fuster, *Des maladies de la France dans leurs rapports avec les saisons.* Paris, 1840, page 446.

cas, les fluides sont attirés vivement sous la peau, qui se décolore et acquiert un haut degré de sensibilité; les organes qui sympathisent directement avec la peau reçoivent une égale impulsion, notamment les sens et l'appareil génital. La surexcitation cutanée a pour conséquence la dépression vitale des muqueuses : aussi les forces digestives languissent, l'élaboration du chyle est incomplète ; le sang, fourni d'ailleurs par une alimentation peu substantielle, reste séreux et peu stimulant ; porté dans les poumons dont l'activité est diminuée, il ne s'artérialise point d'une manière aussi complète que dans les pays froids où la respiration est plus énergique. Le docteur Copeland a constaté que, dans les climats chauds, il s'échappe une moindre proportion d'acide carbonique par les voies respiratoires ; aussi le carbone prédomine dans les fluides organiques qui manquent de plasticité ; il se fixe dans le pigment, dont la formation augmente ; l'économie ne tarderait point à être surchargée de ce principe contraire à la vie, si elle n'en expulsait une partie par la peau et par le foie, qui s'animent d'une activité supplémentaire à celle du poumon; le carbone, que ce dernier viscère n'élimine plus sous forme d'acide carbonique, le foie l'évacue dans le tube digestif sous forme de bile. A toutes les époques de la vie, depuis l'état embryonnaire, on observe cet antagonisme entre le foie et le poumon ; liés par un rapport inverse de développement et d'activité, dès que l'un de ces organes se ralentit, l'autre s'exalte ; le climat agit en cela comme l'âge, comme les maladies : il crée des idosyncrasies spéciales, et amortit celles qui existaient. Ainsi, la transpiration cutanée, la sécrétion de la bile, la déposition plus copieuse du pigment, voilà le triple travail qui domine la physiologie des pays chauds: la peau et le foie sont les organes les plus vivants ; sur eux aussi se dirige plus particulièrement l'imminence morbide. Chez les indigènes de ces contrées, la forme la plus ordinaire de la santé ne sera donc point le tempérament sanguin, qui traduit une chylification et une hématose parfaites; mais ils offriront, comme type général, les caractères de la prédominance bilieuse, les signes d'une véritable saturation de carbone, combinés avec ceux du tempérament lymphatique ou du tempérament nerveux. Leur constitution témoigne des influences énervantes du climat;

tous les observateurs y ont signalé le contraste de la faiblesse radicale, du relâchement des tissus, de l'indolence et de l'apathie avec l'exaltation du système nerveux, la fougue des passions, les saccades d'activité physique et morale. L'affaiblissement général de ces races est favorisé encore par la nature du régime alimentaire, peu réparateur au fond, malgré le piment et les assaisonnements incendiaires par lesquels elles s'efforcent de réveiller l'inertie de leurs organes digestifs, par les excès vénériens qu'elles commettent sous la stimulation spéciale du climat, par les désordres de tout genre auxquels les entraînent leur luxure naturelle, l'oisiveté et le dévergondage des mœurs.

Les maladies équatoriales ont été observées dans des régions diverses par un grand nombre de médecins : dans les Indes orientales, par Bontius, Annesley, Johnson et Twining; aux Antilles, par MM. Bally, Rochoux et Levacher ; à Cayenne, par Bajon et Segond, etc. En écartant de leurs descriptions ce qui dépend des circonstances locales, on arrive, comme l'a fait M. Fuster (*loc. cit.*, page 451), à déterminer les traits généraux de la pathologie équatoriale. 1° L'affection dominante de la saison sèche est une fièvre continue rémittente, accompagnée de congestions rapides qui s'opèrent tantôt sur l'encéphale ou les méninges, tantôt sur le tube digestif et ses annexes. Ce n'est pas ici le lieu de retracer la marche de cette fièvre, son invasion bruyante, ses complications phlegmasiques, ses paroxysmes pernicieux, ses formes convulsives, soporeuse, délirante, etc., ses solutions éminemment critiques. L'analyse de ses phénomènes et de son traitement a conduit M. Fuster à l'assimiler au vrai *causos* d'Hippocrate, à la fièvre ardente bilieuse à son plus haut point. Avec cette affection coïncident des maladies locales, fébriles ou apyrétiques : la chaleur sèche dispose aux hypérémies cérébrales, aux méningites, aux encéphalites, aux apoplexies ; l'éclat de la réverbération solaire provoque des ophthalmies ; la peau, siége d'une incessante stimulation, se couvre d'éruptions diverses, sudamina, papules, érythèmes, érysipèles, boutons ardents ; la rougeole et la variole, qui n'épargnent aujourd'hui aucune nation du globe, sont originaires des climats chauds. Les appareils digestif et biliaire s'irritent à leur tour, soit directement ou par sympathie : les gastrites, les gastro-entérites, les colites, les dysenteries, les hépatites, se montrent en foule, enveloppées d'une violente fièvre de réaction qu'il ne faut pas confondre avec la fièvre primitive régnante ; mais celle-ci ne tarde point à imprimer son cachet à ces phlegmasies ; il n'est point jusqu'aux fièvres traumatiques qui n'en revêtent la nuance spéciale (Pouppé-Desportes, Bajon, Rochoux).

2° La saison humide vient achever, par son action dissolvante, la prostration de l'économie, épuisée par la surexcitation qu'ont entretenue les chaleurs de la saison précédente ; les premières ondées qui détrempent la terre desséchée font fermenter la couche de débris organiques qui la recouvrent ; bientôt la surface du sol n'est plus au loin qu'un limon fétide, et sur toute l'étendue de la zone torride s'opère un dégagement d'émanations délétères, principalement le long des côtes marécageuses, dans les terrains bas et dans les pays boisés : alors apparaissent les endémies de fièvres intermittentes et rémittentes, suivies ou compliquées d'hépatite, de dysenterie, de choléra-morbus ; les lésions locales manifestent une plus grande tendance à la suppuration, à la gangrène. Tandis que la fièvre de la saison sèche se fait remarquer par la persévérance de la surexcitation initiale jusqu'au moment de la catastrophe, celle de la saison humide débute par des symptômes d'abattement, et s'accompagne d'une prostration qui va croissant avec la décomposition des fluides organiques ; aussi a-t-elle été appelée fièvre bilieuse putride par plusieurs observateurs des pays chauds. L'extrême danger de la saison humide, pour les indigènes et pour les acclimatés, est bien connu des naturels de l'Afrique qui, à l'approche des pluies, se retirent dans leurs cases et allument des feux. Ils attribuent une action pernicieuse à la pluie, et surtout aux premières ondées : s'ils en sont mouillés pendant leurs sorties, ils se lavent avec soin et s'empressent de se sécher (Golbéry, *cité* par Fuster, page 47) : opinion et pratique populaires, parfaitement motivées par l'effet commun des premières pluies sur un sol desséché, brûlant et chargé de détritus organique. La mortalité des indigènes atteint son maximum pendant la saison pluvieuse. Les étrangers ne sont pas épargnés : c'est depuis juillet jusqu'au mois d'octobre que la fièvre jaune les moissonne aux Antilles ; là où ils échappent à ce fléau, ils sont décimés par les dysenteries, les fièvres des tropiques, le choléra sidérant ; c'est pendant les pluies que périssent tant d'Européens à Calcutta, à Chandernagor, à Java, à Batavia, au Sénégal, etc. D'après les calculs de M Thévenot, les 4/5ᵉˢ de la mortalité annuelle des Européens au Sénégal pèsent sur les deux trimestres qui correspondent à la saison des pluies.

3° Les saisons intermédiaires de la zone torride, appelées aussi saisons des tempêtes, troublent l'équilibre entre la transpiration cutanée et les sécrétions des membranes muqueuses ; quoique l'abaissement de la température n'excède pas 8 à 12 degrés, l'habitude d'une chaleur presque uniforme pendant le reste de l'année dispose l'indigène à ressentir l'effet des brusques perturbations de l'automne et du printemps : aussi voit-on éclater alors les bronchites, les pleurésies, les pneumonies, les angines, les rhumatismes ; c'est aussi l'époque des fièvres éruptives, des douleurs névralgiques, des convulsions et du tétanos. Les indigènes et les créoles sont plus exposés aux phlegmasies des voies aériennes que les nouveaux-venus ; fréquemment elles entraînent la tuberculisation pulmonaire, qui marche alors avec une effrayante rapidité. Les abcès des poumons ne sont pas très rares, notamment au Bengale (Twining). La phthisie pulmonaire est-elle plus rare dans les climats chauds que dans les autres climats? Cette question rentre essentiellement dans l'hygiène ; car, s'il est établi que les pays chauds ont la propriété d'empêcher ou d'arrêter le développement des tubercules, la prophylaxie de cette cruelle maladie se trouvera faite. On s'est beaucoup occupé, dans ces derniers temps, de la solution de cet important problème : l'Académie de médecine en a fait la base d'un programme d'études, lequel ne sera peut-être jamais rempli (1). Un fait généralement admis, c'est la fréquence de la phthisie chez les indigènes des zones tropicales, blancs, mulâtres et surtout nègres. Or, les statistiques sanitaires des armées anglaises, publiées sous les auspices du gouvernement anglais, par M M'Tulloch et par M. Wilson (2), n'indiquent pas de différence en faveur des Européens : aux Antilles, les troupes noires

(1) Voy. *Bulletin de l'Académie royale de médecine.* Paris, 1836, tome I, pages 43 et 312.

(2) Voy. *Gazette médicale* du 9 septembre 1843.

comptent 9.5 phthisiques sur un effectif de 1,000 hommes ; les troupes européennes 9/5 ; à l'île Maurice, les troupes noires ont 8/5 phthisiques sur 1,000 ; les Européens 7/7 ; à la Jamaïque et à Sainte-Hélène, l'avantage reste aux noirs, qui y présentent 10,3 et 2 sur 1,000, tandis que les Européens fournissent la proportion de 13 sur 1,000 pour la Jamaïque, et de 4 pour l'île de Sainte-Hélène. En prenant pour base de ses calculs, non l'effectif des hommes, mais le nombre des malades et des morts, Johnson était arrivé à d'autres résultats : il avait trouvé, dans les Antilles, pour les blancs, 1 phthisique sur 153 malades, et 1 décès par phthisie sur 14 ; pour les noirs, 1 phthisique sur 66 malades, et 1 décès par phthisie sur 4. A la Martinique, M. Rufz (1) a compté 1 phthisique sur 16 malades ; dans le nombre des phthisiques, il a observé peu de soldats, et beaucoup de mulâtresses, dont le genre de vie est fort désordonné ; mais sa statistique ne repose que sur un total de 1,954 malades. D'après M. Segond, les affections de poitrine se développent à Sinnamari dans la proportion de 1 sur 7 individus, et à Cayenne, de 1 sur 6. La phthisie se montre rare au Sénégal, et chez les indigènes, et chez les Européens (Thévenot). M. Journée (2) a noté, pour Livourne, 1 phthisique sur 44 malades ; pour Florence, 1 sur 28 ; pour Rome, 1 sur 20 ; pour Naples, 1 sur 6 : cette dernière proportion paraît trop forte pour le climat de Naples ; aussi a-t-elle été contestée. M. de Rienzi fait observer que les étrangers, qui affluent dans cette ville, contribuent à y élever le chiffre des tuberculeux ; encore ne le portent-ils qu'à 1 sur 12 malades ; d'où l'avantage du séjour de Naples sur celui de Paris, où, suivant cet écrivain, il se rencontre 1 phthisique sur 4 malades. Enfin, notre regrettable ami Cas. Broussais, qui a réuni ces documents dans un mémoire lu à l'Académie de médecine (4 avril 1843), a fait le dépouillement des résultats numériques obtenus dans les différents services de la médecine militaire en Afrique : la statistique médicale de quatorze principaux points d'occupation dans les provinces d'Alger, de Bone, d'Oran et de Constantine donne 1 décès par phthisie sur 100 morts, et 1 cas de phthisie sur 561 malades : or les re-

(1) *Mémoires de l'Académie royale de médecine.* Paris, 1843, tome X.
(2) *Bulletin de l'Académie royale de médecine*, tome III, page 542.

cherches de M. Benoiston de Châteauneuf (1), confirmées par celles que C. Broussais a faites au Val-de-Grâce, et qui portent sur une période de 12 ans, prouvent qu'en France l'armée compte 1 décès par phthisie sur 5 morts. Deux objections se présentent ici, que C. Broussais a prévues, mais auxquelles il n'a pas accordé assez d'importance : 1° les soldats qui sont envoyés en Afrique sont des hommes de choix ; les infirmes, les valétudinaires, les cacochymes, sont laissés aux dépôts, qui restent en France ; 2° les dysenteries, les fièvres pernicieuses, emportent avant le temps des sujets qui auraient pu succomber plus tard à la phthisie pulmonaire : il n'y a donc ici que l'échange d'un genre de mortalité contre un autre ; la préservation, si elle est réelle pour la phthisie, n'est point démontrée, et reste sans influence sur le chiffre de la mortalité, c'est-à-dire sur les chances de vie. D'un autre côté, toutes ces recherches s'appuient sur le chiffre des hommes malades, chiffre très variable, et dans lequel entrent des unités factices, le même sujet comptant autant de fois qu'il est entré à l'hôpital : ainsi, 1,000 soldats européens ont donné, dans les Antilles anglaises, 1,903 malades ; tandis que le même nombre de soldats de race africaine n'y a fourni que 820 malades. Les calculs de Johnson, Benoiston, C. Broussais, etc., reposent donc sur des éléments non comparables : pour être justes, ils devraient se baser sur le chiffre des hommes présents, sur l'effectif des troupes. En suivant cette marche dans les relevés qu'il a faits sur les documents anglais, M. Genest (2) a démontré : 1° que la phthisie atteint dans les Antilles le même nombre de soldats européens et africains, 1 sur 82, mais qu'elle tue 1 sur 155 des premiers, et 1 sur 111 des autres ; 2° que cette maladie, par la presque uniformité de son chiffre, qui varie seulement de 6 à 9 ou 10 sur 1,000, s'attache à l'homme avec une opiniâtreté presque égale sur tous les points où l'on peut l'observer en société. En effet, sur 1,000 hommes la phthisie atteint en :

(1) *Annales d'hygiène publique*, tome X, page 239.
(2) *Gazette médicale* du 9 septembre 1843.

Angleterre 6,5	Antilles. . .	Européens . 9,5		
Gibraltar. 6,6		Noirs. . . 9,6		
Iles Ioniennes. 5	Jamaïque . .	Européens . 13		
Malte. 6		Noirs. . . 10,3		
Canada. 6,5	Cap 5,5			
Bermudes. 8,8	Sainte-Hélène.	Européens . 4		
Nouvelle-Écosse. . . . 7		Noirs. . . 2		
	Ile Maurice. .	Européens . 7,7		
		Noirs. . . 8,5		

Ces données numériques sont loin de confirmer l'opinion qui attribue aux climats chauds une influence favorable sur la disposition tuberculeuse ; elles montrent la phthisie sévissant avec une intensité presque égale sur des points très différents du globe ; mais les tableaux dressés par M. Genest, à l'aide des documents anglais, indiquent un fait qui n'a pas attiré son attention : c'est que partout le nombre des officiers atteints de phthisie est très inférieur à celui des soldats ; on sait aussi que partout les soldats commettent les mêmes excès, violent avec une égale insouciance les règles de l'hygiène, et comme les statistiques anglaises portent exclusivement sur l'armée, la proportion presque uniforme des cas de phthisie se rattache peut-être au genre de vie plus qu'à toute autre cause. La question de l'influence du climat resterait donc intacte, par cela même qu'elle est ici dominée par celle du régime : or les médecins qui ont allégué l'action favorable des pays chauds n'ont pas prétendu sans doute qu'elle ne puisse être balancée, annihilée par l'effet d'autres circonstances.

Les conditions d'une statistique péremptoire pour la solution du problème sont nombreuses et difficiles à remplir ; celles qui ont été faites ne permettent que des probabilités assez vagues. Il ne suffit pas de vérifier par l'arithmétique la proportion de victimes que fait la phthisie parmi les troupes en garnison dans les pays chauds : ces pays, que l'on confond sous une seule dénomination, diffèrent souvent par la nature du sol et par les fluctuations de leur météorologie ; la spécialité du régime et de la profession ne restreint pas moins la portée des résultats numériques ; ailleurs, la statistique est altérée par l'immigration des phthisiques voyageurs. En observant avec soin deux groupes d'individus malades, ou prédisposés au même degré, et qui placés, l'un sous un climat de France ou d'Angleterre, l'autre sous un climat équatorial, suivraient exactement les règles d'une hygiène appropriée à leur situation, on serait conduit à des conclusions plus sûres que par la manipulation de grands nombres, composés d'unités hétérogènes. Là où il est si chanceux de compter, il faut se borner à l'observation. La plupart des médecins qui ont pratiqué dans les climats chauds en ont constaté le bénéfice pour les personnes affectées de phthisie naissante, ou simplement prédisposées à cette maladie. Ce fait important, Johnson et Annesley l'ont noté dans les possessions tropicales des Anglais ; Twining, au Bengale ; Segond, à Cayenne ; Levacher, aux Antilles françaises ; Cruz Jobins, à Rio-Janeiro ; Thévenot, au Sénégal ; Gourlay, à Madère ; Raymond Faure, en Grèce (1) ; beaucoup de nos médecins militaires en Algérie, etc. Une telle unanimité d'opinion ne doit pas être dédaignée, quoiqu'elle soit dépourvue de la sanction des recherches numériques ; mais que l'on se garde d'attribuer à des régions entières, parce qu'elles font partie d'un système de climats chauds, un avantage qui dépend essentiellement des conditions topographiques. C'est pour avoir méconnu l'influence décisive des localités, que tant de phthisiques ont subi la fatigue d'inutiles migrations, et sont allés chercher la mort là où ils espéraient trouver la guérison, ou du moins la prolongation de leurs jours. Si le voyage en Italie réussit rarement aux poitrines compromises, c'est que l'Italie est une agrégation de localités qui diffèrent singulièrement par leurs phénomènes atmosphériques : le tout est de choisir à propos sa résidence. Une courte distance, suivant l'observation d'Hippocrate, change souvent le mérite des localités. Nice ne justifie point la vogue que lui fait la routine ; Florence doit être évitée par les phthisiques ; à quelques lieues de là, Pise leur offre une température douce, sans brusques perturbations. Gênes et Naples leur sont funestes ; Rome leur convient ; le midi de la France leur ouvre peu de retraites abritées : notre littoral méditerranéen est en général à redouter par la fréquence du mistral. Les îles d'Hyères, préservées du vent du nord, jouissent d'une réputation qui paraît méritée, d'après l'excellente topographie de M. Barth (2).

(1) *Des fièvres intermittentes et continues.* Paris, 1833, page 88.

(2) *Archives de médecine.* Paris, 1841, tome XIII, page 161.—E. Carrière, *Le Climat de l'Italie,* etc. Paris, 1849, pages 548 et suiv.

§ II. Des climats froids.

Les climats de ce nom s'étendent du 55e degré de latitude vers le pôle, et comprennent le nord de l'Écosse, le Danemark, la Suède, la Norwége, la Finlande, la Russie, la Sibérie, la Laponie, l'Islande, le Groënland, le Kamtschatka, la Nouvelle-Zemble, le pays des Samoïèdes, celui des Esquimaux, le Spitzberg, etc. Le point le plus froid du globe, non encore déterminé dans l'hémisphère austral, correspond, dans l'hémisphère boréal, à 10 degrés du pôle terrestre, et se trouve au nord du détroit de Behring, qui sépare l'Asie de l'Amérique, à 80 degrés de latitude et à 170 degrés de longitude ouest de Paris. La température de ce point est de —23 degrés ; la moyenne du pôle nord n'est que de —16 degrés. Entre les latitudes de 64 à 75 degrés, la température moyenne du printemps est de —16 degrés, celle de l'automne —12 degrés, celle de l'hiver —30 degrés, celle de l'été + 2°,2. Ces résultats ont été calculés par M. Fuster, d'après les observations journalières des capitaines Ross, Franklin, Parry et Back. Neuf ans d'observations thermométriques ont donné pour Tornéa, situé au-dessus du 66e parallèle, sur le golfe de Bothnie, — 12°,2 en hiver, — 1°,2 au printemps, —0°,9 en automne, et 14 degrés en été. Inkoutsk, en Sibérie, par 52 degrés de latitude, à 8 ou 900 mètres au-dessus du niveau de la mer, qui en est fort éloignée, présente, d'après un relevé de dix ans environ, —14 degrés en hiver, 6 degrés au printemps, 16 degrés en été, —4°,5 en automne, et —0°,38 dans l'année. Quoique plus au nord, l'Islande doit à sa position insulaire une température beaucoup plus égale et plus douce ; car elle est, en moyenne, de + 0°,83 en hiver, de 4 degrés au printemps, de 14 degrés en été, de 5 degrés en automne, de 5°,5 dans l'année. Mais les résultats thermométriques ne suffisent pas pour caractériser la marche des saisons dans les régions polaires. Le printemps s'annonce par la chute des neiges molles et floconneuses, suivies de pluies abondantes, par des vents d'ouest ou du sud. Bientôt les glaces éclatent, se détachent des côtes ; les vents, les courants les entraînent, et la débâcle s'opère au milieu d'épaisses vapeurs qui obscurcissent l'atmosphère. La température s'élève de mai jusqu'en juillet, époque où l'on observe quelques rares orages. L'été réel ne dépasse point cette période : sa chaleur moyenne est de 2°,2, et sa chaleur extrême arrive à 15°,6 ; les causes qui réduisent le bienfait de cette saison sont l'obliquité des rayons solaires, la froidure des vents qui soufflent des pôles, et l'évaporation incessante de la masse pélagique. Dès le mois d'août, après quelques pluies, tombent les premières neiges ; le thermomètre descend rapidement, et en novembre, l'accumulation des glaces dans les passes et les détroits oppose de nouveau un obstacle insurmontable à la navigation : alors s'appesantit sur ces régions le rude hiver qui les caractérise et dont les météorologistes du dernier siècle ont encore exagéré la rigueur. Avec des instruments mieux construits, et par une observation plus exacte, on a constaté de nos jours qu'aux latitudes de 70 à 78 degrés, la température moyenne de l'année est de — 7°,2 et de — 8°,3 ; mais le maximum du froid atteint jusqu'à 57 degrés (Scoresby). Ces froids extrêmes se font sentir en janvier et en février, époque où l'hiver polaire est à son apogée : alors la neige couvre au loin la terre et la mer ; une vapeur glaciale s'en dégage et se mêle à l'air ; le soleil, caché sous l'horizon, ne se révèle pendant sa déclinaison australe que par un crépuscule dont l'effet calorifique est nul. Des aurores boréales viennent suppléer à son absence par leur magique illumination ; mais leurs clartés sans chaleur ne sauraient mitiger l'âpreté de cet hiver.

Dans les climats froids, les différences diurnes de la température sont peu marquées ; mais les variations annuelles s'exercent sur une grande échelle. Le capitaine Franklin (1820) a observé un minimum de — 50 degrés et un maximum de + 31 degrés, ce qui donne une différence de 81 degrés. Les températures moyennes décroissent d'autant plus qu'on se rapproche plus des pôles : ainsi, du 55° de latitude au 75°, elles s'abaissent de 13 degrés à 15°,5 thermométriques, tandis que pour un égal nombre de degrés de latitude vers la ligne, de zéro à 20 degrés, la différence n'est que de 4°,4 à 4°,8. Le baromètre suit une marche diamétralement opposée à celle qu'il affecte dans les zones tropicales. Au delà du 60° degré de latitude, plus de variations périodiques ; mais ses variations générales augmentent avec la latitude. A 25 degrés du pôle, elles vont jusqu'à 60 millimètres. Excepté les aurores boréales, les phénomènes électriques s'effacent dans les climats froids. Les vents soufflent ordinairement du nord-est et du sud-ouest; les vents d'est et du nord sont chargés de frimas qu'ils entraînent des pôles. Dans quelques localités, notamment au Spitzberg, ainsi que l'a reconnu l'expédition scientifique de 1838-1839, les vents du sud sont plus froids en hiver que les vents du nord : au reste, les vents y sautent brusquement d'un point de l'horizon à l'autre. Par l'impulsion qu'ils communiquent à l'atmosphère, ils renforcent la sensation du froid, en renouvelant rapidement l'air qui est en contact avec les organes; et, par leurs irrégularités, ils produisent fréquemment des tempêtes qui se propagent au loin. La quantité d'eau météorique, qui, de 0° latitude à 30 degrés, s'élève à 826 centimètres, ne dépasse point 98 centimètres entre 60 et 90 degrés de latitude. Plus on se rapproche du pôle, plus ordinairement cette eau tombe à l'état solide, sous forme de neige compacte, cristallisée en hiver, molle et humectante au printemps. Souvent cette neige est colorée en rouge par l'*uredo nivealis;* la grêle est due dans ces climats à la congélation des gouttes de pluie, et sa chute n'est pas accompagnée, comme dans les zones tempérées, de phénomènes électriques. Enfin la vapeur d'eau, soit qu'elle se forme sur les lieux, soit qu'elle provienne de points éloignés des glaces, donne lieu à ces brumes qui épaississent l'atmosphère des régions polaires.

Le caractère général des climats polaires est déterminé par la durée et par l'intensité de l'hiver: il commence dès le mois d'octobre, décline de mars en avril, et souvent se prolonge encore sur le mois de mai; les trois autres saisons ensemble s'écoulent en quelques semaines : l'été, neutralisé par les gelées nocturnes et par la médiocrité de sa moyenne thermométrique; l'automne et le printemps, remarquables par leur humidité, qui aiguise la froidure persistante de l'air. La nature exprime, par les qualités de ses produits, la puissance du froid permanent : la vigne ne franchit pas le 50ᵉ degré de latitude; les peupliers s'arrêtent au 60ᵉ, les chênes au 62ᵉ, les pins et les sapins au 67ᵉ; l'orge et l'avoine sont les seules graminées que l'on rencontre encore sous le 70ᵉ parallèle. Dans le domaine des fri-

mas et des glaces, en Laponie, au Spitzberg, dans le Groënland, à l'île Melville, comme sur les cimes des Alpes et des Pyrénées, on ne trouve guère que des cryptogames, une flore chétive
et rare, qui se compose surtout de glumacées, de fougères et
d'éricinées. En quelques semaines, la végétation parcourt toutes
ses phases. Les espèces animales qui appartiennent au sol n'y
présentent point cette stature imposante, cet éclat du pelage
qu'on admire dans les zones tropicales : elles ont un aspect et
une structure caractéristiques ; celles qu'on y importe succombent ou dégénèrent. L'homme n'est pas moins modifié dans sa
constitution physique, dans sa fonctionnalité, dans ses manifestations morbides. Toutefois, des différences profondes, dues au
genre de vie et peut-être à la diversité d'origine, séparent entre
elles les populations du Nord, sans que la prépondérance des
agents climatologiques cesse de se faire sentir. Les Lapons, les
Esquimaux, les Groënlandais ont la taille petite, la tête volumineuse, les pommettes saillantes, les yeux écartés, le nez
épaté, la bouche largement fendue, la peau enfumée, la barbe
noire, les cheveux noirs, longs et roides. Au contraire, les Nor-
wégiens, les Suédois, les Danois, etc., sont connus par l'élévation de leur stature, la vigueur de leur constitution, la blancheur de leur teint, la coloration claire de leur système pileux.
On sait que, par leur développement et par leur beauté, ces
peuples étaient l'honneur de la race humaine dans l'ancien
monde; mais ils habitent des contrées moins froides, et suivent
un régime bien différent de celui des populations plus rapprochées du pôle. Le Lapon, l'Esquimau, le Samoïède, quand il
n'est point excité par le besoin, vit immobile, accroupi dans sa
hutte, échauffée à 30 ou 40 degrés, et dans laquelle l'air ni la
lumière ne pénètrent point. Au temps de ses excursions à travers glaces et neiges, il souffre la faim et la soif, endure des
fatigues inouïes. Aux longs jours d'abstinence forcée succèdent
les excès de nourriture grossière et de boissons irritantes ; le
commerce de pelleterie auquel il se livre ne sert presque qu'à
satisfaire sa passion pour les alcooliques. A défaut de ces liqueurs, il arrose, avec l'huile rance de baleine ou le lait de ju-
ment fermenté, son festin de chair à moitié crue ou de poisson
pourri. Les alternatives d'abondance et de pénurie, de jeûnes

et d'excès, de fatigues excessives et de stagnation, engendrent des maladies et usent les forces. L'intensité soutenue du froid, qui sévit au delà du cercle polaire, retarde la croissance et diminue la taille ; les végétaux eux-mêmes subissent cette influence : ils n'atteignent pas plus de six pieds; les plus grands, tels que les bouleaux, les aunes, le sapin et le mélèze, propres au sol de ces contrées, y rampent en arbrisseaux.

En général, le tempérament sanguin est la forme d'organisation la plus commune dans les climats froids; il exprime l'activité de la chylification et de l'hématose, fonctions qui deviennent prépondérantes sous l'action d'une basse température et sous une forte pression: ces deux circonstances augmentent l'exhalation d'acide carbonique par les voies pulmonaires : de là la nécessité de consommer par les aliments une plus forte proportion de carbone. S'il est aisé, sous l'équateur, de supporter une demi-diète, et même la faim, la faim et le froid, dans les climats voisins du pôle, épuiseraient promptement les forces de la vie. L'appétit glouton du Kamstchadale et de l'Esquimau, la puissance de leur appareil digestif peuvent étonner celui qui ne réfléchit pas aux conditions différentes de la vie sous des latitudes opposées; mais ce qui semblerait monstrueux dans le midi de la France ou en Italie, est très physiologique en Laponie ; c'est de l'hygiène qu'il est vrai de dire : vérité en deçà des Pyrénées, erreur au delà. La nature a pourvu, par ses dispositions, aux besoins inégaux de la consommation du carbone sur les points distants du globe ; tandis que les fruits des pays méridionaux, pris à l'état récent, n'en renferment pas plus de 12 pour 100, le lard et les huiles de poisson dont se repaît l'indigène des régions polaires en contient de 66 à 80 pour 100 (1). Les repas copieux et répétés des gens du Nord sont en rapport avec la quantité de carbone détruit par la respiration, avec le besoin d'une stimulation incessante, sans laquelle les organes s'engourdiraient par le froid. Les mouvements, les marches, les exercices violents qu'ils font, activent leur circulation. D'après ce que nous avons dit (page 366), leur pouvoir calorifique doit augmenter avec l'intensité du froid : en effet, le capitaine Parry

____

(1) **Liebig,** *loco citato*, page 19.

a vu la température de plusieurs renards croître avec le froid ; Cranz rapporte que les Groënlandais s'habillent légèrement, et sortent sans se couvrir la tête ni le cou ; il en est de même des Samoïèdes, des Ostiakes, etc.; le paysan de la Norwége se livre aux travaux des champs, la poitrine découverte, et pendant que le givre s'attache à ses cheveux, la sueur ruisselle sur sa peau. Les Ésquimaux de l'île Melville supportent pendant l'hiver un froid de —25 degrés à — 32 degrés, et qui descend parfois jusqu'à—46 degrés ; leurs abris sont des huttes édifiées par assises avec des blocs de neige taillés et réunis en forme de dôme, dont le sommet est fermé par un fragment de glace diaphane. Les sécrétions urinaire, graisseuse, pulmonaire, etc., sont d'autant plus abondantes que celle de la peau l'est moins ; la nutrition s'accomplit avec énergie, et le système musculaire présente un grand développement; mais l'innervation languit. Ici encore des différences se prononcent entre les populations du Nord, suivant les nuances plus ou moins adoucies du climat, suivant leur genre de travail national (pêche, agriculture), et surtout suivant le degré d'isolement que la distance et l'excessive rigueur du froid entretiennent autour d'elles. La civilisation modifie puissamment le rôle du système nerveux. Pourquoi refuser (1) l'imagination et la sensibilité à ces peuples lointains, qui ont leur poésie populaire, leurs légendes naïves, leurs shagas! Récemment les membres de l'expédition française au Spitzberg se sont délectés dans la complaisance hospitalière de leurs foyers, entourés d'affection et de piété. Dans les zones un peu plus éloignées du pôle, dans la patrie de Linné et de Berzelius, l'homme se révèle dans toute la noblesse de ses attributs moraux, dans tout l'éclat de ses facultés intellectuelles.

Ainsi, chez les habitants des climats froids, la physiologie humaine se résume dans la prédominance sanguine ; les organes qui préparent le sang et ceux qui l'élaborent, y sont les plus vivants ; les fonctions centrales ont le plus d'énergie ; la vie s'accumule en quelque sorte dans ses réceptacles internes. Cette modalité fonctionnelle, jointe à l'action persévérante du froid, explique la pathogénie de ces contrées ; celle-ci se dénote

____

(1) Guérard, *Dictionnaire de médecine*, 2ᵉ édition, tome VIII, page 144.

presque exclusivement par la forme inflammatoire ; l'automne et le printemps, humides et froids, développent en sous-ordre une complication catarrhale ; les courtes chaleurs de l'été font taire l'une et l'autre, et communiquent parfois à la constitution médicale les traits fugaces d'un état bilieux ; mais, en définitive, les maladies hivernales l'emportent, et le caractère de l'imminence morbide reste phlegmasique pendant la presque totalité de l'année. Les zones polaires sont la terre classique des inflammations de poitrine : Wargentin a calculé qu'en Suède, le quart des décès est dû à cette catégorie d'affections (1). Les exceptions émanent des localités : ainsi, d'après les notes que M. Gaimard a adressées à l'Académie de médecine (2), l'Islande, quoique sous le même parallèle que le Groënland et la Laponie suédoise, est particulièrement exposée à des maladies catarrhales, l'humidité et les brusques mutations de l'air formant le fond de sa constitution météorologique. Indépendamment des maladies dont la succession caractérise l'année médicale, on rencontre dans les climats septentrionaux des affections qui leur sont propres, de même que la zone torride joint à ses phases morbides générales la lèpre et l'éléphantiasis des Arabes, le pian, le scorbut si fréquent aux Antilles, le carreau si meurtrier pour les enfants à Bourbon, à l'Ile-de-France, etc., les névroses telles que l'hystérie, l'hypochondrie, l'épilepsie, etc. Des causes analogues produisent, sous les climats les plus opposés, les mêmes résultats : la réverbération solaire à la surface des neiges, les vents de la mer Glaciale, le sablon des steppes soulevé dans l'air, déterminent dans le nord de l'Asie, de l'Amérique et de l'Europe, des ophthalmies endémiques qui sont entretenues dans les climats équatoriaux par l'intensité de la lumière réfléchie, par les vents sablonneux du désert, etc. Les Lapons, aux paupières tuméfiées et ulcérées,

(1) D'après les rapports statistiques sur les maladies de l'armée anglaise, la proportion annuelle des pleurésies et des pneumonies est pour 1,000 : de 42 à Gibraltar, de 34 à Malte, de 33 aux îles Ioniennes, de 37 aux Bermudes, de 35 à Brunswig : d'où il résulte que, dans ces colonies, la fréquence des affections aiguës de poitrine ne paraît liée ni au degré ni aux variations de la température.

(2) Voyez *Bulletin de l'Académie de médecine*, tome III, page 316. — Pritchard, *Histoire naturelle de l'homme*. Paris, 1843, tome II, page 278.

marchent les yeux abrités par la main contre l'impression des rayons solaires ; l'amaurose et la cataracte sont très répandues parmi eux. L'épiderme, plus rétractile que le derme, se fendille par l'action du froid ; les gerçures, accompagnées d'exhalation séro-sanguinolente, occasionnent des douleurs cuisantes : les indigènes des régions polaires cherchent à s'en préserver par des onctions huileuses dont les Africains et les Asiatiques font également usage pour réprimer les flux immodérés de sueur, sans obstruer les pores de la peau (Currie). On trouve encore dans l'archipel Fœroë, et sur les côtes maritimes de la Suède, de la Norwége et du Danemarck, une espèce de lèpre tuberculeuse qui occasionne des destructions de tissu et des déformations hideuses. La variole exerce de fréquents ravages en Pologne, au Kamtchatka, dans le Groënland : elle n'est pas moins commune parmi les Kirghis, les Bouriats et les Tungouses. L'affection scrofuleuse est très répandue dans les différentes classes de la société, en Russie, en Suède, dans le nord de l'Asie, et jusque chez les peuplades sauvages : elle s'y montre plus fréquente et plus grave depuis l'importation de la syphilis. Celle-ci, moins intense et plus curable dans les pays chauds, acquiert chez les peuples du Nord une violence et une ténacité qui rendent souvent inutiles les efforts de l'art : cantonnée dans les familles, elle se perpétue par la génération, et engendre, par sa combinaison probable avec les scrofules, les masques variés d'une cachexie héréditaire. L'influence du régime et des habitudes se mêle intimement avec les effets du climat pour la production des maladies, comme dans la détermination du type physiologique des masses : ainsi la plique, qui est endémique en Pologne, en Lithuanie, les épidémies scorbutiques qui règnent sur les côtes de la Suède et de la Russie, accusent une étiologie complexe. D'autres affections y existent à l'état permanent, sans relation probable avec les conditions du climat ; le pyrosis et les affections vermineuses qui attaquent les Lapons sont dus à la mauvaise alimentation, et des maladies gastriques se multiplient en Norwége toutes les fois que la disette remet en usage le pain d'écorce.

Les climats froids exercent-ils une action préservatrice contre certaines maladies, ou, du moins, en corrigent-ils la gravité ?

Nous avons dit que les fièvres paludiques s'atténuent dans leur expression symptomatique, et finissent par s'éteindre en rétrogradant vers les pôles. D'après Hildebrand, la propagation du typhus diminue sensiblement dans les climats froids, et finit même par y cesser tout à fait. Malgré l'entassement des Lapons, des Esquimaux, etc., dans des huttes enfumées et sans aération, les voyageurs n'ont signalé chez eux aucune épidémie de typhus. L'hiver représentant la somme des conditions propres aux climats froids, peut-on en induire que les maladies se distribuent dans les zones climatériques comme elles font entre les saisons? L'observation directe et locale ne peut être suppléée ici par l'analogie; néanmoins la plupart des médecins qui ont observé la fièvre typhoïde dans diverses contrées, ont remarqué qu'elle est plus commune pendant les chaleurs de l'été et dans les pays méridionaux (Forget, *loc. cit.*, page 451). Les affections nerveuses sont plus fréquentes dans les climats chauds; mais, nous l'avons dit, les influences de la civilisation effacent souvent celle du climat; elle multiplie les névroses dans les pays du Nord autant que dans les zones tempérées; on trouve parmi les classes élevées de la Russie des organisations aussi impressionnables que celles des créoles; le Danemarck est l'une des contrées de l'Europe où le suicide fait le plus de victimes. Enfin, il serait intéressant de connaître la proportion de phthisiques que présentent les régions les plus septentrionales, surtout celles où domine le froid sec; mais les documents font défaut : celui dont nous avons extrait quelques données statistiques sur la phthisie (page 539) fait voir qu'elle affecte les troupes en garnison depuis vingt ans au Canada dans la même proportion que les troupes de Londres, de Malte, de Gibraltar, et dans une proportion moins forte que les troupes des Antilles, des Bermudes, etc. Si la statistique militaire pouvait suffire pour fixer les rapports de fréquence de la phthisie dans les différents climats, nous serions tenté de répéter encore ici, avec M. Genest, que les faibles variations du chiffre de cette maladie (de 6 à 9-10 sur 1,000) indiquent une cause toujours identique et produisant des effets à peu près analogues sur tous les points du globe habités par l'homme. Cette conclusion en contient une autre, qui confirme une opinion de M. Louis : la phthisie pulmonaire offrant à peu près le même chiffre, et dans les pays chauds et dans les pays froids, comme les phlegmasies des voies respiratoires règnent plus dans ceux-ci que dans ceux-là, on ne saisit point le rapport de fréquence tant signalé entre les inflammations pulmonaires et la production du tubercule dans les poumons. Ce raisonnement acquerrait force de loi s'il était prouvé, comme le professait Laënnec, que la phthisie, très répandue dans les régions tempérées, telles que la France, le nord de l'Espagne, de l'Italie et de la Grèce, se montre relativement plus rare dans les climats très froids et dans les climats très chauds.

§ III. Des climats tempérés.

Les climats tempérés règnent entre 30, 35 et 55 degrés de latitude australe ou boréale ; l'Europe presque entière avec ses îles en fait partie ; en Asie, ils embrassent les belles et vastes contrées qui se développent depuis la Méditerranée et la mer Noire, à l'ouest, jusqu'à l'empire du Japon et le grand Océan du sud, à l'est ; en Amérique, la Californie, une partie du Mexique et du Canada, les États-Unis, le Chili, la Patagonie. Les traits généraux de la zone tempérée sont les suivants : 1° Les saisons sont tranchées, le froid et la chaleur alternent annuellement, mais n'arrivent à leur apogée que par une gradation intermédiaire ; l'observation météorologique de vingt-six stations choisies dans la zone tempérée, dans des conditions différentes de hauteur, de proximité et d'exposition, a fourni pour température moyenne, en hiver, 3°,3 ; en été, 19°,9 ; au printemps, 10°,7 ; et en automne, 11°,8 ; 2° quoique distinctes, les saisons sont d'une grande variabilité, tandis que l'équateur et les contrées circumpolaires se font remarquer par la stabilité de leurs qualités thermométriques ; 3° les oscillations de la température qui marquent peu d'un jour à l'autre sous la zone torride et vers les pôles, ne manquent ni de fréquence ni d'amplitude, de telle sorte que du matin au soir, d'une semaine à l'autre, de mois en mois, de saison à saison, les mutations de l'atmosphère font éprouver à nos organes des modifications variées qui tournent au profit ou au détriment de notre santé. Il est rare que le thermomètre se maintienne pendant cinq ou six jours au même degré ; les vicissitudes qu'il éprouve dans cet intervalle affectent souvent 10, 15 ou 20 degrés ; leur échelle totale ne comprend pas moins de 30 à 40 degrés, tandis qu'à l'équateur les oscillations thermométriques ne dépassent point 8 ou 9 degrés.

Les époques annuelles où l'on observe principalement la versatilité, et, pour ainsi dire, le tumulte des phénomènes météorologiques, correspondent aux saisons intermédiaires. Vers l'équinoxe de mars, au moment où le soleil franchit la ligne équatoriale, la masse atmosphérique est ébranlée par des vents contraires, qui s'élancent à la fois de tous les points de l'horizon. Le baromètre et le thermomètre subissent de brusques variations ; les météores aqueux se répètent, alternent ou se mêlent avec ou sans le concours des vents ; le soleil, quand il se montre, est limpide, et manifeste déjà une grande puissance de calorification ; mais soir et matin, en plein jour, à l'ombre ou par un ciel couvert, on éprouve encore une vive sensation de froid, le sol émettant avec rapidité le peu de chaleur solaire qu'il a pu absorber jusqu'alors. Aussi la première moitié du printemps participe-t-elle aux qualités de l'hiver ; les vents contribuent à refroidir l'atmosphère, même ceux du midi, qui se dépouillent de leur tiédeur en passant sur des pays en pleine végétation ; les dégels, la fonte des neiges, des ondées fréquentes, l'évaporation de ces eaux météoriques, l'activité du rayonnement nocturne pendant des nuits encore longues et souvent transparentes, la vapeur apportée par les vents d'ouest, et qui, condensée par le froid des régions supérieures de l'air, retombe pendant le jour en pluies, neiges et grêles, et pendant la nuit en brouillards, rosées et gelées blanches, communiquent à la première période du printemps une constitution atmosphérique mobile, humide et froide. L'accroissement progressif de la chaleur solaire améliore la température de la seconde période sans lui ôter son caractère d'hygrométrie et de variabilité. L'été présente trois phases, dont la première se ressent de la turbulence météorologique qui appartient au printemps ; la seconde a pour condition l'élévation soutenue de la température, la sécheresse de l'air et la pureté du ciel ; la troisième amène des perturbations électriques, fait marcher l'hygromètre vers l'humidité, détermine soir et matin un abaissement notable dans la température. Ces vicissitudes annoncent l'approche de l'équinoxe d'automne, qui renouvelle la lutte des vents contraires, les alternatives de tempêtes et de calmes, le mélange des météores aqueux ; l'atmosphère, encore chaude et saturée d'eau, s'en débarrasse par des pluies, des brouillards et des rosées. Le printemps et l'automne se ressemblent par le fond humide de leur constitution atmosphérique, par le nombre et l'amplitude de leurs variations ; mais, encadrés dans un ordre inverse entre l'hiver et l'été, l'automne est chaud au début et froid sur son déclin, tandis que le printemps commence par le froid et finit par la chaleur. A cette intervention des qualités thermométriques s'ajoute une opposition physique et morale, dont le médecin doit tenir compte ; tout être inaugure le printemps par une sensation de renaissance et d'expansion vitale : l'automne jette sur l'horizon un voile brumeux et sur l'âme une involontaire tristesse ; la vie commence à restreindre le cercle de ses irradiations ; le corps éprouve comme un frisson précurseur de la concentration hivernale. Pendant l'hiver, l'atmosphère se régularise : des vents froids, des pluies répétées, des brouillards sans fin, une ascension diurne du thermomètre faible et fugitive entre midi et deux heures, des nuits prolongées, des alternatives de neige, de pluies ou de gelées, suivant que le ciel se couvre ou s'éclaircit, telle est la marche de cette saison ; comme les autres, elle se nuance par son contact avec la constitution atmosphérique, qui précède ou qui suit, humide et médiocrement froide à son début, d'un froid sec et cuisant à son apogée, se mitigeant de nouveau à son déclin, qui prépare l'état hygrométrique et variable de la période initiale du printemps.

Est-il besoin de dire que les saisons ne se comportent point d'une manière uniforme dans l'immense étendue de la zone tempérée ! Elles ne se déroulent dans l'ordre précité que vers le centre de cette zone : vers les pôles, vers les tropiques, elles réfléchissent les effets d'une climatologie extrême. La zone tempérée déploie donc à sa surface des climats moyens ou tempérés par excellence, et des climats qui portent, les uns une empreinte plus australe, les autres une empreinte plus boréale. M. Fuster (page 502) a calculé, d'après les valeurs thermométriques rassemblées par M. de Humboldt, des résultats moyens de température qui permettent de spécifier avec quelque précision les catégories de climats comprises dans la zone tempérée. Entre les latitudes 55 à 65 degrés, l'hiver égale — 6 degrés, et l'été 15 degrés seulement ; sous les parallèles de 22 à 36 degrés, la température arrive à 27 degrés en été, et ne descend pas en hiver au-dessous de 8 degrés : d'où l'on voit que, sur la lisière boréale des climats tempérés, l'hiver est plus froid de 21 degrés, et la chaleur de l'été moins forte de moitié que vers leur limite australe : la différence porte non seulement sur l'intensité de ces deux saisons, mais encore sur leur durée ; dans le groupe boréal des climats tempérés, l'hiver occupe cinq à six mois, et l'été, qui commence en juillet, finit en août. Upsal et Stockholm ont des hivers rigoureux de cinq mois, des automnes et des printemps dont la température moyenne donne à peine 4 à 6 degrés, tandis qu'Alger présente encore 18 à 21°,6 du 1er janvier à la fin de mai ; 29, 30 et 31 degrés pendant les quatre mois suivants, et jusqu'à 24 degrés en octobre. Enfin, au voisinage des tropiques, la Havane jouit en janvier d'une chaleur moyenne de 21 degrés, et n'a pas vu en trois ans le thermomètre descendre au-dessous de 16°,4. Ainsi, vers le nord, hivers longs et rudes, étés courts et peu chauds ; vers le sud, hivers modérés, étés ardents ; vers le centre, les saisons tendent à se faire équilibre ; sous les latitudes de 45 à 48 degrés, l'hiver et l'été ont chacun environ une durée trimestrielle : la température, calculée dans sept stations comprises entre ces deux parallèles, a donné de 1°,4 pour l'hiver, et de 19 degrés pour l'été. A l'extrémité polaire de la zone tempérée, l'automne et le printemps tiennent plus de l'hiver que de l'été, et les vicissitudes atmosphériques surviennent principalement en été et en automne ; à l'extrémité tropicale, elles portent sur le printemps et sur l'hiver ; le printemps et l'automne sont sous la domination de l'été. C'est dans les régions centrales de la zone tempérée, là où les influences équatoriales et les influences polaires se rencontrent et se pénètrent, que les quatre saisons tendent à une distribution égale, et réagissent franchement l'une sur l'autre.

Indépendamment des différences qu'offrent les saisons dans les trois systèmes climatériques de la zone tempérée, leur physionomie propre et la régularité de leur succession sont altérées par deux ordres de causes perturbatrices : les unes, fixes, ne sont autres que les conditions géologiques, telles que l'élévation ou l'abaissement du terrain, sa nature, sa configuration, son orientation, son étendue continentale ou le voisinage des mers; les autres, accidentelles, sont les intempéries, qui impriment aux saisons une allure anormale, et remplacent, par une combinaison inusitée des qualités atmosphériques, l'état météorologique, qui constitue annuellement l'habitude d'un climat : il y a intempérie, dit M. Fuster, si l'hiver est moins froid qu'à l'ordinaire, à plus forte raison s'il est fort doux ou même chaud; il y a intempérie, si le froid de la saison excède la mesure commune, s'il survient prématurément, s'il finit trop tard, si l'hiver pèche par manque d'uniformité, s'il a, par exemple, alternativement, de fortes gelées et des dégels subits, etc. Les constitutions insolites de l'atmosphère se prolongent parfois pendant plusieurs années : le vulgaire dit alors que le climat est changé, quoiqu'il n'ait subi en réalité aucune modification directe dans ses éléments. Mais, de même que les circonstances de localités, qui font dévier les lignes isothermes, ne peuvent rien contre la progression thermométrique de 10 en 10 degrés de latitude; ainsi les intempéries et les individualités géologiques s'effacent dans la considération des différences qui existent entre les extrêmes et entre les moyennes thermométriques, pour chaque saison, dans les divers climats : la différence des extrêmes va en augmentant rapidement de l'équateur au pôle; même décroissance des moyennes, comme l'indique ce tableau :

Bandes isothermes de	Température moyenne de l'hiver.	Température moyenne de l'été.	Différences.	Latitudes.
20 deg. cent.	15 deg. cent.	27 deg. cent	12 deg. cent.	33 deg.
15 —	7 —	23 —	16 —	42 —
10 —	2 —	20 —	18 —	49 —
5 —	4 —	16 —	20 —	61 —
0 —	— 10 —	12 —	22 —	69 —

La simple inspection de ces résultats montre que plus on s'éloigne des tropiques, plus les variations de la température d'une saison à l'autre acquièrent d'amplitude; dans la portion australe de la zone tempérée, la température est à la fois et plus élevée et plus égale; au contraire, le groupe septentrional des climats tempérés expose à des froids plus rigoureux, et exige chez ceux qui l'habitent plus d'élasticité organique, puisque les vicissitudes thermométriques y ont plus d'étendue.

L'influence que la latitude, la longitude et la hauteur exercent sur la température moyenne des saisons a été précisée par les calculs à l'aide desquels M. Guillaume Mahlmann a déterminé la distribution de la chaleur sur le globe dans les deux hémisphères. Nous extrayons du tableau qu'il a dressé, et qui a été publié par M. de Humboldt, la thermométrie comparée de 84 localités situées entre 74°,47′ et 5°,30′ latitude nord : c'est une source précieuse de renseignements pour la médecine et pour l'hygiène (voy. à la fin du volume).

La zone tempérée imprime aux produits du règne organique et du règne inorganique un caractère général qui se diversifie sous l'empire des climats particuliers qu'elle renferme. On y trouve des plantes très variées et dont les qualités manquent aux mêmes espèces végétales sous les autres zones; elle offre en foule les labiées, les amentacées, les crucifères et les ombellifères: ces deux dernières familles ne se rencontrent guère vers l'équateur, et les malvacées, si répandues entre les tropiques et dans nos régions tempérées, disparaissent au delà du cercle polaire. Cette zone est habitée par des espèces animales qui font défaut aux climats équatoriaux et polaires, et celles qui leur sont communes ne laissent pas que d'avoir une forme distincte d'organisation. L'économie humaine reçoit l'empreinte des influences générales de cette zone. On ne confondra jamais le type physique des Géorgiens, des Grecs, des Italiens, des Français, avec le nègre de la Guinée ou de l'Abyssinie, avec l'Esquimau à la taille rabougrie. Mais dans l'intérieur même des vastes régions qui appartient à la zone tempérée, que de différences dans la stature, dans la coloration des systèmes pileux et cutané, dans le développement musculaire, dans l'évolution plus ou moins aiguë des organes de la reproduction, dans le rhythme des fonctions d'hématose et de nutrition, dans le jeu de l'innervation, et, par suite, dans les manifestations du moral et de l'intellect ! différences qui dépendent, non seulement de l'action climatérique, mais encore du régime, de l'aisance, des habitudes, du degré de civilisation, des migrations, etc. Le Maure, l'Arabe, l'Italien, l'Espagnol, le Suédois et le Russe, sont issus de la même race ; ce qui les distingue entre eux est le produit de ces influences combinées et de leur spontanéité vitale. La conformation du sol en plaines, en montagnes, en vallées, en côtes fluviales et maritimes, etc., agit non seulement sur la destination sociale de l'homme et sur son genre de vie, mais encore sur la modalité de ses fonctions et sur sa forme générale. L'investigation de ces différences collectives des hommes, lesquelles ressortent des localités et des climats, appartient à l'hygiène publique, et plus encore à l'histoire naturelle; remarquons seulement que les modifications que subit l'organisation humaine dans l'étendue de la zone tempérée sont parallèles aux différences que la météorologie annuelle présente dans les stations très éloignées, mais comprises dans cette même zone : là où celle-ci revêt une nuance équatoriale, le type général des masses rappelle celui des nations groupées entre les tropiques ; et chez l'individu la prédominance physiologique tend à s'établir vers la peau et vers le foie; l'état des forces se révèle par la brusque alternative de la jactance nerveuse et de l'épuisement. A l'extrémité boréale, la lenteur de la puberté permet à la taille de s'allonger; les cheveux, l'iris et la peau s'étiolent comme chez les peuples hyperboréens ; chez l'individu, les appareils digestif et respiratoire se suractivent, tandis qu'une sorte d'hivernation commençante atteint les fonctions périphériques. Dans les climats moyens de notre zone, les tempéraments sont plus variés, plus mélangés ; les appareils organiques tendent à se faire équilibre par leur proportion matérielle et leur jeu. Sans décerner, avec M. Motard, à ceux qui habitent ces régions tempérées par excellence, la plus heureuse harmonie dans le développement de leurs organes (tome I, page 114), on peut caractériser leur état physiologique en disant qu'il exprime une tendance à l'harmonie, non par le balancement des fonctions, mais par la compensation totale de leurs excitations alternatives suivant les saisons. Ainsi, tandis qu'à l'équateur, ou près des pôles, certains organes sont les centres permanents des mouvements vitaux, sous la zone tempérée l'été confère la prééminence à l'enveloppe cutanée et à l'appareil hépatique ; l'hiver, aux instruments de l'hématose et de la chylification ; l'automne et le printemps secouent, pour ainsi dire, tous les systèmes et toutes les fonctions, suivant la nuance plus hivernale ou plus estivale de leurs périodes ; ils provoquent une rapide succession de prédominances opposées ; par leurs vicissitudes atmosphériques, ils font osciller dans une latitude proportionnelle la réaction des solides et des fluides de l'économie ; l'action nerveuse suit ces phases : tour à tour impétueuse et déprimée pendant les chaleurs de l'été, refoulée par le froid de l'hiver, versatile pendant les saisons équinoxiales, elle n'est jamais dominée d'une manière absolue par les influences atmosphériques, et c'est dans les climats tempérés que l'homme conserve le plus d'indépendance tant au physique qu'au moral : la puberté, la menstruation ne sont ni précoces, ni tardives ; en un mot, les actes de la vie ne sont ni précipités comme dans la zone torride, ni ralenties comme au voisinage des pôles ; ils ne sont pas non plus asservis à une allure uniforme. Dans ces régions évidemment privilégiées, la nature a réuni les conditions qui font l'équilibre de la santé et la plénitude de la vie : on les appelle tempérées, et elles le sont sans monotonie, par l'effet total des contrastes atmosphériques de leurs saisons ; de même la vie humaine y est tempérée, non dans la succession de ses phénomènes, mais par l'ensemble et le résultat de ses phases annuelles.

On ne trouve plus dans ces climats la stabilité des formes pathologiques qu'on observe à l'équateur et vers les pôles. La succession tranchée des saisons et l'inconstance habituelle des qualités de l'air ont pour effet d'imprimer aux affections morbides des phases qui sont en rapport avec le caractère de chaque période de l'année, avec la nature et l'étendue des vicissitudes qu'elle comporte. L'hiver traîne à sa suite le cortége des inflammations ; le printemps, sans effacer l'état phlegmasique, développe plus particulièrement des affections catarrhales ; les gastrites, les gastro-entérites, les hépatites, les diarrhées, les dyssenteries, les choléras sporadiques se multiplient en été, en même temps que l'intensité de l'action solaire tend à irriter l'encéphale et ses enveloppes. Cet ensemble pathologique fait voir que l'été, parvenu à son apogée, place approximativement les zones tempérées dans les conditions des climats équatoriaux, à savoir : prédominance de l'appareil gastro-hépatique et surexcitation de l'axe cérébro-spinal. L'automne, par son humidité et par ses variations, ramène la forme catarrhale ; les phlegmasies

qui naissent sous son règne s'enveloppent souvent d'une phénoménalité perfide, et, après avoir marché au début avec une apparente bénignité, elles se démasquent brusquement par l'explosion de phénomènes adynamiques ou ataxiques; la tendance
à la putridité et à l'énervation se généralise souvent, à ce point
qu'elle marque de son cachet la constitution médicale de la saison; alors aussi, sous l'influence de l'humidité et des chaleurs
qui se prolongent, le dégagement miasmatique atteint son maximum dans les contrées marécageuses. Aux gradations météorologiques, qui fondent une saison dans la saison suivante,
correspondent des gradations dans les états pathologiques qui
caractérisent l'une et l'autre à leur apogée : la prédominance bilieuse de l'été colore pour ainsi dire d'un reflet les affections ini-
tiales de l'automne; celles du printemps trahissent le processus
inflammatoire de l'hiver ; plus tard, les maladies régnantes relèvent davantage de la constitution catarrhale qui résulte de
l'humidité printanière, et, vers le déclin de la saison, leurs symptômes se compliquent des préludes de l'influence estivale: c'est
ce que Sydenham appelait l'entre-deux du printemps et de l'été.
En indiquant cette corrélation entre les éléments météorologiques des saisons et l'aspect des maladies régnantes, notre pensée
n'est point d'adjuger à l'atmosphère une sorte d'omnipotence
sur la pathogénie ; nous tenons compte en même temps de la
spontanéité organique, qui comprend toutes les conditions de
structure individuelle, et des causes occasionnelles qui concourent à la localisation des résultats morbides ; mais tout médecin
dont le coup d'œil s'est exercé longtemps au milieu de grandes
réunions de malades, a pu constater sur eux la réaction uniforme, quoique nuancée, des modifications atmosphériques, et
vérifier dans une certaine mesure l'intervention des saisons dans
la production et dans la forme des affections. Au reste, celles-
ci se diversifient dans les trois régions du nord, du midi et du
centre dont se compose la zone tempérée ; c'est en France, en
Allemagne et en Angleterre, qu'elles accusent avec une certaine
netteté l'action distincte de chaque saison, tout en se subordon-
nant aux intempéries qui troublent, même au centre des climats
tempérés, l'évolution météorologique de l'année. L'influence des
localités contrebalance et souvent surpasse celle des saisons :

Plymouth, Prague et Copenhague représentent un triangle géographique dont le sommet est occupé par la capitale de la Suède; celle-ci est séparée des deux autres villes par 5 à 6 degrés de latitude. Entre Prague et Plymouth, on compte 19 degrés de longitude ; néanmoins les observations des médecins danois et celles de Huxham et de Joseph Plenciz attribuent à ces trois localités la prépondérance des maladies catarrhales et muqueuses (Fuster, page 570). Le plateau de Madrid doit à sa hauteur, qui dépasse celle de tous les plateaux un peu étendus de l'Europe, les affections inflammatoires qu'on n'observe plus en permanence à Valence, à Naples, dans les îles Baléares et en Grèce, pays situés sous les mêmes latitudes.

§ IV. De l'acclimatement.

Le fait le plus général qui résulte de l'examen comparatif des climats et des modifications qu'ils impriment à l'économie, c'est que l'homme est coordonné au milieu qu'il habite; soit que l'on recherche en lui les signes qui le rattachent à telle ou telle race, soit que l'on se borne à observer le mécanisme de ses fonctions, l'action du climat se révèle par une empreinte profonde. Suivant la différence des conditions extérieures que lui font l'air, les eaux et le sol, l'organisme est forcé d'exalter certains actes, de ralentir certains autres ; et soit condition initiale ou conséquence de ces mutations fonctionnelles, l'état du sang et le dynanisme nerveux sont profondément modifiés; de là la nécessité de changer le régime, les habitudes, le genre de vie, pour donner à ses relations avec le monde ambiant la stabilité, la régularité et la force qui constituent la santé. Les mutations qu'il opère sur lui-même, et par lesquelles il s'accommode à des influences nouvelles, représentent dans l'œuvre complexe de l'acclimatement la part de la spontanéité humaine; la manière dont s'accomplissent ces mutations, leur lenteur ou leur acuité, leur étendue, le degré de danger qui les accompagne, expriment les variétés infinies de la réaction individuelle. Dans l'appréciation des phénomènes de l'acclimatement, il faut se tenir également éloigné de deux exagérations, dont l'une consiste à prêter à l'organisation une puissance d'initiative qui lui permette de se jouer des modificateurs externes, et dont l'autre nous livre fatalement, comme un objet inerte, à l'atteinte des forces de la nature. Ce que nous voyons pendant le cours des saisons arrive aussi dans les diverses régions du globe où l'homme se transporte. La succession des saisons éprouve diversement les individus ; chez les uns, elle détermine des perturbations passagères ; chez les autres, des dérangements profonds et qui portent sur différentes fonctions, suivant l'âge, le sexe, le tempérament, etc.; il en est enfin qui traversent les phases de l'année sans aucune oscillation de fonctions et de santé : telle est aussi l'intervention des dispositions organiques dans la série des phénomènes auxquels donne lieu la transplantation d'une zone dans une autre. Ces dispositions fixent la limite de l'influence des climats et en nuancent les effets ; elles nous font comprendre pourquoi les colons anglais et hollandais qui ont quitté leur froide et brumeuse patrie conservent, sous le ciel brûlant de l'Inde et du cap de Bonne-Espérance, les traits bien reconnaissables de leur structure originaire. La dissémination des Israélites, laquelle a commencé bien avant la mort du Christ, est, pour le médecin, comme une expérience instituée à travers les siècles et l'espace pour la vérification de l'action climatérique : l'Israélite hollandais, gros, spongieux et allongé, porte sur toute sa personne le cachet de la prédominance lymphatique ; le Juif de l'Algérie a le corps maigre et bien proportionné, la taille plutôt petite que grande, le teint brunâtre, les cheveux noirs, les mouvements agiles et souples ; en un mot, il ressemble à son compatriote l'Arabe. Or voilà ce qu'a fait le climat. Mais si vous comparez la physionomie du Juif hollandais et du Juif africain, la parenté vous frappe ; les mêmes traits déclarent une origine commune, et c'est ce qui témoigne de l'efficacité des dispositions organiques contre l'action réunie et prolongée des influences du dehors.

L'acclimatement est donc un conflit entre l'ensemble des circonstances qui caractérisent une zone, une région, une localité et les dispositions organiques qui forment le fond de l'individualité humaine et le type collectif des familles et des races. Cette lutte entre les forces extérieures et l'homme tend à assimiler ce dernier aux indigènes du pays qu'il vient habiter. En effet, l'organisation la mieux adaptée à un climat quelconque est celle de la population qui s'y trouve implantée de temps immémorial ; elle est liée à son climat par une harmonie parfaite d'actions et de réactions; elle apporte en naissant la constitution la mieux assortie à l'équilibre spécial, qui est la condition de la vie sous des latitudes très distantes l'une de l'autre ; de telle sorte que, dans toutes les grandes divisions du globe , le problème de l'acclimatement est au fond le même. Il s'agit : 1° de connaître l'organisation et la fonctionnalité des indigènes; 2° d'ordonner sur ce modèle l'activité physiologique des nouveaux-venus et de les rapprocher, par une transformation graduelle, du type organique des indigènes, avec lesquels néanmoins ils ne se confondront jamais.

L'homme a-t-il assez de flexibilité organique pour s'adapter tour à tour à des influences extrêmes d'un ordre contraire, pour réussir sous tous les climats ? Ceux qui adoptent cette opinion allèguent la diffusion de l'espèce humaine depuis le 60ᵉ degré sud jusqu'au 70ᵉ degré nord. L'homme vit sur des hauteurs de 4,101 mètres, dans les excavations profondes du sol, sous une pression supérieure à celle du niveau des mers ; il a porté passagèrement sa demeure au delà de ces limites. Saussure, dans les Alpes ; Bouguer, dans les Cordilières, ont atteint à des sommités élevées d'environ 6,000 mètres ; Parry et d'autres se sont frayé une voie à travers les glaces par delà le 82ᵉ degré de latitude nord. Ainsi , l'homme subsiste dans un milieu dont la température dépasse celle de son propre sang. Il triomphe d'un froid assez intense pour congeler le mercure ; son existence n'est point compromise immédiatement par une pression moindre environ de moitié que celle qu'il supporte à la surface du sol, à des hauteurs où l'ébullition de l'eau s'obtient à 66° 2/3 centigrades et sous une colonne barométrique de 14 à 16 degrés au lieu de 28 degrés. Ceux qui refusent à l'homme la faculté de vivre et de se perpétuer sous toutes les latitudes , affirment la formation multiple de notre espèce, insistent sur les différences des races , sur les effets funestes de la translation d'un climat dans un autre. Trois cents Allemands , envoyés à Cayenne , en 1765, furent réduits en moins de deux mois à trois individus, dont un seul avait échappé à toute maladie. Sept cents Français, dirigés sur un canton du Mexique par M. Laisné de Ville-Lévesque , fournirent en deux ans cinq cent trente décès. Sui-

vant Lind, les nouveaux-venus dans les Antilles, même entourés
de précautions, succombent dans la proportion d'un cinquième
par année. Le docteur Twining, qui a longtemps pratiqué dans
l'Inde anglaise, assure que l'influence du climat est telle que,
dans la presqu'île du Gange, la troisième génération d'Européens de pure race n'existe point. Cette remarque s'applique
aux Anglais et aux Portugais. Les nègres résistent un peu
mieux, mais cependant périssent très rapidement. Il en est de
même pour Ceylan (1). De 1730 à 1752, Batavia a vu succomber plus d'un million de nouveaux-venus. L'armée anglaise perd,
dans sa patrie et en temps de paix, 1,2 sur 100 officiers, et 1,7
sur 100 soldats ; dans les Indes, les mêmes troupes éprouvent
une mortalité trois fois plus grande, d'après une moyenne de
trois ans établie par M. Edmondre. Dans les Antilles anglaises,
les calculs de MM. Marshall et Tulloch fixent la proportion des
décès parmi la troupe à 1 sur 24 ; elle s'élève, au Sénégal,
jusqu'à 1 sur 7 (Thévenot). On peut multiplier les exemples de
mortalité excessive observés chez les individus qui se sont
transportés dans des contrées lointaines ; mais tous les faits de
ce genre, accumulés par la statistique, ne prouvent rien contre
l'aptitude que l'homme peut avoir à supporter des climats très
différents ; car il faudrait démontrer préalablement que la mortalité doit être attribuée exclusivement à l'action du climat.
Quant à l'extinction des immigrants à la deuxième ou troisième
génération, a-t-elle été la conséquence certaine de l'essai d'acclimatement dans les localités intertropicales ? ou n'a-t-elle été
que l'épisode funèbre de tentatives de colonisation dirigées sans
prudence sur des pays dont l'insalubrité était flagrante ? Les
Européens, dont la postérité s'est desséchée si rapidement au
souffle de la zone équatoriale, avaient-ils acquis, avec les signes
d'un acclimatement achevé, la prérogative d'engendrer désormais une progéniture assortie au milieu dans lequel elle devait
naître ! Avant de jeter sur cette terre inéprouvée des existences
nouvelles, avaient-ils parcouru la série des transformations qui
pouvaient les rendre aptes à y vivre eux-mêmes ? Les enfants
ont-ils reçu les soins et la direction hygiénique que prescrivait

(1) *Bulletin de l'Académie de médecine*, tome I, page 320.

le climat? Quelle a été l'hygiène des colons jetés brusquement
de l'Europe dans les Antilles? Que peut-on conclure du sort
déplorable des émigrants que la misère chasse en foule de leurs
campagnes natales, et qui, dès le jour de leur embarquement
pour leur destination lointaine, fléchissent sous le poids de la
nostalgie, des souffrances passées et des fatigues d'une longue
route? Qui ne connaît les excès, les bizarres excentricités, les
usages nuisibles qui pèsent sur la vie des Anglais dans les Indes?
Johnson retrace le spectacle digne de pitié qu'ils présentent,
quand, emprisonnés par une coutume tyrannique dans l'étau de
leurs étroits uniformes, ils sont inondés par des flots de sueur
qui coulent à travers les plis de leurs vêtements.

Dans le problème de l'acclimatement entrent des éléments
complexes qu'il importe de démêler et de classer ; tout climat a
des conditions fondamentales qui dépendent de ses quantités
extrêmes et moyennes de température, de pression, d'hygrométrie, d'électricité, de la composition du sol, de la proportion
et de l'orientation de ses masses continentales ou solides, etc.
Il est donné à l'homme de s'exercer à ces influences combinées,
de lutter contre leurs variations ; là où elles sont excessives, il
paiera d'abord un tribut parfois très rude, mais la tolérance du
milieu finit par s'acquérir. La température moyenne du littoral
de l'Algérie est d'environ 17°,5 ; or dans les *tierras templedas*
du Mexique, où la moyenne est de 20 à 21 degrés, « on rencontre, dit M. de Humboldt, le beau climat de Xalappa, de
Tasco et de Thilpanzingo, trois villes célèbres par l'extrême
salubrité de leur climat. » Pour cet illustre voyageur, nul doute
sur la réalité de l'acclimatement et sur l'efficacité du séjour
prolongé pour l'acquérir ; les chances de longévité paraissent
même plus favorables aux acclimatés qu'aux indigènes. M. de
Humboldt cite les données suivantes :

> Sur 100 blancs créoles (Espagnols),   8 ont dépassé 50 ans.
> Sur 100 Indiens,   6 4/5   —
> Sur 100 mulâtres,   7   —
> Sur 100 individus de castes mêlées,   6   —

Et il ajoute : « Ces calculs, en confirmant l'admirable uniformité qui règne dans toutes les lois de la nature, paraissent indiquer que la longévité est un peu plus grande dans les races les

mieux nourries et chez lesquelles l'époque de la puberté est plus tardive (1). «Les descendants des Espagnols peuplent aujourd'hui les Canaries ; à Ténériffe, les terres sont cultivées par les Espagnols et par des peuplades normandes qui, après trois siècles, se distinguent encore par la blancheur de leur peau (2). La population de Madère se compose en grande partie de Portugais qui cultivent le sol. Catane et Messine, qui ont une moyenne thermométrique annuelle de 19°,6 et de 18°,8, voient prospérer la race européenne ; nos troupes d'occupation de l'Océanie comptent moins de décès qu'en France, 17,7 (en 1844) et 12,9 (en 1845) sur 1,000, au lieu de 20 sur 1,000, chiffre de la mortalité militaire de nos garnisons réunies.

Quelles sont donc les causes de la nocuité plus grande de la plupart des résidences du littoral d'Afrique, où la température moyenne annuelle ne s'élève guère au-dessus de 17°,5? Ce sont celles qui s'ajoutent aux conditions fondamentales du climat et qui dérivent soit de l'état inculte des terres et des défrichements qu'ils nécessitent, soit de la formation accidentelle des marais par suite des débordements, des dépressions du sol, etc. De là l'insalubrité périodique ou permanente de nombreuses et vastes régions du globe ; de là un surcroît de chances et d'épreuves pour le colon. Portés à un haut degré, ces éléments accidentels de la climatologie acquièrent une force de destruction qui brise l'organisation humaine ; les régnicoles l'éprouvent aussi bien que les étrangers. Sur les bords du Nil, du Sénégal et de la Gambie, les épidémies frappent les indigènes, quoiqu'ils réagissent encore avec succès contre des quantités de toxique qui tuent l'Européen. Moins prononcés, ces éléments spéciaux du climat perdent de leur nocuité; à mesure que l'on s'y habitue, et sans arriver à l'immunité complète, l'économie devient peu à peu réfractaire à des doses de matière miasmatique qui, absorbées par le nouveau venu, lui susciteraient les plus graves accidents. Rien ne prouve mieux la possibilité de l'acclimatement, en dehors de ces conditions surajoutées, que la longévité qui, d'après l'observation de M. de Humboldt, est départie à l'espèce

(1) *Essai politique sur la nouvelle Espagne*, grande édition, tome I, page 40.

(2) Humboldt et Bonpland, *Relation du voyage dans l'Amérique méridionale*, tome I, pages 183 et suiv.

humaine dans les pays très chauds, mais secs à la fois, longévité peut-être plus grande que dans la zone tempérée. Dans les
contrées très chaudes et humides naissent les foyers d'insalubrité que la culture et la civilisation restreignent, compriment,
effacent, mais qui, par l'incurie d'une société demi-barbare, se
multiplient, s'étendent et développent une effroyable puissance
de destruction. Les climats affranchis de ces fléaux provoquent
seulement l'organisme, qui réussit presque toujours à s'équilibrer avec leurs propriétés ; ceux qui présentent la complication
de l'insalubrité accidentelle, de l'intoxication palustre, attaquent directement les sources de la vie qu'ils altèrent ou tarissent ; ici, l'acclimatement c'est la civilisation.

Changer de climat, c'est naître à une autre vie : des mutations deviennent nécessaires dans l'exercice alternatif ou simultané des principaux organes, dans le régime, dans les habitudes
morales et sociales ; mais, si profondes que doivent être ces mutations, elles peuvent s'accomplir sans entraîner nécessairement
la maladie et la mort. Grâce à l'élasticité de notre fibre, grâce
à l'amplitude de nos oscillations fonctionnelles, il nous est donné
de nous accommoder à tout un ensemble d'influences nouvelles,
de nous implanter partout où l'humanité est représentée par
quelques unes de ses nombreuses tribus; mais c'est à la condition de nous conformer aux convenances de la transition et de
combattre par les soins modérateurs de l'hygiène les provoca-
tions du climat et les irrégularités de la réaction organique. Que
la statistique obituaire des Européens dans les pays chauds ne
nous soit point un sujet de terreurs exagérées ; nous répétons
qu'elle proclame moins l'insalubrité radicale de certains climats
que les complications délétères, mais corrigibles, de leur topographie, telles que l'existence de marais, de vastes amas de détritus organique, etc. ; elle proclame surtout les conséquences
de l'oubli funeste des lois de l'hygiène. Le séjour de Batavia
n'est plus aussi malsain qu'au siècle dernier. Les phases de
notre occupation de la Morée et de l'Afrique viennent à l'appui
de ce que nous avançons : lors du débarquement de l'armée dans
la plaine de la Dyalowa, en face de Navarin, les maladies fon-
dirent sur elle et multiplièrent les victimes ; plus tard, quand
les troupes furent mises en possession de tous les avantages d'une

bonne hygiène , l'état sanitaire devint excellent. Les premières années du séjour de nos soldats en Algérie réveillent des souvenirs de deuil et de mort : une terre inconnue , la pénurie des objets nécessaires au traitement des malades, le manque de casernes et d'hôpitaux bien organisés , l'infection des ruines , la corruption des citernes, le croupissement des eaux pluviales, la fermentation d'un sol dépourvu de pavage; ces causes, auxquelles il faut en ajouter beaucoup d'autres, et surtout la nostalgie et la démoralisation, font comprendre l'intensité meurtrière des épidémies qui ont sévi dans plusieurs localités du littoral. Depuis, les constructions, la régularité des services administratifs, l'assainissement des villes, le desséchement partiel des marais, les cultures, une plus grande familiarité du pays, et la sécurité que puise le soldat dans la conscience des soins dont il est l'objet, ont amorti les ravages de la maladie et augmenté les chances heureuses de la pratique. En 1840 , l'armée y perdait encore 0,143 ; en 1843 , elle n'y perdait plus que 0,074 ; en 1845, 0,050. Les données suivantes ne sont pas moins rassurantes : dans nos cinq colonies de la Martinique , la Guadeloupe, la Guyane, le Sénégal , l'île de la Réunion , la mortalité a été de 132,4 pour 1,000 militaires dans une période de 9 ans, de 1819 à 1827 ; de 7,42 dans une période de 10 ans, de 1827 à 1837 ; de 6,95 dans une autre période de 10 ans, de 1837 exclusivement à 1847 inclusivement. Un document peut-être plus significatif encore, c'est la statistique des militaires malades évacués de la province d'Alger sur la France de 1840 à 1847 : dans cette période de 8 ans, la progression décroissante des évacuations est comprise entre ces deux chiffres, 4,885 à 51. Naguère , on eût désespéré de l'implantation définitive de la race française dans ce pays ; aujourd'hui il n'est plus permis de la mettre en doute. C'est l'hygiène qui a fait ce loisir à la mort : sans hygiène, point d'acclimatement. On a prétendu , d'après les recherches de M. Mac-Culloch (1), que la prolongation du séjour, loin d'aider à l'acclimatement, augmente les chances de mortalité, et la statistique, toujours souple et obéissante à tous les paradoxes, s'est empressée de grouper ses chiffres autour de cette opinion. Les

____

(1) *Stat. reports on the sickness and mortality among the troops.* **London. 1839, 1840.**

faits sainement observés la réfutent : sur 1,220 militaires décédés à Alger et pris au hasard, les 3/4 n'avaient point dépassé
17 mois de séjour en Algérie (Martin et Foley). Nous avons
mentionné le décroissement numérique des évacuations : sur
1,575 dyssenteries observées pendant 10 ans en Afrique, 338 appartiennent à la première année, 235 à la seconde, 150 à la
troisième, 86 à la cinquième, 35 à la septième, 17 à la huitième et 2 à la dernière année. Voici en quels termes Desgenettes
résume l'expérience d'acclimatement en Égypte, tentée par
une armée tout entière: « Maintenant, quels sont les résul-
» tats de cette expérience, suivie plus de trois ans et demi sur
» 30,000 hommes transportés d'Europe en Afrique, et ayant
» fait en Asie une pénible campagne? La première question qui
» se présente est celle de l'acclimatement : on le voit se faire en
» deux ans environ. Les Anglais, que le sort de la guerre rend
» nos prisonniers, le subissent comme nous; il est marqué par
» des éruptions à la peau, des ophthalmies, des diarrhées et des
» dyssenteries. Cependant la salubrité du climat de l'Égypte, et
» surtout de la Haute, est définitivement jugée par le nombre com-
» paratif des malades, moindre dans l'armée d'Orient que dans
» aucune des autres armées de la république en Europe (1). »
M. Aubert-Roche (2) affirme, d'après son observation sur les
lieux, l'acclimatement des Européens sur le littoral de la mer
Rouge. Les Européens s'acclimatent facilement au Brésil, à la
Vera-Cruz et dans les *tierras calientes* de la Nouvelle-Espagne :
au milieu des épidémies de vomissement noir, les indigènes et
les Européens, déjà acclimatés depuis quelques mois, jouissent
de la santé la plus parfaite (Humboldt et Bonpland). Est-ce à
dire que des régiments européens, exposés aux fatigues, au service de nuit, aux marches, aux travaux de toute espèce, livrés
aux excès alcooliques, à la nostalgie, etc., ne fourniraient point
sous les mêmes latitudes une mortalité croissante? C'est ce que
nous n'oserions promettre, pas plus qu'il ne nous arrivera de
nier l'insalubrité suprême de maintes localités, l'inacclimate-
ment dans des foyers presque inextinguibles d'infection palus-

(1) Desgenettes, *Histoire de l'armée d'Orient*, 2ᵉ édition, 1840, page 235.
(2) *Annales d'hygiène*, tome XXXI, page 5,317 et suiv,

tre ; mais ces exceptions, constatées par de lamentables essais, ne constituent que des faits particuliers.

I. *Acclimatement dans les pays chauds.* Les phénomènes et les chances de l'acclimatement ne sont pas les mêmes dans toutes les régions de la zone torride, ni même dans deux pays chauds situés sous une même latitude. Dans les Antilles, à la Vera-Cruz, les influences qui saisissent le nouveau venu diffèrent de celles qui l'attendent aux Indes orientales. Sur 1,000 hommes de troupes anglaises qui arrivent à la Jamaïque, le tiers et presque la moitié sont enlevés pendant les huit premiers mois ; à Madras il ne périt dans le même laps de temps que la treizième ou quatorzième partie ; mais au bout de cinq à six ans, la mortalité atteint dans ces deux contrées le même niveau, parce qu'elle se ralentit dans l'une et s'accroît dans l'autre pendant les premières années qui suivent la transplantation. Dans l'Amérique, elle est due surtout aux ravages de la fièvre jaune, fléau des inacclimatés ; s'ils surmontent ou évitent cette épreuve, ils ne tardent point à s'accoutumer à la température non excessive des Antilles. Au contraire, dans les Indes orientales, les endémies congénères à la fièvre jaune n'existent que dans quelques localités ; elles sont donc une cause moins générale de mortalité ; mais, par compensation, l'élévation beaucoup plus considérable de la température, la soudaineté et l'amplitude des variations atmosphériques finissent par occassionner à la longue un grand nombre de maladies funestes. Les circonstances individuelles n'influent pas moins sur la marche et l'issue de l'acclimatement, ce que l'on comprendra sans peine en réfléchissant que l'Européen se présente dans les pays chauds avec un excès d'activité digestive, d'hématose et de pouvoir calorifique : le danger sera donc plus grand pour les sujets sanguins et robustes, habitués à une nourriture substantielle et copieuse, comme le sont en généal les Allemands, les Hollandais et les Anglais ; aussi ces classes d'étrangers se plient moins facilement aux conditions de l'acclimatement, et meurent en plus grand nombre que les Français, les Italiens, les Espagnols. Cette observation a été faite à la fois par Poupé-Desportes, par Bajon, par Leblond, par M. Rochoux. Thévenot a vu, à Saint-Louis du Sénégal, qu'à l'hôpital et en ville, la mortalité de notre flotte marchande est plus forte pour les marins originaires du nord et du centre que pour les marins du midi de la France : ces derniers se trouvent plus rapprochés, par la modalité de leurs fonctions et le caractère de leur constitution, du type des indigènes. Il y a dans ce fait un avertissement pour le choix des troupes à envoyer dans nos possessions intertropicales, et même pour la composition à donner à notre armée d'Afrique. M. Rufz (1) a remarqué qu'à la Martinique les individus de complexion sanguine, fortement musclés et bien colorés, sont le plus promptement et le plus gravement atteints par la fièvre jaune ; les gens nerveux, très impressionnables, sont également dans de mauvaises conditions : le tableau qu'il a donné des malades envoyés par les navires à l'hôpital, avec indication de leur provenance, confirme le fait bien connu, dit Chervin (2), qu'en général les hommes du Nord qui se rendent dans les Indes occidentales y souffrent de la fièvre jaune en raison directe de l'élévation de la latitude des pays d'où ils arrivent. Les personnes délicates et sobres, les lymphatiques, et par conséquent les femmes, ont moins à redouter le climat des tropiques que les hommes à exubérance sanguine et d'une constitution énergique. Le même avantage n'est pas réservé aux enfants, quoiqu'ils se rapprochent des femmes par la forme générale de leur organisation ; plus faibles, plus irritables, dépourvus d'ailleurs des ressources de réaction que créent l'intelligence et la raison, ils périssent en foule dans les contrées dont il s'agit ; tous les observateurs s'accordent à signaler les difficultés qu'éprouvent les parents à les élever et à les conserver. Les Européens qui parviennent jusqu'à la soixantaine peuvent presque compter sur une augmentation de leurs chances ultérieures de vie et sur une santé plus stable qu'ils ne l'auraient eue en Europe (Rochoux). Ajouterons-nous que l'état moral, qu'il ne faut jamais perdre de vue dans l'hygiène des hommes, est un élément capital de l'acclimatement. Comment mettre en doute l'influence soudaine et profonde de ces émigrations qui jettent l'homme dans un monde nouveau, au contact d'une nature spéciale, au milieu d'une société qui ressemble si peu à nos sociétés

(1) *Mémoires de l'Académie royale de médecine.* Paris, 1843, tome X, page 223.

(2) *Bulletin de l'Académie de médecine,* tome VII, page 1076.

occidentales? S'il regarde autour de lui, il voit sur tous les visages une pâleur fiévreuse, une expression de froideur inusitée, l'empreinte d'un état de langueur et de souffrance familières : point de gaieté, point d'expansion vive. Nulle trace de cette agitation et de ce mouvement soutenu qui animent la physionomie de nos cités européennes; mais partout l'indolence et l'affaissement d'une vie qui doit se faire passive pour durer : la violence des maladies contraste avec le rhythme modique de cette vie ; il s'effraie et de la brusquerie des catastrophes, et de l'allure vacillante des convalescences, et de la multiplicité des rechutes. Une terreur secrète ou déclarée plane sur la première période du séjour ; peu de nouveaux venus réussissent à s'en défendre : elle les livre, victimes inertes, aux coups des épidémies. Chervin invoque à cet égard le témoignagne d'un grand nombre de médecins qui ont pratiqué dans les Antilles, à Saint-Domingue, etc. ; lui-même a vu des militaires qui avaient affronté la mort dans cent combats, trembler au seul nom de fièvre jaune, être frappés de la maladie et succomber rapidement.

La révolution, qui a pour résultat d'imprimer à une constitution exotique les caractères de l'indigénat tropical, s'accomplit d'une manière aiguë ou graduelle, par l'apaisement des actes d'hématose et de nutrition, par l'exaltation physiologique de la transpiration cutanée et de la sécrétion biliaire : il s'opère donc un renversement d'activité fonctionnelle entre les poumons et le foie et la peau. Puisqu'il existe un rapport constant entre l'énergie de la respiration et la quantité de chaleur animale développée, plus le climat est chaud, moins l'appareil pulmonaire doit fonctionner. La réduction de l'activité digestive et respiratoire est donc la première nécessité d'acclimatement pour l'Européen qui arrive avec une surabondance de sang rouge, épais, riche en fibrine : il faut qu'il perde un excédant de forces organiques, il faut que ses fluides perdent de leur plasticité, et cessent de porter dans tous les tissus une stimulation désormais dangereuse. La chimie moderne a démontré que les transmutations organiques sont en proportion de la quantité d'oxygène absorbé; celle-ci, pour un même volume d'air, est moins considérable dans les pays chauds que dans les climats froids ; le mouvement vital qui se règle sur cette absorption d'oxygène diminue donc dans les mêmes conditions et dans le même rapport; or lesbesoins correspondent aux pertes qu'entraîne le mouvement de décomposition; celui-ci étant ralenti, les pertes sont moindres, et par conséquent les besoins sont moins prononcés : de là, diminution de l'appétit, affaiblissement de la nutrition, appauvrissement des matériaux organiques, notamment du sang. La décoloration générale des indigènes révèle assez les conditions de ce fluide; le nouveau-venu doit parvenir au même degré de défibrination et de déchet globulaire; quand il l'a atteint, il se fait remarquer, comme l'indigène, par l'étiolement de la peau, par l'abaissement de la calorification (Edwards, Davy), par un air de maladivité, par la lenteur des mouvements; alors son système nerveux ne s'exalte plus que par saccades, par paroxysmes qui augmentent consécutivement le collapsus général : alors il est bien et dûment débilité; alors il produit sur les arrivants la même impression qu'il a ressentie en débarquant à l'aspect de la population indigène, il est acclimaté.

Les indications hygiéniques sont les suivantes :

1° Graduez la transition d'un climat dans un autre par une halte prolongée dans les régions intermédiaires et par un régime propre à disposer l'économie à la prépondérance de certaines fonctions; la tempérance dans les aliments et dans les boissons est une favorable préparation, on ne saurait trop la recommander longtemps avant le départ et pendant la traversée. Lorsqu'on est destiné à aller habiter dans le voisinage des tropiques, ou dans la zone même, il est sage de séjourner quelque temps dans un canton méridional de l'Europe : c'est ainsi que nos régiments sont préparés, par les garnisons du midi de la France, à l'épreuve du climat d'Afrique. La lenteur de la navigation à voile a l'avantage d'acheminer progressivement vers un foyer d'influences nouvelles; la vapeur, en abrégeant extraordinairement la durée des traversées, peut avoir l'inconvénient de supprimer une gradation utile, et de livrer l'émigrant à l'agression brusque d'un climat très différent de celui qu'il vient de quitter.

2° L'époque la plus opportune pour le débarquement dans les pays chauds est la saison qui s'écoule entre les hivernages; cette saison n'est dangereuse que pour les individus détériorés par des maladies antérieures, et ceux-là ne doivent point s'exposer aux chances d'une transplantation. Dans les contrées chaudes et marécageuses, l'arrivée doit coïncider avec la cessation de l'endémie annuelle qui s'éteint vers la fin de novembre. Thévenot recommande que l'arrivée ait lieu au Sénégal vers la fin de décembre et de janvier (1); à cette époque, il n'y a ni marais, ni chaleurs extrêmes, ni pluies; une période favorable de six mois s'ouvre pour les inacclimatés; s'ils débarquent à la fin de mai, ils s'exposent trop brusquement aux premières chaleurs de l'hivernage, et risquent d'être pris de phlegmasies meurtrières.

3° Une fois rendu sur les lieux, il importe d'être fixé sur les conditions relatives à l'habitation, à la nourriture, au vêtement, à l'exercice, etc. Il faut placer sa demeure sur un terrain sec, fuir les vallées, le voisinage des eaux croupissantes; on recherche, en général, l'exposition au nord et à l'ouest, à cause de la fraîcheur des brises qui soufflent de ces côtés; mais c'est une jouissance perfide; les vents changent brusquement, et la brusque alternative de chaleur et de froid qu'ils déterminent engendre bien des maladies. L'exposition à l'est est préférable; pourvu qu'on ait soin de se garantir contre l'action directe du soleil. Tant que les nouveaux-venus ne participent pas encore à la débilité naturelle des indigènes, tant qu'ils pèchent encore contre le climat par l'exubérance des forces et par un état trop fibrineux du sang, leur régime doit être peu substantiel, et composé particulièrement d'aliments végétaux; par là seulement ils échapperont à l'imminence phlegmasique qui enveloppe la plupart d'entre eux durant les premiers temps de leur émigration; qu'ils réduisent à deux le nombre de leurs repas, qu'ils en bannissent le gibier et les condiments incendiaires, si recherchés par les marins; toute surcharge alimentaire a pour conséquence d'élever la chaleur du corps, ce qu'il faut éviter avec soin. La diminution d'appétit et la crainte d'un affaiblissement excessif par l'abondance de la transpiration portent souvent les Européens à recourir à une nourriture excitante; mais ils ne peuvent le faire impunément, car l'apparente langueur des digestions couvre un état d'irritabilité très réelle du canal alimentaire. Un régime trop nutritif, trop stimulant, est une infraction directe aux lois

(1) *Traité des maladies des Européens dans les pays chauds.* Paris, 1840, page 306.

physiologiques de l'acclimatement, qui ne peut s'effectuer que par la diminution de l'hématose et de la chylification. Il en est de même de l'usage, et, à plus forte raison, de l'abus des alcooliques : c'était naguère un préjugé général parmi les Anglais, qu'à leur arrivée dans les pays chauds, l'emploi des boissons stimulantes était nécessaire pour tonifier la fibre et tempérer les sueurs excessives : cette erreur devait conduire aux excès, et faire bien des victimes. Johnson observe que la sobriété tend à renaître dans les Indes par l'expérience même des résultats funestes de l'intempérance alcoolique. Les médecins de notre armée d'Afrique préconisent la nécessité d'une alimentation réparatrice et de la stimulation alcoolique dans nos possessions, qui sont pour la plupart en butte aux effets de l'impaludation ; en effet, des troupes presque toujours en action, et soumises à beaucoup de fatigues, ne sauraient s'accommoder du régime qui convient au colon sédentaire des Antilles ou des grandes Indes; il nous semble néanmoins qu'on oublie quelque peu en Afrique la distinction essentielle à établir, relativement au régime, entre les nouveaux-venus et les acclimatés; les premiers se trouveront toujours bien, dans les pays chauds, de boire plus d'eau que de vin. L'eau coupée avec du lait, l'eau acidulée, la limonade, dont l'excès seul est nuisible, sont les boissons qui conviennent aux Européens pendant la première année de leur séjour aux Indes, dans le Sénégal, etc. (Andral, Thévenot, etc.). La nature leur offre d'ailleurs, pour étancher leur soif, des fruits délicieux, dont le parenchyme est imprégné de sucs acidules, aromatiques ou sucrés, des oranges, des pastèques, des grenades, des ananas, etc. Si une consommation immodérée de ces produits peut déranger les voies digestives, donner lieu à des flux bilieux et même à des accidents cholériques, ils conviennent dans une juste mesure, et suivant leurs qualités particulières, à tous les estomacs, à tous les tempéraments. Le genre d'habillement est indiqué par la mode populaire ; dans tous les pays chauds, on peut remarquer le soin avec lequel les indigènes protègent la tête contre l'irradiation solaire : le turban des Orientaux répond complétement à cette nécessité ; le burnous de l'Arabe et le caban du Moréote sont munis d'une espèce de capuchon qui sert au même usage. D'amples ceintures devront entourer, de leurs replis moelleux, le ventre, qui est dans ces pays la partie la plus sujette à ressentir l'effet des variations de température, comme les organes thoraciques le sont dans les climats froids. Ces ceintures sont plus utiles, si elles couvrent immédiatement l'abdomen, que si elles sont appliquées sur le pantalon. Aux étoffes de toile, on substituera le coton et la laine. M. Rochoux attribue en partie la diminution de la mortalité dans les Antilles à l'introduction des vêtements de drap. Les habits de coton, mauvais conducteurs du calorique, isolent la surface cutanée du milieu ambiant; ils ne transmettent pas au corps l'impression des températures excessives, et quand celles-ci s'abaissent brus-quement jusqu'au froid, ils lui conservent sa chaleur propre; ils sont préférables à la flanelle, qui devient lourde par l'imbibition de la sueur, et qui irrite parfois la peau jusqu'à provoquer des éruptions. Johnson assure qu'on modère le flux de la peau en reprenant plusieurs fois les vêtements qu'on a fait sécher après leur imprégnation par la sueur. L'exercice qui active la circulation et le mouvement centrifuge des fluides est évidemment nuisible; durant les heures les plus brûlantes de la journée, les indigènes s'enferment dans leurs demeures, où ils entretiennent, par des courants et par l'évaporation, une agréable fraîcheur : c'est un exemple de plus à imiter. Les nouveaux-venus dédaignent ces habitudes d'indolence instinctive; ils bravent le soleil, s'agitent, se fatiguent : or, cet exercice intempestif contribue certainement à la mortalité qui les frappe. Nous avons observé en Grèce et en Corse l'avantage de la réclusion des troupes, pendant les heures de la plus vive insolation. La rosée et la fraîcheur pénétrante des soirées ne sont pas moins à craindre ; aussi convient-il de se coucher de bonne heure. Les lits composés de matelas de crin, seront exhaussés au-dessus du sol ; on les remplacera utilement par l'innovation anglaise des cadres suspendus en forme de hamacs ; une gaze les défendra contre les insectes. L'insomnie est l'un des tourments des Européens. Leur rendre le sommeil, dit M. Andral, c'est mettre en leur faveur une grande chance de santé. Les bains froids pris le soir y disposent; ils ne sont pas moins indiqués pendant le jour pour modérer la transpiration, pour débarrasser le corps d'un excès de calorique qui l'accable, pour l'habituer à l'im-

pression du froid dans un climat où les mutations atmosphériques sont fréquentes. Les onctions huileuses paraissent également
tempérer les sueurs, et s'opposent peut-être à la pénétration
des miasmes par la voie cutanée.

Quand l'immigrant commence à présenter les signes de l'acclimatement, son régime alimentaire exige des modifications :
il ne s'agit plus de réprimer l'essor de la vie nutritive ; il faut
songer à prévenir l'épuisement des forces, le relâchement des
tissus, la dissolution des fluides. Le moment est venu de rendre
l'alimentation plus excitante, moins ténue ; la langueur des
fonctions digestives exprime alors l'atonie de cet appareil. Mais
encore ici des ménagements sont nécessaires. Ne passez point
subitement de la sobriété au luxe des repas abondants et toniques ; tenez compte d'ailleurs des maladies qui ont existé antérieurement, et qui ont laissé peut-être, dans les organes digestifs
des traces de phlegmasie promptes à se rallumer. Dans les pays
chauds, mais variables et marécageux, les aliments doux, fécu-
lents, les végétaux, la volaille, les œufs, le poisson, peu de gibier, du vin généreux en petite quantité : tel est le meilleur régime à suivre. Les vins de Provence et du Roussillon, qui sont
distribués aux troupes dans nos colonies, sont trop chargés
d'alcool. A une époque plus avancée de l'acclimatement, quand
la fusion de l'Européen et du créole est presque complète, la
stimulation alimentaire pourra être portée plus loin; mais, malgré l'autorité de Bajon, nous n'oserions conseiller les aliments
pimentés, les boissons toniques, les vins généreux, le tafia,
comme bases du régime des acclimatés ; fût-il vrai, comme le
raconte le voyageur Péron, que les naturels de l'île de Timor
se préservent de la dyssenterie par l'usage des épiceries et par
la mastication habituelle du bétel (1), nous nous garderions de
renouveler aux nouveaux-venus dans ces parages le précepte de
Salerne :

> Dum Romæ fueris, romano vivite more.

Ceux qui résistent à ce régime incendiaire, dit M. Forget (2),
font parade d'impunité, tandis que les victimes ne reviennent

______

(1) *Méd. nav.*, tome I, page 336.
(2) Mélange très âcre, composé ordinairement avec la feuille d'une espèce

pas témoigner de leurs erreurs. La sagesse veut que les acclimatés se rapprochent du genre de vie des indigènes, mais non qu'ils en adoptent les vices, les excès ou les ignorantes routines, dont un régime trop stimulant n'est pas la moins funeste.

La durée de la transformation organique, dont le terme est l'acclimatement, nous semble difficile à préciser. M. Rochoux la porte au moins à deux ans révolus. M. Rufz a vu la fièvre jaune attaquer, au début de l'épidémie de 1838, des personnes qui se trouvaient à la Martinique depuis trois à dix ans ; mais elles furent moins gravement affectées. Desgenettes fixe à deux ans la révolution de l'acclimatement à l'égard de la peste d'Égypte ; dans les parages des Antilles, Lind promet ce bénéfice au bout d'un an aux matelots qui ne quittent presque jamais la mer. D'après M. Périer (1), une ou deux années de séjour en Algérie modifient l'homme assez profondément pour qu'il ait désormais toutes les chances en sa faveur, s'il n'a pas été gravement malade jusqu'à ce moment; s'il a déjà beaucoup souffert, l'avenir lui prépare des épreuves plus redoutables encore ; car il ne saurait espérer contre les rechutes et récidives des maladies locales (diarrhée, dyssenterie, fièvres paludéennes) l'espèce d'immunité qui résulte communément des attaques de la fièvre jaune, du choléra, de la peste, probablement aussi des fièvres éruptives et des fièvres typhiques ; au contraire, les premiers accès de fièvre intermittente ou rémittente disposent l'organisme à la répétition des mêmes accidents, et chaque retour fébrile augmente la détérioration générale et accélère la cachexie. Au demeurant, il serait hasardeux de déterminer la période exigée pour l'appropriation de l'organisme aux influences d'un milieu nouveau; les conditions hygiéniques, la prudence des nouveaux-venus, leur force morale, les habitudes sont les régulateurs de cette transformation ; la diversité des lieux et leur mesure ou leur nature d'insalubrité en décident la marche et l'issue. L'équilibre avec les modificateurs essentiels du climat s'établit avant l'épuisement des influences accidentelles qu'il comporte

de poivrier, une assez grande quantité de feuilles de tabac, de la chaux vive et de la noix d'arec. (*Voy.* Mérat et Delens, *Dictionnaire de matière médicale et de thérapeutique générale.* Paris, 1829, tome I, page 583.)

(1) *Hygiène de l'Algérie.* Paris, 1847.

et dont la plus constante, la plus dangereuse, la plus opiniâtre n'est autre que l'intoxication paludéenne. Dans les contrées qu'elle infeste, point de garantie stable, point de sécurité à échéance fixe. Dans l'Algérie, des individus épargnés par les premières épidémies sont atteints à une époque où ils s'en croyaient définitivement à l'abri ; aux États-Unis d'Amérique, on a étendu jusqu'à neuf ans de résidence non interrompue le temps nécessaire pour la préservation de la fièvre jaune à son plus haut degré. L'acclimatement s'obtient, tantôt sans maladie ni souffrance, tantôt après une phlegmasie intense du tube digestif, du foie ou de l'encéphale, précédée ou non de troubles divers. Dans les contrées chaudes et marécageuses, c'est par les accidents aigus ou lents de l'impaludation que passe le nouveau-venu. Le mode d'acclimatement le plus heureux est celui qui assimile graduellement le colon aux indigènes, sans secousse grave ni souffrance apparente ; il blémit, perd son embonpoint une partie de ses forces ; ses traits se rident ; il vieillit et tend au repos ; cette sorte d'atonie générale s'étend, quoiqu'à un faible degré, à ses facultés intellectuelles et morales ; il a adopté les mœurs locales ; il a subi, comme on l'a dit, une sorte de créolisation. Il y a des organisations qui ne peuvent se plier aux influences du nouveau climat ; si elles ne sont enlevées par la catastrophe d'une affection suraiguë, elles se consument lentement, et livrent presque toujours au scalpel les vestiges d'une lésion chronique du foie ou du canal digestif. L'acclimatement se perd par suite d'absence prolongée; en d'autres termes, l'organisme change ses allures, suivant les modificateurs qui agissent sur lui ; les créoles qui sont envoyés dans un âge tendre en France, les colons éloignés depuis douze à quinze ans, rentrent dans les conditions de l'Européen inacclimaté, et, à leur retour dans les pays chauds, ils redeviennent tributaires des endémies qui y règnent; de là pour l'autorité militaire l'indication de n'accorder aux soldats acclimatés d'Afrique et des colonies, que des congés d'une durée assez courte pour ne point les exposer à perdre le bénéfice de l'acclimatement. L'acclimatement assimile l'immigrant aux indigènes sous le rapport pathologique : il devient sujet aux mêmes maladies, passible des mêmes influences. Avant cette époque, les phases de sa santé alternaient avec celles de la santé des indigènes : le printemps, froid, humide et dangereux pour ces derniers, produisait sur lui la sensation inoffensive d'une chaleur modérée ; il tombait malade en été, qui est une saison salubre pour les indigènes ; réduit à leur niveau physiologique par un séjour prolongé, il endure les chaleurs estivales, et comme eux il redoute le vent de mort (nord), qui leur jette au printemps nombre de phlegmasies intenses. Dans une même contrée, l'acclimatement peut offrir des conditions diverses en rapport avec les conditions propres des localités, de telle sorte que le colon, équilibré avec les influences d'une province, ne pourrait sans risque émigrer dans une autre ; chaque zone, chaque résidence a son type d'insalubrité et sa spécialité pathogénique ; l'habitant d'Alger, qui se rend à Bone, doit redouter plus particulièrement les fièvres graves ; s'il se dirige vers Oran, c'est la dyssenterie qui le menace ; s'il s'élève sur les ondulations de l'Atlas, autre imminence morbide qui, suivant l'altitude, se rapproche de celle des climats tempérés chauds et tempérés froids.

2. *Acclimatement dans les pays froids.* — Les climats tempérés paraissent froids aux habitants de la zone torride. Ce que nous dirons d'eux s'applique, dans une nuance amoindrie, à ceux qui passent des climats tempérés dans les contrées plus rapprochées du pôle. L'homme des tropiques arrive dans les pays froids avec un pouvoir insuffisant de calorification ; il faut donc que sa respiration s'active ; et comme le carbone et l'hydrogène, éliminés par la respiration, sont restitués par les aliments, il s'ensuit que le besoin d'alimentation augmente avec l'énergie de l'hématose (Liebig, *loc. cit.*, page 16). L'exercice qu'il est forcé de prendre pour favoriser la circulation, et pour accroître la chaleur du corps, a pour résultat l'accélération des mouvements respiratoires, et nécessite également un surcroît de nourriture : aussi ses fonctions digestives, qui languissaient sous le ciel de l'équateur, s'éveillent avec force ; il éprouve un appétit qui lui était inconnu ; et, s'il se laisse entraîner trop loin par le plaisir de le satisfaire, il ne tarde point à offrir les attributs de l'état pléthorique, qui le place sous l'imminence de phlegmasies aiguës. L'obésité, qui arrondit la plupart des créoles transportés dans nos climats, n'est donc qu'une conséquence

exagérée de la direction que prennent forcément les mouvements de la vie : c'est sur les poumons et sur le tube digestif,
qu'ils tendent à se concentrer. Le rôle de l'hygiène consiste
presque exclusivement à modérer ces concentrations splanchniques, d'une part, en provoquant la transpiration cutanée, qui
diminue brusquement, tandis que celle du poumon augmente ;
d'autre part, en luttant contre l'exigence d'un appétit soudain,
et en maîtrisant l'élan des fonctions assimilatrices. Que les émigrants des pays chauds se défendent des excès de table, qu'ils
usent avec mesure de boissons alcooliques, qu'ils leur préfèrent
le thé et le café, qui ont l'avantage de produire une réaction
centrifuge, et d'entretenir le travail dépurateur du tégument externe ; qu'ils aient recours aux frictions sèches ou humectées
par un liquide stimulant, aux bains de vapeur, dont l'usage est
populaire dans le Nord ; qu'ils entretiennent dans leur demeure
une température douce et constante ; qu'ils portent des vêtements non conducteurs du calorique, et dont la surface tomen-
teuse produit sur la peau une excitation fluxionnaire.

La transition est moins aiguë, et, par conséquent, moins chanceuse pour les habitants des climats tempérés, qui sont exercés
par la révolution annuelle des saisons, au contraste et à l'excès
des qualités de l'air ; néanmoins les indigènes des tropiques résistent avec avantage à l'épreuve des climats froids. Si quelques-uns sont atteints par le froid dès l'abord, jusqu'à s'en-
gourdir dans une sorte d'hivernation, d'autres y réagissent par
un développement de force et de caloricité assez analogue à celui
qu'on présente au sortir d'un bain froid, mais avec cette différence qu'il s'opère avec continuité et dans une mesure inférieure.
Cette exaltation de la puissance calorifiante ne se maintient
guère au delà des deux premières années ; passé ce terme, les
immigrants rentrent dans la condition de la population indigène,
et deviennent sensibles, comme elle, à l'impression du froid ;
mais ils le supportent mieux (voy. page 374) ; les créoles de la
grande armée ont moins souffert dans la retraite de Russie que
les soldats originaires des régions tempérées.

Le passage des pays chauds dans les climats froids prépare
ou aggrave certaines maladies, et influe favorablement sur
d'autres. L'émigration est souvent pour les colons des tropiques

le seul moyen de salut contre des affections qui ne peuvent guérir qu'en dehors de la sphère où elles prennent naissance ; telles sont : les fièvres paludiques, la dyssenterie aiguë ou chronique, qui les complique ou leur succède si fréquemment, la diarrhée, la colique sèche avec ou sans hépatite. La nécessité de fuir devient plus pressante encore par les rechutes, qui entraînent un rapide épuisement ; la succession des saisons n'ouvre aux malades aucun espoir de guérison : si les vents d'est les délivrent des fièvres de l'hivernage, la température excessivement variable de la saison nouvelle leur sera une cause de dyssenterie ; l'unique ressource est dans un prompt départ : « Combien sont partis sur un lit qu'ils ne pouvaient quitter, qui ont trouvé au large une guérison inespérée (1) ! » L'opportunité du départ dépend de la nature des maladies et des organes à modifier : les fièvres chroniques, qui cèdent à l'influence d'un air sec et modérément froid, exigent qu'il ait lieu au commencement de notre hiver. Les affections du foie contractées dans nos colonies s'amendent pendant la traversée, grâce à la régularité du régime, à la température plus uniforme et à la pureté de l'air maritime ; elles s'accommodent du froid, qui relève l'action du poumon et déverse sur lui l'excès d'énergie vitale qui s'était fixée sur le foie ; le poumon devient, par ce viscère, suivant l'expression de M. Thévenot, un organe préservateur ; néanmoins il faut ménager à la peau la gradation des températures, et épargner au tube digestif les brusques agressions d'un changement de régime. Les dyssenteries miasmatiques gagnent toujours à l'éloignement du foyer d'infection ; mais le froid les exaspère. Soulagées par le mouvement du navire, par l'air doux et tiède des mers tropicales, elles s'aggravent aux approches de la terre, où les brumes, refoulées par les vents, enveloppent le navire d'une humidité froide et pénétrante ; les dyssentériques éviteront donc de faire coïncider avec l'hiver leur arrivée en France ; ils éviteront surtout le passage dans les climats froids. Les gens à poitrine irritable, prédisposés au catarrhe bronchique ou à la tuberculisation pulmonaire, ont besoin de précautions nombreuses, quand, après un long séjour dans une contrée

(1) Thévenot, *Traité des maladies des pays chauds*, page 368.

chaude, ils reviennent dans un pays froid ou tempéré. Même danger pour les indigènes et les créoles, quelle que soit leur constitution : le poumon, suractivé dans ses fonctions, s'enflamme avec une extrême facilité ; pour eux, la phthisie devient dans nos climats ce que la fièvre paludique et la dyssenterie sont pour nous dans la zone torride : elle les décime en détail, et souvent elle se développe chez eux avec une acuité qui précipite la catastrophe. Plus sujets aux affections éruptives que dans leur patrie, ils sont fréquemment surpris pendant leur convalescence par des symptômes d'affection pulmonaire ; la rougeole les dispose particulièrement à la phthisie, sans doute à cause de la bronchite capillaire dont elle est presque toujours accompagnée. Il nous semble, toutefois, que l'on a exagéré l'influence de la transplantation sur le développement de la phthisie pulmonaire ; nous avons connu à Paris un grand nombre de jeunes gens du Brésil, du Mexique, etc., qui n'ont souffert ni du froid de nos hivers ni de la température humide et variable de nos saisons intermédiaires. L'exemple tant cité des singes enfermés dans nos ménageries est peu concluant ; il faudrait savoir, objecte avec raison M. Louis (1), comment ils meurent dans les pays chauds, s'ils y sont plus rarement affectés de tubercules qu'à Paris ; la réclusion, l'insuffisance de l'exercice, le mode d'alimentation, mêlent ici leur influence à celle de l'atmosphère. Les vaches sédentaires dans les étables de Paris succombent en grand nombre à la phthisie ; cependant elles sont préservées du froid et des variations de l'air, et elles n'ont pas changé de climat. Au reste, les singes, déportés des forêts du Brésil dans les cages de nos ménageries, sont-ils dans les mêmes conditions que l'homme qui s'éloigne volontairement d'une contrée intertropicale où la civilisation tend à faire la vie sociale à l'image de la nôtre, et le moral, cette source inépuisable de modifications physiologiques, ne les comptez-vous pour rien ? ou l'accordez-vous dans une égale mesure aux quadrumanes du Jardin des plantes ?

En général, le passage d'un climat chaud dans un climat froid, quand il s'opère graduellement, est profitable à l'économie :

(1) *Recherches sur la phthisie*, 2ᵉ édition. Paris, 1843, page 610.

il apaise la susceptibilité excessive du système nerveux, il re-
hausse le ton de la fibre musculaire ; il sollicite, par un air plus
dense et plus oxygéné, l'action des organes respiratoires ; un
sang mieux élaboré baigne tous les tissus et rend aux organes
d'assimilation leur vitalité ; les digestions s'exécutent avec aisance, les forces nutritives s'équilibrent entre toutes les parties ;
la permanence du froid consolide cette modalité des fonctions,
qui a pour résultat la vigueur du corps et la stabilité de la santé.
Sans doute une civilisation avancée a fourni à l'homme un complément de ressources pour lutter avec succès contre les rigueurs
de la zone polaire, contre l'hiver de la zone tempérée, tandis
qu'elle est moins efficace peut-être pour neutraliser les inconvénients de la zone équatoriale ; mais l'histoire des voyages et des
établissements qui ont été tentés dans les pays chauds et dans
les pays froids diffère tellement, qu'on ne peut méconnaître la
facilité plus grande de l'acclimatement dans ces derniers : la
pêche de la baleine retient pendant des années entières nos marins dans les parages les plus rigoureux sans que leur santé en
éprouve aucun dommage ; les équipages des capitaines Ross,
Parry, Franklin, Dumont d'Urville, ont vécu sans maladie au
milieu des glaces ; on n'a pas oublié la prospérité singulière des
factoreries fondées dans le xvi⁰ siècle au Spitzberg par les Hollandais ; au contraire, les régions intertropicales ont dévoré plusieurs milliers de générations d'Européens ; leur splendide soleil
n'éclaire que des épidémies et des funérailles.

3. *Acclimatement dans les localités.* Les phénomènes de
cet acclimatement, et les règles d'hygiène qui s'y rapportent,
varient suivant la température, l'état hygrométrique, les émanations et la pression atmosphérique.

Passer d'une localité dans une autre relativement plus froide
ou plus chaude, c'est s'exposer à des nuances d'effets qui se
confondent avec ceux que nous venons d'étudier. Les Italiens,
les Espagnols qui viennent se fixer en France perdent leur sobriété, mangent avec plus d'appétit, et acquièrent de l'obésité ; le
centre, l'est et le nord de la France produisent sur eux des modifications semblables à celles qu'éprouve le créole nouvellement
débarqué en Europe. Pour les Allemands, l'Italie est un pays
chaud, et leur impose des précautions en conformité avec leurs

sensations. M. Audouard a vu des soldats originaires du nord de la France être atteints à Naples de fièvres qui, par leur forme et leur gravité, rappelaient le fléau des Antilles. Chlegorn a observé chez des Anglais, à Minorque, de nombreux cas du même genre.

L'établissement dans une localité beaucoup plus humide que celle où l'on a vécu jusqu'alors entraîne ou des modifications promptes qui se résolvent dans un état morbide local, ou une altération progressive de la constitution, qui finit par assimiler les nouveaux-venus au type physiologique des habitants. Dans le premier cas, on observera quelques affections de nature catarrhale, localisées dans la membrane muqueuse des voies aériennes ou des voies digestives, caractérisées par l'exubérance de la sécrétion, dont elle est le siége, et par les irrégularités ou la dépression habituelle de l'innervation : ce sera un catarrhe bronchique, un embarras gastrique, une diarrhée muqueuse ; et si le système nerveux est intéressé, on pourra observer ce que l'on appelle encore dans quelques pays la *fièvre muqueuse*, cette variété de l'affection typhoïde dont Rœderer et Wagner ont tracé le tableau. Dans le second cas, il s'opère dans la constitution un changement sans trouble morbide évident : la sensibilité générale diminue ; les sympathies organiques s'émoussent ; la peau s'étiole ; les tissus musculaires sont moins colorés, moins contractiles ; l'élément cellulaire prédomine ; la formation graisseuse augmente, ainsi que les sécrétions des muqueuses. Un moment vient où la transformation est achevée, où l'harmonie s'établit entre l'organisme déchu et le milieu insalubre dans lequel il est plongé. L'hygiène des localités humides et froides ne diffère pas de celle des pays froids ; on insistera davantage sur l'usage des boissons théiformes, aromatiques, légèrement excitantes, sur les pratiques qui ont pour objet l'entretien ou le rétablissement de la transpiration cutanée qui tend à se supprimer; les liqueurs alcooliques, à doses modérées, peuvent être ajoutées sans inconvénient à la boisson fermentée qui est nécessaire aux repas; ceux-ci seront composés en majeure partie de substances animales ; des vêtements chauds et des habitations soigneusement préservées de toute humidité compléteront la prophylaxie : ainsi réglée et soutenue, elle réussit à corriger chez les classes aisées de l'Angleterre et de la Hollande la constitution catarrhale, lymphatique et scrofuleuse, qui végète dans les froides brumes de leur atmosphère.

Il est toujours hasardeux de tenter l'acclimatement dans les localités à émanations palustres; c'est sur les hauteurs éloignées et hors de leur vent, que sont le refuge et le salut. Dans les pays où la chaleur et l'humidité impriment un funeste essor au dégagement miasmatique, on ne saurait trop rappeler aux chefs de l'armée, aux chefs des immigrations, les influences préservatives de la climatologie verticale; non seulement l'altitude compense les effets de l'irradiation solaire plus ou moins directe, mais encore elle neutralise, elle anéantit le maléfice des plus énergiques foyers de fermentation délétère qui parsèment les terrains bas, les vastes dépressions du sol. Sous les latitudes intertropicales, se rencontrent de frais climats; au-dessus des palétuviers et des marécages pestilentiels de l'Afrique méridionale, existent de salubres stations où n'arrive point le miasme fébrifère : dans cette superposition de climats gradués, quelle immense ressource pour la conservation des hommes, pour l'extinction des épidémies meurtrières, pour la retrempe des constitutions détériorées ! Que si des nécessités inéluctables condamnent à retenir des masses d'hommes dans la sphère d'activité des foyers paludéens, mieux vaut assainir le pays que d'échafauder un système pénible de prophylaxie. Le desséchement des marais est peut-être le plus grand bienfait qu'attende l'humanité. Sur plus de 400,000 hectares de marais qui existent en France, 120,000 sont susceptibles de culture; en les séchant, on augmenterait donc les moyens d'alimentation publique en même temps qu'on assurerait l'amélioration physique de notre espèce et la prolongation de la vie humaine. Déjà la Bresse a vu diminuer le nombre de ses marais; la compagnie des Landes poursuit ailleurs le même but. Si ces travaux étaient imités partout où il existe des eaux stagnantes, les endémies les plus meurtrières auraient bientôt disparu du globe. Nous n'avons pas à indiquer leur mode d'exécution ; mais une hygiène sévère doit y présider : l'opportunité des travaux de desséchement correspond à l'époque où la fermentation des marais est nulle; malheureusement, les ingénieurs les font commencer au fort de l'été, pour profiter de la diminution des eaux. Les ouvriers devront être choisis parmi les plus robustes et les mieux constitués ; ils auront des vêtements épais , des chaussures hautes et imperméables ; ils ne se rendront pas à jeun sur le lieu de leurs travaux, qui cesseront avant la fraîcheur du soir ; ils recevront une nourriture reconfortante, assaisonnée ; une boisson fermentée et une ration d'eau-de-vie leur seront distribuées, ainsi qu'une infusion légère de quinquina qu'ils boiront entre leurs repas ; des feux seront allumés dans le voisinage pour qu'ils puissent sécher leurs vêtements dès qu'ils interrompent leur opération ou qu'ils ressentent les effets de l'humidité. L'application de ces précautions doit être impérieuse et stricte ; grâce à cette discipline hygiénique, trois cents ouvriers ont pu mener à fin le desséchement de l'étang de Coquenard, sans qu'un seul d'entre eux éprouvât le moindre accident; le même succès couronna l'entreprise du curage du bras de la Seine qui forme l'île Louviers, curage opéré impunément par deux cents ouvriers qui, dans l'espace de deux mois, enlevèrent et transportèrent à une grande distance environ 9,000 mètres cubes de vase (1). Eloignons des localités marécageuses les individus faibles, épuisés par les privations ou les maladies, les femmes, les enfants. Ceux qui ont vécu longtemps dans le voisinage d'un marais ne peuvent compter sur le bénéfice de l'habitude en allant habiter sur les bords d'un autre marais : ils trouveront peut-être dans leur nouvelle résidence la fièvre qui les a épargnés dans la première. Quand on est obligé de demeurer dans un pays marécageux, il faut choisir son habitation de manière à éviter le vent qui souffle dans la direction des eaux stagnantes ; l'interposition d'un obstacle, tel qu'une montagne, un bois, ou seulement un rideau d'arbres, est une garantie contre leurs effluves. A défaut de ces avantages naturels, il faut savoir y suppléer par une plantation d'arbres et par l'occlusion complète des ouvertures que l'habitation peut avoir du côté des marais. Elle sera établie , s'il se peut, sur un lieu élevé et sec ; si elle se compose de plusieurs étages, c'est dans la partie supérieure que l'on devra s'installer. Les autres règles consistent à prendre une nourriture substantielle, composée de viandes et de végétaux sapides, à faire

(1) Parent-Duchâtelet, *Hygiène publique.* Paris, 1836, tome I, page 487.

usage de quelques condiments énergiques (oignons, ail, raifort, moutarde), d'une boisson fermentée, à s'abstenir de l'eau de marais ; s'il n'y en a point d'autre, à la purifier au préalable ; à se vêtir chaudement, à ne pas sortir soir et matin, à se garder de toute humidité, à ne jamais s'étendre par terre au voisinage du marais. On a cru remarquer, en Afrique, que les fumeurs de tabac sont moins atteints par les épidémies ; ce mode d'usage du tabac serait donc indiqué. Les Moréotes et les Arabes consomment beaucoup de café peu ou point sucré, et sans qu'il soit clarifié par le repos : cette liqueur un peu amère a le double avantage de tonifier l'estomac et d'entretenir l'action éliminatrice de la peau : aussi y a-t-il dans la troupe turque un individu chargé spécialement de préparer pour elle le café : c'est le *Kawadji*, ou cafetier. Autant l'emploi modéré d'une boisson fermentée relève et soutient, autant l'abus des alcooliques dispose à l'intoxication paludique : les fatigues, les excès de tous genres, l'énervation du coït, agissent de la même manière.

Les contrées marécageuses offrent-elles moins de phthisiques que les pays plus salubres, et les endémies de fièvres intermittentes excluent-elles les tubercules? Cette doctrine, dit M. Lebert, a été professée il y a vingt ans par M. de Schoenlein, dans son cours de pathologie, et adoptée par l'école de Vienne. On connaît les faits nombreux que les médecins français, belges et hollandais lui ont opposés. A Rochefort, foyer d'intoxication paludéenne, M. Lefèvre a compté, sur 615 autopsies, 132 sujets tuberculeux(1). Dans le bas Valais, où la fièvre intermittente est endémique, M. Lebert a noté le grand nombre de phthisies. M. Virchow (2), que M. Lebert cite comme un observateur impartial et consciencieux, conduit, à l'occasion d'une mission officielle en Silésie au commencement de 1848, à discuter l'influence des marais sur les tubercules, arrive à cette conclusion que, s'il existe quelques contrées où les tubercules ne se rencontrent point avec les fièvres intermittentes, il en est beaucoup d'autres où les deux affections coexistent sans se modifier réciproquement, et finalement il repousse la théorie de cet antagonisme.

(1) *Bulletin de l'Académie de médecine*, tome X, page 1047.
(2) *Archiv für pathologische anatomie*, etc., tome II, pages 170-173. Berlin, 1848. — *Traité pratique des maladies scrofuleuses*. Paris, 1849, in-8.

Les effets de la raréfaction de l'air ne commencent à se faire sentir qu'à de grandes hauteurs où les essais d'acclimatement n'ont presque jamais lieu (*voy.* page 379). Nous avons décrit les phénomènes que fait naître un séjour passager ou prolongé dans les régions élevées du globe ; l'habitude manifeste encore ici sa puissance. Quand on abandonne un pays de plaine pour aller s'établir dans les montagnes, on doit se préoccuper moins d'une légère diminution de pression que du froid, des variations brusques de température, des brouillards et des vents impétueux qu'on y rencontre ; les personnes sujettes aux congestions pulmonaires, aux hémoptysies, celles qui s'essoufflent facilement ou dont la circulation est très mobile s'exposeraient à des accidents plus ou moins graves en choisissant des résidences d'une grande élévation. L'habitation des montagnes, favorable aux lymphatiques, aux organisations nerveuses et molles, ne peut que nuire aux individus sanguins, aux pléthoriques, aux enfants dont la circulation est très rapide, aux vieillards chez lesquels elle ne peut être activée sans danger, et dont la plupart portent une lésion des poumons ou du cœur. Dans ce genre d'acclimatement, comme dans tous les autres, on doit prendre aussi en grave considération, et le changement des impressions morales, et celui des habitudes fonctionnelles : les difficultés plus ou moins grandes de l'exercice musculaire, la privation ou l'addition de quelques aises, le contact d'une population différente par ses mœurs et son caractère, etc., ce sont là des influences plus agressives pour certaines natures qu'une ondée pluviale de plus ou de moins. L'homme peut-il s'acclimater à des hauteurs où ses fonctions sont troublées par l'effet d'une brusque translation ? Il existe dans l'Amérique méridionale des villages à 4,166 mètres au-dessus de la mer. Jacquemont cite des villages plus élevés encore sur le versant thibétain de l'Himalaya. Les voyageurs visitent impunément un grand nombre de localités situées dans les Cordilières à une hauteur absolue plus considérable de 270 mètres au moins que le grand plateau du Mont-Blanc (4,181 mètres). M. de Humboldt a vécu longtemps, sans aucun accident, à la ferme d'Antisana (4,101 mètres). D'après M. d'Orbigny, les indigènes ne souffrent point à la Paz de la raréfaction de l'air qui l'a si cruellement éprouvé. Dans les Alpes, MM. Agassiz et Desor, parfaitement acclimatés à 2,600 mètres, après un séjour de plusieurs semaines, sont parvenus ensuite sans souffrir à la cime de la Jungfrau, plus élevée de 16 à 1,700 mètres. Nul doute pour M. Lepileur sur l'aptitude de l'homme à vivre sans malaise dans l'air raréfié des sommités du globe, à une limite où des perturbations fonctionnelles sont la conséquence d'une transition rapide. Nouvelle preuve de la faculté d'acclimatation de notre espèce.

ARTICLE VI. — DES HABITATIONS ET DE L'AIR CONFINÉ.

L'habitation privée délimite une masse d'air atmosphérique dont l'homme peut, suivant l'intérêt de son bien-être ou de sa conservation, modifier la température, l'hygrométrie, la composition chimique et le mouvement; il retranche de cette manière une partie du milieu général, pour l'accommoder à ses besoins, en l'isolant plus ou moins complétement des influences du dehors. Le plus souvent il constitue ce milieu particulier, en opposition avec les conditions générales du climat : dans les pays chauds, il se procure dans l'enceinte de ses pénates l'ombre, la fraîcheur et le souffle d'une ventilation artificielle; dans les contrées du Nord, l'instinct et l'industrie lui enseignent les moyens de propager et d'entretenir dans l'étendue de sa demeure une chaleur favorable à la santé.

L'atmosphère domestique est à la famille ce que l'atmosphère vague est à toute une population, ce que la lame d'air emprisonnée entre la surface tégumentaire et le vêtement est à l'individu : elle agit directement sur sa constitution. Que l'on réfléchisse que la séquestration nocturne de l'homme a une durée moyenne de huit heures sur vingt-quatre, qu'il passe sous le même toit le temps consacré aux repas et à différents travaux ou distractions sédentaires; que dans les conditions actuelles de son état social, la femme y est retenue pendant la plus grande partie de la journée; que la seconde enfance et l'adolescence, vouées aux labeurs de l'éducation, subissent, durant de longues années, la réclusion des colléges, des écoles et des ateliers, et l'on comprendra combien il est à la fois important et difficile d'obtenir des données exactes sur la question de l'air confiné, d'établir des règles certaines pour la construction et l'économie intérieure des habitations qui en sont les réservoirs. Celles qui sont collectives appartiennent à l'hygiène publique ; l'habitation privée, la seule dont nous avons à nous occuper ici, a sur elles cet avantage que les conditions qu'elle doit remplir s'appliquent à un seul individu, au groupe d'une même famille pour qui l'unité d'origine et d'organisation sollicitent, en général, le même genre d'impressions et de soins hygiéniques.

Peut-être n'a-t-on pas assez réfléchi sur les conséquences de la solidarité vivante qu'établit entre les membres d'une famille la cohabitation sous le même toit, et parfois dans le même espace clos ; en nous exprimant ainsi, nous avons en vue, non les effets connus de la viciation de l'air par l'encombrement, par le dégagement des gaz de combustion ou d'éclairage, etc., mais l'échange continu de toutes les influences dont se compose l'atmosphère propre de plusieurs individus issus du même sang, porteurs des mêmes prédispositions. Dans les climats rigoureux, et pendant l'hiver des zones tempérées, la vie de la famille se concentre dans un rayon très étroit ; un grand nombre de professions nécessitent une relégation analogue ; or donc, si plusieurs individus sont entachés d'une maladie acquise, ou d'une prédisposition héréditaire ; si, par une idiosyncrasie collective, ils ont une sécrétion, une exhalation qui s'éloignent du type ordinaire, ne s'établira-t-il point, entre les parents sains et ceux qui ne le sont point, un commerce miasmatique ? N'y a-t-il d'infection que celle qui se révèle à grands traits par des maladies répandues sur des localités, sur des populations entières, et chaque maison, chaque refuge où la famille se forme, grandit et meurt, ne peut-il avoir, si l'on peut ainsi dire, ses endémies particulières ? Les maladies annuelles qui visitent les familles, les maladies surtout qui prennent chez elles droit de domicile, se confondent-elles par leurs caractères et par leur marche ? Sans doute elles relèvent du fonds organique commun à chacune d'elles, de leur régime, de leur aisance, de leur éducation, etc. ; mais l'atmosphère domestique, cet halitus vital, qui émane des corps organisés, joue un rôle dans leur production ; suivant l'existence plus ou moins sédentaire et resserrée des familles, suivant la construction de leurs demeures, qui empêche ou favorise la stagnation d'une masse d'air, la cohabitation met en conflit les atmosphères personnelles de ceux qui y participent; l'équilibre résulte d'une saturation réciproque qui renforce certaines prédispositions morbides chez ceux qui en sont atteints, et les développe chez ceux qui jusqu'alors en étaient exempts.

L'habitation privée varie dans les différents climats; le degré de civilisation, le genre de vie, l'industrie propre à chaque contrée, l'existence nomade ou stable des familles, n'ont pas moins contribué à la diversifier. Les Shangallas, tribus nègres de l'Abyssinie, s'abritent dans des creux d'arbres et de rochers; plus d'un pâtre corse n'a connu, comme ces peuplades misérables, d'autre retraite que les anfractuosités profondes des rochers où il allume pendant la nuit des feux que le voyageur voit briller épars dans les montagnes. Les Puris, au Brésil, suspendent à des troncs d'arbres, au moyen de lianes, leurs hamacs tressés avec l'écorce d'une espèce de cécropia, et protégés contre le vent par de larges feuilles de palmier (d'Orbigny); dans l'Australie, M. Dumont d'Urville a vu des huttes en fragments d'écorce assemblés au sommet en forme de ruches, recouvertes de terre et d'herbes marines qui les préservent entièrement de l'eau. A la Terre-de-Feu, les cabanes sont grossièrement construites au moyen de pieux fixés dans le sol, et d'un revêtement de feuillage et de foin; elles n'ont qu'une ouverture qui sert à la fois de porte et de cheminée. D'après M. d'Orbigny, les huttes des Patagons se rapprochent des baraques de nos foires; percées d'ouvertures sur un seul côté, elles sont distancées de six à douze pieds. Les Kamtschadales pratiquent dans la terre des excavations, sortes de terriers dans lesquels ils se réfugient contre l'excessive froidure de leur climat. Les habitants des îles Tonga construisent de vastes hangars; à Vanikoro, M. Dumont d'Urville en a vu qui ressemblent à nos granges; ceux des Papous, bâtis sur pilotis, sont distribués en cellules dont chacune est occupée par un ménage; aux îles Hawaii, les cases, munies de fenêtres, ont des dimensions fort considérables, parfois soixante pieds de haut sur quarante de large (Dumont d'Urville); à Pelew, Wilson a trouvé des constructions en pierre de trois pieds d'élévation; aux îles Marshall, l'habitation présente déjà la division verticale en deux étages. Il n'est pas nécessaire de chercher au loin des exemples d'habitations imparfaites, mal conçues, mal réglées : l'Égypte nous montre le pauvre Fellah couché dans des huttes de terre pétrie avec de la paille, ayant à peine cinq pieds de haut et percées d'une ouverture unique; une partie de la population de ce pays n'a aucune demeure; il en est de même des lazzaroni de Naples; celles des serfs de la Russie pourraient-elles leur inspirer quelque envie? Au sein même de notre France, que de villages dont les habitations semblent être celles d'une peuplade sauvage; si l'on est tenté d'appeler les grandes villes les tombeaux du genre humain, c'est en parcourant les quartiers où croupit l'indigence dans des maisons dépourvues d'air et de lumière, empoisonnées par le méphitisme des immondices, hideuses de délabrement et de vermine; nos cités les plus florissantes ont leurs cloaques, moins abordables que la tente de l'Arabe, plus immondes que la hutte enfumée du Polynésien. En général, l'habitation rudimentaire est la tente, cet abri de la famille nomade qui l'emporte dans ses pérégrinations et la déploie aux heures où l'homme cherche à se défendre des impressions de l'air ambiant. La cabane est la première expression du besoin de stabilité; elle a commencé la série des édifications de plus en plus compliquées qui ont pour objet d'attacher l'homme à la terre, d'organiser sous une forme permanente et fixe la vie de la famille; elle a servi de noyau à la cristallisation sociale; autour d'elle se sont groupées d'autres constructions; les besoins de la défense, l'imagination, le désir instinctif de bien-être, l'art naissant en ont transformé le type, et à mesure que la civilisation a multiplié les besoins et les goûts, à mesure que le sentiment de la dignité individuelle s'est développé, l'habitation s'est élargie, élancée, compliquée dans sa structure interne, de manière à concilier l'intérêt de la vie collective avec l'aisance particulière de chaque membre de l'association domestique.

§ I. De la construction des habitations.

L'étude que nous avons faite précédemment de l'air, des eaux, du sol et des localités, nous dispense d'entrer ici dans aucun détail relativement au choix de l'emplacement pour une habitation. Quant aux matières à employer dans sa construction, elles doivent être solides et réfractaires à l'humidité; les assises des fondations exigent surtout ces deux conditions : elles doivent porter sur une couche compacte et ferme du sol ; si on ne la rencontre point à une profondeur convenable , on bâtit sur pilotis , ou sur des couches de maçonnerie encaissées, faites avec un ciment qui se durcit sous la terre et à l'eau (ciment hydraulique) et qui forme une masse dure et non sujette à s'affaisser. Plusieurs quais de Paris reposent sur des fondations de ce genre. Les matériaux de construction les plus avantageux seraient ceux que l'expérience aurait démontrés à la fois les plus solides et les plus légers , mauvais conducteurs du calorique, nullement hygroscopiques, ni susceptibles de donner lieu à un dégagement de gaz délétères. Les pierres qu'on vient d'extraire des carrières sont très humides, et ont besoin d'être longtemps séchées à l'air ; les moellons les moins secs seront employés dans la partie du bâtiment où le soleil et la ventilation ont le plus d'accès. Le plâtre récemment solidifié renferme les deux tiers de son poids d'eau ; aussi est-il une cause d'humidité pour les murailles sur lesquelles il est appliqué par couches épaisses. A proximité du sol , il se nitrifie et retient beaucoup d'eau : il faut ici lui préférer la chaux et les divers ciments dont elle fait partie. Les murs en pisé ou en terre ont l'inconvénient de protéger moins contre le froid , et de favoriser la pourriture des bois de charpente. Les briques mal cuites se délitent : bien travaillées et sèches, elles sont d'un excellent emploi, ainsi que le témoignent les vestiges de murs romains, où on les a fait entrer. Elles valent mieux alors que les moellons recouverts d'une forte quantité de plâtre qui sont en usage dans les travaux de Paris , et qui gardent longtemps leur humidité. Les bois bien desséchés peuvent seuls servir utilement à la confection des charpentes ; préservés de l'humidité et disposés par piles , ils se conservent longtemps sans altération. Le procédé d'injection appliqué récemment par un médecin aux arbres sur pied , pour augmenter la compacité et la durée de leur bois , profitera aux constructions particulières comme à celles de la marine , si les expériences instituées par le gouvernement en confirment les avantages. MM. B. Hutin et Boutigny ont proposé d'immerger les extrémités des pièces de bois dans un carbure d'hydrogène quelconque, l'huile de schiste, par exemple, qui le pénètre avec rapidité, d'y mettre le feu, et au moment où la flamme s'éteint, de plonger le bois à la hauteur de quelques centimètres dans un mélange de poix noire, de goudron et de gomme laque ; ce mélange est aspiré entre les fibres et forme à chaque extrémité du bois une sorte de cachet hermétique et relativement inaltérable ; on goudronne ensuite le bois dans toute son étendue par les procédés ordinaires (1).

Nous n'indiquons pas les éléments spéciaux qui entrent dans la structure des habitations suivant les climats et les lieux : à l'Islandais, sa masure en terre gazonnée et protégée par des murs épais ; au naturel de l'Océanie, sa cabane dont les parois se composent de nattes mobiles et à claires-voies, qu'il enlève pendant les dix mois de saison chaude ; nous considérons ici l'habitation dans son type le plus général, et telle surtout qu'elle se présente dans les régions civilisées, abstraction faite des modifications qu'elle doit subir en raison des localités.

Quelle contenance aura la maison qui s'élève ? Les vastes édifices qui existent dans les grandes villes et qui contribuent à leur magnificence monumentale, ne peuvent recevoir un si grand nombre d'habitants que par la superposition d'étages nombreux et par une stricte parcimonie de l'espace : presque toujours les convenances de la salubrité sont alors sacrifiées à l'intérêt de l'exploitation ; point de paliers, des escaliers étroitement encaissés, des appartements d'une capacité insuffisante, un échange de méphitisme entre les fractions diverses de la population entassée depuis le niveau du sol jusqu'aux combles : telles sont les habitations où la grandeur apparente des proportions contraste avec l'exiguïté de la part faite à la santé. La maison est l'asile de la famille : elle ne doit héberger que ce groupe naturel d'existences liées entre elles par la communauté d'origine, d'instincts, d'aptitudes physiques et morales. Socrate voulait la maison petite et pleine d'amis ; nous voulons que les besoins et les commodités de la famille soient la base naturelle de la détermination de ses dimensions et de sa distribution intérieure. On l'entend ainsi en Angleterre, notamment à Londres, en Hollande et dans quelques autres pays ; l'hygiène

(1) *Annales de chimie et de physique*, 3ᵉ série, tome XXIII, page 381

s'accorde ici avec le sentiment de la bienséance domestique et l'indépendance de la vie privée. L'orientation variera nécessairement, suivant les climats, les localités et la destination de la totalité ou des différentes parties d'un bâtiment ; ceux qui doivent servir d'habitation d'été regarderont le nord ; la même position convient aux celliers, aux greniers, aux bibliothèques ; les appartements d'hiver, les salles de bains, seront mieux placés au midi. Ce qui enlève à nos maisons le bénéfice des diverses expositions à volonté, c'est leur alignement au cordeau, sans solution de continuité : il faudrait que leurs quatre façades fussent en contact avec l'air libre, en même temps que des cours spacieuses leur assureraient la jouissance de deux aspects opposés du ciel ; de cette manière la ventilation s'effectuerait avec la plus grande facilité, et le ménage se conformerait à l'exigence des saisons en parcourant dans les divers corps de logis le cercle annuel des expositions. Les cours ne sont vraiment salubres que lorsqu'elles ont une largeur et une longueur égales à la hauteur des bâtiments qui les dominent ; un pavé à chaux et à ciment défendra leur sol contre l'humidité. Quand on ne peut leur accorder ces dimensions libérales, il est nécessaire d'abaisser un de leurs côtés au moins, et, s'il est possible, celui du midi, au niveau d'un simple rez-de-chaussée. A Paris, on ne fait des cours que pour administrer aux logements la lumière indispensable ; un grand nombre ne présentent pas en surface le dixième de celle des bâtiments environnants (1). Les allées, les avenues larges, les avant-cours qui ménagent entre la rue et les habitations un espace libre, contribuent puissamment à leur salubrité. Les rues peuvent être considérées comme des canaux aériens dans lesquels se déverse le méphitisme humain par toutes les ouvertures des habitations qui les bordent des deux côtés ; repousser sa demeure en arrière des lignes que décrivent les rues, c'est l'éloigner du courant miasmatique. Cet espace recevra une plantation d'arbres assez distancés pour ne pas nuire à la circulation de l'air, et pour ne pas devenir une cause d'humidité : ils intercepteront les effluves de la rue, ils procureront en été une douce fraîcheur, et en récréant la vue,

______

(1) *Rapport sur la salubrité des habitations*, par une commission composée de MM. A. Petit, A. Trébuchet et Rohault, rapporteur. Paris, 1832, in-8.

ils agiront favorablement sur le moral. La hauteur des maisons se règle sur la largeur des rues. Une loi de 1792, confirmative de la déclaration de 1783, l'a fixée à cinquante-quatre pieds dans les rues de trente pieds de largeur, à quarante-cinq dans les rues moins larges. Cette proportion est mal calculée ; nous voyons à Paris un grand nombre de maisons dont les étages inférieurs ne sont jamais frappés par les rayons solaires. L'humidité permanente des cours et des rez-de-chaussée tient à la privation de l'influence solaire. Il convient ou d'élargir les rues ou d'abaisser les maisons : l'élévation de celles-ci et le diamètre transversal de celles-là doivent être égaux , si l'on veut que le soleil donne à midi sur les parties inférieures des édifices. Si la construction qui s'élève reste isolée sur ses quatre faces, on peut l'exhausser sans inconvénient. Dans les localités marécageuses, l'élévation des demeures permet d'éviter en partie le danger des émanations. En général, on leur donnera plus de hauteur dans les plaines que dans les pays de montagnes, au voisinage des eaux, que sur un terrain sec, etc.

Le rez-de-chaussée, construit au-dessus du niveau des rues, sur des voûtes qui circonscrivent des caves bien aérées, communiquera par de larges ouvertures avec la voie publique et avec des cours étendues. Point d'entresol ; ceux que nous voyons à Paris sont pour la plupart trop bas, débordés sur la rue par l'avance des balcons, des corniches, des entablements des fenêtres supérieures ; de là privation de lumière et d'air : un escalier étroit les met en rapport avec les magasins, de sorte qu'ils sont placés entre les effluves des ruisseaux et des égouts de la rue, et une atmosphère altérée par l'odeur des marchandises, des denrées, etc. Le nombre des étages une fois arrêté , distribuez par masses égales entre eux l'air que vous confinez entre les quatre murs fondamentaux ; sacrifier, comme on le fait, les étages supérieurs aux inférieurs, c'est infliger à leurs habitants des conditions très différentes de vie. La toiture ne reposera pas immédiatement sur les pièces d'habitations les plus élevées ; entre celle-ci et la couverture un plafond doit limiter une couche d'air, comme font les caves entre le sol et le rez-de-chaussée ; les châssis vitrés, les fenêtres à tabatière, ne préservent pas complétement des intempéries ; les pièces qui présentent cette disposition sont glaciales en hiver et torrides en été. La toiture sera construite avec des ardoises ou des tuiles. Le toit de chaume sied mieux en poésie que dans la vie réelle ; il est déplacé même sur les chaumières, qu'il expose trop aux chances de l'incendie, quoiqu'il abrite contre les pluies et qu'il soit mauvais conducteur du calorique. La couverture en planches est la plus mauvaise ; les planches finissent toujours par se disjoindre et pourrir. On emploiera avec avantage les métaux peu oxydables à l'air, tels que le zinc, le plomb ; mais ce dernier peut céder aux eaux pluviales une certaine quantité d'oxyde qui compromet l'approvisionnement des citernes (Berthollet, Deyeux, Vauquelin, M. Boutigny). La forme du toit n'est pas sans importance ; les toitures très élevées et à pente très déclive, comme on en observe encore dans les vieilles villes, augmentent inutilement la hauteur des maisons, attirent l'électricité de l'air, accélèrent la chute des eaux pluviales jusqu'à rupturer les tuyaux de conduite. Les toitures en terrasse plate exposent les appartements sous-jacents aux infiltrations d'eaux pluviales; elles s'échauffent en été, et laissent s'accumuler en hiver les neiges, qui deviennent une cause de froidure et d'humidité ; notre climat repousse ce mode de couronnement des habitations qui vient d'être appliqué fort mal à propos à Metz à une caserne du génie. Le dôme, d'origine orientale, doit à la convexité de sa surface de réfléchir les rayons solaires, sous quelque angle d'incidence qu'il en soit atteint : aussi, dans les climats méridionaux, a-t-il l'avantage de préserver les combles d'un excès de chaleur. Nos maisons exigent une couverture d'inclinaison moyenne, peu élevée, faite d'une matière non poreuse, non hygrométrique, percée d'ouvertures pour la circulation de l'air, ne dépassant point les murs de façade afin de ne pas leur porter ombre; un paratonnerre les défendra contre les décharges électriques. Pour les règles de construction de cet appareil préservateur, nous renvoyons aux traités de physique.

Étant donnée une pièce d'habitation, il y a à considérer les murailles, le plancher, le plafond, les dimensions relatives à sa destination, les fenêtres et les portes, les escaliers qui y conduisent, etc. Que les murailles soient épaisses et sèches : quoi qu'on fasse, on obtient difficilement ce résultat ; au niveau du sol, elles offrent une humidité constante due à la capillarité, et à leur extrémité supérieure elles se laissent imprégner par les eaux météoriques; baignées par les brouillards, fouettées par la pluie, elles absorbent l'humidité de l'air ambiant. En déposant entre les assises de pierre, et de distance en distance, une lame de plomb, une couche de bitume ou de mastic hydrofuge, on s'opposera aux effets ascensionnels de la capillarité et aux effets déclives de l'infiltration pluviale. On complète ces mesures préservatives de l'humidité en donnant aux appartements des parois en menuiserie, séparées des murs par une couche d'air intermédiaire en ménageant dans la maçonnerie des espaces vides où l'air se renouvelle, en faisant serpenter dans l'épaisseur des murs des tuyaux calorifères, etc. Les boiseries, les armoires servent au même objet; mais la masse d'air qu'elles circonscrivent ne tarde point à s'altérer, si elle n'est fréquemment rénovée. Même utilité des tentures, des papiers, dont on a coutume de tapisser les parois des appartements; mais elles exigent, pour se conserver, l'interposition de lamelles métalliques ou d'une couche d'air libre; leur couleur influe sur l'éclairage des pièces, sur la sensibilité oculaire, sur les impressions morales. Là où la lumière afflue, ménagez à l'œil des tons doux et moelleux; corrigez par l'éclat du revêtement intérieur l'obscurité de certaines pièces; les peintures contrastées, les dessins embrouillés, les papillotages agacent les yeux disposés à l'iritis; une vue faible est offensée par la prodigalité des teintes rouges, pourprées. Qui n'a éprouvé ce qu'un appartement sombre, rembruni par une ornementation semi-lugubre, jette de tristesse dans les pensées de ses hôtes! — On a essayé de faire concourir la peinture des murs à l'assainissement des habitations. L'industrie de nos jours a proposé bien des enduits destinés à la faire adhérer; mais aucun n'a soutenu les éloges de son inventeur. Les peintures à l'huile se fendillent, se desquament, se détachent soulevées par les gouttelettes d'eau. Nous ne blâmons pas l'excès de précaution qui bannit de la composition des couleurs destinées aux murs, l'orpiment, le vermillon, le minium et le blanc de céruse (1).

____

(1) Piorry, *Des habitations et de l'influence de leur disposition sur l'homme en santé et en maladie*. Paris, 1838, page 58.

Quant au lavage des murs à la chaux, ce moyen est à peu près aussi efficace contre l'humidité que le lavage au chlorure de chaux contre l'infection miasmatique des salles d'hôpital : l'un et l'autre sont d'une routine illusoire.

Le meilleur plancher consiste dans un parquet fait de bois dur et ciré ; les planchers de bois mou se défoncent, s'imbibent de toutes les matières liquides qui coulent sur eux, retiennent long-temps l'humidité des lavages. Moins froids que le dallage, les briques et la pierre, les parquets cirés n'absorbent aucun liquide, ni miasme ; ils seront préservés de toute humidité au moyen d'une nappe d'air en circulation entre leur face inférieure et le sol ou la charpente ; ce courant d'air sera alimenté par un appel à la cheminée, ou par l'opposition d'ouvertures pratiquées aux murs ; les tambours du parquet doivent reposer sur des points d'appui isolés ; on s'abstiendra de sceller en plâtre sur le remblai. Le plafond est préférable même à la forme voûtée du plancher su-périeur, forme d'une exécution assez difficile ; il présentera une surface unie, sans renfoncement ni saillies. Cette disposition, qui caractérise d'anciennes constructions et que remet à la mode le goût renaissant des sculptures sur bois, n'est bonne qu'à em-pêcher une aération complète et à retenir les miasmes qui adhèrent aux anfractuosités des plafonds à encoignures et à reliefs entre-croisés.

La capacité d'une chambre se proportionne au nombre d'in-dividus qui l'habitent, et à la durée moyenne du séjour qu'ils y font pendant les vingt-quatre heures de la révolution diurne. La pièce destinée aux enfants exige d'excellentes dimensions, à cause de l'activité respiratoire de cet âge ; celle où nous restons le plus longtemps sans y établir d'aération active, est la cham-bre à coucher. La stagnation nocturne de l'homme dans une at-mosphère confinée mérite la plus grande attention : le sommeil cesse d'être une précieuse réparation de nos forces, s'il est pris dans un air vicié. Nous entrerons plus bas dans le détail de cette question ; contentons-nous d'insister ici sur la nécessité de dispenser largement à la famille le bienfait d'un air pur, et sur les multiples circonstances d'installation, de vie commune, etc., qui contrarient l'ample satisfaction de cette règle. Le nombre, le diamètre et la disposition des ouvertures y peuvent aider beaucoup; les portes et fenêtres sont les instruments de ventilation les plus naturels, les plus efficaces; elles mettent le marais aérien de la maison en conflit avec l'air extérieur dont les courants s'élancent en sens contraire à travers les appartements, se rompent suivant leur configuration et rejettent au loin le détritus gazeux de la famille. Pratiquées à l'opposite les unes des autres, les fenêtres occuperont les deux tiers de la largeur totale des murs; plus elles auront de hauteur, plus elles faciliteront la prompte rénovation de l'air; elles devront atteindre la corniche du plafond, afin que la couche d'air supérieur et les miasmes adhérents au plafond puissent être rapidement balayés; si elles laissent entre leur bord inférieur et le plancher un intervalle d'un mètre et demi; il faudra établir au niveau du parquet des ventouses munies d'opercules, et d'environ 15 à 20 centimètres carrés; ces ouvertures lanceront des courants d'air pur dans la partie la plus basse de l'appartement; leur utilité, constatée dans les hôpitaux, ne sera pas moins sentie dans les habitations privées; mais il est désirable que les croisées ouvrent à 50 centimètres au plus au-dessus du plancher. Dans les chambres à coucher, les châssis des fenêtres devraient être divisés en deux parties, dont la supérieure, plus petite, et basculant par un cliquet, permettrait d'aérer de bonne heure sans inconvénient pour les personnes encore couchées. Si l'on ne peut établir deux rangs opposés de fenêtres: on aura soin de disposer la porte en face d'une croisée ou de la cheminée; elle fermera exactement pour prévenir les courants d'air partiels ou vents coulis. Les portes doubles, ou munies de tambours, garantissent mieux contre le froid extérieur, mais elles sont un obstacle à la ventilation; celles qui conduisent dans les cabinets de travail, dans les chambres à coucher, etc., doivent être percées de telle manière qu'elles ne lancent pas en s'ouvrant un courant d'air sur des personnes au lit ou dans la station presque immobile d'un travail sédentaire. La condition première des escaliers est celle de toutes les autres parties de l'édifice privé; savoir: la largeur de l'espace et la facilité de l'aération. Dans les grandes villes, où le prix des loyers est très élevé, la cupidité des propriétaires réduit aux dimensions les plus exiguës la cage des escaliers; aussi sont-ils le plus souvent privés de lumière, humides, mal aérés. Dans les maisons de peu de valeur, l'odeur des latrines s'y répand : l'infection est inévitable, quand des sources d'émanations fétides existent dans les parties inférieures, la cage de l'escalier faisant alors l'office d'un tuyau d'appel. Que l'escalier occupe donc un espace suffisant; que ses diverses sections soient séparées par d'amples paliers qui augmentent la capacité atmosphérique de sa cage, et servent de haltes dans le labeur de l'ascension ; qu'il représente un plan modérément incliné, que ses marches soient larges et peu élevées; plus il a de hauteur, moins il doit avoir de roideur et d'escarpement : l'action de monter gêne l'abaissement du diaphragme, et détermine de l'anhélation chez la plupart des individus, même quand ils ne sont point faibles ni obèses ni affectés d'une lésion pulmonaire ou cardiaque. C'est donc un soulagement pour tout le monde que d'adoucir la pente des montées ; celles qui se contournent en spirales autour d'un point central, et dont la cage forme une tour, occasionnent le plus de fatigue, et chez beaucoup de personnes, une sensation de vertige. Les escaliers intérieurs qui établissent une communication directe entre deux appartements situés l'un au-dessus de l'autre, ont pour effet de hâter dans l'un et l'autre la viciation de l'air, et de susciter alternativement, de haut en bas, ou de bas en haut, suivant la densité de l'air, un échange de méphitisme. Dans les maisons qui n'ont pas de cours, on arrive ordinairement aux escaliers par une allée : celle-ci ne remplace que très imparfaitement le moyen puissant de ventilation que fournit une cour spacieuse. Elle doit être dallée ou bituminée, car le pavage laisse des interstices qui favorisent l'infiltration des eaux ménagères; celles-ci doivent avoir un écoulement facile, et les gargouilles, bien couvertes, auront des ouvertures opposées au dehors du bâtiment, pour qu'il s'y établisse un courant d'air ; au besoin, un tuyau d'évent, piqué sur la gargouille, monterait au-dessus des toits. Sans ces précautions, des exhalaisons malsaines se développent dans les allées qui se transforment, dans les maisons de mince aloi, en véritables cloaques, par le dépôt des ordures, par la diffusion des eaux ménagères sur du pavé, ou dans des caniveaux mal joints, ouvertes, elles servent d'urinoir public aux passants; fermées, elles envoient dans les appartements un air infect. Le dallage remédiera au mal, surtout si la maison est fermée par une porte à claire-voie qui laisse tout accès à l'air extérieur. En général, les portes d'entrée des maisons sont un élément essentiel du système général de ventilation que toute maison réclame : leur ouverture doit offrir de grandes dimensions ; les portes en grillage de fer conviennent mieux que des portes massives, qui, par leur fermeture, interceptent la circulation aérienne entre la maison et la voie publique.

Sous la dénomination d'annexes, nous comprenons les cuisines, le système d'écoulement des eaux ménagères, les puisards, les latrines, les écuries, étables, etc. La construction des cuisines est, en général, négligée : mal situées, mal éclairées, mal ventilées, elles deviennent un foyer d'insalubrité par la vapeur de charbon qui s'en dégage, par l'odeur des débris alimentaires, etc. D'Arcet a donné pour leur établissement un ensemble de règles dont l'autorité ferait sagement d'imposer l'exécution aux propriétaires. Il faut éloigner les cuisines des appartemens. surtout des chambres à coucher : leur proximité n'est pas seulement désagréable à cause des exhalaisons culinaires, mais elle a causé plus d'une asphyxie, tant parmi les maîtres que parmi les cuisiniers. Elles seront spacieuses, très élevées, dallées, fréquemment nettoyées, ventilées au niveau du plafond et près du plancher ; les fourneaux seront placés sous une hotte communiquant à celle du foyer principal ; et dont l'ouverture soit calculée pour produire un courant d'air qui entraîne les émanations du charbon. On pourra laisser un certain espace entre le foyer et les fourneaux, mais à condition qu'ils soient clos, et que la vapeur du charbon soit appelée dans un tuyau répondant à la cheminée. Les pierres d'éviers sont souvent une cause d'infection : on y remédie en posant au-dessus de l'orifice une cloche à bords découpés, qui, plongeant dans une petite rainure remplie d'eau, ne s'oppose point au passage de ce liquide ; de temps en temps on soulève cette cloche pour déterger le tuyau. Dans un grand nombre de maisons, notamment dans les hôtels des grandes villes, comme Paris, les cuisines sont reléguées dans les caves. Pour recevoir cette destination, il faut que les étages souterrains soient d'une grande étendue, très secs et abondamment aérés ; encore la réunion de ces conditions ne suf-

fit-elle point pour préserver ceux qui y travaillent, de l'étiolement et de douleurs rhumatismales.

Dans les campagnes, les eaux ménagères qui ne contiennent
plus assez de substance nutritive pour être données aux bestiaux, sont répandues hors des habitations, et vont alimenter
des mares qui, réduites par l'évaporation, exercent parfois la
même influence que les marais. Dans nos maisons, le système
d'écoulement de ces eaux se compose d'éviers intérieurs, répondant à des cuvettes placées au dehors au niveau de chaque
étage, et se continuant par des tuyaux qui descendent le long
des murs de face dans la rue ou dans la cour; les tuyaux s'engorgent de matières infectes dont l'odeur pénètre dans les habitations. On évite cet inconvénient à l'aide de siphons ou de
couvercles hermétiques, et, à leur défaut, on interrompt la
communication directe du tuyau principal et de l'évier intérieur,
en disposant à l'extérieur des cuvettes intermédiaires, qui permettent à l'air d'entrer dans l'embranchement, sans parcourir
toute la longueur du tuyau (*Rapport cité*). La cuiller, qu'on
place sous le tuyau, doit être large et disposée de manière à
prévenir la détérioration du pied du mur. De la cuiller les eaux
se déversent sur le pavé ou dans des gargouilles en pierre;
quand celles-ci sont faites pour la traversée des bâtiments, les
dalles qui les couvrent doivent être scellées à la pierre : sans
cette précaution, ou avec des gargouilles qui ont une simple
couverture en planches, l'intérieur des maisons est exposé à
l'humidité, aux émanations malsaines. Il y a avantage pour la
salubrité, et économie pour le propriétaire, à conduire les eaux
pluviales dans les conduits d'eaux ménagères, pour les laver.
Les puisards sont destinés à recueillir et à débiter les eaux,
quand leur écoulement ne peut avoir lieu sur la voie publique;
sans aucun inconvénient lorsqu'ils ne reçoivent que les eaux
pluviales, ils acquièrent un haut degré d'insalubrité par l'addition des eaux ménagères; celles-ci, en s'infiltrant dans le sol,
vont corrompre l'eau des puits; elles laissent d'ailleurs sur les
parois du puisard une vase qui en obstrue les pores; bientôt
l'infiltration n'est plus possible; les liquides s'accumulent, fermentent et donnent lieu à un dégagement d'effluves putrides.
Supprimer les puisards et rejeter les eaux ménagères loin des

habitations, est une règle importante d'hygiène domestique ; s'il y a nécessité de les conserver, il faut en fermer l'ouverture au moyen d'un siphon dans lequel l'eau qui s'écoule sert elle-même d'obturateur ; cette mesure suffit si le liquide s'infiltre dans les terres ; dans le cas contraire, il ne reste d'autre remède que le curage périodique des puisards.

La structure vicieuse des latrines est le fléau d'un grand nombre d'habitations privées. On connaît le danger de leurs émanations ; l'ammoniaque qui séjourne presque toujours au voisinage de la lunette irrite les yeux, la poitrine, la gorge ; l'acide sulfhydrique appelé *plomb* par les vidangeurs, produit des accidents plus graves ; mêlé à l'air dans la proportion de 1 pour 100, il fait périr les chiens les plus vigoureux (Thenard et Dupuytren) ; ordinairement il suffit même de 1 partie de ce gaz sur 299 d'air pour les tuer en quelques secondes. Chaussier a prouvé que le même effet s'obtient, mais plus lentement, par l'action de ce gaz sur une surface étendue de la peau. Il importe donc d'éloigner les latrines des logements, surtout de la chambre à coucher ; l'espace qui les sépare sera converti en un vestibule sinueux et fermé par des portes doubles ; on empêchera les infiltrations d'urine en recouvrant le sol des cabinets d'une planche de métal ou en le formant avec des pierres, briques ou carreaux plongés ou préalable dans le bitume brûlant, puis hourdés et mastiqués de bitume ; on donnera au sol une pente légère qui se termine en une rigole pour le lavage et l'écoulement des liquides ; en été, on y facilitera l'aération à l'aide de fenêtres en claire-voie. Les cabinets d'aisances communiquent directement avec la fosse par le tuyau de chute ; il faut donc prévenir le reflux de l'air intérieur des fosses, soit en lui opposant l'obstacle d'une soupape qui ferme hermétiquement les siéges (cuvettes à l'anglaise), soit en forçant l'air du cabinet d'entrer par le siége dans le tuyau de chute et de traverser la fosse pour s'échapper par un point éloigné ; on atteint ce but en établissant sur la voûte de la fosse un tuyau d'évent tout à fait distinct du tuyau de chute : posé sur la partie culminante de la voûte, d'un diamètre égal à la somme des tuyaux de chute, il plongera dans la fosse plus profondément que ces derniers, et montera verticalement jusqu'au-dessus du toit pour s'ouvrir au midi, à l'abri des vents du nord ; il sert ainsi à l'écoulement des gaz légers qui se forment dans la fosse et qui en sont expulsés par la pression de l'air agissant sur le tuyau de chute. Afin d'augmenter le tirage des tuyaux d'évent, on y place un fourneau d'appel, alimenté par l'air qui passe par l'ouverture de vidange et est ainsi rejeté dans l'atmosphère au-dessus des toits en entraînant les gaz délétères de la fosse, ou l'on fait passer par leur calibre un tuyau de poêle ; mieux encore, on les adosse aux cheminées de cuisine dont la chaleur dilate en plusieurs points leur colonne d'air et détermine le courant ascensionnel des gaz méphitiques ; enfin, on s'est avisé d'aboucher directement les tuyaux d'évent des fosses d'aisances avec les cheminées de cuisine, et cet essai, fait à l'hôpital Saint-Louis et à l'Hôtel-Dieu de Paris, a été suivi d'un succès complet ; on a assaini de cette manière les fosses de ces deux établissements sans qu'aucune odeur se soit répandue par les cuisines dans leur intérieur. Le mauvais état des tuyaux de chute est une des causes les plus ordinaires de l'infection qui provient des latrines ; ils se font en poterie mal cuite dont les joints ne sont pas ajustés exactement ; les plâtres qui les enveloppent s'imprègnent d'une humidité fétide qui s'étend aux murs d'adossement ; ceux-ci se dégradent ; leur mortier, leur plâtre surtout, se décomposent ; les bois de charpente ou de cloison pourrissent. On substitue avantageusement à ces conduits en poterie des tuyaux en fonte dont les joints sont bouchés avec du mastic ; cette précaution ne suffit pas pour empêcher les émanations, il faut encore isoler le tuyau dans un coffre en plâtre, libre dans toute la hauteur du bâtiment, ouvert en bas et au-dessus du toit seulement ; ce coffre laisse entre sa face interne et le tuyau une couche d'air dont le courant emporte les exhalaisons (*rapport cité*). Toutes ces mesures n'ôtent pas aux fosses tous leurs inconvénients ni leurs dangers ; un grand nombre, situées sous le sol des caves et même des secondes caves, rendent difficile et périlleuse l'opération de la vidange ; le résidu des vidanges antérieures augmente leur méphitisme, ainsi que le mélange de matières que les fosses ne devraient point recevoir, notamment celui des eaux ménagères. Ce méphitisme, qui est lourd, se cantonne dans les angles, s'insinue dans les

vides des murs ; la filtration des liquides à travers les maçon-
neries et les terres environnantes, ne peut être évitée qu'avec
des murs en meulière, revêtus d'un enduit bien lissé et inatta-
quable par les matières fécales ; l'ordonnance sur les fosses
d'aisances exige ce mode de construction : « Cette ordonnance,
disent les auteurs du rapport, est dans l'intérêt général, en
prévenant les infiltrations dans la terre et l'infection du sol et
des puits ; dans l'intérêt des ouvriers employés aux vidanges, en
diminuant le développement des gaz mortels, et enfin, dans celui
des propriétaires et des locataires, en rendant les fosses moins insalubres et moins nuisibles à la durée des bâtiments. » MM. Salmon et Payen sont parvenus à détruire l'odeur des vidanges
avec le limon calciné ; guidés par les conseils de M. Labarraque, ils ont appliqué avec le même succès le chlorure d'oxyde
de sodium à la désinfection des fosses et des latrines ; M. Loze,
pharmacien à Bordeaux, a assaini par le même moyen une
grande latrine située au fort du Hâ, où se rendaient habituellement 150 à 200 détenus, et qui infectait à vingt pas (1).

Pour s'opposer à la diffusion des émanations des latrines dans
l'intérieur des appartements, il faut, à l'exemple et d'après le
précepte de M. Labarraque, étendre sous les portes une traînée
de chlorure de chaux sec, épaisse de 2 centimètres, et tendre
derrière les portes, sur des cordes un linge épais trempé dans
du chlorure liquide. Le prix élevé des chlorures ne permet guère
leur emploi pour la désinfection des fosses et la préservation des
vidangeurs qui y pénètrent ; mais on doit exiger, suivant l'avis
de M. Labarraque, qu'une bouteille de chlorure d'oxyde de sodium fasse partie de leurs équipages, pour le secours des ouvriers asphyxiés, et que l'on fixe sous le nez et la bouche de

(1) *Documents concernant l'emploi des chlorures d'oxyde et spécialement du
chlorure d'oxyde de sodium etc.*, par L.-R. Lecanu. Paris, 1843, page 15, et
voyez surtout l'important rapport de M. A. Chevallier, fait au nom du conseil
d'administration de la Société d'encouragement pour l'industrie nationale sur
le concours ouvert pour la désinfection des matières fécales et des urines dans
les fosses mêmes, et pour des appareils propres à opérer la séparation des solides et des liquides (1848) ; ce rapport est suivi d'un extrait du travail historique de M. E. Vincent, sur tout ce qui concerne les fosses, leur désinfection
et l'utilisation de leur contenu (depuis 1348 jusqu'à 1846). Ces deux documents réunis constituent une monographie précieuse pour l'hygiène publique.

ceux qui travaillent à l'intérieur des fosses, des éponges imprégnées d'une solution du même produit.

On a proposé divers procédés pour désinfecter les matières
fécales à moindres frais, en leur conservant en même temps
leurs propriétés utiles pour l'agriculture, avantage que n'ont
point les chlorures; ils répondent tous à cette double indication :
saturer les gaz fétides et utiliser l'ammoniaque. 1° *Procédé de
M. Salmon :* c'est le mélange des matières stercorales avec le
charbon très divisé; il a pour résultats leur désinfection instantanée et complète, et la formation d'un engrais solide, susceptible d'être transporté sans inconvénient et de servir immédiatement à l'agriculture; mais il répand une poussière noire
dans les habitations, il salit les environs de la fosse, et ne sépare pas exactement les substances solides et les eaux vannes.
Il est exploité avec succès dans la banlieue. 2° *Procédé de
Darcet,* substituant la cendre de tourbe au noir animalisé.
3° *Procédé de M. Schattenmann,* il a pour base l'emploi du
proto-sulfate de fer qui, agissant sur un mélange d'acide sulfhydrique, de carbonate, de sulfhydrate d'ammoniaque, et de quelques éléments organiques, fixe l'ammoniaque à l'état de sulfate
et le soufre à celui de sulfure ferreux. Les nouveaux produits
ne dégagent plus qu'une faible odeur de fèces et de résidus végétaux qui s'y trouvent contenus en petite proportion; transpor-
tables à de plus grandes distances que le fumier, et délayés
dans l'eau sur le terrain, ils constituent un opulent engrais.
4° *Procédé de M. Siret;* on délaie dans 2 kilogrammes d'eau,
1 kilogramme de poudre composée de charbon, de sulfate de zinc
et de fer; ce mélange est projeté sur les matières à désinfecter;
le sulfate de zinc ne vaut point le sulfate ferrique; les inconvénients du charbon ont été indiqués; cette poudre est d'ailleurs
plus dispendieuse que le moyen de M. Schattenmann. 5° *Procédé de MM. Kraff et Suquet;* ils appliquent le protoxyde de
fer hydraté à la désinfection des matières en séjour dans les fosses d'aisances et à la fabrication de sels ammoniacaux et de la
poudrette; toutefois les produits solides ne sont désinfectés complétement qu'après leur arrivée à l'établissement où on les réduit en tourteaux solides, compactes et inodores; et c'est aussi
là que sont traitées les eaux vannes par la chaux hydratée qui

en dégage l'ammoniaque et précipite les matières animales te-
nues en suspension. Nous renvoyons, pour de plus amples détails sur ce procédé qui intéresse plus l'hygiène publique et l'industrie que la salubrité des habitations privées, à la description
qu'en a donnée M. Guérard (1); il permet d'obtenir en quelques
heures la dessiccation parfaite des matières fécales solides, et
leur conversion en poudrette inodore, infermentescible et d'un
facile transport, tandis que la grossière méthode de Montfaucon,
stratifiant les matières semi-fluides, développe une grande surface d'évaporation et de fermentation putrides qui entraîne, en
sus de l'insalubrité sur une grande échelle, le déchet des neuf
dixièmes des principes utiles de l'engrais. 6° *Procédé de
MM. Domange* (2) ou vidange atmosphérique; ce mode d'extraction a pour unique agent la pression de l'air extérieur; de
puissantes pompes pneumatiques, qui fonctionnent dans les ateliers de l'établissement, servent à opérer le vide dans des récipients hermétiquement fermés; dès qu'ils sont mis en communication avec les fosses au moyen de tuyaux de plomb, les
matières y montent et emplissent les récipients en moins de
trois minutes.

Le système des fosses mobiles est une invention précieuse
pour la salubrité des habitations, et déjà le temps en a justifié
l'usage. Un appareil du genre de celui que M. Caseneuve a proposé se trouve figuré dans un ouvrage ancien que possède
M. Chevallier (Piorry, *loc. cit.*, page 138). Déjà, en 1788,
Gautier en avait proposé un autre pour la séparation des matières liquides et solides. Il convient d'établir les fosses mobiles,
composées, comme on sait, de deux étages de tonneaux qui
communiquent par des cylindres, non dans des caves profondes
dont les marches se dégradent par le passage fréquent des tonneaux, et où la surveillance est difficile, mais dans des rez-de-
chaussée auxquels on applique des tuyaux d'évent. De cette manière on les rend parfaitement inodores; il faut veiller à ce que
les tuyaux soient bien placés et empêcher que les matières ne
se déversent sur le sol. Avec les soins de simple propreté, le
système des fosses mobiles est infiniment préférable aux latrines

(1) *Annales d'hygiène,* 1844, t. XXXII, page, 326.
(2) Voy. *Annales d'hygiène,* 1846, t. XXXV, page 77.

I

avec fosses. « Il peut s'appliquer partout ; il facilite l'enlèvement des matières et permet de le faire sans odeur et sans malpropreté ; il préserve les ouvriers des dangers de l'asphyxie ; il
empêche la dégradation de nos édifices et contribue à augmenter
la masse disponible des engrais (1).

Éloignez de vos demeures les écuries, les étables : elles répandent des émanations qui sont au moins désagréables par leur
odeur. Ces constructions, qui entrent dans le système de beaucoup d'habitations privées, exigent d'ailleurs les mêmes conditions de salubrité : une capacité atmosphérique qui, pour le
cheval, le mulet, le bœuf, etc., doit être beaucoup plus grande
que celle qui est nécessaire à l'homme (2) ; des ouvertures suffisantes pour l'accès de la lumière et la ventilation, des murs édi-
fiés avec des matériaux secs, un sol disposé pour l'écoulement des
liquides et pavé de manière à s'opposer à leur infiltration, etc. ;
des ruisseaux à pente, des lavages réguliers, contribueront à
l'assainissement de ces lieux ; en cas d'épizootie, il faut s'empresser de faire parquer les bestiaux. Les masses de matière
animale et végétale qu'on laisse s'accumuler près des écuries,
sous forme de fumiers, couvrent le sol d'excréments et l'imprègnent d'urine ; leur fermentation putride donne lieu à des
émanations dont la nocuité a été contestée ; mais il est remarquable que quatre-vingt-dix relations d'épidémies adressées à
l'Académie de médecine s'accordent à attribuer à la présence
des fumiers l'influence la plus fâcheuse (Piorry). Il sera certainement d'une bonne administration de défendre le séjour des
fumiers au delà de deux jours à proximité des habitations. Les

(1) Parent-Duchâtelet, *ouvrage cité*, tome II, page 400.
(2) En comparant les effets de la respiration humaine dans un lieu clos
avec ceux de la respiration des chevaux dans des écuries fermées, on trouve
qu'un cheval exhale environ trois fois plus d'acide carbonique que l'homme ;
ce nombre exprime, d'après M. Chevreul, le rapport des capacités pulmonaires.
M. Leblanc s'appuie sur des expériences pour porter à 18 ou 20 mètres cubes
la ration d'air nécessaire par heure à un cheval dans une écurie close ; elle
peut être réduite, si l'écurie n'est point fermée. Les vétérinaires les plus distingués rattachent l'étiologie de la morve chez les chevaux à leur séjour dans
des écuries trop étroites, humides, où l'air a peu d'accès ; les faits de transmission de cette affreuse maladie à l'homme sont une raison de plus pour
assurer aux écuries le bienfait d'une large aération.

chenils, les poulaillers, les pigeonniers, les trous où l'on élève des lapins ne sauraient être tolérés dans une demeure urbaine ; ces réceptacles, dont le bon entretien exige des soins minutieux, et qui finissent toujours par répandre des exhalaisons malsaines, ne peuvent être établis que dans les habitations qui se développent sur une grande étendue de terrain.

§ II. De l'influence des habitations.

Au point de vue de l'hygiène, l'influence que l'habitation privée exerce sur l'homme et sur la famille n'est autre que celle de l'atmosphère qu'elle circonscrit : or, l'air confiné agit par son volume, par ses altérations, par sa température, par le mode et le degré de son renouvellement.

La masse d'air est en raison directe des proportions de l'habitation et de ses différents compartiments ; elle est diminuée par le mobilier et par tous les objets qui, disposés dans l'intérieur des logements, en rétrécissent l'espace : dans l'évaluation de leur capacité, il faut donc tenir compte de tout ce qui constitue l'ameublement, comme aussi des saillies et reliefs des murs et des plafonds ; n'oublions pas de soustraire de la capacité des locaux le volume moyen des personnes qui les habitent. M. Lassaigne (1) a déterminé directement le volume apparent du corps d'un homme de taille et grosseur moyennes par le déplacement de l'eau dans une baignoire ; il l'a trouvé $= 64^{\text{lit}},24^{\text{c}}$ ou $0^{\text{m. c.}},6464$. Pour assigner à une maison, à un logement, à une chambre, des dimensions conformes à l'hygiène, il importe de déterminer le volume d'air nécessaire, dans un temps donné, à la consommation de l'homme : or, cette recherche exige au préalable la connaissance des altérations que l'air peut éprouver. Toute atmosphère contient un certain nombre des principes dont l'analyse chimique constate l'existence et les proportions ; ce sont l'azote, l'oxygène, l'acide carbonique, la vapeur d'eau ; on y trouve encore des principes variables, les uns définis par leur constitution chimique, tels que l'oxyde de carbone, l'hydrogène carboné, l'hydrogène sulfuré, l'acide nitrique, l'ammoniaque ; les autres, d'une nature inappréciable, ou jusqu'aujourd'hui

____

(1) *Annales d'hygiène*, 1846, tome XXXVI, page 300.

mal appréciés et compris sous la dénomination d'effluves, de miasmes. Dans leurs récentes expériences sur la respiration, MM. Regnault et Reiset ont constaté que les animaux à sang chaud ne dégagent par la perspiration que des quantités infiniment petites, et presque indéterminables, d'ammoniaque et de gaz sulfurés ; mais d'autre part, Smith (*loc. cit.*), en faisant passer de l'air à travers l'eau, y a découvert une certaine quantité de matière organique dégagée des poumons, et en poursuivant cette expérience pendant trois mois, il a constaté de l'acide sulfurique, du chlore, et une substance qui ressemblait à de l'albumine impure. Ces substances se condensent constamment sur les corps froids, et dans une atmosphère chaude, la matière albumineuse se putréfie promptement en dégageant des émanations désagréables. Toutefois les principes miasmatiques de l'air, définis ou non, existent en proportion si minime, qu'il est impossible de les doser, tandis que l'analyse chimique accuse un dix-millième d'acide carbonique ; encore moins a-t-on réussi à préciser leurs variations, et la médecine est réduite à présumer leur genre d'action d'après des faits dont l'étiologie est complexe. Restent donc l'oxygène, l'azote, l'acide carbonique et la vapeur d'eau ; éliminons l'azote et l'oxygène : avant de recevoir une perturbation notable dans leurs proportions relatives, ils se trouveraient mélangés d'une dose considérable d'acide carbonique et de vapeur d'eau dont les influences couvrent et masquent certainement celle qu'on peut attribuer au changement dans les proportions d'azote et d'oxygène. Ainsi, dit notre collègue et ami, M. Millon, dans une note qu'il a bien voulu nous communiquer, les miasmes et les substances chimiques accidentelles échappent par l'exiguïté de leur proportion ; l'azote et l'oxygène ne sont, dans la pratique, que d'un intérêt secondaire ; toute l'attention se trouve ainsi concentrée sur les variations de l'acide carbonique et de la vapeur aqueuse. Ici nous arrivons à des expériences précises dont nous avons déjà mentionné les résultats (pages 405 et suiv.) D'après celles de M. Dumas, un homme transforme en acide carbonique, par l'acte de la respiration, et dans l'espace d'une

---

(1) Péclet, *Traité de la chaleur considérée dans ses applications*, 2ᵉ édition. Paris, 1843, tome II, page 375.

heure, tout l'oxygène contenu dans 90 litres d'air, et le volume d'air expiré, qui est de 333 litres, renferme à peu près 0,04 d'acide carbonique : en raison de ce nombre, il faudrait à peu près un tiers de mètre cube d'air par individu et par heure, pour que le même air ne passât qu'une seule fois par les poumons (1). Mais quoiqu'on soit porté à attribuer à l'acide carbonique une influence prépondérante, on ne saurait le prendre pour le seul régulateur de la pureté ou des viciations de l'atmosphère ; car si, d'une part, l'on connaît assez exactement la quantité d'acide carbonique qu'un homme peut verser dans l'espace pendant un temps déterminé, on n'a pas fixé encore la proportion de ce gaz, qui a réellement pour effet de vicier l'air, et de le rendre impropre à la respiration. Les expériences faites sur les animaux sont peu nombreuses, n'ont jamais duré au delà de quelques heures, et n'ont en réalité marqué que des limites extrêmes. Que conclure de ce qu'un animal donne des signes visibles de souffrance dans une atmosphère qui contient 10 centièmes d'acide carbonique (1)? Quant aux expériences tentées par M. Leblanc, pour vérifier le rapport intéressant de la proportion d'acide carbonique avec l'impression produite, leur petit nombre, leur brièveté, ou les lacunes qu'elles présentent, ne leur laissent qu'une valeur incomplète ; dans une seule, sur laquelle nous reviendrons plus bas, et portant sur l'air d'une salle d'école primaire (rue Neuve-Coquenard), bien close de 1 heure à 5 heures, M. Leblanc trouve 87 dix-millièmes d'acide carbonique, environ 1 centième, et il ajoute ensuite : « L'atmosphère était lourde, l'instituteur » se plaignait de la chaleur, et attendait avec impatience le mo- » ment de pouvoir ouvrir les fenêtres, » la température intérieure n'étant pourtant que de 18 degrés centigrades. Mais parce qu'un centième d'acide carbonique amène la sensation vague indiquée par M. Leblanc, et qu'un autre instituteur n'aurait peut-être pas éprouvée, faut-il arrêter à 1 centième la proportion d'acide carbonique qui peut être accumulée dans l'atmosphère? Néanmoins, si M. Leblanc s'est trop pressé de fixer le chiffre-limite de l'acide carbonique, la méthode qu'il a suivie est bonne, et donnera des résultats par des applications plus

(1) Mémoire de M. Leblanc, *Annales de chimie et de physique*, 1842, 3ᵉ série, tome V.

larges, plus suivies, et dans lesquelles on aura soin d'établir minutieusement le rapport entre les quantités progressives de l'acide carbonique et les sensations des individus soumis à son action. Qu'un certain nombre d'individus soient enfermés dans un local dont l'air, pris à des intervalles rapprochés, sera livré à l'analyse, en même temps qu'on aura tenu note de leurs impressions fidèlement consultées, on arrivera à établir de la sorte à quelle dose l'acide carbonique devient sensible à l'économie, à quelle dose il produit une sensation pénible, une gêne de respiration, etc. Puis, donnant accès à l'air par les moyens ordinaires de ventilation (portes et fenêtres), et suivant pas à pas le ralentissement qu'il apporte à l'accumulation de l'acide carbonique, ainsi que le soulagement qu'il procure aux personnes, on posséderait ainsi deux séries inverses de résultats qui conduiraient à la solution du problème. En attendant que l'on détermine par cette voie de recherches l'influence réelle de l'acide carbonique, la vapeur aqueuse que l'homme émet par la transpiration pulmonaire et cutanée peut-elle fournir des indices sur l'insalubrité de l'air? M. Péclet s'est occupé de ce point et a rendu de véritables services à l'hygiène. Les vapeurs qui se dégagent de la surface humaine se mêlent à l'air et s'y dissolvent; elles sont accompagnées de matières animales qui ne tardent point à communiquer à l'air une mauvaise odeur; et ces matières sont sans contredit la cause la plus puissante d'insalubrité (1); car, dans beaucoup de cas où l'air des pièces contenant un grand nombre d'individus affecte péniblement la respiration, l'analyse chimique ne trouve pas dans sa composition un accroissement d'acide carbonique qui puisse expliquer la différence d'effet produit par cet air et par l'air libre; c'est là ce

(1) MM. Regnault et Reiset (*Annales de chimie*, 1849), sans nier l'existence des miasmes, croient que l'on en a exagéré les effets; ils insistent sur l'innocuité des expériences qu'ils ont faites sur des animaux maintenus pendant plusieurs jours dans leur appareil; ils arguent de la bonne santé des moutons enfermés pendant l'hiver dans des bergeries puantes et bien closes. Mais ils oublient les effets d'une réclusion analogue sur des hommes entassés, effets bien connus et souvent répétés; ils oublient les conséquences certaines de l'encombrement dans les casernes et les hôpitaux, etc. La question des miasmes a sa solution dans l'expérience séculaire de la médecine, non dans l'analyse chimique. Au reste, M. Thenard et Dupuytren, en agitant de l'eau distillée dans

qui résulte avec une parfaite évidence des travaux mêmes de
M. Leblanc. De ce fait important M. Péclet conclut qu'il est
plus convenable de prendre, pour la dose d'air à fournir par individu et par heure, le volume d'air nécessaire pour dissoudre
les produits de la transpiration. Or, la quantité totale de vapeur
d'eau produite par un homme dans vingt-quatre heures varie de
800 à 1,000 grammes (voy. page 365); la moyenne est donc de
38 grammes par heure; dans un air à 15 degrés et déjà à
moitié saturé de vapeur d'eau, ce qui correspond aux circonstances les plus ordinaires, le volume d'air, exigé pour dissoudre
le poids des vapeurs produites, serait de $2,38 : 13,028 = 5^m,84$.
Par conséquent le volume d'air à fournir par individu et par
heure égale environ 6 mètres cubes. Ce nombre paraît suffire à
l'assainissement des lieux habités, et pour prévenir les effets
produits par la respiration et par la transpiration; il a été vérifié par plusieurs expériences bien faites : ainsi dans l'école
primaire dont il a été question, on a adopté un système spécial
de chauffage et de ventilation, au moyen duquel on peut mesurer facilement le volume d'air qui s'écoule de la salle pendant
un temps donné : or, M. Péclet a constamment observé qu'avec
une ventilation de 6 mètres cubes par élève et par heure, l'air
intérieur ne contractait jamais d'odeur, et produisait exactement
sur les organes la même sensation que l'air du dehors. Il est à
remarquer que l'air expulsé par les cheminées d'appel, notamment à la chambre des députés par les jours d'assemblée nombreuse, répand une odeur extrêmement désagréable, quoique
les cheminées soient très propres et l'air des salles sans aucune
odeur; ce phénomène, M. Péclet l'explique : 1° en supposant
que l'odeur de l'air est augmentée par son mouvement qui renouvelle incessamment les molécules en contact avec nos organes; 2° en admettant que les matières animales en dissolution

un amphithéâtre de dissection, ont obtenu une eau qui abandonne des flocons
de matière animale et finit par se putréfier. Moscati, en suspendant des globes
de verre remplis de glace dans l'air des salles des hôpitaux, y recueillait par
condensation une eau souillée par une matière animale qui la rendait putrescible (*Bulletin de pharmacie*, tome II, page 60). Nous avons mentionné les
expériences de Smith, et M. Baudrimont a obtenu des résultats analogues.
(Voy. *Traité de chimie générale et expérimentale*, 1844, tome I, page 544.)

ou en suspension dans l'air éprouvent, par leur contact prolongé, une fermentation qui en change la nature.

On a objecté à la méthode de M. Péclet, que proportionner le volume d'air à la quantité de vapeur à dissoudre, c'est établir une règle permanente sur une donnée variable et secondaire, ou prescrire la ventilation la plus active aux lieux et aux époques de plus grande humidité (1). Deux faits d'expérience banale fourniraient une base plus sûre à la détermination du cube d'air nécessaire à l'homme dans l'habitation privée et publique : 1° L'air est d'autant plus vivifiant qu'il est plus pur, plus sec, plus froid et plus dense, de telle sorte que la densité de son élément respirable (oxygène) offre la mesure de sa respirabilité ; 2° l'air expiré est impropre à servir une seconde fois à l'hématose ; d'où il suit que le volume de la ventilation doit être proportionné au volume de la respiration du sujet, non à la quantité d'acide carbonique ou de vapeur aqueuse qu'il exhale. Reste à déterminer dans quelle limite l'air expiré peut être mêlé à l'air normal sans compromettre la santé. Si l'on désigne par le *titre de l'air* la proportion ou volume de l'oxygène qu'il renferme, au titre de l'air expiré par un individu correspond pour lui le zéro de respirabilité ; au-dessous, celle-ci est négative ; au-dessus, elle est proportionnelle au titre de l'air ambiant diminué du titre de l'air expiré. Ceci posé, rappelons que, suivant Bourgery, le volume d'une inspiration ordinaire aux âges de 7, 15, 30 et 80 ans, suit la progression géométrique : : 1 : 2 : 9 : 8, et que, la fréquence des inspirations diminuant à peu près de moitié dans le cours de la vie, la série des nombres 15, 24, 40, 60 exprime le volume d'air nécessaire, dans un temps donné, à l'enfant, à l'adolescent, au vieillard. En joignant à ces données la notion du poids de carbone brûlé par les mêmes sujets dans l'état de santé et de repos (Andral et Gavarret) et les résultats plus récents de Regnault et Reiset qui ont démontré que l'oxygène absorbé est à l'acide carbonique exhalé comme 4 est à 3, M. Papillon a construit le tableau suivant :

(1) Papillon, *De la ventilation appliquée à l'hygiène militaire. — Annales d'hygiène.* Paris, 1849, t. XLI.

Titre et acidité de l'air expiré.

	Enfants.	Adolescents	Adultes.	Vieillards.
Litres d'air inspirés par heure.	187,5	300	500	750
Grammes de carbone brûlés.	4,5	9	12	9
Litres d'acide exhalé à 27°.	9	18	24	18
Litres d'oxygène absorbés à 27°.	12	24	32	24
Proportion d'oxygène absorbée.	0,064	0,080	0,064	0,032
Acidité de l'air expiré.	0,048	0,060	0,048	0,024
Titre de l'air expiré.	0,144	0,128	0,144	0,176

Si l'on considère que les poumons opèrent habituellement sur de l'air mitigé par la chaleur humide qu'il contracte en son parcours et par son mélange avec le résidu des inspirations précédentes; si l'on compare ensuite le volume de l'inspiration ordinaire à la capacité aérienne des poumons, on obtient les rapports approximatifs du volume de la respiration d'un sujet avec celui de la ventilation qu'il exige; c'est d'après ces bases que M. Papillon (1) a établi les calculs suivants :

Titre et acidité de l'air respiré.

		Enfants.	Adolescents	Adultes.	Vieillards.
Fraction d'air renouvelée.		1 : 6	1 : 5	1 : 4	1 : 3
Titre du résidu.		0,144	0,128	0,144	0,174
Titre de l'air respiré, la respi-	1	0,1547	0,1440	0,1600	0,1844
ralité du milieu étant	7/8	0,1533	0,1420	0,1580	0,1853
Acidité du résidu.		0,0480	0,0600	0,048	0,024
Acidité de l'air respiré, celle	0,000.	0,0400	0,0480	0,0340	0,0160
du milieu étant.	0,006.	0,0410	0,0492	0,0375	0,0180

On voit qu'il y a une grande différence entre l'air inspiré et l'air respiré; la présence de 5 millièmes d'acide carbonique dans l'atmosphère, limite dangereuse à franchir d'après M. F. Leblanc, paraît ici sans conséquence, si ce n'est peut-être dans la vieillesse très avancée. Quant à l'oxygène, une faible différence en moins aurait de la portée ; mais l'organisation possède deux moyens d'y pourvoir, deux modes de graduation respiratoire suivant ses besoins actuels et l'état présent de l'air : 1° Si l'amplitude des inspirations est bornée ou si le besoin d'air augmente par l'activité d'une autre fonction, la respiration s'accélère ; 2° qu'il y ait insuffisance des organes res-

(1) *Annales d'hygiène.* Paris, 1849.

piratoires ou du fluide respirable, la respiration devient plus profonde de manière à compenser l'infériorité du titre de l'air par l'augmentation de son volume; ainsi s'expliquerait l'ampleur thoracique des montagnards qui vivent dans un air raréfié. M. Leblanc a vu les grenouilles se gonfler dans une atmosphère asphyxiable, comme MM. Regnault et Reiset ont vu des animaux plongés dans un milieu contenant 0,60 d'oxygène restreindre leur respiration. Aussi le titre de l'air respiré ne change pas, alors que celui de l'air inspiré varie, pourvu que le volume de l'inspiration augmente ou diminue en raison inverse de la respirabilité du milieu. D'où il suit qu'un individu qui vit dans une atmosphère confinée, après en avoir consommé le huitième, fournit encore à ses poumons identiquement le même aliment qu'au début, à la seule condition de porter le volume de ses inspirations de :

7 : 42 à 8 : 42, de 7,35 à 8 : 35, de 7 : 28 à 8,28, de 7 : 21 à 8 : 21.

Effort imperceptible, même pour le vieillard, en comparaison de la puissance respiratoire que l'homme tient en réserve dans ses moments de calme.

Au demeurant, M. Papillon réclame pour un individu isolé une provision d'air égale à huit fois sa consommation. Si plusieurs individus d'âges différents respirent en commun, le régime de la ration individuelle n'est plus applicable, la respirabilité de l'air ne devant descendre au-dessous de la limite des 7/8e pour aucun des membres de la réunion; il propose le tarif suivant pour assurer tous les besoins dans la même mesure et les ménager dans la mêlée des âges :

1° *Enfants.*

Seul ou en compagnie, sans vieillards	1,500
En compagnie de vieillards.	3,000

2° *Adolescents.*

Seul ou en compagnie d'adolescents.	2,500
En compagnie d'adultes ou d'enfants. . . .	3,000
En compagnie de vieillards.	6,000

3° *Adultes.*

Seul ou en compagnie, sans vieillards. . . .	4,000
En compagnie de vieillards.	8,000

4° *Vieillards.*

Seul ou en compagnie.	6,000

Quelque méthode que l'on choisisse pour déterminer la capacité des habitations privées, on voit que celle-ci se proportionne aux moyens de ventilation naturelle ou artificielle ; il y aura à calculer le nombre des habitants, la durée de leur résidence journalière, les dimensions de l'appartement et la quantité du renouvellement de son atmosphère, de telle sorte qu'à chaque individu soit dispensé par heure un cube d'air de six mètres. Les chambres à coucher, qui n'admettent point de ventilation efficace, doivent être cubées d'après la durée moyenne du séjour au lit : celle-ci est, en général de sept à huit heures ; elles exigent donc une capacité de 40 à 45 mètres cubes pour chaque individu. Il faut s'empresser de les aérer le matin, et elles resteront ouvertes le jour ; pendant la nuit, elles ne doivent contenir rien qui puisse contribuer à l'altération de l'air, et nous répéterons ici le laconique conseil de M. Londe (1) : « Point de lampe, point de feu, point d'animaux, point de fleurs. » Ce sont là, en effet, et pour les chambres à coucher, et pour les autres pièces de l'habitation, les causes ordinaires de la viciation de l'air. Un mot sur la nature et l'étendue de leur action.

Les animaux agissent sur l'air, comme l'homme, par l'exhalation de l'acide carbonique et par le produit vaporeux de la transpiration pulmonaire et cutanée ; leur présence est donc de trop dans l'intérieur des maisons, surtout pendant la saison froide où l'on aère peu, et pendant la nuit, où l'on n'aère nullement ; ce sont au moins d'inutiles consommateurs de l'air qui suffit à peine à nos besoins, s'ils n'y versent encore des exhalaisons nuisibles. Il en est de même des végétaux pendant la nuit ou s'ils sont placés à l'ombre ; ils servent alors de filtres à l'acide carbonique qui se répand dans l'air ; au soleil, ils absorbent l'acide carbonique, et sur tous les points de leurs parties vertes apparaissent des bulles déliées d'oxygène, tandis que le carbone est fixé dans leurs tissus. D'après les expériences de M. Boussingault, certaines plantes en pleine végétation empruntent à l'air une grande quantité d'azote ; enfin, la germination de graines, le développement des bourgeons, la fécondation des fleurs, s'accompagnent de la production de beaucoup

(1) *Nouveaux éléments d'hygiène*, tome I, page 404.

de chaleur, d'acide carbonique et d'eau (1). Les fleurs respirent en dégageant de l'acide carbonique. Y a-t-il un danger bien réel à conserver dans un appartement clos, en l'absence du soleil, des plantes à parties vertes? En plein jour, aux rayons du soleil, contribuent-elles à la pureté de l'air, en y versant de l'oxygène? Cette influence, toujours compensée dans l'air libre (*voy.* page 328) par d'autres variations, nous paraît fort restreinte dans l'air confiné. En effet, M. Leblanc s'est assuré par l'analyse que l'air recueilli le soir dans une serre parfaitement close de près de 300 mètres cubes de capacité, possède, au bout de douze heures de clôture au moins, exactement la même composition que l'air libre, eu égard aux proportions relatives d'oxygène et d'azote ; mais, sous l'influence de la végétation, l'acide carbonique avait complétement disparu ; l'air, recueilli le lendemain matin, a présenté, à très peu de chose près, la même composition ; il contenait 1 dix-millième d'acide carbonique, et accusait un affaiblissement minime de l'oxygène. Les fleurs agissent plus puissamment par les particules odorantes qu'elles émettent, et qui produisent, suivant les individus, des effets si remarquables. On a certainement rapporté à l'odeur des fleurs des accidents qui étaient dus à l'exhalation d'acide carbonique; mais un grand nombre ont été occasionnés par l'impression olfactive qui a retenti sur les centres nerveux. L'odorat présente, en effet, une voie aussi courte que directe pour influencer l'encéphale. La présence de fleurs odoriférantes dans les appartements a produit des céphalalgies, des vertiges, des syncopes, des convulsions, des vomissements, un état de somnolence, et l'on dit que les personnes qui arrachent la bétoine pendant l'été deviennent ivres et chancelantes ; qu'une dame ne pouvait sentir l'odeur d'une décoction de graine de lin sans éprouver à la face une tuméfaction suivie de syncope (Orfila) ; que l'olfaction de la jusquiame, du stramonium, du pavot, du noyer, causent un sommeil lourd avec céphalalgie; que les émanations du rhus toxicodendron et celles de l'upas tieuté déterminent, à peu de distance de l'arbre, des accidents épileptiformes, etc. Ces faits, et beaucoup d'autres, soit qu'ils résultent

(1) Dumas, *Essai de statique chimique*, page 32.

de l'impression olfactive ou du contact des molécules végétales avec la surface tégumentaire, soit qu'ils accusent l'idiosyncrasie des individus ou les effets réels des émanations, portent à bannir les fleurs de l'atmosphère des habitations.

L'éclairage, qui supplée dans les habitations à l'absence de la lumière naturelle, change la proportion des principes constituants de l'air, y ajoute des produits plus ou moins nuisibles et élève la température du milieu ; c'est sous ce triple rapport qu'il en est question ici. Les corps employés à l'éclairage sont solides, liquides ou gazeux : les premiers sont la chandelle et la bougie. Les chandelles de six à la livre perdent 11 grammes de leur matière par une combustion d'une heure, et consomment dans le même espace de temps un tiers de l'oxygène de $0^{m.c.}$,322 d'air ; par une combustion incomplète, elles produisent de l'hydrogène carboné, de l'oxyde de carbone, de l'acide carbonique, des acides stéarique, margarique, oléique et sébacique, de l'oléone, de la stéarone et de la margarone, de l'acide acétique, de l'eau, une huile volatile légèrement odorante, de l'huile empyreumatique et du charbon. Les gaz hydrogénés et carbonés, portés par la respiration dans les divisions bronchiques, peuvent y être absorbés et modifier l'oxygénation du sang ; les autres gaz, en raison de leurs qualités âcres, irritent les surfaces muqueuses avec lesquelles ils sont mis en contact ; enfin le charbon se mélange avec les mucosités dont elles sont tapissées, et donne lieu à des crachats noirs que l'on expectore si fréquemment le matin après avoir passé la nuit dans un lieu où des lumières ont incomplétement brûlé. Ce charbon, dit M. Briquet (1), fortement imprégné de matières pyrogénées, devient nécessairement un agent très irritant ; les mucosités dans lesquelles il existe en abondance ont une odeur et une saveur désagréables ; il est probablement la cause des picotements qu'on éprouve à la gorge après avoir respiré de la fumée. La combustion complète de la chandelle engendre de l'eau et de l'acide carbonique. Les lampions et les torches, fabriquées avec des résines et des graisses non purifiées, répandent une fumée noire qui provoque la toux et parfois de l'é-

(1) *Thèse sur l'éclairage*, 1837.

touffement chez les sujets irritables ou porteurs de catarrhes bronchiques; ces corps en ignition réalisent au maximum les inconvénients de la combustion incomplète du suif. Les bougies prêtent beaucoup plus que le suif à une combustion complète, parce que la cire ne se décompose qu'au lieu même où elle s'enflamme, et parce que la lumière de la bougie conserve toujours à peu près la même intensité. Ce genre d'éclairage produit peu de fumée. Celle des bougies de cire se compose d'acide margarique et d'acide oléique, de myricine et de cérine indécomposées et d'huile empyreumatique; les bougies d'acide stéarique dégagent un peu d'hydrogène carboné, d'acide carbonique, une huile épaisse, une matière colorante et du charbon ; la bougie de blanc de baleine laisse échapper de l'acide oléique , margarique, acétique, de l'huile empyreumatique et un peu de cérine. Ces fumées ont moins d'âcreté et irritent moins que le suif, car elles déposent peu de charbon , contiennent peu d'huile empyreumatique et point d'acide sébacique. Il n'y a plus lieu de parler de l'acide arsénieux que l'on faisait entrer naguère dans les bougies de cérine et d'acide stéarique; l'autorité a sagement interdit cette addition. Les diverses espèces de bougies perdent, après une heure de combustion, 8^{gr},91 à 9^{gr},55, et consomment la même quantité d'oxygène que les chandelles (Péclet, *loc. cit.*, tome II, page 378). Dans quelques pays, on se sert encore, pour moyens d'éclairage, de résines, de fragments de tiges de sapin ; ce genre de luminaire répand des vapeurs caligineuses, qui déposent du noir de fumée et entraînent des portions d'huile volatile non brûlée ; aussi sont-elles piquantes et d'une odeur forte.

Les matières liquides qui sont employées pour l'éclairage domestique sont les huiles grasses , très rarement des huiles essentielles, et dans des circonstances exceptionnelles seulement, l'alcool ou l'éther ; les huiles de colza, d'œillette, de chènevis et de noix sont les plus usitées ; la fumée qu'elles donnent en brûlant, et dont la proportion est en rapport avec le genre de lampe employé , se compose surtout d'hydrogène carboné , d'acide carbonique et de charbon ; les lampes imparfaites dont on se servait autrefois versaient beaucoup de fumée. La quantité d'huile consommée par heure varie suivant les lampes ;

celles qui sont à mèche plate en brûlent 11 grammes par heure ; une lampe astrale, 26ᵍʳ,71, et une bonne lampe à réservoir supérieur, 45 grammes. Un bon système d'éclairage à l'huile donne peu de fumée ; il se dépose alors du charbon sur la muqueuse des fosses nasales et des bronches, et il se manifeste une sensation d'âcreté à la gorge. Que si la fumée est abondante, il pourra survenir dans une nuance plus faible une partie des accidents qu'éprouvent les ouvriers employés à la cuisson des huiles ; exposés à la fumée noire et à l'odeur rance qu'exhalent les chaudières, ils ressentent des douleurs de tête, des vertiges, de la toux, de l'oppression. Des personnes travaillant à la lueur d'une lampe alimentée par l'huile de noix ont éprouvé des maux de tête, des vertiges et une stupeur assez profonde. Ramazzini a vu quelques hommes auxquels cette fumée fut aussi nuisible que la vapeur de charbon ; il a reconnu entre autres « un homme de lettres qui, à cause de sa médiocre fortune, s'étant servi d'une pareille lampe pour travailler la nuit dans un lieu étroit, fut assoupi et engourdi pendant plusieurs jours (1). » Mais, dans ce cas, vu l'étroitesse du lieu, les accidents signalés par Ramazzini provenaient sans doute du défaut d'air respirable. La combustion de l'alcool laisse échapper de l'acide carbonique, et presque toujours à cause de la construction vicieuse des vases où elle a lieu, une portion de ce liquide se volatilise et peut déterminer, si elle est absorbée, des phénomènes plus ou moins prononcés d'intoxication alcoolique.

Le gaz d'éclairage s'obtient par la distillation des huiles ou de la houille ; les huiles grasses contiennent de 75 à 79 parties d'hydrogène, de 11 à 12 de carbone et de 9 à 14 d'oxygène pour 100 ; décomposées dans les cornues chauffées au rouge, elles donnent de l'hydrogène bicarboné, de l'hydrogène protocarboné, de l'hydrogène pur, des carbures hydrique, sesquihydrique et dihydrique, de l'oxyde de carbone et un peu d'azote ; il se dépose dans les appareils du charbon et du goudron ; les gaz sont recueillis pour la consommation dans un gazomètre ; ils s'y rendent à travers une couche d'eau où ils se dépouillent d'une partie de l'huile qu'ils entraînent. La houille, soumise

____

(1) *Traité des maladies des artisans, d'après Ramazzini*, par Ph. Pâtissier. Paris, 1822, page 219.

dans les cornues à l'action de la chaleur rouge, donne le gaz des huiles et en sus de l'acide sulfurique et de l'acide carbonique libres ou unis à de l'ammoniaque et du sulfide de carbone ; il se dépose du coke et du goudron. Cette seconde espèce de gaz d'éclairage est conduite au travers d'un tube froid, dans lequel elle abandonne le goudron qu'elle tenait en suspension ; on la fait passer ensuite par plusieurs lits de chaux pour lui enlever ses acides sulfhydrique et carbonique ; enfin, amenée à travers l'eau dans le gazomètre, elle y perd un peu de sulfide de carbone, du sulfhydrate d'ammoniaque et de l'huile pyrogénée qui communiquent à ce liquide une extrême fétidité. Une pression de 18 lignes d'eau chasse le gaz des gazomètres dans les tuyaux de conduite en fonte qu'il parcourt avec une vitesse de 80 pieds par seconde ; il fait effort contre leurs parois avec une intensité proportionnelle aux résistances qu'il éprouve dans la série des tuyaux, pour en sortir par les orifices du plus petit diamètre ; c'est toujours au point de jonction des tuyaux que s'opèrent les fuites de gaz ; la perte de gaz qu'elles occasionnent est évaluée annuellement à 25 pour 100 ; il imprègne le sol ambiant des tuyaux, et quand la fuite est considérable, l'infiltration s'étend à 8 ou 10 pieds de profondeur ; une tranchée faite dans les terres qu'il a pénétrées donne lieu au dégagement d'une odeur infecte ; dans des cas rapportés par Parent-Duchâtelet, cette odeur a persisté plusieurs mois, plus ou moins intense, suivant l'état de sécheresse ou d'humidité du sol. D'autres fois le gaz s'échappe du sol, se dirige vers les égouts qui le conduisent au loin, non sans accidents graves, ou il s'insinue à travers les parois des caves et va se répandre dans toutes les parties d'une maison. Les tuyaux qui l'amènent dans l'intérieur des habitations sont en plomb, munis d'un double robinet, l'un à l'extérieur et l'autre le plus souvent au dedans des maisons ; les fuites ont lieu par ces robinets ou par une fissure des parois de conduite ; elles se dénoncent par l'odeur du sulfide de carbone, odeur que fait naître le mélange de 1 millième du gaz d'éclairage avec l'air atmosphérique ; nous dirons plus bas les accidents qui résultent de cette extravasation. D'après des calculs établis sur des tableaux de M. Dumas, un bec de gaz d'huile consomme 38 litres de gaz par heure ; il y a absorption de

63 litres un tiers d'oxygène, production de 42 litres et demi d'acide carbonique et de 23^{gr},810 d'eau. Un bec de gaz de houille consomme 158 litres de gaz par heure, et il y a pendant ce temps absorption de 234 litres d'oxygène, production de 128 litres un tiers d'acide carbonique et de 169^{gr},660 d'eau. La quantité de charbon qui se sépare du gaz hydrogène et qui n'est point brûlée, est considérable ; elle se dépose sur les objets environnants et elle noircit rapidement les surfaces blanches ; on ne peut l'évaluer exactement de même que l'acide sulfureux et le sulfide de carbone qui se répandent néanmoins en proportion notable. M. Payen a trouvé que sur un bec qui avait brûlé pendant cinq heures et qui avait consommé 15 à 16 litres de gaz, la cuvette du fumivore contenait 24 grammes d'eau et un peu d'acide sulfureux. Ce qui précède indique assez le danger d'un bec à gaz en activité dans un appartement clos ; il l'aurait bientôt dépouillé de son oxygène et chargé d'une proportion énorme d'acide carbonique ; c'est donc un mode d'éclairage à bannir des chambres à coucher, et en général des habitations privées. Dans les lieux où règnent de grands courants d'air, comme les magasins, les cours des maisons, les escaliers, l'oxygène qui disparaît par la combustion est promptement remplacé, et l'acide carbonique produit est entraîné au loin ; cependant, par la disposition des magasins, il peut arriver que les gaz délétères qui s'échappent d'un bec d'éclairage soient refoulés dans quelque partie enfoncée, dépourvue de ventilation, comme les arrière-boutiques, les soupentes, l'alcôve, l'entre-sol communiquant avec l'intérieur du magasin, et de là, chez ceux qui y demeurent, des céphalalgies, du malaise, des étourdissements, etc. Nous penchons à croire, avec M. Briquet (page 36), que le séjour habituel et prolongé dans de pareils lieux dont l'air reste chaque soir et toute la nuit plus ou moins vicié, doit influer sur l'hématose et renforcer la tendance à l'étiolement, à l'anémie qui caractérise les habitants des rez-de-chaussée de Paris. Les personnes qui résident forcément dans des lieux largement éclairés au gaz se plaignent de dyspnée, d'étouffement, de chaleur âcre à la gorge, d'une titillation au larynx, qui provoque une toux sèche et fatigante ; les sujets à poitrine irritable, à prédisposition tuberculeuse, s'accommodent le moins de cette

atmosphère , et finissent par n'y pouvoir rester (Briquet) ; ces
effets sont dus à des substances qui échappent à la combustion,
savoir l'acide sulfureux si irritant pour les surfaces muqueuses,
le sulfide de carbone qui a une grande âcreté , l'acide sulfhydrique dont on connaît l'influence délétère, enfin la vapeur de
charbon qui, sans cesse inspirée, devient une cause d'excitation
pathologique pour la membrane des bronches. Indépendamment
de ces inconvénients, le gaz de l'éclairage, mélangé à l'air dans
une proportion déterminée, devient explosible, et occasionne
des accidents aussi graves que nombreux.

D'après M. Devergie, le gaz détone aussitôt qu'il constitue
la onzième partie de l'air dans lequel est placé un corps en combustion. Les expériences faites à Strasbourg par MM. Tourdes
fils et Wurtz (1) démontrent qu'un volume de gaz et cinq d'air
produisent une très forte détonation ; que le résultat est le même
pour une partie de gaz sur sept, neuf, dix d'air ; qu'à une sur
onze, la détonation est faible et ne s'obtient dans l'eudiomètre
que par une forte étincelle ; qu'une partie sur onze et demie
ne détermine plus ni inflammation ni détonation ; mais que
le vide se forme avec rapidité : ainsi, au-delà d'un onzième,
plus d'explosibilité ; des lumières peuvent donc brûler dans une
atmosphère chargée de gaz sans l'enflammer, et cette circonstance n'indique point l'absence du péril. Toutefois, dès que l'o-
deur du gaz est perçue, il faut s'empresser d'éteindre les corps
en ignition ; la prudence défend aussi d'entrer avec une lumière
dans un appartement où cette odeur est sensible ; car sait-on si
le gaz n'est pas en proportion suffisante pour détoner, ou si le
moment n'est pas proche où, par son accumulation successive,
il va devenir explosible ? D'un autre côté, l'air cesse d'être respirable avant que le mélange soit dans les proportions nécessaires pour faire explosion ; pour qu'il arrive à ce degré d'altération, il faut qu'il y ait eu rupture des conduits ou que le
robinet, placé dans l'intérieur de l'habitation, n'ait pas été complétement fermé. Les cas d'asphyxie, suivis de mort par le gaz
de l'éclairage, sont heureusement rares, malgré la fréquence
des fuites. M. Devergie en a publié le premier exemple (2) ;

(1) *Relation médicale des asphyxies occasionnées à Strasbourg par le gaz
d'éclairage*, par G. Tourdes. Paris, 1841, page 60.

(2) *Annales d'hygiène et de médecine légale*, tome III, page 457.

Ollivier (d'Angers) en a fait connaître un autre (1). Une catastrophe survenue en 1841 à Strasbourg, et occasionnée par le gaz, a livré aux recherches du professeur G. Tourdes cinq cadavres appartenant à la même famille, et ce médecin légiste en a fait l'objet d'un mémoire qui est un modèle d'analyse médicale. Des faits qu'il a observés et de leur comparaison avec ceux de MM. Ollivier et Devergie, il conclut que le gaz de l'éclairage n'agit pas seulement sur l'organisme comme simple cause d'asphyxie par la substitution d'un élément non respirable à l'air atmosphérique, mais qu'il est encore doué de propriétés délétères indépendantes de son pouvoir asphyxiant; que cette influence spécifique se révèle par des phénomènes morbides qui expriment le trouble plus ou moins profond des fonctions du système nerveux, auquel vient s'ajouter la lésion et l'interruption des fonctions respiratoires ; il résume ainsi les symptômes : 1° invasion insidieuse, prodromes d'une durée variable ; 2° céphalalgie, vertiges ; 3° nausées, vomissements ; 4° trouble des facultés intellectuelles, perte absolue de connaissance ; 5° affaiblissement général, profonde résolution des forces, paralysie partielle, convulsions ; 6° phénomènes d'asphyxie apparaissant avec lenteur, mais complets et prédominants dans les derniers moments de la vie. Suivant la proportion et la rapidité du mélange du gaz et de l'air, les accidents se prononceront avec plus ou moins d'intensité, marcheront plus ou moins vite. Les expériences faites par M. Tourdes sur les animaux prouvent qu'à des doses même très faibles, le gaz manifeste des effets énergiques : à la dose d'un 30ᵉ, ils se déclarent de quatre à neuf minutes ; à un 75ᵉ, la dose, insuffisante pour tuer des lapins, leur suscite encore de légers accidents. En général, les animaux soumis à l'action du gaz tombent dans un état convulsif peu durable, remplacé bientôt par un profond affaissement ; puis la respiration s'embarrasse et s'éteint graduellement ; si la proportion du gaz a été faible, l'animal, retiré de la cloche après des accidents graves, revient assez promptement à la vie. Quel est le principe auquel sont dus particulièrement les effets du gaz de l'éclairage ? L'acide sulfureux n'est produit qu'au moment de l'inflammation par la

(1) *Annales d'hygiène*, tome XX, page 120.

transformation du carbure du soufre en ce gaz et en acide carbonique ; or, les cas d'asphyxie rapportés ont été occasionnés par la fuite ou l'épanchement de gaz non brûlé ; elle n'est pas causée par l'acide carbonique qui agit faiblement à des doses où le gaz de l'éclairage donne la mort. M. Devergie paraît disposé à attribuer un rôle à l'huile empyreumatique ; mais les recherches de M. Tourdes auxquelles nous renvoyons pour cet objet portent à croire que le pouvoir délétère du gaz de l'éclairage provient en grande partie de l'oxyde de carbone ; ce que nous dirons plus bas de l'action de ce gaz vient à l'appui de cette opinion.

Les différents corps usités pour l'éclairage des habitations ne se bornent point à verser dans l'air confiné des principes irrespirables ou délétères ; ils en élèvent encore la température et contribuent à développer des effets incommodes ou nuisibles de la chaleur dans un lieu clos. Une chandelle de six à la livre peut, par une combustion d'une heure, porter $27^{m.c.},29$ d'air de zéro à + 100 degrés centigrades ; l'échauffement est d'environ 2 degrés par minute, si l'on suppose que l'air ne se renouvelle point ; une chandelle échauffe un peu plus les couches d'air rapprochées de la flamme que celles qui en sont éloignées ; c'est ce qui fait que, par une température de $14°,5$, un thermomètre placé à 1 pied d'une chandelle allumée (de six à la livre) monte à $14°,9$, et à 6 pouces, à $15°,5$. Après avoir brûlé une heure, une bougie élève $32^{m.c.},83$ d'air de zéro à + 100 degrés centigrades. Une bonne lampe Carcel dégage, dans l'espace d'une heure assez de chaleur pour faire passer $45^{m.c.},48$ d'air de zéro à + 100 degrés centigrades ; quant à l'échauffement des couches d'air voisines de la lumière, l'atmosphère étant à $13°,9$, le thermomètre a été placé à 1 pied d'une bonne lampe de cabinet, munie d'une cheminée en cristal ; il est monté à 15 degrés, et à 6 pouces, à $17°,7$; ce qui donne une élévation de 4 degrés au-dessus de la température de l'atmosphère. L'inflammation du gaz produit une quantité considérable de chaleur ; pour la déterminer, M. Briquet (page 35) a opéré sur le gaz de la houille avec le calorimètre de Rumfort, et, le poids de l'eau étant converti en son cube équivalent d'air, il a trouvé, par la moyenne de six expériences, qu'un bec qui consomme par heure 138 litres de gaz de houille, fait monter 154 mètres cubes d'air de zéro à 100 degrés centigrades ; ce qui est énorme. A 1 pied de distance d'un bec de gaz à houille, dont la flamme de 13 lignes de diamètre était entourée d'une cheminée de cristal, l'ascension thermométrique a été de 2 degrés ; à 6 pouces, de 6 degrés.

Le chauffage, s'il ne s'effectue point à l'aide d'appareils bien coordonnés, peut devenir une cause de méphitisme pour les habitations. La combustion ne s'entretient dans les foyers de diverses espèces que par une consommation incessante d'air, en échange duquel elle dégage des gaz impropres à la respiration. Voici, pour les différents combustibles, l'indication des volumes d'air qu'exige la combustion de 1 kilogramme de leur matière, et celle des volumes de gaz qu'elle laisse échapper :

Désignation des combustibles.	Volume d'air consommé par kil. de comb.	Volume de gaz dégagé par kil. de comb.
Bois sec.	6,75	7,34 (1+at.)
Bois ordinaire à 0,20 d'eau.	5,40	6,11 (1+at.)
Charbon de bois.	16,40	16,40 (1+at.)
Tourbe sèche.	11,28	11,73 (1+at.)
Tourbe à 0,20 d'eau.	9,02	9,65 (1+at.)
Charbon de tourbe	13,20	13,20 (1+at.)
Houille moyenne.	18,10	18,44 (1+at.)
Coke à 0,15 de cendres	15,00	15,00 (1+at.)

Les produits gazeux que le charbon, la braise, la houille, le bois lui-même lorsqu'il n'est pas entièrement desséché, peuvent verser dans une enceinte, sont de l'acide carbonique, de l'oxyde de carbone, de faibles proportions d'hydrogène carboné et d'hydrogène ; en outre, quelques vapeurs hydro-carburées dont l'origine est due à la calcination imparfaite du charbon. Ces substances sont immédiatement épanchées dans l'air ambiant par les foyers découverts que l'on établit au milieu de pièces sans ventilation suffisante, par les réchauds de braise ou de charbon qui sont l'objet d'une funeste prédilection dans certaines classes de personnes sédentaires, par les brasiers usités encore dans les pays méridionaux, notamment en Espagne. Les cheminées et les poêles conduisent parfois dans les chambres les produits gazeux de la combustion, au lieu de les écouler au dehors ; c'est ce qui arrive quand l'air d'une pièce est plus dilaté que celui de la cheminée ou du poêle. Existe-t-il une communication entre le tuyau d'un poêle ou d'une cheminée avec celui d'une cheminée ou d'un poêle d'un voisin, soit d'un étage inférieur, soit d'un étage supérieur, la vapeur de charbon ou de bois en combustion peut refluer dans la pièce où ils sont placés, et donner lieu à des accidents d'asphyxie ; la fumée peut tomber par suite de son refroidissement ou céder à l'appel d'une cheminée dont le tuyau se trouve échauffé sur le toit par le soleil ou par son adossement à une cheminée voisine où l'on fait du feu. M. d'Arcet a rapporté trois exemples d'asphyxie due à de pareilles causes (1). On trouve, dans les ouvrages de médecine légale, la description des effets produits par la vapeur des différents combustibles ; signalons seulement le résultat de recherches récentes sur l'action de l'un des principes dont elle se compose, et qui est aussi l'élément le plus énergique du gaz de l'éclairage, l'oxyde de carbone ; c'est lui qui produit la petite flamme bleue visible au-dessus du charbon allumé des fourneaux, lorsqu'un courant d'air le porte de l'intérieur du brasier à la surface où il brûle ; le charbon qui brûle à l'air libre fournit plus de 1/2 pour 100 de ce gaz ; il se dégage aussi, comme nous l'avons vu, par l'inflammation des corps éclairants ; en général, il se forme dans les combustions incomplètes, lentes, étouffées, alors que des matières carbonées brûlent sans recevoir la proportion d'oxygène nécessaire pour leur transmutation en acide carbonique. D'après la remarque de M. Ebelmen, la braise est de tous les combustibles celui qui transforme le plus facilement l'oxygène de l'air en oxyde de carbone ; 1 kilogramme de braise en combustion libre peut rendre asphyxiable l'air d'une pièce fermée de 25 mètres cubes de capacité. L'influence de l'oxyde de carbone n'a été bien appréciée qu'en ces derniers temps ; Nysten l'avait rangé parmi les gaz irrespirables, mais non délétères : M. Devergie le considère comme un agent toxique. M. Leblanc, ayant vu périr subitement un chien de forte taille dans une atmosphère que la combustion du charbon avait amenée à 3 ou 4 pour 100 d'acide carbonique, tandis qu'il fallait 30 ou 40 pour 100 d'acide carbonique pur pour produire le même effet, a été conduit à préciser par des expériences le

----

(1) *Annales d'hygiène*, tome XVI, page 30.

rôle que joue l'oxyde de carbone dans le premier cas : à la dose de 4 à 5 pour 100 dans l'air, ce gaz tue instantanément un moineau ; 1 centième fait mourir un oiseau au bout de deux minutes ; les expériences de M. G. Tourdes (*loc. cit.*, page 75) ne sont pas moins décisives. Ainsi donc, avant que l'atmosphère d'un local devienne impropre à la respiration par le défaut d'oxygène et la formation de l'acide carbonique, la présence d'une minime quantité d'oxyde de carbone peut déjà lui communiquer des propriétés délétères ; le degré de combustibilité des substances employées au chauffage et à l'éclairage d'un appartement, les proportions relatives d'air et de combustible en contact dans un temps donné, rendront plus ou moins dangereux le séjour prolongé dans un appartement. Les faits consignés dans le mémoire de M. Leblanc et dans celui de M. Tourdes, au sujet de l'action de l'oxyde de carbone, font ressortir entre ce gaz et l'acide carbonique une grande disproportion d'énergie toxique : un chien peut vivre quelques instants dans un milieu composé de 30 d'acide carbonique et de 70 d'air ordinaire ; des ouvriers ont pu vivre dans des mines où la combustion n'avait plus lieu (5 à 6 pour 100 d'acide carbonique). M. Guérard a constaté l'innocuité relative de l'acide carbonique, en assistant impunément aux expériences de M. Thilorier, sur la solidification de ce principe dont une partie se gazéifie ; la diffusion d'une énorme quantité de gaz acide carbonique dans un petit local où se trouvaient réunies quinze personnes ne leur a point causé la plus légère incommodité (1). Toutefois on doit regarder comme nuisible une atmosphère où l'acide carbonique figure dans les mêmes proportions que dans l'air expiré par nos poumons ; au-dessous même de cette limite, la respiration ne s'effectue plus normalement, ce qui provient de ce que la proportion d'acide carbonique s'accroît à mesure que l'air inspiré passe dans le torrent de la circulation ; en sorte que dans les moments qui en précèdent l'expulsion, nos organes peuvent se trouver en contact avec un gaz notablement plus chargé d'acide carbonique que l'air expiré dans les circonstances ordinaires (Leblanc).

Les produits gazeux de l'éclairage s'épanchent immédiate-

____

1) *Annales d'hygiène et de médecine légale.* Paris, tome XXX, page 54.

ment dans l'atmosphère des habitations ; il en est de même de
ceux des combustions que l'on établit dans les cheminées ou
dans les poêles, quand différentes causes contrarient le courant
ascendant d'air dilaté ou quand le procédé de chauffage est
vicieux : dès lors on se demande si dans les habitations dépourvues d'appareils de ventilation, on peut compter sur un renouvellement très efficace de l'air à la faveur des jointures des
portes et des fenêtres. Non ; l'expérience a prouvé que par ce
mode d'aération spontanée, l'altération de l'air n'est pas réduite à la moitié de ce qu'elle serait dans une capacité rigoureusement fermée, toutes choses égales d'ailleurs (Leblanc) ; il
y a plus, les propriétés délétères des gaz émanés des combustions peuvent se faire sentir jusqu'au degré de l'asphyxie dans
une pièce imparfaitement close ; une porte qui laisse du jour
dans ses points de jonction, un poêle à clef ouverte, une cheminée ouverte, une fenêtre entre-bâillée n'empêchent pas les accidents (1). Il importe donc d'assurer même aux habitations
privées l'avantage d'une bonne ventilation ; celle-ci s'obtient
naturellement par l'ouverture des croisées. Une pièce pourvue
d'une cheminée représente un canal composé de deux branches,
l'une verticale , l'autre horizontale, ouvert par les deux bouts ;
si l'air du canal est plus chaud que l'atmosphère, il s'écoule par
l'orifice supérieur ; s'il est moins chaud, c'est par l'orifice inférieur qu'il s'échappe. En hiver, l'air des appartements étant
d'une température plus élevée que l'air atmosphérique, l'air s'é-
coule toujours par l'orifice supérieur : pendant le printemps et
l'été, la température des appartements n'égale point, le jour,
celle de l'atmosphère ; il la dépasse durant la nuit : aussi l'é-
coulement diurne et nocturne de l'air se fait-il en sens inverse
pendant ces deux saisons. L'ouverture des fenêtres et portes
active ces courants, dont la direction dépend des variations de
température, et par conséquent de pression ; leur clôture hermétique convertit chambre et cheminée en un puits, au fond
duquel s'accumulent l'acide carbonique et les émanations plus
pesantes que l'air. Comme il est impossible, dans nos climats,
d'aérer constamment les appartements par l'ouverture perma-

(1) Devergie, *Médecine légale*, tome III, page 106.

nente des fenêtres, force est d'y suppléer par d'autres moyens de ventilation. Les appareils inventés pour cet objet, tels que le ventilateur de Hales, la roue centrifuge du docteur Désaguliers, le soufflet d'aspiration de Percy, etc., sont généralement abandonnés, méritent de l'être, et sont d'ailleurs d'une installation difficile dans les habitations privées. On a utilement employé la chaleur pour produire une ventilation continue; elle peut servir à cette fin de deux manières : 1° en échauffant l'air qui doit être expulsé; 2° en échauffant l'air à son entrée. Ce dernier mode convient particulièrement aux locaux destinés aux réunions nombreuses, et d'où l'air chaud et vicié s'écoule par les parties les plus élevées. Le système d'aérage par la chaleur se combine avec les appareils qu'on emploie pour chauffer en hiver les appartements, l'été permettant la ventilation directe et spontanée par les ouvertures de la maison. Nous allons donc indiquer les modes de chauffage usités, et insister sur ceux qui se concilient le mieux avec l'intérêt majeur de la rénovation continue de l'atmosphère domestique.

L'usage des réchauds de charbon ou de braise est dangereux partout où il n'existe pas un courant d'air suffisant pour balayer les émanations délétères de la combustion de ces substances ; le brazero des Espagnols n'est pas moins nuisible; les chaufferettes, dont l'emploi est si commun, déterminent des effets locaux, tels qu'érythèmes passagers, varices, vergetures ou marbrures des membres inférieurs, la peau venant à s'altérer par l'action trop continuée du calorique rayonnant; les hémorrhoïdes, les règles excessives, les métrorrhagies. Pourquoi les personnes à qui l'habitude a fait un besoin d'une température douce aux pieds, ne remplacent-elles pas les chaufferettes par des briques chauffées ou par des chaufferettes à l'eau bouillante? En Corse, nous avons vu des habitations échauffées par un foyer établi au milieu de la pièce commune et dont la fumée s'échappe par un trou pratiqué au centre correspondant du plafond; il est inutile de signaler le vice d'un pareil mode de chauffage qui rappelle les huttes enfumées des Esquimaux. Celui qui consiste à faire circuler la vapeur d'eau sous les planchers, dans l'épaisseur des murs, s'oppose à la ventilation, et ne s'applique guère qu'aux édifices publics ; néanmoins il est usité en Russie, et les

Romains l'appliquaient à la pièce d'hiver, dite *hibernaculum*. Les anciens poêles garnis de tuyaux très longs, dépourvus de bouches de chaleur, étaient des appareils très économiques; mais ils rendaient l'air trop avide d'humidité, et ne le renouvelaient pas assez rapidement: construits en fonte ou en tôle, ils avaient l'inconvénient de s'échauffer promptement, de se refroidir avec la même célérité, et de répandre une odeur métallique et gravéolente. On leur a substitué les poêles en terre cuite et en faïence, qui s'échauffent plus lentement et retiennent longtemps le calorique. De plus, on s'est servi des poêles pour échauffer l'air pris au dehors, et qui, versé dans la pièce, en élève la température et contribue à y opérer une bonne ventilation. Ce double but est atteint par des prises d'air extérieures au moyen de tuyaux qui sont échauffés dans leur passage, et qui s'ouvrent par des orifices appelés bouches de chaleur; des vasistas placés aux carreaux les plus élevés de chaque croisée facilitent l'évacuation de l'air vicié. Mais, pour que ce système procure une rénovation suffisante de l'air, les tuyaux de chaleur doivent avoir des dimensions en rapport avec la masse d'air nécessaire à la consommation; il est vrai que plus ils verseront d'air par leurs orifices, moins celui-ci s'échauffera au passage: mais la perte de calorique est nulle; car l'effet obtenu avec 5 mètres cubes d'air à 20 degrés centigrades est le même qu'avec 1 mètre cube à 100 degrés. On voit partout, dit d'Arcet (1), des poêles et des calorifères énormes n'avoir, pour prises d'air et pour bouches de chaleur, que des ouvertures si petites que, pour obtenir un peu de chaleur de ces appareils, il faut y pousser le feu au point d'en faire rougir les armatures; ce qui cause leur rapide destruction et ce qui donne à l'air l'odeur malsaine de *brûlé*. Or, on peut, sans consommer plus de combustible, augmenter notablement la quantité d'air chaud que versent les poêles et les calorifères ordinaires, en introduisant l'air froid dans leurs armatures par un canal à section plus grande, et en agrandissant dans la même proportion l'ouverture des tuyaux et des bouches de chaleur par lesquels l'air chaud passe de l'armature de l'appareil dans la salle qu'il s'agit d'é-

(1) *Annales d'hygiène et de médecine légale.* Paris, 1843, tome XXIX, page 335.

chauffer. Il faut que l'entrée de l'air froid et la sortie de l'air chaud, ainsi que sa bouche de chaleur, aient 12,5 décimètres carrés d'ouverture pour un appareil de chauffage, poêle ou calorifère dans lequel on brûle 1 kilogramme de bonne houille, ou 2 kilogrammes de bois bien sec par heure; et un tel appareil peut fournir jusqu'à 900 mètres cubes d'air chaud dans ce même laps de temps, quantité suffisante pour assainir une pièce où quinze personnes resteraient enfermées pendant dix heures (à raison de 6 mètres cubes d'air par heure et par homme). Les bouches de chaleur doivent être placées verticalement, à droite et à gauche, ou en avant du tuyau du poêle ou du calorifère ; il faut éviter que le courant ventilateur soit en contact prolongé avec du cuivre fortement chauffé. Les grandes bouches de chaleur verticales seront munies de registres ou de portes qui permettent d'y diminuer à volonté le courant d'air, et de lui donner, en cas de besoin, une plus haute température ; mais, en ne lui donnant que la température nécessaire pour maintenir dans la pièce le degré de chaleur voulue, on obtient les avantages suivants : maximum d'assainissement, conservation et longue durée des appareils, refroidissement convenable de la fumée, et par conséquent la plus grande économie possible de combustible, prompt échauffement et prompt refroidissement du local (d'Arcet). On peut appliquer utilement au chauffage et à la ventilation d'une demeure privée l'appareil que M. Péclet a fait construire dans l'une des salles d'asile de Paris : le poêle présente autour de son fourneau une cavité dans laquelle l'air peut librement circuler; cette cavité communique avec l'air extérieur et avec l'air intérieur, par deux tuyaux distincts, dont on peut varier le diamètre suivant les besoins de l'aérage ; le conduit de la fumée, après avoir traversé la salle, se rend dans une petite cheminée d'appel, dans laquelle on place un réchaud de charbon allumé ; dès qu'on chauffe le poêle, le tirage s'exerce sur l'air du dehors, qui s'échauffe au contact du fourneau, et s'épanche dans la salle ; après avoir été respiré, il gagne les parties supérieures de la pièce, et est entraîné par le courant ascendant de la cheminée d'appel.

Les poêles ainsi construits remplissent les conditions d'une ventilation directe et continue, que l'on peut graduer par le degré d'ouverture des tuyaux de chaleur, et par la rapidité plus ou moins grande de l'évacuation de l'air vicié. Les poêles sont les appareils qui procurent, avec la même consommation, la plus forte chaleur ; ils la répandent d'une manière plus égale ; ils la propagent, et par leur foyer, et par leur corps, et par leurs tuyaux ; ils dessèchent, il est vrai, l'air des appartements ; mais des vases d'eau, placés sur leur tablette de marbre, cèdent à l'air la quantité de vapeur nécessaire pour le rendre salubre. Cependant, comme les couches d'air les plus échauffées se portent vers les parties supérieures, la tête est frappée d'abord par l'action du calorique : de là des accidents d'hypérémie cérébrale, des vertiges, de la céphalalgie ; les asthmatiques supportent mal la chaleur des poêles. La température élevée qui règne ordinairement dans les appartements à poêles rend plus sensibles à l'impression du froid extérieur, et expose ceux qui subissent ces transitions aux phlegmasies des muqueuses, des poumons et des articulations. Ce qui précède est applicable en tous points aux calorifères : les plus sains sont ceux qui, placés en dehors des pièces, les chauffent par des courants d'air chaud ; ces courants ne peuvent s'entretenir que par un renouvellement d'air ; aussi l'économie et la salubrité se trouvent réunies dans ce mode de chauffage, à la condition qu'il introduise dans l'habitation un volume d'air suffisant, chauffé au degré convenable ; car il arrive, quand le calorifère est trop éloigné de la pièce, qu'une grande partie du calorique dont l'air est imprégné se perd dans le trajet.

Les cheminées simples, à foyers fixes ou mobiles, procurent une ample ventilation ; une grande partie de l'air appelé par la cheminée ne passe point sur le combustible ; pour les cheminées à dimensions ordinaires et à petits foyers, et pour une combustion d'environ 2 kilogr. de bois par heure, la quantité d'air appelé varie de dix à vingt fois le volume d'air nécessaire à l'alimentation du feu (Péclet). On peut régler l'appel en donnant au tuyau de la cheminée une section seulement suffisante et en le munissant d'un registre. On remédiera à l'irruption de l'air froid du dehors en l'introduisant autour du foyer par un canal d'une section suffisante d'où il ne se répand dans la salle qu'à la température de 15 à 20 degrés. Sans ces dispositions, les

cheminées perdent beaucoup de calorique libre, malgré la con-
cavité, l'éclat et le poli que l'on donne à leurs parois ; on évalue
cette perte aux neuf dixièmes de la chaleur produite. Il faut
utiliser le calorique de la fumée en la faisant passer par des
tuyaux qu'elle échauffe et qui rayonnent à leur tour ; ce qui contribue à l'élévation de la température de l'air ambiant. Un grand
nombre de cheminées fument ; on fait cesser ce grave inconvénient en diminuant le diamètre du tuyau par lequel s'échappe
la fumée produite, et en activant la combustion du bois au moyen
de l'air lancé dans le foyer par deux tuyaux qui, ouverts au
dehors, viendront aboutir aux parties latérales de la cheminée.
Ce mode de chauffage entraîne une forte dépense de combustible ; il ne communique point à toutes les couches de l'atmosphère circonscrite une température uniforme ; il ne défend jamais
entièrement contre les vents coulis dus à l'air froid qui s'insinue
par les fissures et les interstices des fenêtres et des portes ; mais
il renouvelle largement l'air ; il dirige d'abord sur les membres
inférieurs l'action de la chaleur rayonnante ; ce qui dégage la
tête par l'afflux sanguin qui s'opère vers les pieds ; les rayons,
lancés directement, exercent une influence stimulante, et une
moindre accumulation de calorique sur nos organes nous permet
de passer sans danger à l'air extérieur. Enfin la vue du feu égaie
la solitude d'une retraite studieuse ; elle distrait, elle entretient,
elle aide à la méditation ; et comme le moral est aussi l'un des
régulateurs de la santé, il n'est pas indifférent de consulter ces
impressions pour l'assiette de la vie domestique.

Le chauffage s'effectue à l'aide des combustibles qui sont les
plus répandus dans les différentes contrées : 1° les bois les plus
denses, les plus secs, les plus gros, sont ceux qui rayonnent le
plus ; les bois légers, verts ou flottés, donnent moins de chaleur ;
2° le charbon de bois, fait avec un bois dense, pèse quinze à
vingt fois plus que le charbon de bois léger ; son pouvoir rayonnant est supérieur à celui de la flamme ; mais il est plus utile
dans les usines que dans l'économie domestique, en raison des
gaz délétères qu'il laisse échapper ; 3° la houille répand une
épaisse fumée, une odeur empyreumatique, noircit les objets
environnants ; mais elle a un grand pouvoir calorifique ; suivant
d'Arcet, un kilogr. de bonne houille peut échauffer de 20 de-

grés centigrades 1,085 mètres cubes d'air; mais en pratique et toutes pertes supportées, on ne peut compter dans un appartement bien disposé que sur 900 mètres cubes d'air à 20 degrés centigrades ; le même chimiste considère 1 kilogr. de houille comme équivalant à 2 kilogr. de bois bien sec, sous le rapport de la température produite. La houille distillée ou le coke est sans odeur, mais il échauffe moins ; 4° la tourbe, amas de végétaux putréfiés en partie et mélangés avec le limon des marais, rayonne plus que le bois, échauffe plus également, donne, à poids égaux, autant de chaleur que le bois ; mais elle dégage une odeur spécifique qui se communique même aux aliments ; elle est le combustible des classes pauvres dans les pays non boisés. Le tableau suivant indique comparativement les puissances calorifiques et les pouvoirs rayonnants des combustibles précités :

Désignation des combustibles.	Puissances calorifiques.	Pouvoirs rayonnants.
Bois sec .	3600	0,28
Bois ordinaire à 0,20 d'eau.	2800	0,25
Charbon de bois.	7000	0,50
Tourbe sèche.	4800	0,25
Tourbe à 0,20 d'eau .	3600	0,25
Charbon de tourbe .	5800	0,50
Houille moyenne.	7500	Plus que le charbon de bois.
Coke à 0,15 de cendres.	6000	Plus que le charbon de bois.

Au demeurant, les conditions d'une bonne ventilation se résument en ceci : 1° appel d'air continu ; 2° pureté de l'air appelé ; 3° ventilation proportionnelle à la quantité d'air vicié qu'on élimine ; 4° température convenable de l'air introduit, afin qu'il ne détermine pas l'impression d'un courant froid ; 5° simplicité et activité spontanée de l'appareil dont le résultat devient précaire, dès qu'il exige, pour fonctionner, une surveillance et des soins fréquents. Il est aisé de remplir ces conditions, pour les demeures privées, soit avec les poêles, soit avec les cheminées. Quant au chauffage, les avantages à rechercher sont : 1° production constamment uniforme d'une quantité moyenne de chaleur; 2° économie du combustible ; 3° distribution égale du calorique dans toutes les parties de l'appartement ; 4° ignition aussi complète que possible du combustible employé. Les inconvénients à éviter sont la viciation de l'air par les produits gazeux de la combustion, par la fumée, par la désoxygénation et par la dessiccation de l'atmosphère confinée. Les modes de chauffage que nous avons indiqués, avec les perfectionnements qu'ils ont reçus, ne sont pas loin de satisfaire entièrement le vœu d'hygiène.

§ III. De l'usage alternatif de l'air libre et de l'air confiné.

Les demeures privées, telles qu'elles existent dans les villes, dans les campagnes, etc., sont loin de remplir les conditions de salubrité que nous venons d'exposer. L'avantage d'un logement sain n'est échu qu'à une faible portion de la population; des classes entières sont reléguées, comme les portiers, dans des réceptacles situés au rez-de-chaussée, prenant jour sur des allées sombres, sur des cours toujours humides, mal chauffés en hiver, privés de ventilation, et où des familles entières ne disposent pas du cube d'air nécessaire à la respiration d'un seul homme. Des greniers, des combles à toiture déclive, servent de refuge aux enfants de l'artisan; dans les rues les plus étroites de nos cités, on voit ces garnis dont les chambres présentent des lits serrés les uns contre les autres, ou des couchettes étagées sur deux rangs verticaux, repaires immondes où s'entassent pendant la nuit les ouvriers qui n'ont point de domicile particulier. Les classes moyennes se privent par avarice ou par incurie de l'espace nécessaire à leur installation domestique ; rien ne manque aux boudoirs dorés, aux alcôves richement drapées, aux cabinets somptueux, que l'air qui doit alimenter incessamment la vie; on sait user de la fortune pour se procurer le comfort sous toutes les formes ; mais on oublie l'élément essentiel de la santé, qui est tout simplement une suffisante ration d'air atmosphérique. Dans les campagnes, où rien ne s'oppose au développement convenable de l'habitation privée, où l'espace ne se vend point par menues fractions à prix d'or, le spectacle est encore plus affligeant : rien de plus misérable que la chaumière du paysan de la Sologne ; il faut lire le détail de sa construction dans l'ouvrage de M. Monfalcon (page 206). M. Piorry a signalé, d'après les relations des épidémies observées en France de 1830 à 1836 (1), l'état déplorable des habitations qui ont compté le plus de victimes ; le Doubs, l'Allier, la Mayenne, la Somme, en

(1) *Mémoires de l'Académie de médecine*. Paris, 1837, t. VI, p. 1 et suiv.

présentent qui ne valent pas mieux que les huttes des sauvages, tant la civilisation est lente à propager ses bienfaits, même dans les pays les plus favorisés.

L'édification vicieuse des demeures privées, l'insuffisance de leur capacité, le défaut d'une ventilation régulière, ont pour résultat de frustrer ceux qui les habitent de la quantité d'air indispensable à l'hématose, de spolier l'atmosphère confinée d'une certaine proportion d'oxygène, d'y accumuler l'acide carbonique, d'en accroître la température, de lui enlever son humidité, remplacée par les matériaux de la transpiration pulmonaire, de l'exhalation et des sécrétions ; d'où formation de miasmes putrides qui, portés par l'absorption dans le torrent circulatoire, agissent sur l'économie comme un poison spécial. Les faits contraires, rapportés par Parent-Duchâtelet et par Warren, s'expliquent par la dissipation des matières animales à l'air libre. Toutes les fois que ces matières se putréfient dans un milieu clos ou limité, sans ventilation efficace, il y a production d'émanations putrides ; et suivant que celles-ci pénètrent dans l'organisme avec plus ou moins d'abondance ou de rapidité, on observe les phénomènes d'une intoxication lente ou aiguë. Quand l'infection agit à faible dose et d'une manière continue, elle détermine des effets peu caractérisés qui échappent à l'observation superficielle, ou qui donnent le change sur la nature de la cause; mais ils finissent tôt ou tard par altérer la crase du sang, et ils se traduisent par des états cachectiques : étiolement, hydroémie, scrofule, phthisie, etc. Et que l'on ne dise pas que cette série progressive d'altérations et d'accidents ne se développe que sous l'influence de l'encombrement dans les édifices publics, là où les hommes sont réunis en grand nombre : ce qu'un local public est aux agglomérations humaines, l'habitation privée l'est à l'individu ; même cause, mêmes effets, bornés seulement dans leur propagation : dans le premier cas, épidémie; dans le second, affection sporadique ou de famille. Un seul homme, une famille s'expose autant à résider dans un logement trop étroit, mal aéré, qu'à se mêler à la foule qui emplit de son méphitisme un vaste local. La fièvre typhoïde prend naissance dans les chambrées des casernes, où couchent un nombre disproportionné de militaires ; elle sévit alors par épidémie régimentaire. Elle se

produit également chez l'habitant isolé d'une pièce étroite et mal
aérée. C'est ce qui résulte des relevés faits par M. Piorry, et
qui portent non seulement sur ses propres observations, mais
encore sur celles de MM. Bouillaud, Andral, Chomel, Louis, etc.

L'air confiné est nuisible, non seulement par le changement
de proportion de ses éléments, par l'élévation de sa température,
par l'addition des principes étrangers, mais encore par le défaut
de mouvement et parfois de rayonnement solaire ; un grand
nombre d'habitations ne reçoivent jamais l'action directe du soleil ; d'autres n'en jouissent que très fugitivement ; il en est ainsi
surtout dans les quartiers populeux des grandes villes : or, nous
avons vu combien cette influence est nécessaire à l'hématose et
à la nutrition ; l'obscurité favorise la production de la graisse et
l'exubérance de tous les fluides blancs. On ne connaît pas exactement l'effet des mouvements de l'air sur la manière dont s'accomplit la respiration ; mais si l'on consulte les sensations qui
accompagnent l'acte respiratoire à l'air libre et ventilé, et dans
un milieu tranquille ou clos, on ne peut douter que dans le premier cas un volume d'air plus considérable est inspiré, que l'air
pénètre plus profondément, que le déplissement vésiculaire est
plus nombreux, que l'hématose s'opère par une surface plus
étendue : ne voit-on pas les asthmatiques étouffer dans une atmosphère stagnante et réveillés au milieu de la nuit par l'angoisse de la respiration, se précipiter vers une fenêtre pour
dilater leur poitrine à l'air frais et ventilé ? Les fluctuations continuelles de l'atmosphère renouvellent l'air en contact avec la
surface pulmonaire et cutané, et opèrent ainsi le départ du détritus gazeux de l'organisme. Enfin les changements qui affectent les qualités de l'air dans les espaces libres exercent utilement
notre sensibilité, à moins qu'ils ne s'effectuent trop brusquement
et dans une mesure excessive ; les vicissitudes de pression, de
température, d'hygrométrie, d'électricité, d'ombre et d'insolation, sollicitent alternativement les fonctions et semblent contribuer à leur juste balancement ; sous l'influence d'un état
uniforme de l'atmosphère, la constitution organique tendrait à
s'exagérer sous un type déterminé et pencherait nécessairement
à la maladie : or, l'air confiné réalise presque toujours un état
uniforme des qualités atmosphériques. Aussi M. Baudelocque

a-t-il démontré par des faits nombreux que le développement des écrouelles survient après un séjour plus ou moins prolongé dans un air qui n'est pas suffisamment renouvelé; Richerand s'est assuré que les scrofuleux reçus à l'hôpital Saint-Louis proviennent presque tous des quartiers de Paris où les ouvriers vivent entassés dans des logements étroits. Les vaches captives dans les étables de Paris, les singes enfermés, meurent de phthisie tuberculeuse. D'après les recherches de M. Lombard (1), les professions sédentaires qui s'exercent dans des locaux étroits et fermés sont une cause fréquente de phthisie, tandis qu'un air pur et constamment renouvelé en préserve; on n'a pas observé cette maladie funeste chez les animaux qui vaguent à l'air libre. La phthisie fait plus de ravages dans les prisons auxquelles on a appliqué le régime pénitentiaire de l'isolement et du silence; c'est à l'inaction des organes phonateurs qu'on a attribué cet effet (Coindet, de Genève) : ne serait-il pas dû en grande partie à la stagnation dans l'air confiné des cellules?

Il y a donc un danger évident pour l'homme à s'emprisonner dans l'intérieur de son habitation, même alors que celle-ci répond en grande partie aux conditions de l'économie hygiénique; et plus elle s'en éloigne, plus le danger augmente. Le contact de l'air libre est une nécessité physiologique; la respiration ne s'exerce avec force et plénitude qu'à ce prix. Or, cette fonction a des connexions intimes avec la vie animale et la vie plastique. L'effet des gaz irrespirables se décèle d'abord par le trouble des sens, des facultés cérébrales, du mouvement volontaire; celui-ci a pour condition l'affluence du sang artériel : d'où il suit que la force musculaire dépend aussi de la respiration. Les mouvements respiratoires favorisent mécaniquement la digestion; l'appétit et les forces digestives augmentent dans un air pur et diminuent quand le sang se rapproche davantage du caractère veineux (2). Mais, en moyenne, combien de temps l'homme doit-il passer à l'air libre par jour? Question difficile à résoudre d'une manière générale. Il faut tenir compte des climats, des localités, du séjour à la ville ou à la campagne, du quartier que l'on habite, du degré d'assainissement des demeures privées. D'un autre côté, toutes

(1) *Annales d'hygiène et de médecine légale.* Paris, 1834, tome XI, page 5.
(2) Burdach, *Physiologie,* tome IX, page 556.

les circonstances individuelles qui font varier la consommation de l'oxygène modifient les conséquences du séjour dans l'air confiné. Sous ce rapport, la constitution, le tempérament, le sexe, l'âge, l'habitude, etc., interviennent avec une certaine puissance : les sujets lymphatiques et nerveux supportent mieux l'air immobile ou médiocrement renouvelé que les individus sanguins et musclés. Grâce à la faiblesse de sa respiration et à l'habitude de la vie sédentaire, la femme séjourne plus impunément que l'homme dans un air renfermé et vicié ; mais, durant la grossesse, elle a besoin d'un air libre et pur, ni trop sec, ni trop humide. S'il est vrai, comme l'assurent des voyageurs, que les crétins diminuent de nombre dans le Valais depuis que les femmes ont pris la coutume de se soustraire à l'air humide et stagnant qu'on respire dans le fond des vallées pour aller passer dans des lieux élevés le temps de leur grossesse, ce fait témoignerait d'un genre d'efficacité merveilleuse de l'air ventilé. La privation de l'air extérieur est cause que beaucoup de nourrices, dont la constitution ne laissait rien à désirer à l'époque de leur admission, changent, se détériorent et perdent une partie de leur lait. Naguère elles vivaient au milieu des champs, livrées à des travaux qui n'entraînent point la réclusion domiciliaire : appelées à nourrir l'enfant d'un citadin, elles se voient enchaînées auprès d'un berceau, et passent, non sans détriment, de leur sphère natale de respiration à une sorte de captivité atmosphérique. L'habitude réduit le besoin de respirer et plie l'organisme aux effets de la rélégation ; on a vu des prisonniers s'attacher au séjour de leur cachot et refuser la liberté au terme de leur peine, parce que leur santé ne pouvait plus s'accommoder de l'air libre et de l'éclat du plein jour. Les vieillards, en raison de l'atrophie de leur appareil aérien et de la réduction de leur pouvoir respirateur, se ressentent moins des inconvénients de l'air confiné ; leurs tissus sont moins perméables aux émanations dont il se charge promptement (1) ; leur modalité vitale ne réclame point aussi impérieusement que celle des adultes les stimulations généreuses d'une atmosphère riche d'oxygène, de lumière et d'électricité, et dont l'action est multipliée par la vitesse de son renouvelle-

(1) La rareté de la fièvre typhoïde, chez les vieillards, serait-elle due à cette circonstance, ainsi qu'à l'atrophie de l'appareil folliculaire de l'intestin?

ment. Néanmoins ils sont loin d'être insensibles au bienfait d'un air pur et mobile. Qui ne connaît les avantages de la résidence à la campagne pour les personnes d'un âge avancé? S'ils s'expliquent en partie par l'éloignement des causes d'agitation qui sévissent sur la vie urbaine, par le calme et le rafraîchissement moral que procure la vue des champs, niera-t-on que la pureté de l'air, la ventilation, qui s'effectue spontanément dans les vastes étendues d'horizon, la sérénité du ciel que ne trouble point la vapeur méphitique des centres de population, n'y contribuent en quelque chose? Mais c'est principalement aux enfants que l'influence de l'air confiné est fatale. Chez eux la respiration est plus énergique, les sécrétions et exhalations sont plus abondantes, l'absorption plus rapide; aussi l'espace étroit, qui trop souvent leur est assigné dans les habitations, ne tarde point à se convertir en un foyer d'intoxication miasmatique, s'il n'est puissamment aéré. Les enfants périssent en plus grand nombre dans les quartiers étroits, où les maisons sont mal bâties et les logements très resserrés, que dans les quartiers qui présentent des conditions opposées (Villermé). Il faut se hâter d'exposer les enfants à l'action de l'air et du soleil, de leur donner chaque jour, suivant l'expression de Hufeland, un bain d'air vivifiant (1) : c'est un des moyens les plus propres à les fortifier, à consolider leur constitution. Et saurait-on s'y prendre trop tôt quand les conditions de notre état social sont telles que, dès l'âge de sept à huit ans, les devoirs de l'éducation morale et intellectuelle commencent à peser sur eux et leur infligent une scolarité sédentaire de plusieurs heures par jour?

M. Donné, auquel les mères sont redevables d'excellents conseils (2), ne craint pas de dire que les personnes les plus convaincues de l'utilité de mettre les enfants à l'air, qui apportent le plus de soin et de régularité à cette partie de leur hygiène, n'en font pas encore assez, et qu'il est très peu de mères qui fassent sortir leurs enfants autant qu'il le faudrait pour leur constituer une organisation vigoureuse et une santé robuste. Le préjugé

____

(1) *La macrobiotique, ou l'art de prolonger la vie de l'homme*, traduit de l'allemand par A.-J. L. Jourdan. Paris, 1838, page 459.

(2) *Conseils aux mères sur l'allaitement et sur la manière d'élever les enfants nouveau-nés*, par Al. Donné. Paris, 1846, page 219.

retient les enfants trop longtemps renfermés après leur naissance. Dès l'âge de huit à quinze jours, dit M. Donné, il convient d'envoyer les enfants à la promenade au plus beau moment de la journée ; et quand ils seront familiarisés avec l'impression de l'air, ils devront passer dehors plusieurs heures, protégés contre l'action directe et prolongée du soleil, sans être entièrement privés de ses rayons : mieux leur vaut le hâle que la pâleur morbide des enfants qu'on environne d'un excès de soins ; s'ils sont enveloppés convenablement et qu'on leur imprime de temps en temps quelques mouvements, l'air vif et même un peu froid ne leur nuit point. Il faut se rappeler toutefois que les nouveaux-nés, même bien vêtus, perdent promptement leur chaleur; ils se laissent pénétrer par le froid sans en témoigner aucune souffrance ; ce n'est que vers dix-huit mois à deux ans et même plus tard qu'ils s'en plaignent avec des pleurs ; aussi, par une température trop rigoureuse, on s'abstiendra de les produire à l'air, quelque épais que soit leur habillement. Une fois en état de s'agiter par l'exercice spontané, ils auront moins à redouter le froid, et si on les pousse un peu à le supporter, ils ne manqueront point de s'aguerrir progressivement contre les intempéries hivernales. « Il ne s'agit pas de faire respirer l'air extérieur à l'enfant dans les rues d'une grande ville, de le faire passer de sa chambre dans un salon de visites ou dans une boutique, de lui faire faire une course en voiture, mais de le laisser jouer au grand air. » C'est dans les espaces dégagés, dans les promenades étendues et bien situées qu'il faut exposer l'enfant à l'air : au fort de l'été, il doit rester dehors à peu près toute la journée ; au printemps et en automne, pas moins de quatre à cinq heures, à partir de midi; en hiver, pendant les quelques heures que le soleil reste sur l'horizon. Le lecteur trouvera dans l'excellent ouvrage de M. Donné le complément de prescriptions minutieuses qui se rapportent à ce que l'on peut appeler le bain d'air quotidien de l'enfant.

Quant à l'imminence morbide, l'usage de l'air libre neutralise celle des affections dont la production est favorisée par la stagnation atmosphérique ; à cette dernière cause s'en ajoutent d'autres, telles que le défaut d'exercice, la continuité des attitudes vicieuses, etc.; elles agissent de concert dans l'étiologie de certaines maladies : comme à l'air libre, l'action musculaire, la répartition plus égale des fluides circulatoires , l'expansion des viscères , etc., concourent ensemble à l'effet préservatif. Nous avons signalé (page 309) la bénigne influence que le changement d'air exerce sur les convalescents. Leur première transition de la chambre à l'atmosphère est surtout marquée par la fraîcheur des impressions, par une sorte de revivification générale ; l'action reconfortante de ces bains d'air est visible en eux : chaque promenade leur rend un peu de leur vigueur passée. La convalescence est-elle lente à s'établir, lente à se confirmer, parfois un changement d'air devient décisif , même alors qu'on avait placé le malade dans les meilleures conditions de salubrité atmosphérique. M. Reveillé-Parise a vu des améliorations de convalescence obtenues à Paris en faisant passer le malade d'un quartier dans un autre (1). En général , l'air de la campagne achève la restauration de l'organisme qui a subi les commotions d'une maladie grave.

Les heures les plus convenables pour l'usage de l'air libre et pour la ventilation des demeures privées se déduisent d'après l'indication des climats , des localités et des circonstances de santé ou de maladie, de ce que nous avons dit sur les mutations diurnes de l'atmosphère (page 343) ; le besoin de stimulation électrique, d'irradiation solaire, de sécheresse ou d'humidité, de fraîcheur ou de caloricité, réglera pour chaque individualité, suivant les temps et les lieux, le moment et la durée des échanges d'air libre et d'air confiné. En général, l'atmosphère est le champ de la vie ; l'habitation répond aux besoins de la civilisation plus qu'aux exigences de la nature ; elle ne doit servir qu'à abriter l'homme périodiquement et passagèrement : s'il s'y cantonne à poste fixe , il altère les conditions essentielles de sa vie organique.

(1) *Études de l'homme dans l'état de santé et dans l'état de maladie.* **Paris,** 1845, tome I, page 193.

Distribution de la chaleur sur le globe dans les deux hémisphères, par GUILLAUME MALHMANN.

Dans ce tableau, les mois de décembre, janvier et février sont comptés pour l'hiver. — (Thermomètre centigrade.)

LIEUX.	LATITUDE.	LONGITUDE à l'Est et à l'Ouest du méridien de Paris.	HAUTEUR en toises au-dessus du niveau de la mer.	TEMPÉRATURE MOYENNE.						
				ANNÉE.	HIVER.	PRIN-TEMPS.	ÉTÉ.	AUTOMNE.	MOIS LE PLUS FROID.	MOIS LE PLUS CHAUD.
Ile Melleville	74°47' N.	115° 8'O.	—	18,7	33,5	19,5	2,8	18,0	33,8 février.	5,8 juillet.
Ile Igloolik	69 19 —	84 25 —	—	16,6	29,7	16,8	1,7	14,0	33,3 décembre	5,9 —
Uszansk (Sibérie)	70 53 —	156 4 E.	—	16,6	58,4	14,7	9,2	23,9	40,3 janvier.	13,7 —
Port-Bowen	75 14 —	91 15 —	—	15,8	51,7	21,0	2,7	11,9	33.8 —	3,8 —
Boothia-Félix	70 2 —	94 10 —	—	15,7	33,2	20,7	5,4	12,4	33,6 février.	5,1 —
Ile Winter	66 11 —	85 31 —	—	14,0	29,1	14,2	1,7	8,0	31,1 —	2,7 août.
Fort Entreprise	64 28 —	115 26 —	130	»	30,9	15,2	»	7,3	34,2 décembre	» »
Jakoutsk	62 1 —	126 47 —	60	9,7	58,9	8,5	17,2	6,6	40,5 février.	20,3 juillet.
Nouvelle-Zemble	70 57 —	55 27 —	—	9,5	16,0	15,9	2,0	7,9	23,7 mars.	3,1 août.
— —	73 0 —	51 30 —	—	8,4	19,0	11,8	3,6	6,3	22,1 février.	5,0 —
Spitzberg	80 — —	14 — —	—	»	»	»	3,4	»	» »	4,6 juillet.
Saint-Gothard	46 35 —	6 14 —	1,075	0,8	7,6	2,7	6,7	0,0	-8,4 février.	7,5 août.
Saint-Bernard (hospice)	45 50 —	4 43 —	1,280	1,0	7,8	2,0	6,1	0,4	8,7 janvier.	6,8 juillet.
Cap Nord (Norwége)	71 10 —	25 50 —	—	0,1	4,6	1,3	6,4	0,1	-5,5 —	8,1 —
Saint Pétersbourg	59 56 —	27 59 —	—	3,5	8,4	1,7	15,7	4,7	10,5 —	16,9 —
Moscou	53 45 —	55 18 —	47	3,6	10,5	6,5	16,8	1,6	10,6 —	17,6 —
Christiania	59 54 —	8 25 —	—	5,4	5,8	4,0	15,3	5,8	4,8 —	16.5 —
Stockholm	59 21 —	15 43 —	21	5,6	3,6	3,5	16,1	6,5	4,5 —	16,6 —
Kœnigsberg	54 43 —	18 10 —	—	6,2	3,5	5,5	15,9	6,7	4,2 —	17,0 —
Wilna	54 41 —	22 58 —	63	6,5	4,6	5,7	17,6	6,5	5,9 —	18,5 —
Fort Howard (Michigan)	44 40 —	89 22 O.	123	6,6	9,8	8,2	24,5	7,2	11,9 —	22,4 —
Tilsitt (Prusse)	54 4 —	19 53 E.	»	6,7	3,6	5,9	16,7	7,5	5,4 —	17,5 —
Utica (États-Unis)	43 7 —	77 53 O.	75	7,4	4,0	6,7	19,0	8,4	5,1 février.	20,4 —
Jhorshawn (Norwége)	62 2 —	9 6 —	—	7,5	4,3	5,6	12,2	8,2	3,3 janvier.	13,4 —
Varsovie	52 15 —	18 42 E.	62	7,3	2,3	7,0	17,5	8,0	4,0 —	18,2 —

LIEUX.	LATITUDE.	LONGITUDE à l'Est et à l'Ouest du méridien de Paris.	HAUTEUR en toises au-dessus du niveau de la mer.	TEMPÉRATURE MOYENNE.						
				ANNÉE.	HIVER.	PRIN-TEMPS.	ÉTÉ.	AUTOMNE.	MOIS LE PLUS FROID.	MOIS LE PLUS CHAUD.
Cagliari (Sardaigne)	39°15′ N.	6°46′ E.	52	16,3	10,2	14,0	22,4	18,3	8,9 janvier.	23,9 août.
Naples	40 51 —	11 55 —	28	16,7	9,9	15,6	23,9	17,3	9,6 —	25,0 —
Lisbonne	38 42 —	11 29 O.	37	16,4	11,3	15,3	21,7	17,0	11,2 —	22,5 juillet.
Mexico	19 26 —	101 26 —	1,165	16,6	13,0	18,1	19,1	16,2	12,3 —	19,7 juin.
Buenos-Ayres	34 37 —	60 44 —	—	16,9	11,4	15,2	22,8	18,1	11,0 —	25,8 août.
Palerme	38 7 —	11 1 E.	28	17,2	11,4	15,0	23,3	19,0	10,7 février.	24,6 —
Constantine (Afrique)	36 20 —	7 14 —	»	17,2	10,2	12,3	26,6	19,7	» »	» »
Gibraltar	36 7 —	4 41 E.	»	17,9	13,8	17,3	22,7	17,8	13,7 février.	23,3 juillet.
Smyrne	38 26 —	24 48 O.	»	18,2	11,1	14,6	26,0	21,1	» »	» »
Natchez (États-Unis)	31 34 —	95 45 E.	50	18,3	10,0	19,1	25,4	18,6	8,8 janvier.	26,2 juillet.
Messine	38 11 —	15 44 —	—	18,7	12,8	16,4	25,1	20,7	12,3 —	26,2 août.
Ville du Cap (Afrique)	33 56 —	16 8 E	—	19,1	14,8	18,6	23,4	19,4	14,3 —	24,1 —
Montevideo	34 54 S.	58 55 O.	»	19,5	14,4	18,1	25,2	20,0	13,3 décembre.	26,7 juillet.
Nouvelle-Orléans	29 58 N.	92 27 —	»	19,4	11,8	18,9	26,3	20,4	11,4 février.	26,7 —
Alger	36 47 —	0 43 E.	—	19,6	16,8	17,2	25,1	21,4	14,3 mars.	26,8 août.
Tunis	36 48 —	7 51 —	—	20,3	13,2	18,3	28,3	21,9	11,7 janvier.	30,3 —
Canton	23 8 —	110 56 —	—	21,0	12,7	24,0	27,8	22,7	11,4 —	28,3 juillet.
Le Caire	30 2 —	28 55 —	—	22,4	14,7	22,0	29,2	23,3	13,6 —	29,6 août.
Rio-Janeiro	22 55 S.	45 56 O.	»	23,1	20,3	22,5	26,1	23,6	19,6 —	26,7 juillet.
Honozuru (Iles Sandwich)	21 19 —	160 21 —	»	23,7	21,6	23,0	23,5	24,8	21,3 —	25,9 août.
Saint-Louis (Sénégal)	16 1 N.	18 55 —	—	24,6	21,1	21,4	27,6	28,2	19,9 février.	30,8 septembre
Port-Louis (Ile-de-France)	20 40 S.	55 8 E.	—	24,9	21,6	23,8	28,1	26,0	21,1 —	28,4 août.
Havane (Cuba)	23 9 N.	84 45 O.	—	25,0	22,6	24,6	27,4	25,6	21,9 janvier.	27,3 —
Vera-Cruz	19 12 —	98 29 —	—	25,0	21,5	25,0	27,5	26,0	21,2 —	27,8 mai.
Calcutta	22 55 —	86 0 E.	—	25,8	19,9	28,1	28,5	26,4	18,4 —	29,9 —
Bombay	18 56 —	70 54 —	—	26,0	23,2	27,2	28,1	27,3	22,4 —	29,3 —
Batavia	6 9 S.	104 55 —	—	26,8	26,2	26,8	27,2	27,1	25,9 —	27,8 juin.
Côte de Guinée	5 30 N.	2 0 —	—	27,4	28,1	28,3	26,4	27,0	25,6 août.	28,8 février.
Madras	13 5 —	77 57 —	—	27,8	24,8	28,6	30,2	27,5	24,1 janvier.	31,3 juin.
Massowah (Abyssinie)	13 36 —	57 9 —	—	31,0	26,7	29,5	»	32,0	25,3 —	35,8 septembre

LIEUX.	LATITUDE.	LONGITUDE à l'Est et à l'Ouest du méridien de Paris.	HAUTEUR en toises au-dessus du niveau de la mer.	TEMPÉRATURE MOYENNE.						
				ANNÉE.	HIVER.	PRIN-TEMPS.	ÉTÉ.	AUTOMNE.	MOIS LE PLUS FROID.	MOIS LE PLUS CHAUD.
Augsbourg	48°22' N.	8°54' E.	253	7,9	1,7	8,5	16.6	8,2	5,8 janvier.	17,5 juillet.
Copenhague.	53 41 —	10 14 —	—	8,2	0,4	6,5	17.2	9,3	1,4 —	18,2 —
Dresde.	51 5 —	11 24 —	62	8,5	0,4	8,4	17,2	8,4	2.0 —	18,0 —
Hambourg.	53 33 —	7 38 —	—	8,6	0,3	8,0	17,0	8,8	1,3 —	17,5 —
Berlin	52 31 —	11 3 —	20	8,6	0,8	8.0	17,3	8,8	2,4 —	18.0 —
Munich	48 9 —	9 14 —	266	8,9	0,4	9,0	17,4	9,1	1,3 —	18,0 —
Cambridge (États-Unis). . . .	42 22 —	75 28 O.	—	8,9	2.8	7,4	20,7	10,1	4,1 —	22,0 —
Gottingue.	51 32 —	7 56 E.	68	9,1	0,6	»	17,6	»	» »	» »
Boston (États-Unis)	42 21 —	75 24 O.	»	9,5	1,6	7,7	20,5	10,4	3,3 —	21,8 —
Dublin.	52 25 —	8 41 —	»	9,5	4,6	8,4	15,3	9,8	4,5 —	16,0 —
Prague.	50 5 —	12 6 E.	98	9,5	0,4	9 6	18,9	9,8	2,4 —	20,2 —
Stuttgardt.	48 46 —	6 51 —	127	9,6	0,8	10.0	17,8	9,7	1,2 —	18,8 —
Genève	46 12 —	3 49 —	203	9,7	1,2	9.3	17,9	10,2	0,4 —	18,6 —
Strasbourg.	48 35 —	3 25 —	73	9,8	1,1	10.0	18,1	10,0	0,4 —	18.8 —
Bâle	47 34 —	5 13 —	150	9,8	0,4	9,8	18,4	9,7	1.0 —	19,3 —
Vienne	48 13 —	14 3 —	80	10,1	0,2	10,5	20,5	10.5	1,6 —	20,7 —
Bruxelles	50 51 —	2 2 —	50	10,2	2,5	10,4	18,2	10.2	1,2 —	18,8 —
Carlsruhe..	49 1 —	6 5 —	58	10,2	1,1	10,4	18,9	10.2	0,5 —	19,7 —
Londres.	51 51 —	2 26 O.	—	10,4	4,2	9,5	17,1	10,7	3,0 —	17,8 —
Paris.	48 50 —	0 0 —	55	10,8	5,3	10,5	18,4	11,2	1,8 —	18,9 —
Baltimore	59 17 —	78 58 —	»	11,6	0,4	10,4	25,1	12,9	0.6 —	24,0 —
Turin	45 4 —	5 22 E.	145	11,7	0,8	11,7	22.0	12,1	0,6 —	22,9 août.
Milan	45 28 —	6 51 —	75	12,8	2,1	15,0	22,7	13,2	0,6 —	23,7 juillet.
Venise.	45 26 —	10 0 —	—	13,7	5,3	12,6	22,8	13,3	1,8 —	23,9 —
Constantinople	41 0 —	26 30 —	»	13,7	4,8	11,0	25,0	13,8	» »	» »
Bordeaux	44 50 —	2 55 O.	—	13,9	6,1	13,4	21,7	14,4	5,0 —	22,9 —
Montpellier	45 56 —	1 32 E.	—	14.1	»	»	»	»	» »	» »
Marseille	45 18 —	5 2 —	23	14,1	7,0	12,8	21,4	14,7	5,6 —	22 5 —
Madrid.	40 25 —	6 2 —	540	14,2	5.6	14,2	23,4	13,7	» »	» »
Rome.	41 54 —	10 8 —	27	15,4	8,1	14,1	22,9	16,5	7,2 —	23,9 —

TABLE DES MATIÈRES

DU TOME PREMIER.

FIN DE LA TABLE DU TOME PREMIER.